Thieme

Muskuloskelettale Therapie nach Mulligan

Mobilisation with Movement

Johannes Bessler, Claus Beyerlein

3., aktualisierte Auflage

316 Abbildungen

Georg Thieme Verlag
Stuttgart · New York

Johannes **Bessler**
Praxis physiobessler
Hospitalstr. 7
69115 Heidelberg
Deutschland

Dr. Claus **Beyerlein**
physiotherapie beyerlein
Michel-Erhart-Weg 10
89081 Ulm
Deutschland

Bibliografische Information der Deutschen Nationalbibliothek
Die Deutsche Nationalbibliothek verzeichnet diese Publikation in der Deutschen Nationalbibliografie; detaillierte bibliografische Daten sind im Internet über http://dnb.d-nb.de abrufbar.

Dieses und andere Bücher bequem im Thieme Webshop shop.thieme.de kaufen.

Ihre Meinung ist uns wichtig! Bitte schreiben Sie uns unter:
support.thieme.com/de-DE/
thieme.com/produktsicherheit

Georg Thieme Verlag KG
Oswald-Hesse-Straße 50
70469 Stuttgart, Germany
www.thieme.com

Printed in Germany

Covergestaltung: © Thieme
Coverfotos: Stefan Oldenburg, Heidelberg
Abbildungen: Stefan Oldenburg, Heidelberg
Satz: Ziegler und Müller, Kirchentellinsfurt
gesetzt auf APP/3B2, V. 9
Druck: Aprinta Druck GmbH, Wemding

DOI 10.1055/b000001122

ISBN 978-3-13-246003-4 1 2 3 4 5 6

Auch erhältlich als E-Book:
eISBN (PDF) 978-3-13-246004-1
eISBN (ePub) 978-3-13-246005-8

MIX
Papier | Fördert gute Waldnutzung
FSC® C004592

Wichtiger Hinweis: Wie jede Wissenschaft ist die Medizin ständigen Entwicklungen unterworfen. Forschung und klinische Erfahrung erweitern unsere Erkenntnisse, insbesondere was Behandlung und medikamentöse Therapie anbelangt. Soweit in diesem Werk eine Dosierung oder eine Applikation erwähnt wird, dürfen die Lesenden zwar darauf vertrauen, dass Autor*innen, Herausgeber*innen und Verlag große Sorgfalt darauf verwandt haben, dass diese Angabe **dem Wissensstand bei Fertigstellung des Werkes** entspricht.

Für Angaben über Dosierungsanweisungen und Applikationsformen kann vom Verlag jedoch keine Gewähr übernommen werden. **Jede*r Benutzer ist angehalten**, durch sorgfältige Prüfung der Beipackzettel der verwendeten Präparate und gegebenenfalls nach Konsultation eines/r Spezialist*in festzustellen, ob die dort gegebene Empfehlung für Dosierungen oder die Beachtung von Kontraindikationen gegenüber der Angabe in diesem Buch abweicht. Eine solche Prüfung ist besonders wichtig bei selten verwendeten Präparaten oder solchen, die neu auf den Markt gebracht worden sind. **Jede Dosierung oder Applikation erfolgt auf eigene Gefahr der Benutzenden.** Autor*innen und Verlag appellieren an alle Benutzenden, ihnen etwa auffallende Ungenauigkeiten dem Verlag mitzuteilen. Errata unter thieme.com/errata.

Die abgebildeten Personen haben in keiner Weise etwas mit der Krankheit zu tun.

Wo datenschutzrechtlich erforderlich, wurden die Namen und weitere Daten von Personen redaktionell verändert (Tarnnamen). Dies ist grundsätzlich der Fall bei Patient*innen, ihren Angehörigen und Freund*innen, z.T. auch bei weiteren Personen, die z.B. in die Behandlung von Patient*innen eingebunden sind.

Thieme Publikationen streben nach einer fachlich korrekten und unmissverständlichen Sprache. Dabei lehnt Thieme jeden Sprachgebrauch ab, der Menschen beleidigt oder diskriminiert, beispielsweise aufgrund einer Herkunft, Behinderung oder eines Geschlechts. Thieme wendet sich zudem gleichermaßen an Menschen jeder Geschlechtsidentität. Die Thieme Rechtschreibkonvention nennt Autor*innen mittlerweile konkrete Beispiele, wie sie alle Lesenden gleichberechtigt ansprechen können. Die Ansprache aller Menschen ist ausdrücklich auch dort intendiert, wo im Text (etwa aus Gründen der Leseleichtigkeit, des Text-Umfangs oder des situativen Stilempfindens) z. B. nur ein generisches Maskulinum verwendet wird.

Im Sinne des European Accessibility Acts und des Barrierefreiheitsstärkungsgesetzes fördert Thieme einen barrierefreien Zugriff auf E-Book-Inhalte und elektronische Dienstleistungen, die sich an Verbraucher wenden. Wenn Sie Anregungen oder Wünsche dazu haben, melden Sie sich bitte bei uns: support.thieme.com/de-DE

Vorwort

„Manuelle Therapie" stellt ein wichtiges Werkzeug innerhalb der Physiotherapie dar, und das zu Recht. Innerhalb der Manuellen Therapie haben sich in den letzten Jahrzehnten immer mehr Untergruppen von Werkzeugen herausgebildet, manche auch nur, indem sie Altbekanntem einen neuen, wohlklingenden Namen gegeben haben. Alle haben eines gemeinsam: Sie „dehnen", „verschieben", „komprimieren" oder „verdrehen" Gelenke und Weichteile, immer mit dem Hintergedanken, die Beweglichkeit des Patienten zu verbessern sowie Schmerzen zu vermindern.

Die Manuelle Therapie befindet sich im Wandel, muss sich selbst hinterfragen. Konzepte bzw. Therapiestrategien müssen weit mehr liefern als biomechanische Hypothesen. Dramatisch wird es, wenn längst widerlegte Theoriemodelle (wie z. B. das Vorlaufphänomen am SIG in Bezug auf die Zuverlässigkeit) nach wie vor in der manualtherapeutischen Weiterbildung unterrichtet werden oder andere Bewegungstests am SIG propagiert werden. Moderne Therapiekonzepte müssen dem wissenschaftlichen Diskurs standhalten, genauso wie ICF-orientierte Ansätze den Patienten in den Mittelpunkt stellen müssen. Manuelle Therapie („Hands-ON") und Selbstbehandlungsprogramme sowie die Aufklärung und das Ändern von Verhaltensweisen des Patienten („Hands-OFF") können gemeinsam funktionieren. Alles zu seiner Zeit!

„Mobilisation with Movement" nach Mulligan stellt eine Besonderheit und einen neuen Ansatz innerhalb der Manuellen Therapie dar. Der neuseeländische Physiotherapeut Brian Mulligan war der Erste, der die Kombination der klassisch passiven manuellen Therapie durch den Therapeuten bei gleichzeitiger Aktivität des Patienten beschrieben und in einen medizinisch-professionellen Rahmen gestellt hat und damit den Weg für ein evidenzorientiertes Modell bereiten konnte.

Mehr als zwei Jahre harte Arbeit liegen hinter uns, mit etlichen Treffen, kontroversen Diskussionen und unzähligen Telefonaten, die die Freundschaft und unsere Umgebung auf eine harte Probe gestellt haben. Heute können wir sagen: Es hat sich gelohnt. Das neue Buch „Manuelle Therapie nach Mulligan – „Mobilisation with Movement" ist fertig. Es ist eine Weiterentwicklung des im Jahr 2009 erschienenen Buches „Mulligan – Therapiekonzepte in der Physiotherapie". Das „Herzstück" des neuen Buches ist der Praxisteil (Kap. 3.1, 4 und 5). Ganz im Sinne von Brian Mulligan beschäftigen sich diese Kapitel mit der klinischen Praxis und der Beschreibung seiner manualtherapeutischen Techniken. Die Beschreibung der Techniken richtet sich nach einer Master-Liste, die international von allen anerkannten Lehrern der Mulligan Concept Teachers Association (MCTA) gelehrt wird.

Für viele Techniken gibt es eine gute wissenschaftliche Grundlage („evidenzorientierte Physiotherapie"), dort wo es keine Evidenz gibt, findet der Leser „Best Practice"-Beispiele. Die hier beschriebenen Techniken sind als Basistechniken anzusehen, die sich in Studien und der täglichen Praxis bewährt haben. Kreativität im Umgang mit diesen Techniken ist in einem gewissen Rahmen gewünscht und erforderlich. Komplettiert wird der Praxisteil durch Heimübungen bzw. ein Selbstbehandlungsprogramm für den Patienten, welches aus der Sicht des anleitenden Therapeuten beschrieben wird.

Die Realisierung eines solchen Buches geht nur durch das Zusammenwirken zahlreicher Personen. Wir möchten uns bei Fritz Koller vom Thieme-Verlag bedanken, der uns die Möglichkeit zu diesem Buchprojekt gegeben hat, bei Eva Grünewald für die redaktionelle Bearbeitung sowie bei Almut Sellschopp und Joachim Schwarz, die die Videoaufnahmen koordiniert haben. Ohne Bilder kein Buch: Wir bedanken uns bei Stefan Oldenburg für die Photoaufnahmen. Ohne Model kein Bild: Ein großer Dank gilt Nadine Blessing, die uns für die Photo- und Videoaufnahmen zur Verfügung stand. Liebe Nadine, Deine Geduld und Professionalität haben zum Gelingen der Bilder und dadurch auch des Buches beigetragen.

Ganz besonders wollen wir uns bei unseren Familien bedanken, insbesondere bei Dörte und Simone. Sie haben uns den Rücken freigehalten und mussten etliche Stunden auf uns verzichten. Vielen Dank!

Wir wünschen Ihnen viel Spaß beim Lesen und hoffen, dass Sie das neue „Werkzeug" in der klinischen Praxis erfolgreich einsetzen. Über Ihr Feedback würden wir uns freuen, genauso wie wir für Anregungen sowie Kommentare von Ihnen dankbar wären.

Claus Beyerlein und Johannes Bessler
Oktober 2014

Vorwort zur 2. Auflage

Mittlerweile sind vier Jahre seit Erscheinen unseres Buches vergangen und es hat sich als sehr wertvolles Werkzeug in unseren Seminaren im Mulligan-Konzept bewährt, für uns als Referenten, vor allem aber für unsere Kursteilnehmer. Es bietet aber auch jedem interessierten Therapeuten die Möglichkeit, sich unabhängig von der Teilnahme an einem Kurs umfassend über das Mulligan-Konzept zu informieren.

In der zweiten Auflage haben wir am Erfolgsmodell nicht viel verändert, außer dass wir es aktualisiert haben, was sich besonders in der stetig wachsenden Zahl der Literatur widerspiegelt. Aber auch die im Vorwort zur ersten Auflage von uns gewünschten Anregungen der Leser und Kursteilnehmer zu Ergänzungen in der Beschreibung der Techniken haben wir gerne aufgenommen und umgesetzt.

Viel Spaß und Erfolg auch weiterhin mit diesem Buch!

Johannes Bessler und Claus Beyerlein
Im Sommer 2019

Vorwort zur 3. Auflage

Wieder sind mehr als fünf Jahre seit dem Erscheinen der 2. Auflage unseres Buches vergangen und Sie, liebe Leser, halten bereits die 3. Auflage in Ihren Händen. Mittlerweile hat sich dieses Werk als Kursbuch für die Module 1 und 2 in der Physiotherapie Community weiter etabliert. Es dient Kursteilnehmern einerseits als Begleiter unserer Kurse im deutschsprachigen Raum und andererseits als Nachschlagewerk für diejenigen die in die Welt der muskuloskelettalen Physiotherapie nach dem Mulligan-Konzept eintauchen wollen.

Auch in der dritten Auflage sind wir uns treu geblieben was die übersichtliche Darstellung der Techniken betrifft. Wir beschreiben weiterhin vornehmlich die Basistechniken des Mulligan-Kurrikulums. Anmerkungen und Ergänzungen unserer Leserschaft haben wir gerne versucht umzusetzen. Die größten Ergänzungen haben wir in Kapitel 6 (Mögliche Erklärungsansätze und Potenzial des Mulligan-Konzepts) vorgenommen. Sie spiegeln die Evaluation und Weiterentwicklung der muskuluskelettalen Physiotherapie weltweit im Allgemeinen wieder. Auch das Kapitel 9 (Forschung und Evidenz) haben wir angepasst bzw. verschlankt (9.1 Studien). Erfreulicherweise steigt die klinische Evidenz anhand von wissenschaftlichen Studien auch im Mulligan-Konzept und wir können auf eine aktuelle, interaktive Literaturliste verweisen.

Wir freuen uns auf Ihr Feedback und wünschen viel Spaß bei der Lektüre.

Johannes Bessler und Claus Beyerlein
Im Frühjahr 2026

Geleitwort

Ich bin sehr erfreut darüber, dass Johannes und Claus dieses aktuelle Buch in deutscher Sprache über mein Konzept geschrieben haben. Die Leser ihres Buches werden es als unerlässliche Bereicherung ihrer klinischen Arbeit ansehen.

Ich entwickelte die „Mobilisation with Movement“ (MWM) zu Beginn der 1980er-Jahre bei der Therapie eines Fingers und heute hat sie ihren festen Platz in der Behandlung der meisten Störungen des Bewegungsapparates. Mehr als zwanzig Jahre mussten vergehen, bis unser Ansatz seine wissenschaftliche Anerkennung fand. Es war immer leicht, die Teilnehmer während der Kurse davon zu überzeugen, wie effektiv MWMs in der Anwendung bei Patienten sein können. Es war auch immer leicht, Patienten von unserem Ansatz zu überzeugen, aber die wissenschaftliche Welt wollte mehr, und genau das bekommt sie jetzt auch. Die Referenzliste im Mulligan-Konzept wächst stetig und weitere randomisiert kontrollierte Studien sind auf dem Weg.

Unsere Kurse erfreuen sich in der ganzen Welt einer großen Nachfrage, und in vielen Ländern inklusive Deutschlands, Österreichs und der Schweiz können sich die Therapeuten zum „Certified Mulligan Practitioner“ (CMP) ausbilden lassen.

Die im Buch beschriebenen Techniken gelten als einzigartig auf dem Gebiet der Manuellen Therapie. Falls indiziert und richtig angewandt, erzeugen sie eine sofortige Schmerzfreiheit. Alle Therapeuten, die mit muskuloskeletalen Patienten arbeiten, sollten die in diesem Buch beschriebenen Techniken kennen, da sie die besten Therapieansätze für ihre Patienten sein können. Es gibt für uns alle in der Manualtherapie noch viel zu lernen und zu entwickeln, und das macht das Leben aufregend und spannend.

Vielen Dank, Johannes und Claus.

Brian Mulligan
FNZSP (Hons), Dip MT
Wellington, Neuseeland
Im Herbst 2014

Inhaltsverzeichnis

Einleitung

1 Geschichte des Mulligan-Konzepts ... 16

1.1 **Brian Mulligan** ... 16

2 Das Konzept heute ... 19

2.1 **Wer kann das Konzept erlernen?** ... 19

2.2 **Besonderheiten des Mulligan-Konzepts** 19
2.2.1 „Mobilisation with Movement“ ... 20
2.2.2 Hypothese Positionsfehler ... 20
2.2.3 Schmerzfreiheit als „Goldene Regel“ ... 21
2.2.4 Selbstbehandlung/Heimprogramm ... 22

2.3 **Basisprinzipien der Behandlung** ... 22
2.3.1 Schmerzfreie Behandlungsrichtung/ Bewegungsrichtung ... 22
2.3.2 Intensität ... 23
2.3.3 Anzahl der Wiederholungen ... 23
2.3.4 Funktionalität ... 23
2.3.5 Überdruck ... 23

2.4 **Untersuchung und Dokumentation** ... 24

2.5 **Techniken** ... 25
2.5.1 MWMs ... 25
2.5.2 SNAGs ... 25
2.5.3 NAGs/Reverse NAGs ... 25
2.5.4 SMWAMs/SMWLMs ... 25
2.5.5 PRPs ... 25
2.5.6 Self-SNAGs/Self-MWMs ... 26
2.5.7 Traktionstechniken ... 26
2.5.8 Andere Techniken ... 26

2.6 **„PILL“ und „CROCKS“** ... 26

Praxis

3 Obere Extremität ... 30

3.1 **Finger/Hand** ... 30
3.1.1 MWM Finger: Gleiten lateral ... 30
3.1.2 Tape Finger: Innenrotation ... 31
3.1.3 MWM Mittelhandknochen (Os metacarpale): Gleiten dorsal ... 32
3.1.4 Tape Mittelhandknochen (Os metacarpale): Gleiten dorsal ... 33
3.1.5 MWM Handwurzelknochen (z. B. Os scaphoideum): Gleiten palmar ... 34
3.1.6 MWM Handwurzelknochen (z. B. Os lunatum): Gleiten palmar im Stütz ... 35
3.1.7 Self-MWM Handwurzelknochen (z. B. Os lunatum): Gleiten palmar im Stütz ... 37
3.1.8 MWM Handgelenk: Gleiten lateral ... 39
3.1.9 MWM Handgelenk: Gleiten lateral im Stütz ... 40
3.1.10 Self-MWM Handgelenk: Gleiten lateral im Stütz ... 42
3.1.11 MWM distales Radioulnargelenk: Gleiten Ulna ventral ... 43
3.1.12 MWM distales Radioulnargelenk: Gleiten Ulna ventral im Stütz ... 45

3.2 **Unterarm/Ellenbogen** ... 47
3.2.1 MWM proximales Radioulnargelenk: Gleiten ventral ... 47
3.2.2 Tape proximales Radioulnargelenk: Gleiten ventral ... 48
3.2.3 MWM Ellenbogen: Gleiten lateral in Flexion ... 49
3.2.4 MWM Ellenbogen: Gleiten lateral in Extension ... 50
3.2.5 MWM Ellenbogen: Gleiten lateral in Flexion mit Gurt ... 51
3.2.6 MWM Ellenbogen: Gleiten lateral in Extension mit Gurt ... 52
3.2.7 MWM Olekranon: Gleiten medial ... 53
3.2.8 Tape Olekranon: Gleiten medial ... 54
3.2.9 MWM „Tennisellenbogen“: Gleiten lateral mit Gurt ... 55
3.2.10 Self-MWM „Tennisellenbogen“: Gleiten lateral ... 57
3.2.11 PRP Ellenbogen ... 58

3.3 Schulter 59
3.3.1 MWM Schultergelenk: Gleiten dorso-lateral 59
3.3.2 Self-MWM Schultergelenk: Gleiten dorso-lateral 61
3.3.3 MWM Schultergelenk: Gleiten dorso-lateral mit Gurt 63
3.3.4 Tape Schulter 65
3.3.5 MWM Schultergelenk: Gleiten dorso-kaudal 66
3.3.6 MWM Schultergelenk: Gleiten dorso-lateral in Funktion 67
3.3.7 MWM Schultergelenk: Gleiten kaudal 69
3.3.8 MWM Schultergelenk: Gleiten kaudo-lateral, „Schürzengriff" 71
3.3.9 MWM Schultergürtel 72
3.3.10 MWM Schultergürtel „Lion-Technik" 74
3.3.11 MWM Schultergürtel (ACG): Gleiten Klavikula dorso-kaudal 75

4 Untere Extremität 76

4.1 Fuß/oberes Sprunggelenk (OSG) 76
4.1.1 MWM Großzehengrundgelenk: Gleiten medial 76
4.1.2 Tape Großzehe: Außenrotation 77
4.1.3 PRP Zehengrundgelenk 78
4.1.4 MWM Großzehengrundgelenk: laterales Gleiten 79
4.1.5 MWM Mittelfuß (Os metatarsale): Gleiten plantar 80
4.1.6 Tape Mittelfußknochen (z. B. Os metatarsale V): Gleiten plantar . . . 81
4.1.7 MWM Fußwurzel (Os cuboideum): Gleiten plantar 82
4.1.8 Tape Fußwurzel (z. B. Os naviculare) 84
4.1.9 Tape Kalkaneus 85
4.1.10 MWM oberes Sprunggelenk (OSG): Gleiten dorsal 86
4.1.11 MWM oberes Sprunggelenk (OSG): ventrales Gleiten Unterschenkel mit Gurt . 87
4.1.12 Tape Talus 90
4.1.13 Passive Mobilisation OSG: Gleiten ventral . 91
4.1.14 MWM distale Fibula (OSG) Inversion: Gleiten dorsal 92
4.1.15 Tape distale Fibula 94
4.1.16 MWM distale Fibula (OSG): Gleiten dorsal in Belastung 95
4.1.17 Self-Tape distale Fibula 97

4.2 Unterschenkel/Knie 98
4.2.1 MWM Kniegelenk: Gleiten lateral 98
4.2.2 MWM Kniegelenk: Gleiten lateral mit Gurt 100
4.2.3 MWM Kniegelenk: Gleiten ventral mit Gurt 101
4.2.4 MWM Kniegelenk: Gleiten dorsal 102
4.2.5 MWM Kniegelenk: Gleiten lateral – Bauchlage 104
4.2.6 MWM Kniegelenk: Gleiten lateral unter Belastung 105
4.2.7 Heimprogramm MWM Kniegelenk: Gleiten medial unter Belastung 107
4.2.8 MWM Kniegelenk: Gleiten ventral mit Gurt – Stand 108
4.2.9 Tape Kniegelenk 109
4.2.10 MWM proximale Fibula: Gleiten ventral . . 110
4.2.11 MWM proximale Fibula: Gleiten ventral unter Belastung 111
4.2.12 Tape proximale Fibula 112
4.2.13 Tape Achillessehne/Wade 113
4.2.14 Squeeze-Technik Knie 114

4.3 Hüfte 115
4.3.1 MWM Hüftgelenk Flexion: Traktion lateral mit Gurt 115
4.3.2 MWM Hüftgelenk Innenrotation: Traktion lateral mit Gurt 117
4.3.3 MWM Hüftgelenk Extension: Traktion lateral mit Gurt 119
4.3.4 MWM Hüftgelenk: Gleiten dorsal mit Gurt 121
4.3.5 Traktion Hüftgelenk: longitudinal mit Gurt 123
4.3.6 PRP Hüfte 125

5 Wirbelsäule ... 126

5.1 Halswirbelsäule und Kiefer ... 126
5.1.1 NAG ... 126
5.1.2 Reverse NAG ... 128
5.1.3 Headache-SNAG ... 130
5.1.4 Self Headache-SNAG ... 131
5.1.5 Reverse Headache-SNAG ... 132
5.1.6 Self-Reverse Headache-SNAG („Faust-Traktion") ... 133
5.1.7 HWS-SNAG: zentral in Flexion ... 134
5.1.8 HWS-Self-SNAG: zentral mit Gurt/Handtuch ... 136
5.1.9 HWS-SNAG: unilateral in Rotation ... 137
5.1.10 HWS-Self-SNAG: unilateral mit Gurt/Handtuch ... 140
5.1.11 C 1-SNAG: unilateral ... 142
5.1.12 C 1-Self-SNAG: unilateral mit Gurt/Handtuch ... 144
5.1.13 C 2-SNAG: zentral ... 146
5.1.14 C 2-Self-SNAG: zentral mit Gurt/Handtuch ... 147
5.1.15 Transversaler SNAG ... 148
5.1.16 Spinal Mobilisation with Arm Movement (SMWAM) ... 149
5.1.17 Self-Spinal Mobilisation with Arm Movement (Self-SMWAM) ... 151
5.1.18 Traktion obere HWS ... 152
5.1.19 MWM Kiefer: Gleiten medial ... 153
5.1.20 MWM Kiefer: Zentrierung bilateral ... 155
5.1.21 MWM Kiefer: Traktion – unilateral ... 156
5.1.22 Self-MWM Kiefer: Gleiten medial ... 158

5.2 Brustwirbelsäule ... 159
5.2.1 BWS-SNAG: zentral in Extension ... 159
5.2.2 BWS-Self-SNAG: zentral mit Gurt ... 161
5.2.3 BWS-SNAG: unilateral in Rotation ... 162
5.2.4 Traktion mittlere/untere BWS mit Gurt ... 164
5.2.5 MWM Rippen: unilateral ... 165
5.2.6 MWM 1. Rippe: unilateral ... 167
5.2.7 Self-MWM 1. Rippe: unilateral mit Gurt ... 169

5.3 Lendenwirbelsäule ... 170
5.3.1 SNAG LWS: zentral in Extension – Bauchlage ... 170
5.3.2 SNAG LWS: zentral in Flexion – „Lion-Technik" ... 171
5.3.3 Self-SNAG LWS: zentral in Flexion – „Lion-Technik" ... 173
5.3.4 SNAG LWS L 5/S 1: unilateral in Flexion – „Lion-Technik" ... 174
5.3.5 SNAG LWS: zentral in Flexion – Sitz ... 176
5.3.6 SNAG LWS: unilateral in Flexion – Sitz ... 178
5.3.7 SNAG LWS: unilateral in Seitneigung – Sitz 180
5.3.8 SNAG LWS: unilateral in kombinierter Bewegung – Sitz ... 182
5.3.9 SNAG LWS L 5/S 1: unilateral in Flexion – Sitz ... 184
5.3.10 SNAG LWS: zentral in Extension – Stand ... 186
5.3.11 Self-SNAG LWS: zentral in Extension mit Gurt ... 188
5.3.12 SNAG LWS: unilateral in Extension – Stand ... 189
5.3.13 Self-SNAG LWS: unilateral in Extension – Stand ... 191
5.3.14 Two leg rotation („Gate-Technik") ... 192
5.3.15 Heimprogramm Two leg rotation („Gate-Technik") ... 193
5.3.16 Bent Leg Raise (BLR) ... 194
5.3.17 Heimprogramm Bent Leg Raise (BLR) ... 195
5.3.18 Mulligan Traction Straight Leg Raise (MTSLR) ... 196
5.3.19 Spinal Mobilisation with Leg Movement (SMWLM): untere LWS ... 198
5.3.20 Spinal Mobilisation with Leg Movement (SMWLM): obere LWS ... 200

5.4 Sakroiliakalgelenk ... 202
5.4.1 MWM Sakroiliakalgelenk (SIG): Ilium ventral – Bauchlage ... 202
5.4.2 MWM Sakroiliakalgelenk (SIG): Ilium dorsal – Bauchlage ... 203
5.4.3 MWM Sakroiliakalgelenk (SIG): Ilium dorsal – Stand ... 204
5.4.4 MWM Sakroiliakalgelenk (SIG): Ilium ventral – Stand ... 205
5.4.5 Self-MWM Sakroiliakalgelenk (SIG): Ilium ventral ... 206
5.4.6 MWM Sakroiliakalgelenk (SIG): Ilium Kompression ... 207
5.4.7 Self-MWM Sakroiliakalgelenk (SIG): Ilium Kompression mit Gurt ... 208

Hintergrund und Forschung

6 Mögliche Erklärungsmodelle und Potenzial des Mulligan-Konzepts 210

6.1 Paradigmenwechsel in der Manuellen Therapie 210
6.1.1 Zunehmende Aktivität des Patienten..... 210
6.1.2 Methoden wirken auch nicht-segmental.. 211

6.2 Wirkmechanismen von Mobilisation with Movement...................... 211
6.2.1 Positionsfehler und „physiologisches Gelenk" beeinflussen 211
6.2.2 Motorisches und sympathisches Nervensystem beeinflussen............. 212
6.2.3 Angstvermeidungsverhalten und Chronifizierungen reduzieren........... 212
6.2.4 Kortikale Reorganisation fördern 212
6.2.5 Vor der Therapie informieren, Erwartungen und endogene Mechanismen wecken 213
6.2.6 Aktive und passive Mobilisationen kombinieren.......................... 213

6.3 MWM im Rahmen der ICF 214

6.4 Rolle des Mulligan-Konzepts in der Prävention 215

6.5 MWM und SNAG im Vergleich zu anderen Techniken 216

7 Das Mulligan-Konzept in Fort- und Weiterbildung 219

7.1 Qualitätssicherung in der physiotherapeutischen Fort- und Weiterbildung... 219
7.1.1 Stiftung Warentest prüfte physiotherapeutische Fortbildungen..... 219
7.1.2 Fortbildungspflicht.................... 219

7.2 Qualitätssicherung im Mulligan-Konzept............................ 219
7.2.1 Ausbildungsstandards im Mulligan-Konzept............................. 220
7.2.2 Standards der Mulligan-Instruktoren..... 220
7.2.3 Therapeutenstandards im Mulligan-Konzept............................. 220

7.3 Weiterentwicklung des Mulligan-Konzepts 221
7.3.1 Implementierung des Curriculums....... 221
7.3.2 Aufnahme in Leitlinien................. 221
7.3.3 Kontinuierliches Weiterentwickeln der Techniken 221

8 Mulligan International.................... 223

9 Forschung und Evidenz.................... 225

10 Problemlösung.................... 228

Anhang

11 Glossar 232

12 Curriculum Mulligan-Konzept 234

13 MCTA-Instruktoren D/A/CH 235

14 Internetadressen/Mulligan-Online 236

Sachverzeichnis 237

Videoliste 239

Über die Autoren

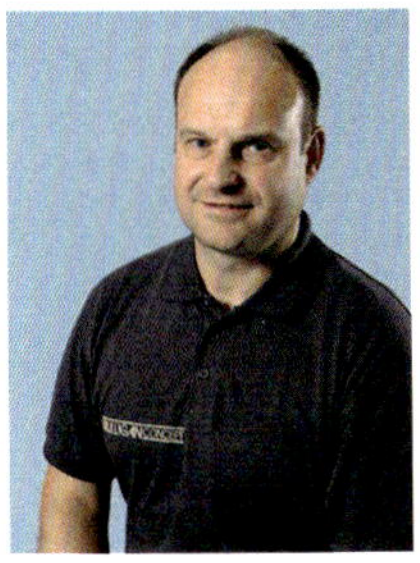

▸ Johannes Bessler

Johannes Bessler schloss seine Ausbildung zum Physiotherapeuten 1993 ab und beendete 1998 seine deutsche OMT-Ausbildung bei der AGMT mit dem internationalen IFOMPT-Standard in Manueller Therapie. 2004 spezialisierte er sich auf die Behandlung kraniomandibulärer und kraniofazialer Patienten nach dem CRAFTA®-Konzept, die seitdem, neben der Therapie von neuroorthopädischen Patienten und chronischen Schmerzpatienten, den Schwerpunkt seiner klinischen Tätigkeit darstellt. Seit 2002 gehört Johannes der Mulligan Concept Teacher Association (MCTA) an und ist seither als Mulligan-Instruktor in Deutschland, Österreich, Ungarn, Slowenien, Frankreich und der Schweiz tätig. Im Jahre 2008 schloss er das Studium zum „Master of Manual Therapy" an der University of Western Australia in Perth ab und erreichte somit auch den australischen IFOMPT-Standard. 2017/18 absolvierte Johannes die Weiterbildung in „Spezieller Schmerzphysiotherapie" bei der Deutschen Schmerzgesellschaft an der Uniklinik Göttingen, der deutschen Sektion der International Association for the Study of Pain (IASP).

Johannes arbeitet neben seiner Instruktorentätigkeit weiterhin klinisch in seiner eigenen Physiotherapiepraxis in Heidelberg. Seit 2006 ist er Mitherausgeber der Fachzeitschrift MSK – Muskuloskelettal Physiotherapie (ehemals manuelletherapie) (Thieme-Verlag, Stuttgart) und hat verschiedene Artikel in physiotherapeutischen Fachzeitschriften veröffentlicht. Zusammen mit seiner Frau und seinen beiden Töchtern lebt er in Dossenheim bei Heidelberg.

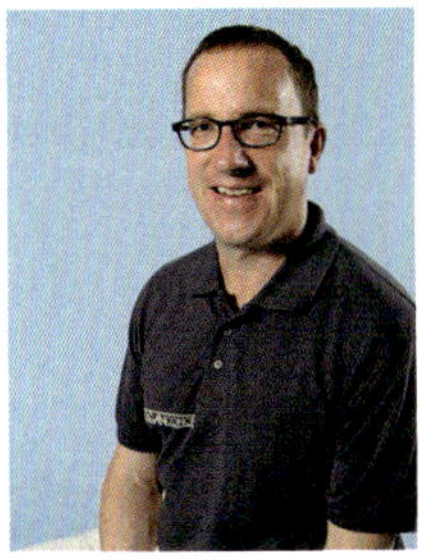

▸ Dr. Claus Beyerlein

Dr. Claus Beyerlein ist seit 1994 Physiotherapeut. Im Jahr 2001 ging er nach Perth/Australien um an der Curtin University of Technology ein Master Degree in „Manipulative Therapy" abzuschließen. Neben seiner Tätigkeit als Physiotherapeut, schloss er im Jahr 2002 ein Studium der Diplom-Sportwissenschaften an der Universität Tübingen ab. Von 2002–2021 war er Mitherausgeber und Schriftleiter der Zeitschrift MSK – Muskuloskelettale Physiotherapie (ehemals manuelletherapie) und ist aktuell im wissenschaftlichen Beirat derselben Zeitschrift. Er hat zahlreiche Artikel und Buchkapitel veröffentlicht. Im Jahr 2002 wurde er akkreditierter Lehrer der Mulligan Concept Teacher Association (MCTA). Claus hat das Mulligan-Concept („Mobilisation with Movement") bisher in Deutschland, Österreich, Schweiz, Frankreich, Slowenien, Ungarn, Luxemburg und Bosnien-Herzegowina unterrichtet. Im Jahr 2018 schloss er die Weiterbildung in „Spezieller Schmerzpysiotherapie" der Deutschen Schmerzgesellschaft (DGSS) an der Uniklinik Göttingen ab und seit November 2018 ist er sektoraler Heilpraktiker auf dem Gebiet der Physiotherapie. Claus ist verheiratet und lebt mit seiner Familie in Ulm, an der Donau. Dort arbeitet er in eigener Privatpraxis für Physiotherapie, mit den Schwerpunkten Kiefergelenk, Wirbelsäule und chronischen Schmerzpatienten. Seit Dezember 2010 ist er Doktor in Humanbiologie (Dr. biol. hum.). An der Medizinischen Fakultät der Universität Ulm hat er zum Thema „Erstkontakt in der Physiotherapie in Deutschland" promoviert.

Berufspolitisch engagiert sich Claus seit Oktober 2020 als Vorstand von Physio Deutschland im Regionalverband Baden-Württemberg. Im Jahr 2024 wurde ihm der „Stein der Weisen" verliehen, eine Auszeichnung für Personen, die sich besonders für die Wissenschaft in der Physiotherapie in Deutschland verdient gemacht haben.

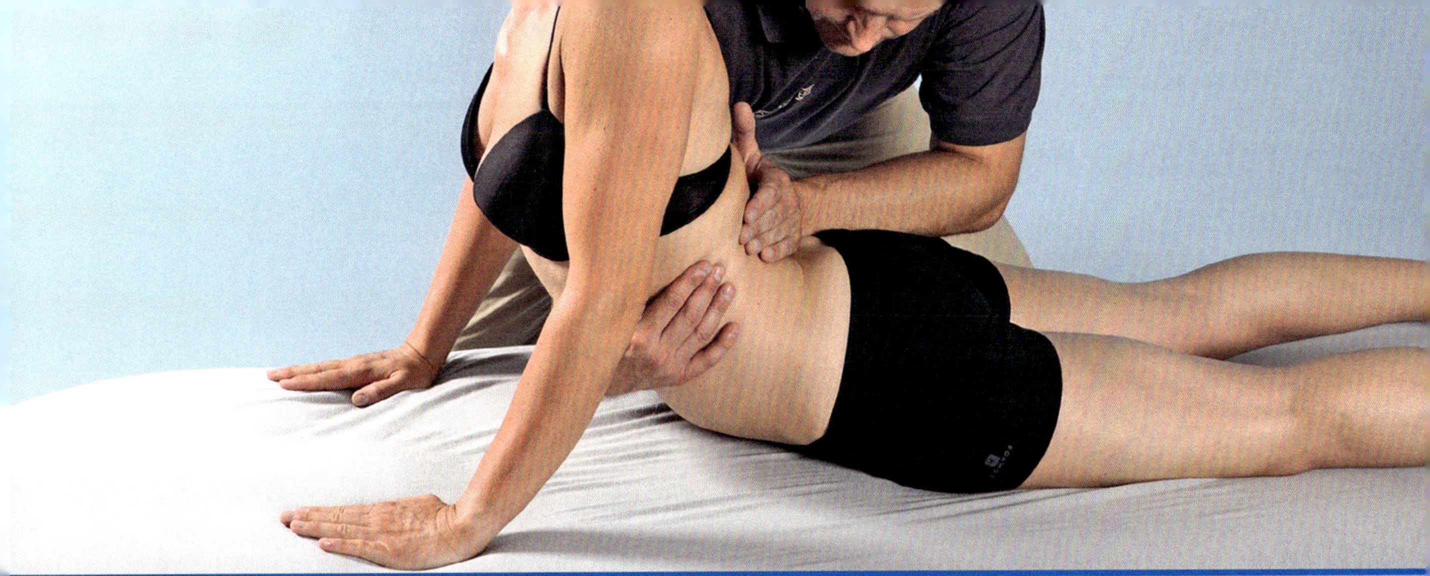

Einleitung

1 Geschichte des Mulligan-Konzepts 16

2 Das Konzept heute 19

1 Geschichte des Mulligan-Konzepts

In der Geschichte der Manuellen Therapie gab es in den letzten Jahrzehnten einschneidende Veränderungen. Verantwortlich dafür waren Manualtherapeuten, die mit neuen Ansätzen und Gedanken auf sich aufmerksam machten. *Maitland, McKenzie, Elvey, Butler, McConnell* und *Kaltenborn* sind nur einige der Praktiker, die durch Vermittlung ihres Wissen und ihrer Fertigkeiten zu einem Paradigmenwechsel in der Manuellen Therapie beigetragen haben. In der Tat wurden ihre Namen über die Jahrzehnte synonym mit dem Begriff „Manuelle Therapie" verwendet. Alle Vertreter haben eines gemeinsam: Sie haben ihre Ideen und Erfahrungen mit anderen Klinikern geteilt und weltweit verbreitet.

Brian Mulligan ist ein weiterer Vertreter unter den führenden Manualtherapeuten, der in den letzten dreißig Jahren durch sein einmaliges Konzept „Mobilisation with Movement" (MWM) Physiotherapeuten weltweit signifikant beeinflusst hat (▶ Abb. 1.1). In Kap. 2 wird dann näher auf den Begriff „MWM" eingegangen. Seit Anfang der 1990er-Jahre gibt es einen rasanten Zuwachs an Techniken, die bei zahlreichen klinischen Beschwerdebildern eingesetzt werden können, und parallel dazu einen stetigen Anstieg in Bezug auf die Qualität sowie die Quantität von Forschungsarbeiten. Was einst mit der Beschreibung von Fallbeispielen und „antiquarischen" Videoaufnahmen aus Mulligans Praxis in Neuseeland begann, hat längst zu randomisiert kontrollierten Studien geführt, die in anerkannten Fachzeitschriften veröffentlicht werden.

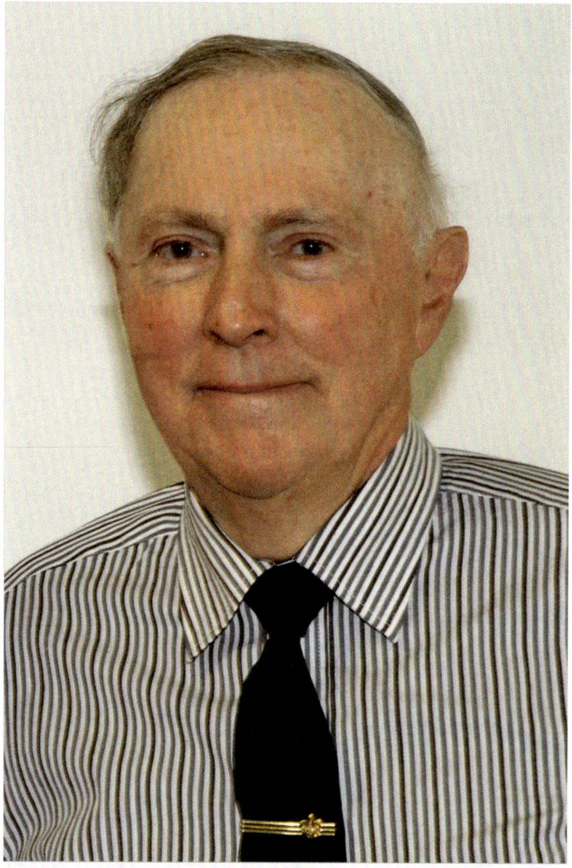

Abb. 1.1 Brian Mulligan – Begründer des Mulligan-Konzepts

Ähnlich verhält es sich mit der von Brian Mulligan sehr einfach beschriebenen Theorie zur Wirkungsweise seiner Techniken, dem sogenannten *„Positionsfehler"* (siehe dazu auch Kap. 2 und 6). Diese Hypothese wird in Studien der jüngeren Vergangenheit mit bildgebenden Verfahren wie z. B. Ultraschall und Magnetresonanztomografie (MRT) und anderen Instrumenten überprüft. Diese Evidenz zur Wirkungsweise der MWMs ist in Zukunft die Grundlage der Anwendung der Techniken in der klinischen Praxis.

Neben der Zunahme der wissenschaftlichen Publikationen über Brian Mulligans Mobilisation with Movement ist auch die steigende Anzahl an Mulligan-Instruktoren weltweit (siehe Kap. 8) und die zunehmende Anzahl an Kursen zum Mulligan-Konzept in Deutschland, Österreich, Schweiz und in anderen Ländern ein Indiz dafür, dass sich das Konzept in den letzten Jahren kontinuierlich weiterentwickelt hat. Darüber hinaus hat sich das Mulligan-Konzept weltweit in der Grundausbildung von Physiotherapeuten an Universitäten und Schulen sowie in postgraduierten Studiengängen etabliert. Die seit 2009 regelmäßig stattfindenden internationalen Konferenzen zum Mulligan-Konzept komplettieren das Bild einer zunehmend anerkannten Therapieform.

Bevor die Besonderheiten von MWMs und die Basisprinzipien der Therapiemethode näher erklärt und die einzelnen Techniken genau dargestellt und erläutert werden (Kap. 3.1, 4 und 5), ist es ohne Zweifel notwendig, dem Menschen zu danken, der das Konzept initiiert und diese originäre Form der Manuellen Therapie entwickelt hat, und ihn näher vorzustellen: Brian Mulligan selbst.

1.1 Brian Mulligan

Brian Mulligan absolvierte seine Physiotherapie-Ausbildung an der Universität von Otago in Dunedin, Neuseeland und schloss diese im Jahr 1954 erfolgreich ab. Zur selben Zeit graduierten an der gleichen Schule Stanley Paris und Robin McKenzie, zwei Weggefährten von Brian Mulligan. Seine erste Anstellung erhielt Mulligan im Krankenhaus von Wellington, auf der Nordinsel von Neuseeland, bevor er wenige Jahre später bereits in seiner eigenen Praxis arbeitete. Mulligan war sehr aktiv in der Gesellschaft neuseeländischer Physiotherapeuten (New Zealand Society of Physiotherapists, NZSP), zu deren Präsidenten er wenige Jahre nach seinem Examen ernannt wurde.

Ende der 1950er-Jahre wurde Brian Mulligan zunächst von der Lehre von Dr. James Cyriax in orthopädischer manueller Therapie (insbesondere Manipulationen der Wirbelsäule und passive Mobilisation der Gelenke) beeinflusst. Zur gleichen Zeit gingen Stanley Paris und Robin McKenzie nach Europa, um von Freddy Kaltenborn zu lernen. Zurück in Neuseeland, gaben sie Mulligan und anderen Physiotherapeuten den manualtherapeutischen Ansatz von Freddy Kaltenborn weiter. Manuelle Therapie war in dieser Zeit noch nahezu unbekannt, umso aufregender war der neue Therapieansatz auch für Mulligan. Beispielsweise wurde Manuelle Therapie an der Physiotherapie-Schule in Otago nicht gelehrt. Behandlungen bestanden im Wesentlichen aus Übungen, Massage und Elektrotherapie.

Im Jahr 1970 repräsentierte Mulligan Neuseeland beim WCPT-Kongress in Amsterdam. Im Anschluss daran absolvierte er seine ersten Kurse in der Mobilisation von peripheren Gelenken bei Kaltenborn in Helsinki. Zurück in Neuseeland, führte er im selben Jahr die ersten Wochenendkurse in Manueller Therapie durch. Ab dem Jahr 1972 unterrichtete er regelmäßig auch in australischen Städten – zunächst ausschließlich manualtherapeutische Techniken nach Kaltenborn.

1984 hatte Brian Mulligan sein erstes und einschneidendes Erlebnis mit MWMs. Diese Begebenheit, die sich durch Zufall ereignete, sollte seine Denkweise in Bezug auf die Manuelle Therapie komplett verändern. Er behandelte eine junge Korbballspielerin, die sich beim Spiel am Finger verletzt hatte. Das proximale Interphalangealgelenk war geschwollen und schmerzhaft eingeschränkt. Ein schmerzfreies Gleiten des Gelenks nach lateral (siehe ▶ Abb. 1.2) ermöglichte es der Patientin, ihren Finger sofort aktiv zu bewegen, und zwar schmerzfrei. Vorher durchgeführte Traktions- und Mobilisationsbehandlungen gemäß der Konvex-Konkav-Regel nach Kaltenborn waren genauso wie therapeutischer Ultraschall und Kryotherapie ohne Erfolg geblieben. Diese „Entdeckung“ bewog Mulligan, die Techniken auf den gesamten Körper zu übertragen.

Alle Techniken, die mittlerweile entwickelt und beschrieben wurden, haben ihren Ursprung in der Begebenheit aus dem Jahr 1984. Mulligan war stark daran interessiert, diese Techniken bei allen Patienten mit bewegungsabhängigen Schmerzen auszuprobieren. Als Zusatzbewegungen wurden Medialgleiten und Lateralgleiten sowie Rotation entwickelt, zunächst für die Fingergelenke, später für das Handgelenk und weitere Gelenke. Das Konzept der MWMs entwickelte sich rasant weiter. Gehaltenes Gleiten in den Facettengelenken (SNAGs) an der Wirbelsäule entstand zeitgleich. Mulligan stellte fest, dass sich die Prinzipien der Extremitätengelenke auch auf die Wirbelsäule übertragen ließen. Das gemeinsame Merkmal aller Techniken war: Eine gehaltene Zusatzbewegung durch den Therapeuten wurde mit einer aktiven Bewegung des Patienten kombiniert.

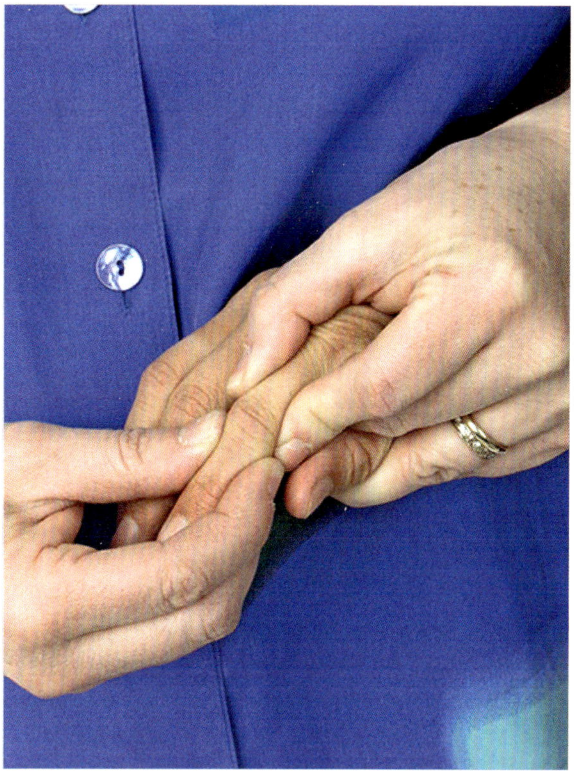

Abb. 1.2 Gleiten nach lateral am proximalen Interphalangealgelenk des Zeigefingers. (Beyerlein, Therapiekonzepte in der Physiotherapie Mulligan, Stuttgart: Thieme; 2009)

1986 gab Brian Mulligan seinen ersten offiziellen Mulligan-Konzept-Kurs, der überwiegend aus seinen bis zu diesem Zeitpunkt vorhandenen eigenen Techniken bestand. Im Jahr 1989 erschien Mulligans erstes Buch mit dem Titel „*Manual Therapy – NAGs, SNAGs, MWMs, etc.*“. Mittlerweile gibt es bereits die 7. Auflage dieses populären Buches (2021), da zunehmend mehr Techniken entwickelt wurden. Das Buch ist in zehn Sprachen übersetzt. Ein weiteres Buch ist im Jahr 2003 erschienen: ein Buch mit Selbstbehandlungsübungen mit dem Titel „*Self Treatments for Back, Neck and Limbs*“ (4. Auflage, 2022).

Im Jahr 1990 unterrichtete Mulligan sein Konzept im postgraduierten Studiengang an der Curtin University in Perth, Australien. An diesem Kurs nahmen auch drei Physiotherapeuten aus Großbritannien teil, die von Mulligans Behandlungsansatz begeistert waren. Durch diesen Kontakt ergab sich, dass Mulligan nach Europa eingeladen wurde, um sein Konzept interessierten Kollegen weiterzuvermitteln. 1996 wurden die ersten Mulligan-Kurse in Deutschland gehalten. Ein weiterer Meilenstein war die Gründung der Mulligan Concept Teacher Association (MCTA) in Stevenage, Großbritannien, im Jahr 1995. Diese Organisation wurde ins Leben gerufen, um die Unterrichtstätigkeit weltweit zu standardisieren. Der MCTA gehören momentan mehr als 50 akkreditierte Mulligan-

Lehrer aus über 30 Nationen an. Mulligan ist nicht nur Begründer des gleichnamigen Konzepts, sondern auch aktueller Präsident der MCTA.

Seit 2006 gibt es für deutsche Physiotherapeuten die Möglichkeit, an einem sogenannten CMP-Programm (CMP: Certified Mulligan Practitioner) teilzunehmen (Modul 3), welches aus einer theoretischen und praktischen Prüfung besteht. Die Teilnahme an diesem CMP-Examen ist freiwillig und stellt die Mindestanforderung für eine spätere Lehrtätigkeit im Mulligan-Konzept dar (siehe Kap. 7).

Als Anerkennung für seinen wertvollen Beitrag zur Manuellen Therapie und zur Physiotherapie im Allgemeinen erhielt Brian Mulligan zahlreiche Auszeichnungen, u. a. Honorary Teaching Fellowship, University of Otago (2003) und WCPT Award for International Services to the Physiotherapy Profession (2007) und im Jahr 2016 den Geoffrey Maitland Memorial Award der IFOMPT. 2022 wurde Brian Mulligan der „New Zealand Order of Merit", für seine Verdienste für die Physiotherapie verliehen.

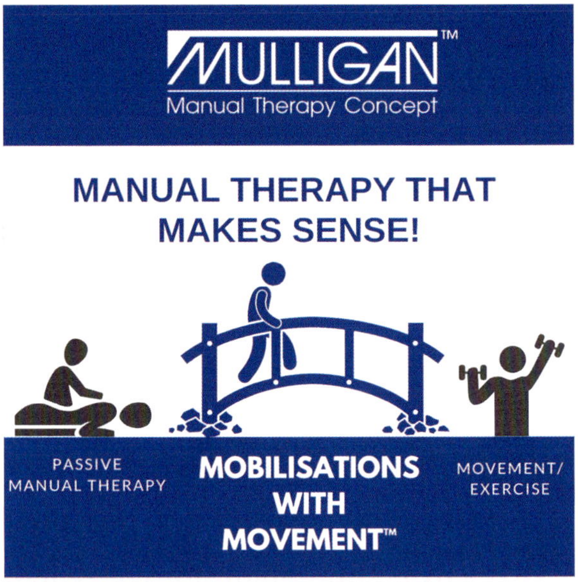

Abb. 1.3 „Die Brücke" – Verbindung zwischen passiver Mobilisation bei gleichzeitiger Aktivität des Patienten. (Quelle: © MCTA International)

Zusammenfassung ✓

Das Mulligan-Konzept ist ein vergleichsweise junges Konzept, das sich kontinuierlich im Lauf der letzten 40 Jahre entwickelt hat. Zunächst verstand Mulligan seine Techniken als Weiterentwicklung bereits bestehender manualtherapeutischer Techniken. Über die Jahre kristallisierten sich jedoch ganz eigene Ansätze und Vorgehensweisen heraus, die zu einem neuen Modell und neuen Methoden führten, zu zahllosen Forschungsarbeiten und zu einer allmählichen internationalen Ausbreitung des neu entstandenen Konzepts.

2 Das Konzept heute

Seit 1996 können Physiotherapeuten das Mulligan-Konzept auch in Deutschland erlernen. In Ländern wie Neuseeland, Australien und England ist es bereits fester Bestandteil des physiotherapeutischen Studiums zum Bachelor bzw. Master of Science (Physiotherapie). Das Konzept beinhaltet manualtherapeutische Methoden und Techniken für Patienten mit Funktionsstörungen der Wirbelsäule und der Extremitätengelenke. Kapitel 2 stellt das Konzept, seine Alleinstellungsmerkmale und Prinzipien vor. Es geht der Frage nach, was das Mulligan-Konzept unverwechselbar macht.

2.1 Wer kann das Konzept erlernen?

Die Behandlung von Patienten mit Beschwerden des neuromuskuloskeletalen Systems gehört für Physiotherapeuten – und speziell für Manualtherapeuten – heutzutage zum Standardrepertoire. Dabei erlernen Therapeuten in Deutschland eine Vielzahl verschiedener Konzepte (z. B. Maitland, McKenzie und Kaltenborn-Evjenth). Aus der Manuellen Therapie sind Traktion und gehaltenes Gleiten ebenso bekannt wie oszillierende Mobilisationen, besonders wenn eine Schmerzreduktion im Vordergrund steht. Werden eine aktive und eine passive Mobilisation miteinander kombiniert, spricht Brian Mulligan von „Mobilisation with Movement“, kurz MWM. Unabhängig vom manualtherapeutischen Hintergrund sieht Mulligan das nach ihm benannte Konzept als Ergänzung in der Behandlung von Patienten mit muskuloskeletalen Beschwerden. Das Konzept beinhaltet manualtherapeutische Techniken für die Wirbelsäule und die Extremitätengelenke. Die Flexibilität des Konzeptes ist der Grund, weshalb auch in Deutschland mehr und mehr Therapeuten diese Behandlungsform als wichtiges „Handwerkszeug“ in ihrem therapeutischen Alltag schätzen.

Das Konzept wendet sich an Physiotherapeuten mit abgeschlossener Berufsausbildung und Interesse für die Manuelle Therapie. Eine Postgraduierten-Ausbildung in einem anderen Konzept der Manuellen Therapie ist nicht Voraussetzung, erleichtert aber möglicherweise das Verständnis des Mulligan-Konzepts. Brian Mulligans Therapieansatz richtet sich insbesondere an folgenden Personenkreis:

- Therapeuten, die beabsichtigen, eine Fortbildung mit einem überschaubaren Curriculum zu besuchen (siehe auch Kap. 12),
- Therapeuten, die nach Techniken suchen, deren Wirksamkeit zum Teil in Studien belegt ist (evidenzbasierte Praxis),
- Therapeuten, die nach Techniken suchen, in die der Patient aktiv mit eingebunden ist,
- Therapeuten, die nach Techniken suchen, die einfach und schnell in der täglichen Praxis umsetzbar sind.

Ein Blick ins Ausland, nach Großbritannien, gibt Aufschluss über die Verbreitung des Mulligan-Konzeptes. In einer Fragebogenuntersuchung britischer Physiotherapeuten mit einer Rücklaufquote von 72,1 % zeigte sich bereits 2002, dass 41,1 % der Therapeuten eine Mobilisation with Movement (MWM) bei der Behandlung von Patienten mit Rückenschmerzen verwendeten. Mehr als 50 % der Befragten benutzten MWMs wöchentlich, 61,9 % benutzten MWM als primäre Therapie in der Behandlung von mechanischen Rückenschmerzen. Die häufigsten Veränderungen bezogen sich auf eine Zunahme der Beweglichkeit (54,4 %) und auf eine Schmerzlinderung (27,5 %) (Konstantinou 2002).

Nicht nur die Therapeuten erlernen das Konzept. Auch der Patient ist aktiver Bestandteil des Untersuchungs- und Behandlungskonzeptes nach Brian Mulligan. Denn der Schlüssel zu einer erfolgreichen Therapie ist der Patient selbst (siehe Kap. 2.2). Aktuelle neurophysiologische Untersuchungen zeigen, wie wichtig es ist, schmerzfrei zu behandeln sowie den Patienten aktiv in die Therapie einzubeziehen. Patienten mit einer unzureichenden Compliance, also einer unzureichenden Bereitschaft mitzuarbeiten, sind für das Mulligan-Konzept nicht geeignet. Die Bereitschaft zur Mitarbeit ist abhängig von der Persönlichkeit, dem Verständnis der Ursache des Problems, der Art der Therapie und dem Verhältnis zwischen Therapeut und Patient. Ein Patient, der die Zusammenhänge der Anwendung bestimmter Techniken und ihrer Wirkmechanismen versteht, wird auch bereit sein, seinen Teil zum Erreichen eines formulierten Therapieziels beizutragen.

2.2 Besonderheiten des Mulligan-Konzepts

Trotz einigen Gemeinsamkeiten mit anderen Konzepten, speziell den aus Australien, Neuseeland (Maitland, McKenzie, NOI) und aus Skandinavien (Kaltenborn-Evjenth) stammenden, präsentiert sich die Therapie nach Mulligan in Deutschland und Europa heute als eigenständiges Konzept. Die folgenden Besonderheiten charakterisieren das Konzept und beschreiben gleichzeitig die zugrunde liegende Methode:

- Mobilisation with Movement (MWM),
- Hypothese des Positionsfehlers,
- Schmerzfreiheit als „Goldene Regel“ der Therapie,
- Selbstbehandlung/Heimprogramm.

2.2.1 „Mobilisation with Movement“

Der feststehende Begriff *Mobilisation with Movement* setzt sich zusammen aus den Wörtern „Mobilisation“ und „Bewegung“. Eine Mobilisation ist nichts Neues, eine Bewegung ebenfalls nicht. Die Kombination beider Modalitäten ist entscheidend. Mulligan beschreibt sie als Mobilisation mit Bewegung oder geläufiger: als „Mobilisation with Movement“, kurz „MWM“. Sie ist eine manualtherapeutische Behandlungsmethode, bei der eine manuelle Mobilisation, meist ein gehaltenes Gleiten im Gelenk, kombiniert wird mit der eingeschränkten aktiven Bewegung durch den Patienten.

Beispiel: Die Elevation im Schultergelenk ist aufgrund eines Traumas schmerzhaft eingeschränkt. Der Therapeut hält eine passive Zusatzbewegung (z. B. Gleiten nach dorso-lateral), während der Patient den Arm in die zuvor schmerzhafte Elevation bewegt. Merke: Während des Gleitens darf die aktive Bewegung jetzt nicht schmerzhaft sein. Die Methode ist dann indiziert, wenn der Patient die eingeschränkte Bewegung während der Behandlung schmerzfrei ausführen kann.

Definition [ ]

MWM: passive Zusatzbewegung durch den Therapeuten, kombiniert mit einer aktiven Bewegung des Patienten.

Dabei spielt die Behandlungsebene eine große Rolle. Diese Behandlungsebene verläuft als gedachte Linie durch den konkaven Gelenkpartner, der gegenüber dem konvexen Gelenkpartner liegt. Gelenkmobilisationen verlaufen in der Regel parallel oder rechtwinklig zur Behandlungsebene. Deshalb ist es zum einen notwendig, sich über die anatomischen Strukturen im Klaren zu sein – und zum anderen, diese Regel zu befolgen. Nichtbeachtung kann zu Schmerzen während der Bewegung führen.

Ein weiterer zentraler Punkt: Die Zusatzbewegung (in der Regel Gleiten) muss während der gesamten Bewegung gehalten werden. Erst wenn sich das Gelenk wieder in der Ausgangsposition befindet, reduziert der Therapeut das zur Mobilisation notwendige Gleiten. Die Begründung hierfür ist dieselbe, die weiter oben bereits beschrieben wurde. Stichwort: Schmerzvermeidung!

Zu guter Letzt: Der Therapeut bewegt sich mit dem bewegten Gelenkpartner mit und respektiert die sich verändernde Behandlungsebene. Die Bewegungen, die unter der gehaltenen Mobilisation seitens des Patienten durchgeführt werden, sind meist aktiv, können unter Umständen auch passiv oder gegen Widerstand (Behandlung des Tennisellenbogens) ausgeführt werden. Die Art der Bewegung ist davon abhängig, mit welchen Symptomen sich der Patient in der Therapie präsentiert.

Die Methode „Mobilisation with Movement“ kommt hauptsächlich in der Behandlung von Patienten mit Beschwerden im Bewegungssystem zur Anwendung. Diese präsentieren sich meistens mit einer limitierten und/oder schmerzhaften Bewegung. Die Techniken der MWM sind als differenzialdiagnostische Werkzeuge ebenfalls gut einsetzbar. So lässt eine erfolgreiche Behandlung mittels MWM Rückschlüsse auf eine mögliche Ursache zu. Lässt sich beispielsweise eine schmerzhafte Einschränkung der Elevation des Schultergürtels durch eine MWM erfolgreich therapieren, kann von einer mechanischen Komponente als mögliche Ursache des Beschwerdebildes ausgegangen werden. Bei einer dominant entzündlichen Reaktion würden die MWMs dagegen nicht den gewünschten Erfolg bringen.

2.2.2 Hypothese Positionsfehler

„Wer heilt, hat recht“ ist ein oft verwendetes Sprichwort, wenn es darum geht, das Ergebnis einer Behandlung eines Patienten (Outcome) zu rechtfertigen. Können wir Physiotherapeuten uns mit dieser Aussage zufriedengeben? Ich denke: Nein! Es muss erlaubt sein, auch nach dem Warum zu fragen. Trotz zunehmender wissenschaftlicher Evidenz gibt es nach wie vor nicht für jede Therapiemaßnahme eine Erklärung bzw. einen Beweis. Warum Mulligans Mobilisationstechniken wirken, wird von Wissenschaftlern weltweit kontrovers diskutiert. Mulligan führt eine schmerzhafte Bewegungseinschränkung auf einen knöchernen Positionsfehler („Positional fault“) bzw. einen Gleit- oder Führungsfehler im Gelenk zurück. Dieser Positionsfehler ist nicht palpierbar oder in einem Röntgenbild darstellbar. Besteht während der Untersuchung der Verdacht, dass es sich um eine durch den Schmerz bedingte limitierte Beweglichkeit handelt, dann lässt der Therapeut den distalen Gelenkpartner in verschiedene Richtungen gleiten. Findet er eine schmerzfreie Richtung, hält er diese, und der Patient bewegt in die vormals eingeschränkte Bewegungsrichtung. Typisch für einen Positionsfehler ist, dass das Gleiten in nur *eine* Bewegungsrichtung erfolgreich ist. In die andere Richtung bleibt der Schmerz bestehen bzw. verstärkt sich. Kritisch betrachtet, ergeben sich bei der Annahme, dass es sich um einen Positionsfehler handelt, offene Fragen:

- Ist der Therapieerfolg, der durch einen Positionsfehler entstanden ist, auch langfristig nachweisbar?
- Wie ist zu erklären, dass sich trotz einer Verbesserung der Beweglichkeit und einer Schmerzlinderung keine Veränderung des Positionsfehlers nachweisen lässt? (Vicenzino 2007)

Zur Beantwortung dieser Fragen sind zukünftig qualitativ gute randomisierte kontrollierte Studien notwendig, um die den positiven Ergebnissen zugrunde liegenden Mechanismen zu erklären.

Das wohl populärste Beispiel zur Hypothese des Positionsfehlers beschreibt Mulligan in seinem Buch „Manual Therapy – NAGs, SNAGs, MWMs" (Mulligan 2021). Es geht um die Behandlung des Inversionstraumas – einer Verletzung des oberen Sprunggelenks, die häufig bei Sportlern auftritt. Mulligan behauptet, dass es bei einer traumatischen, übermäßig großen Bewegung des Fußes in Inversion zu einer Vorverlagerung der Fibula im distalen tibiofibularen Gelenk kommt. Bevor die lateralen Bandstrukturen betroffen sind, kommt es also zu einem Positionsfehler der Fibula nach ventro-kaudal im Verhältnis zur Tibia. Die Therapie der Wahl ist somit eine Korrektur des Positionsfehlers, in diesem Fall eine Mobilisation der Fibula nach dorso-kranial. Laut Mulligan trifft deshalb die häufig gestellte Diagnose – Ruptur des lateralen Bandapparates – in vielen Fällen nicht zu. Seine Hypothese wird durch weitere Faktoren gestützt:

- Durch fehlerhafte Behandlungen werden Patienten mit Inversionstrauma oft chronisch, bei hoher Rezidivrate.
- Repositionen der Fibula führen zu einer sofortigen schmerzfreien Verbesserung der Beweglichkeit.
- Wäre der laterale Bandapparat tatsächlich betroffen, dann wäre eine Mobilisation der Fibula nach dorso-kranial extrem schmerzhaft, da das betroffene Band verstärkt gedehnt würde. Dies trifft in den meisten Fällen nicht zu.
- Außerdem führt eine Mobilisation der Fibula weiter nach ventral zu einer Schmerzverstärkung und einer weiteren Einschränkung der Beweglichkeit.
- Langanhaltende Schwellungen des Unterschenkels über Monate nach einem Inversionstrauma haben möglicherweise ihre Ursache in einem Stellungsfehler der Fibula. Klinische Erfahrungen haben gezeigt, dass es unmittelbar nach Mobilisation der Fibula zu einer deutlichen Reduktion der Schwellung kam.

Amerikanische Wissenschaftler um Hubbard (Hubbard 2006 u. Hubbard 2008) konnten Brian Mulligans Hypothese eines Positionsfehlers im distalen Tibiofibulargelenk eindrucksvoll bestätigen. Dennoch muss man sich eines vor Augen führen: Brian Mulligans Positionsfehler-Theorie bleibt Theorie. Die Korrektur des Positionsfehlers gibt dem Gelenk eine „normale" Bewegungsoption wieder. Der Wiederherstellung der normalen Bewegung liegen wahrscheinlich eine mechanische und eine neurophysiologische Komponente zugrunde. Weitere Erklärungsmodelle sind in Kap. 6 dargestellt.

2.2.3 Schmerzfreiheit als „Goldene Regel"

Die Prinzipien des Mulligan-Konzeptes (siehe Kap. 2.3) sind recht einfach, wenn man seine Grenzen als Therapeut respektiert. Laut Mulligan sind die Techniken indiziert, wenn sie schmerzfrei sind. Demzufolge ist die Hauptkontraindikation für eine Mobilisation with Movement: *Schmerz*.

Können die Techniken schmerzfrei angewendet werden, dann gehen sie auch mit einer sofortigen Verbesserung der Beschwerden einher. Dies kann man z. B. bei einer schmerzhaft eingeschränkten Dorsalextension des oberen Sprunggelenks beobachten. Treten Schmerzen auf, dann ist die angewandte Technik für diesen Patienten nicht indiziert oder wurde vom Therapeuten fehlerhaft ausgeführt. Typische Fehlerquellen sind beispielsweise:

- Das Nichtbeachten der Behandlungsebene,
- das Ausführen der Behandlung im falschen Segment (der Wirbelsäule),
- fehlerhafte Gleitrichtung,
- fehlerhafte Intensität und/oder Dosierung,
- mittels mechanischer Therapie nicht beeinflussbare Symptomatik des Patienten (z. B. akute Entzündung).

Aus diesem Grund ist für die Anwendung der Methode MWM ein solides Grundverständnis in Anatomie und Biomechanik sowie eine ausführliche Anamnese (*subjektives* Interview) des Patienten notwendig. Die Behandlung mit MWMs muss grundsätzlich zwei Bedingungen erfüllen:

- Zum einen muss die passive Mobilisation (z. B. laterales Gleiten der Tibia im Verhältnis zum Femur) schmerzfrei sein.
- Zum anderen muss die aktive Bewegung des Patienten schmerzfrei sein, z. B. die Extension bei einem Extensionsdefizit im Kniegelenk.

Ist die Einschränkung mechanischen Ursprungs, kann man mit einer sofortigen Verbesserung rechnen und von einer guten Prognose ausgehen. Lässt sich keine schmerzfreie Gleitrichtung identifizieren und bleibt die eingeschränkte Bewegung unter der Behandlung schmerzhaft, rät Mulligan, eine andere manualtherapeutische Herangehensweise auszuprobieren. Mulligan wörtlich: „Gibt es keine funktionelle Verbesserung zum Zeitpunkt, wenn du die Behandlung ausführst, dann setze die Therapie auch nicht weiter fort!" (Mulligan 2008, persönliches Gespräch) Allgemein lässt sich Folgendes festhalten: Berücksichtigt man die „Goldene Regel", dann lässt sich sowohl die Schmerzintensität beeinflussen als auch z. B. die schmerzfreie Greifkraft. Letzteres belegen zahlreiche Studien zum Tennisellenbogen (Bisset 2006, Kochar 2002). Selbstverständlich gibt es Therapieansätze innerhalb der Physiotherapie, die mit Schmerzen bei der Therapie erfolgreich arbeiten (z. B. Triggerpunkttherapie, Faszien Distorsions Modell oder Graded Exposure).

2.2.4 Selbstbehandlung/Heimprogramm

Bei immer knapper werdenden Ressourcen im Gesundheitssystem nimmt die Bedeutung der Selbstbehandlung immer weiter zu. Da der Umfang der einzelnen Verordnung abnimmt und sich die Abstände zwischen den einzelnen Therapiesitzungen z. T. vergrößern, müssen die Patienten mehr Eigenverantwortung für ihre Gesundheit übernehmen. Uns Therapeuten kommt deshalb eine Schlüsselfunktion zu. Bereits in der Befragung und Untersuchung werden die Patienten eng eingebunden; beispielsweise werden die Patienten nach ihrer Meinung zum Schmerzproblem befragt. Therapeuten sollten klare, verständliche Informationen zu möglichen Schmerzursachen und Mechanismen geben. Patienten sollte die Möglichkeit gegeben werden, Fragen zu stellen. Nur Patienten, die die Ursache für ihre Beschwerden verstanden haben, werden auch die Notwendigkeit eines Heimprogramms erkennen.

Merke **M!**

Fragen der Patienten sind erwünscht. Wer seine Symptomatik versteht, dessen Compliance bzw. Adhärenz nimmt zu.

Für das Heimprogramm im Mulligan-Konzept gelten die gleichen Prinzipien wie für die von den Therapeuten angewandten Techniken. Liegt ein primär mechanisches Problem vor, dann muss das Heimprogramm eine sofortige Verbesserung (Schmerzfreiheit und Bewegungserweiterung) mit sich bringen. Dieser Effekt führt dazu, dass der Patient neues Vertrauen zu seiner vormals schmerzhaft eingeschränkten Bewegung gewinnt. Außerdem verbessert sich die Mitarbeit des Patienten (Compliance). Nach einer Heimübung muss sich der Patient immer besser bzw. so wie vor den Beschwerden fühlen (ausgenommen leichte Dehnungsreize). Ist das nicht der Fall, dann ist die Heimübung entweder nicht geeignet oder wurde vom Patienten falsch ausgeführt. Die korrekte Ausführung einer Heimübung ist allerdings von der therapeutischen Instruktion abhängig.

Brian Mulligan erwartet, dass der Patient 50 % des Therapieerfolges zwischen den Therapieeinheiten durch Selbsttherapie erzielt. Ein Heimprogramm muss deshalb kurz und einfach sein. Zudem sollte es ohne Zuhilfenahme größerer Therapiegeräte durchführbar sein und sich leicht in den Alltag des Patienten integrieren lassen. Stimmt die Compliance des Patienten nicht, da der Patient bisher vielleicht ausschließlich passive Behandlungsstrategien erfahren hat, sind die Therapieerfolge eines Heimprogramms deutlich reduziert. Ausschlaggebend für eine nachhaltige Verbesserung der Beschwerden ist das regelmäßige Wiederholen bestimmter Eigenübungen, auch dann, wenn sich die vormals schmerzhafte Bewegung zunächst schnell verbessert hat.

2.3 Basisprinzipien der Behandlung

Die vorangegangenen Kapitel stellen die Besonderheiten des Mulligan-Konzepts dar, durch die es sich (möglicherweise) von anderen Konzepten innerhalb der Manuellen Therapie unterscheidet. Wie in Kap. 2.2.1 beschrieben, sind die passive Mobilisation des Therapeuten in Kombination mit einer aktiven Bewegung des Patienten und das schmerzfreie Ausführen der Techniken (Ausnahme: Pain Release Phenomenons, PRP; siehe Kap. 2.3.5) charakteristisch für das Konzept. Folgende Basisprinzipien lassen sich aus der Methode ableiten:

- „Mobilisation with Movement" (hier: als Technik),
- schmerzfreie Behandlungsrichtung/Bewegungsrichtung,
- Intensität,
- Anzahl der Wiederholungen,
- Funktionalität,
- Überdruck.

Da auf das „Prinzip der Mobilisation von schmerzhaften Gelenken kombiniert mit aktiver Bewegung" bereits in Kap. 2.2.1 ausführlich eingegangen wurde, beschränkt sich der folgende Text auf das Beschreiben der weiteren Prinzipien.

2.3.1 Schmerzfreie Behandlungsrichtung/Bewegungsrichtung

Das Mulligan-Konzept ist ein primär klinisch geleitetes Konzept, wodurch es sich z. B. vom Kaltenborn-Evjenth-Konzept unterscheidet, das sich in seinem konzeptionellen Ansatz biomechanisch begründet. Die passive Zusatzbewegung (meist ein Gleiten), also die Behandlungsrichtung, erfolgt immer in die Richtung, in der der Patient signalisiert, dass er während der von Therapeuten ausgeführten Bewegung schmerzfrei ist. Die aktive Bewegung des Patienten, also die Bewegungsrichtung, erfolgt allerdings in die Richtung, die vorher schmerzhaft eingeschränkt war. In diesem Punkt unterscheidet sich beispielsweise das McKenzie-Konzept vom Mulligan-Konzept. Die Korrektur des Positionsfehlers ist meist parallel zur Behandlungsebene (manchmal auch rechtwinklig) und funktioniert, wie bereits erwähnt, häufig nur in eine Richtung. Oft sind leichte Angulationen der Gleitrichtung notwendig. Die generelle Schmerzfreiheit während der Ausführung der Techniken („Goldene Regel") wurde bereits in Kap. 2.2.3 ausführlich beschrieben.

„Make it worse-Reverse" ist Mulligans Beschreibung für die mechanische Ursache einer Funktionsstörung. Verschlimmern sich die Schmerzen bzw. Symptome beim

Patienten durch eine Technik, dann soll an Extremitätengelenken die entgegengesetzte translatorische Behandlungsrichtung ausprobiert werden, an der Wirbelsäule z. B. das Nachbarsegment oder die kontralaterale Seite (man spricht auch von Umkehrtechnik oder „Reversal Control").

Beispiel: Ein laterales Gleiten am Knie produziert mehr Schmerzen am Knie, die durch ein mediales Gleiten eliminiert werden. Prognose: gut, da mechanisches Schmerzverhalten. Läge allerdings ein primär entzündlicher Prozess im Kniegelenk vor, wäre das Phänomen der Schmerzkontrolle hier nicht erkennbar.

2.3.2 Intensität

Auch was die Intensität einer Mobilisation betrifft, gibt es im Mulligan-Konzept keine Unterteilung der passiven Zusatzbewegung in bestimmte Grade, wie beispielsweise in der Therapie nach dem Maitland-Konzept. Mulligan spricht von „Mid to end range"-Bewegungen, was man sinngemäß mit „von der Mitte bis zum Bewegungsende" übersetzen kann. In Bezug auf die Intensität verfährt er nach dem allgemeinen Grundsatz: „So wenig wie möglich und so viel wie nötig". In der Praxis macht dieses Vorgehen durchaus Sinn, da Studien in der Vergangenheit gezeigt haben, dass obwohl das theoretische Verständnis einer bestimmten Gradeinteilung vorhanden ist, die praktische Umsetzung beim Vergleich verschiedener Therapeuten sehr unterschiedlich ausfällt. Kliniker werden sehr schnell feststellen, dass meistens nur geringe Intensitäten notwendig sind, um einen Unterschied zu bewirken.

2.3.3 Anzahl der Wiederholungen

Aus Sicht der Autoren gibt es keine aktuellen Studienergebnisse, aus denen sich eine bestimmte Anzahl von Wiederholungen für die Therapie bzw. Heimübungen ableiten lässt. Bisher hat sich auch keine bestimmte Wiederholungszahl gegenüber einer anderen Empfehlung als besonders vorteilhaft erwiesen. Meist orientiert sich die Wiederholungszahl an den symptomatischen Gesichtspunkten des Patienten (akut – subakut – chronisch) bzw. an der aktuellen Irritierbarkeit der Symptomatik.

Mulligan (2021) weist allerdings ausdrücklich darauf hin, dass die Gefahr des „Übertherapierens" besteht, vor allem an der HWS und LWS. Vor lauter Euphorie, ausgelöst durch den positiven Effekt der MWMs, wählt der Therapeut eine zu hohe Wiederholungszahl. Die damit verbundenen Reizungen des Gewebes können zu latenten Reaktionen führen, wie z. B. Entzündungen und Schmerzen. Beim erstmaligen Kontakt mit dem Patienten wendet man deshalb die 3er- bzw. 10er-Regel an. Kommt es dadurch nicht zu einer Verschlechterung der Symptome beim Patienten, steigert Mulligan die Wiederholungszahl. Eine Serie von 3 × 10 Wiederholungen an Extremitätengelenken hat sich in der Praxis bewährt. Die Wiederholungszahl ist aber immer abhängig von der klinischen Situation und der Irritierbarkeit des jeweiligen Patienten. Ein Patient, der auf einen kleinen Reiz mit großen Schmerzen reagiert, die anschließend auch über einen längeren Zeitraum bestehen bleiben, muss sicherlich anders therapiert werden als ein Patient, bei dem die Steifigkeit eines Gelenks im Vordergrund steht.

Klinische Empfehlungen zur Anzahl der maximalen Wiederholungen (Wdh.) in der 1. Behandlung:

Merke **M!**

Extremitäten (MWM): 3 × 10 Wdh.
HWS (SNAG) mittlere/untere HWS: 3–6 Wdh.
HWS (SNAG) obere HWS: 1–3 Wdh.
BWS (SNAG): 6–10 Wdh.
LWS (SNAG): 3–6 Wdh.
SMWAM: 6–10 Wdh.
SMWLM: 3 Wdh.

2.3.4 Funktionalität

Viele Techniken innerhalb der Manuellen Therapie führen die Therapeuten aus, während der Patient auf der Behandlungsbank liegt. Häufig stellt man fest, dass es zwar zu einer unmittelbaren Verbesserung der Beschwerden kommt, richtet sich der Patient aber wieder auf bzw. nehmen Teil- oder Vollbelastung zu, gehen diese Schmerzfreiheit und/oder Funktionsverbesserung rasch verloren. Deshalb versucht Mulligan, seine Patienten in einer gewichtstragenden Position zu behandeln. Das hat sich als vorteilhaft erwiesen. Verbesserungen, die in einer funktionellen Ausgangsstellung erzielt werden, bleiben erfahrungsgemäß eher und länger erhalten. Außerdem treten die meisten Schmerzen des Patienten unter Belastung auf (beim Sitzen, Stehen, Gehen oder beim Stützen). Deshalb sollte der Patient nach Möglichkeit in einer funktionellen Ausgangsstellung behandelt werden, die seiner Alltagssituation entspricht.

2.3.5 Überdruck

Der Überdruck („overpressure"), der i. d. R. durch den Patienten selbst durchgeführt wird, ist eine wichtige Komponente für einen lang anhaltenden Therapieerfolg. Am Ende der aktiven Bewegung mobilisiert der Patient das Gelenk passiv (ohne Impuls) weiter in Richtung endgradige Bewegung. Der Überdruck muss schmerzfrei sein und wird sobald als möglich in die Behandlung integriert. Teilweise stellt der Überdruck auch eine Progression innerhalb der Therapie dar, um das volle physiologische Bewegungsausmaß zu erreichen. Überdruck ist vor allem bei endgradigen Bewegungseinschränkungen notwendig und um einen langfristigen Therapieerfolg zu erzielen.

2.4 Untersuchung und Dokumentation

Im Mulligan-Konzept gibt es kein eigenständiges Untersuchungs- und Befundschema, wie man es beispielsweise aus der physiotherapeutischen Ausbildung oder Konzepten in der Manuellen Therapie kennt (z. B. Maitland und McKenzie).

Wichtige Fragen, die der Therapeut vor der Behandlung beantworten sollte, sind:

- Kann eine Gefährdung des Patienten durch die Behandlung ausgeschlossen werden („Red Flags")?
- Sollte der Patient für weitere Untersuchungen an den Arzt verwiesen werden?
- Gibt es eine funktionelle Aktivität/Belastung, welche die Symptomatik des Patienten auslöst?
- Kann ich die Symptome des Patienten mechanisch beeinflussen?
- Wie irritierbar sind die Beschwerden des Patienten? (Davon hängen die Intensität der Behandlung und ihr Umfang ab.)

Eine gründliche allgemeine und spezifische Untersuchung ist zwingende Voraussetzung vor der Anwendung aller Mulligan-Techniken. Wenn keine Kontraindikation für die Auswahl einer Mobilisation mit Bewegung besteht, dann lässt sich der Untersuchungsablauf wie folgt zusammenfassen:

- Untersuchung, welche aktive Bewegung beim Patienten schmerzhaft bzw. eingeschränkt ist,
- Festlegung aufgrund der Untersuchung auf periphere bzw. zentrale Schmerzursache,
- Auswahl der Zusatzbewegung (Richtung),
- Auswahl der Intensität,
- Überprüfung der Schmerzfreiheit während der aktiven Bewegung,
- Re-Test zur Beurteilung des Ergebnisses in Bezug auf Beweglichkeit und Schmerz.

Die „Mobilisations with Movement" (MWMs) an den peripheren Gelenken und „Sustained Natural Apophyseal Glides" (SNAGs) an den Facettengelenken der Wirbelsäule eignen sich daher sehr gut zur differenzialdiagnostischen Abklärung des zugrunde liegenden Pathomechanismus. Zeigt sich ein sogenannter „On-off-Mechanismus" (direkter Einfluss auf die Beschwerden durch eine translatorische Mobilisation, idealerweise positiv, also beschwerdereduzierend), so ist dies meist ein Indiz für eine mechanische Grundlage der Beschwerden. Haben MWMs oder SNAGs keinen Einfluss auf die bewegungsabhängigen Beschwerden, so kann man, eine korrekte Anwendung vorausgesetzt, häufig davon ausgehen, dass der primäre Mechanismus der Dysfunktion oder der Schmerzen nicht mechanischen Ursprungs ist (z. B. Entzündung).

Zur Beurteilung des Therapieerfolges bzw. der Effektivität einer Behandlung ist die Messung geeigneter überprüfbarer Parameter wichtig, sogenannte Wiederbefundzeichen. Diese subjektiven Parameter zur Messung des Therapieerfolges müssen sich an den persönlichen funktionellen Defiziten orientieren und sollten gemeinsam mit dem Patienten definiert werden. Maitland beschrieb diese Wiederbefundszeichen auch als „comparable signs", was so viel bedeutet wie vergleichbare Zeichen. Beispiele hierfür sind Schmerzstärke, Bewegungsausmaß oder auch funktionelle Aufgaben wie Treppensteigen. Ein Wiederbefund nach der Behandlung erleichtert die differenzialdiagnostische Beurteilung der Beschwerden (Wiesner 2011).

Diagnostik und Therapie sind im Mulligan-Konzept eng miteinander verbunden und gehen quasi nahtlos ineinander über. Findet beispielsweise ein Therapeut in der Untersuchung eine geeignete Behandlungsrichtung und die richtige Intensität (vorausgesetzt, Schmerzfreiheit ist erfüllt), dann ergibt sich aus dieser Probebehandlung auch die weitere Therapie.

In einer Zeit, in der die Therapiezeit immer knapper wird, ist neben einfachen und effektiven Techniken eine suffiziente Dokumentation unabdingbar. Je mehr Patienten ein Therapeut am Tag behandelt, umso geringer ist die Wahrscheinlichkeit, sich wichtige Aspekte und Details der Therapie und deren Verlauf zu merken. In Ländern wie den USA, wo die Gefahr, von einem Patienten aufgrund eines möglichen Behandlungsfehlers verklagt zu werden, deutlich höher ist als bei uns, gehört eine gründliche Dokumentation der physiotherapeutischen Befunde und Behandlungstechniken sowie ihrer Auswirkungen zum berufspolitischen Selbstverständnis.

Die Einstellung des Patienten gegenüber der Therapie hat sich in den letzten Jahren verändert. Durch das Internet hat der Patient mehr Möglichkeiten, sich über sein Krankheitsbild und mögliche Therapien zu informieren. Das hat oft zur Folge, dass der Patient mehr Verantwortung in seiner Therapie übernehmen will. Grundsätzlich ist die Übernahme von mehr Verantwortung im Gesundungsprozess durch den Patienten positiv zu sehen. Durch das im Jahre 2013 in Deutschland in Kraft getretene Patientenrechtegesetz wird dieser Trend unterstützt. In ihm ist geregelt, dass der Patient das Recht hat, Einsicht in seine Patientenakte und in die Aufzeichnungen des Arztes und Therapeuten zu nehmen. Dies setzt eine Dokumentation der Befunde und der Therapie per se voraus, was beides ebenfalls im Patientenrechtegesetz geregelt ist (Quelle: http://www.bmjv.de).

In der Manuellen Therapie gibt es vielfältige Variationen mit Abkürzungen und Begriffen, die für Therapeuten ohne das jeweilige Hintergrundwissen zum Konzept oft schwer verständlich sind. Es gibt aber auch einen Trend, dass bestimmte Begriffe sich zum allgemeinen Verständnis innerhalb der Manuellen Therapie entwickeln. Die PAs (posterior-anteriore Mobilisationen) nach Maitland oder die EIL (Extension im Liegen) nach McKenzie sind Beispiele hierfür. Neben der Dokumentation der physiotherapeutischen Untersuchungsbefunde gehört eine kurze, aussagekräftige und verständliche Verlaufsbeschreibung zu einer erfolgreichen Therapie. Da sich die Wahl der Behandlungsstrategien und -techniken an einem Clinical-Reasoning-Prozess und natürlich an der Reaktion des Patienten auf die Therapie orientieren, ist eine ständige Reflexion der Therapie und ihrer Ergebnisse notwendig.

Im Mulligan-Konzept werden folgende Informationen für eine suffiziente Dokumentation angesehen:

- Name der Mulligan-Technik, z. B. MWM,
- das behandelte Gelenk oder Wirbelsäulensegment, z. B. Knie, oder C 5/6,
- die behandelte Seite, z. B. rechts oder zentral,
- die Ausgangsstellung, z. B. Stand oder Rückenlage,
- die eingesetzte translatorische Mobilisation, z. B. Lateralgleiten,
- die aktive Bewegung bzw. Funktion des Patienten, z. B. Knie-Flexion,
- Hilfsmittel, z. B. Gurt oder Handtuch, bei der Selbstbehandlung,
- die eingesetzte Wiederholungszahl und Serien, z. B. 3 × 10 WH,
- Überdruck (und durch wen, wobei der Überdruck vom Patienten als Standard angesehen wird und nur Abweichungen davon dokumentiert werden müssen, z. B. Überdruck durch den Therapeuten).
- wie ist der Wiederbefund?

Beispiele **B**

MWMs rechtes Knie in RL, laterales Gleiten in EXT mit Gurt, 3 × 10 WH mit Überdruck, // + 20°
Self-SNAG C 5/6 zentral im Sitz, kranioventrales Gleiten in Extension mit Handtuch, 2 × 6 WH

Diese Mulligan-spezifischen Parameter finden sich auch in anderen anerkannten Richtlinien zur Dokumentation, wie bei Maitland, McKenzie und der American Academy of Manual Physical Therapists wieder (McDowell 2014).

2.5 Techniken

2.5.1 MWMs

„Mobilisation with Movement" (MWM) beschreibt nicht nur die Hauptmethode des Mulligan-Konzepts, sondern ist auch die Technik, die an peripheren Gelenken angewandt wird. MWMs wurden weiter oben bereits ausführlich erwähnt.

2.5.2 SNAGs

Der Begriff SNAG steht für *Sustained Natural Apophyseal Glide* (Gehaltenes natürliches Facettengelenkgleiten). Es handelt sich um eine Mobilisationstechnik an den Facettengelenken der Wirbelsäule, bei der ein passiv translatorisches Gleiten mit einer aktiven Bewegung des Patienten kombiniert wird. Sie dient der Behandlung von bewegungsabhängigen Schmerzen und/oder Bewegungseinschränkungen der Wirbelsäule. SNAGs können an der Halswirbelsäule, Brustwirbelsäule und Lendenwirbelsäule durchgeführt werden.

2.5.3 NAGs/Reverse NAGs

Der Begriff NAG steht für *Natural Apophyseal Glide* (Natürliches Facettengelenkgleiten). Im Gegensatz zum SNAG ist diese Technik nicht gehalten. Es handelt sich um eine passive, oszillierende Mobilisationstechnik für die (untere) HWS und obere BWS. Diese Technik ist unspezifischer als ein SNAG und wird bei Schmerzen und/oder Bewegungseinschränkungen in diesem Bereich eingesetzt. Die entgegengesetzte Gleitrichtung nennt sich Reverse NAG.

2.5.4 SMWAMs/SMWLMs

SMWAM ist die Abkürzung für *Spinal Mobilisation with Arm Movement* und bezeichnet eine passive Mobilisation an der Wirbelsäule (HWS/BWS) bei gleichzeitig aktiver Armbewegung. Indiziert ist die Technik bei schmerzhafter Armbewegung und vorliegender Dysfunktion der Wirbelsäule. Dementsprechend steht SMWLM für *Spinal Mobilisation with Leg Movement* und bezeichnet eine passive Mobilisation an der Wirbelsäule (LWS) bei gleichzeitig aktiver Beinbewegung. Indiziert ist die Technik bei eingeschränktem SLR (gestreckte Beinhebung) und ausstrahlenden Beschwerden bis zum Unterschenkel/Fuß.

2.5.5 PRPs

PRP steht für *Pain Release Phenomenon* („Schmerz reduzierendes Phänomen") und stellt eine Besonderheit innerhalb des Konzepts dar, da hier das Behandlungsprinzip der Schmerzfreiheit nicht gilt. Diese Technik wird ausschließlich zur Therapie von chronischen muskuloskeletalen Beschwerden eingesetzt und ist auf alle Körperregionen anwendbar. In den Kapiteln 3.1, 3.2 und 4.3 sind drei Beispiele exemplarisch aufgeführt. Das dort beschriebene Vorgehen kann weitestgehend auf alle Beschwerden des Patienten übertragen werden. Die Schmerzreduktion soll durch den Einsatz eines dosierten und tolerierbaren Schmerzreizes mit Hilfe einer Kompression, Dehnung oder Anspannung erreicht werden. Der mechanische Reiz, z. B. Kompression, erfolgt in der Ruheposition des Gelenkes, endgradige Bewegungen werden vermieden. Die Technik wird vor allem bei Patienten mit bewegungsunabhängigen Schmerzen bzw. bei Patienten mit Ruheschmerzen angewendet. Das genauere Anwenden der Techniken in der Praxis ist bei den exemplarischen Beispielen im Praxisteil beschrieben.

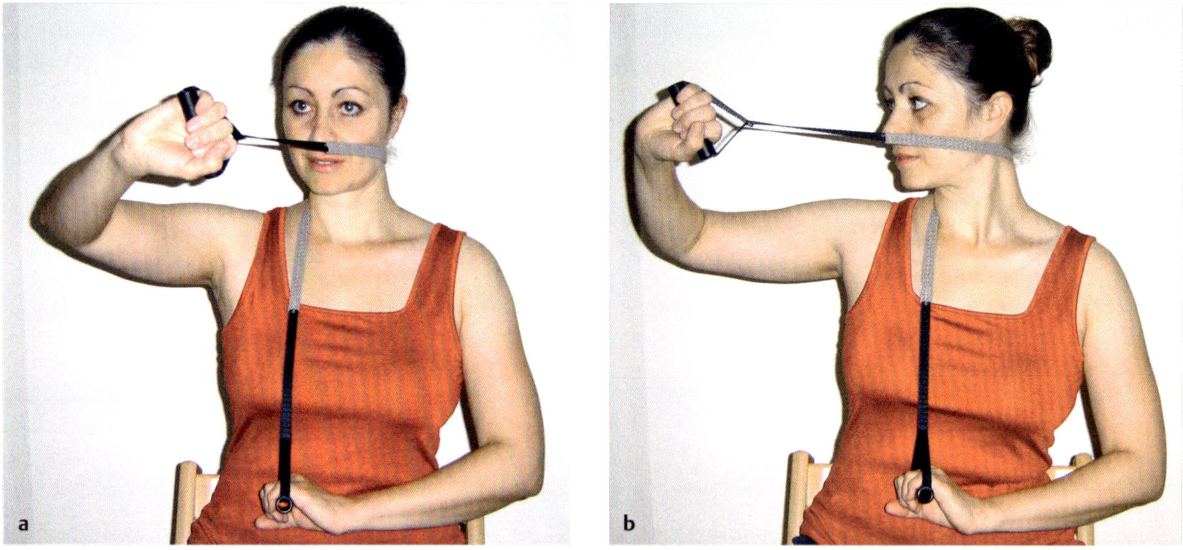

Abb. 2.1 Self-SNAGs für eingeschränkte Rotation der Halswirbelsäule – Self-SNAG C 1–2 mit Gurt in Rechtsrotation (Beyerlein, Therapiekonzepte in der Physiotherapie Mulligan, Stuttgart: Thieme; 2009)

2.5.6 Self-SNAGs/Self-MWMs

Es wurde bereits erwähnt, dass rein passive Behandlungsformen langfristig nicht effektiv sind, insbesondere bei Patienten mit chronischen Beschwerden. Das Heimprogramm nimmt aus diesem Grund im Mulligan-Konzept einen hohen Stellenwert ein. Ziel der Eigenübungen (sog. Self-SNAGs bzw. Self-MWMs) ist es, die in der Therapie erreichten Verbesserungen in Bezug auf Schmerz/Beweglichkeit zwischen den Behandlungseinheiten und sogar langfristig zu erhalten (Beyerlein 2006). Eigenübungen sind in einem modernen Patientenmanagement essenziell. Sie bewirken, dass der Patient einen aktiven Part in seinem Genesungsprozess übernimmt. Außerdem korreliert der Effekt eines Heimprogramms mit der Compliance des Patienten. Ein Beispiel aus dem Mulligan-Konzept sind die sog. Self-SNAGs für eingeschränkte Rotation der Halswirbelsäule (siehe ▸ Abb. 2.1). Dieses Heimprogramm ist nicht nur für den Patienten einfach anwendbar, sondern seine klinische Effektivität konnte auch in einer Studie von Hall et al. (2007) nachgewiesen werden. In einer Versuchsgruppe mit Kopfschmerzen verbesserte sich die Symptomatik durch die Self-SNAGs um 54 % im Vergleich zu 13 % in der Plazebogruppe.

2.5.7 Traktionstechniken

Traktionstechniken sind Techniken, die entweder rein passiv durchgeführt werden (z. B. lumbothorakale Traktion mit Gurt) oder eine passive Mobilisation mit einer Traktion kombinieren. Zu den bekanntesten Techniken zählen der Mulligan Traction Straight Leg Raise (MTSLR, siehe Kap. 5.3.18) bzw. die Extensionsmobilisation der Hüfte unter Traktion (siehe Kap. 4.3.5).

2.5.8 Andere Techniken

Unter diese Rubrik fallen Techniken, die keine klassischen MWMs darstellen. Meist werden sie rein passiv durchgeführt. Zu diesen Techniken zählen beispielsweise die Mobilisation des OSG in Plantarflexion (siehe Kap. 4.1.13) und die „Two Leg Rotation"-Technik (siehe Kap. 5.3.14) sowie die „Squeeze"-Technik am Knie (siehe Kap. 4.2.14).

2.6 „PILL" und „CROCKS"

Ausschlaggebend für den Erfolg einer Behandlung ist der Patient selbst. Er muss die Besonderheiten und Prinzipien des Mulligan-Konzepts verstehen und bereit sein, aktiv an seinem Genesungsprozess mitzuwirken. Dies stellt den Patienten zugleich in den Mittelpunkt der Therapie. Die Wichtigkeit der Interaktion zwischen Therapeut und Patient wird in einer Abkürzung („Akronym") deutlich, die Mulligan in der Lehre verwendet – **CROCKS:**

Contraindications (Kontraindikation). Kontraindikationen gelten für „Mobilisation with Movement" wie für alle anderen Techniken innerhalb der Manuellen Therapie. Die Existenz von „Red Flags" ist die Hauptkontraindikation für die Anwendung von Mobilisation mit Bewegung bei Patienten mit muskuloskeletalen Beschwerden. Unter Kontraindikationen für Manuelle Therapie fallen u. a. Tumore, nicht versorgte Frakturen (insbesondere offen), systemische Erkrankungen, Instabilitäten, akute Entzündungen, ggf. rheumatische Erkrankungen etc.) Ganz allgemein lässt sich sagen: Lässt sich der Schmerz des Patienten nicht beeinflussen, müssen die Beschwerden zunächst differenzialdiagnostisch abgeklärt werden.

Repetitions (Wiederholungen). Wiederholungen sind notwendig, aber mit besonderer Vorsicht in der ersten Behandlung und bei akuten Beschwerden. Je irritierbarer eine Symptomatik, umso weniger Wiederholungen.
Overpressure (Überdruck). Überdruck ist notwendig bei endgradigen Bewegungseinschränkungen und um einen langfristigen Therapieerfolg zu erzielen.

Communication/Cooperation (Kommunikation/Kooperation). Kommunikation und Kooperation zwischen Therapeut und Patient ist für eine effektive und sichere Anwendung von MWMs notwendig. Der Therapeut muss den Patienten über den zu erwartenden Effekt einer Technik informieren, genauso wie der Patient den Therapeuten über Schmerzen bzw. Unwohlsein informieren muss.

Knowledge (Wissen). Für die effektive und sichere Anwendung von „Mobilisation with Movement" ist ein Grundverständnis von Anatomie, Biomechanik, Erkennung klinischer Muster und, wie oben bereits erwähnt, Kontraindikationen für eine Behandlung entscheidend.

Sustain (Gehalten)/**Skills** (manuelle Fähigkeiten)/**Subtle Changes** („Angulationen")/**Slow** (langsame Bewegung)/ Self-Treatment (Heimprogramm). Der Buchstabe „S" steht für mehrere Begriffe. Die Zusatzbewegung muss über den gesamten Bewegungsweg gehalten werden, und der Patient muss die aktive Bewegung langsam durchführen. Kleine Änderungen der Schubrichtung führen häufig zu einer Schmerzfreiheit. Je besser die eigenen Fingerfertigkeiten, umso größer der Erfolg der angewandten Technik.

Der Therapeut kann die Compliance des Patienten bei der Behandlung und dem Heimprogramm verbessern, wenn sich der Effekt einer Technik bei schmerzhaften Bewegungsstörungen des Patienten möglichst sofort zeigt. Dieser Effekt kann negative Gedanken und Erwartungen beim Patienten signifikant beeinflussen, respektive reduzieren und ist deshalb nicht zu unterschätzen. Mulligan benutzt hier einen weiteren Begriff, der die gewünschte Antwort auf eine Mobilisation mit Bewegung beschreibt – **PILL:**

Pain-free (schmerzfrei). Die Anwendung einer Mobilisation mit Bewegung muss schmerzfrei sein. Das bezieht sich zum einen auf die passive Zusatzbewegung, zum anderen auf die aktive Bewegung durch den Patienten.

Instant Result/Change (sofortige(r) Effekt/Verbesserung). Dieser Begriff bezieht sich auf das Ergebnis einer MWM. Dieser Effekt sollte sich unmittelbar während der Anwendung einer Mobilisation mit Bewegung zeigen.

Long Lasting (lang anhaltend). Nach Durchführung einer Mobilisation soll der Effekt nach Möglichkeit lang anhaltend sein. Dies erreicht man in der Therapie häufig durch ein zusätzliches Heimprogramm.

Zusammenfassung ✓

Das Mulligan-Konzept gehört zu den manualtherapeutischen Konzepten und ist geeignet für die Therapie von Patienten mit Beschwerden des neuromuskuloskeletalen Systems. Es ist besonders in den englischsprachigen Ländern verbreitet. Seit Mitte der 1990er-Jahre werden zunehmend Kurse in Deutschland angeboten.

Die Methode Mobilisation with Movement (MWM) ist ein wesentliches Alleinstellungsmerkmal des Konzeptes, sie kombiniert die aktive und passive Mobilisation. Die Effektivität dieser Methode entdeckte Mulligan zufällig. Als Erklärung für ihre Wirksamkeit formulierte er die Hypothese des Positionsfehlers. Die therapeutischen Erfolge und eine erste wissenschaftliche Studie bestätigen seine Hypothese. Indikation und Merkmal für das Ausführen der Techniken des Mulligan-Konzeptes ist das Prinzip der Schmerzfreiheit („Goldene Regel"). Dieses Prinzip ist außerdem die Voraussetzung für die Selbstbehandlung und Compliance des Patienten. Beide Faktoren sind notwendig, um den Therapieerfolg langfristig zu sichern.

Literatur

Beyerlein C. Das Mulligan-Konzept – Ein Theoriemodell innerhalb der Manuellen Therapie. Physiotherapie. 2006; 5: 29–31

Beyerlein C. Das Mulligan-Konzept. pt_Zeitschrift für Physiotherapeuten. 2007; 59 (11): 1140–1142

Bisset L. Mobilisation with movement and exercise, corticosteroid injection, or wait and see for tennis elbow: randomised trial. British Medical Journal. 2006; doi:10.1136/bmj.38961.584653.AE

Hubbard TJ, Hertel J, Sherbondy P. Fibular Position in individuals with self-reported chronic ankle instability. Journal of Orthopaedic Sports Physical Therapy. 2006; 36: 3–9

Hubbard TJ and Hertel J. Anterior positional fault of the fibula after subacute lateral ankle sprains. Manual Therapy. 2008; 13 63–6

Kochar, M. Effectiveness of a specific physiotherapy regimen on patients with tennis elbow. Physiotherapy 2002; 88(6), 333–341

Koller F. Fortbildungsführer Mulligan-Konzept. Aktive und passive Mobilisation kombiniert. Physiopraxis. 2005; 1: 36–38

Konstantinou K, Foster N, Rushton A, Baxter D. The use and reported effects of mobilization with movement techniques in low back pain management; a cross-sectional descriptive survey of physiotherapists in Britain. Manual Therapy. 2002; 7 (4): 206–214

McDowell J, Mitchell T, Mulligan BR. Self Treatments for Back, Neck and Limbs: the Mulligan Concept. Invercargill, New Zealand: Plane View Services; 2021

McDowell J, Johnson G, Hetherington B. Mulligan Concept manual therapy: Standardizing annotation. Manual Therapy. 2014;19(5): 499-503

Mulligan BR. Manual Therapy. NAGS SNAGS MWMS etc. Revised 7th edition. Wellington, New Zealand: Plane View Services; 2021

Vicenzino E. Mulligan's mobilization-with-movement, positional faults and pain relief: Current concepts from a critical review of literature. Manual Therapy. 2007; 12 (2): 98–108

Wiesner R, Westerhuis P. Klinische Muster in der Manuellen Therapie. Stuttgart: Thieme; 2011

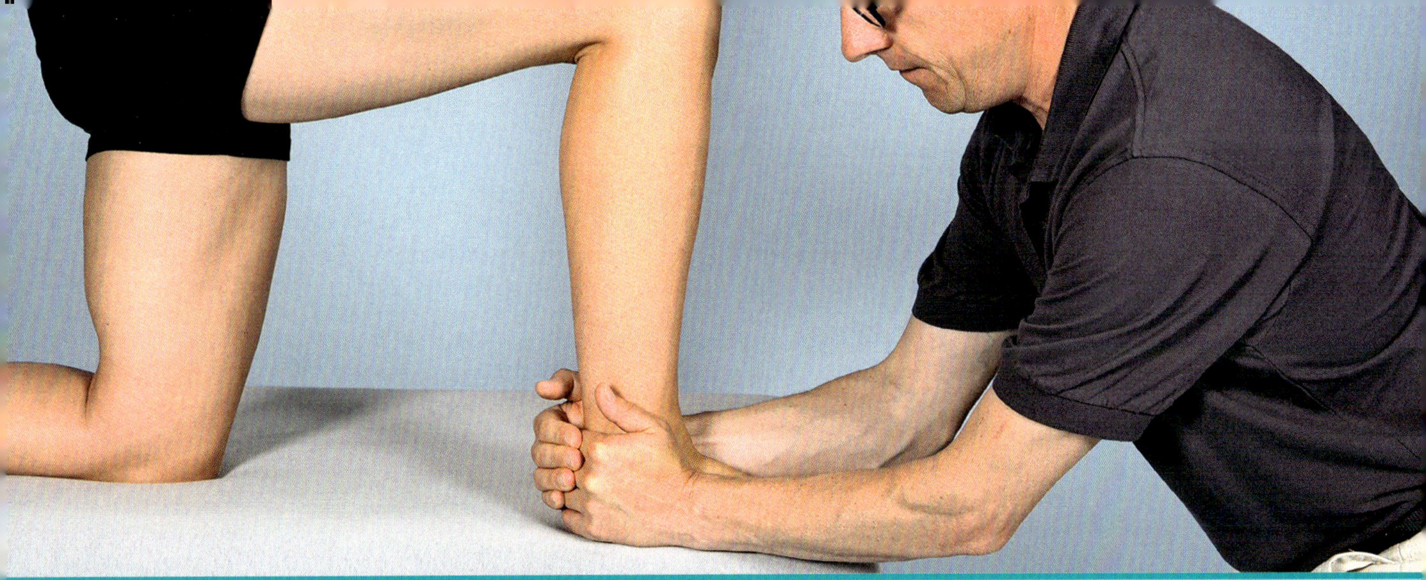

Praxis

3 Obere Extremität 30

4 Untere Extremität 76

5 Wirbelsäule 126

3 Obere Extremität

3.1 Finger/Hand

3.1.1 MWM Finger: Gleiten lateral

▶ **Indikation.** Schmerzen am lateralen proximalen Interphalangealgelenk (PIP) Zeigefinger und/oder Bewegungseinschränkung bei Flexion (hier: Schmerzen rechts).

▶ **ASTE**

- Patient: Sitz, rechter Zeigefinger in schmerzfreier Mittelstellung zwischen Flexion und Extension und Unterarm in Pronation,
- Therapeut: seitlich rechts von der Patientin.

▶ **Kontaktposition.** Die linke Hand des Therapeuten fixiert mit den Fingerbeeren von Daumen und Zeigefinger den proximalen Gelenkpartner des Zeigefingers gelenknah von medial und lateral. Die rechte Hand liegt mit dem gleichen Griff gelenknah am distalen Gelenkpartner. Mit dem linken Arm kann der Therapeut das Armgewicht der Patientin abnehmen.

▶ **Mobilisation.** Die Mobilisation erfolgt über einen Schub mit der rechten Hand nach lateral, wodurch ein laterales Gleiten im PIP entsteht. Falls diese Zusatzbewegung schmerzfrei durchführbar ist, bewegt die Patientin den Finger in Flexion, während der Therapeut das Gleiten hält. In der ersten Behandlung werden 3 Serien × 10 Wdh. durchgeführt.

▶ **Praxistipps**

- Falls sich die Bewegung nicht schmerzfrei durchführen lässt, kann die Gleitrichtung leicht anguliert werden, z. B. mehr in Richtung distal oder proximal. Auch die Veränderung der Dosierung (Stärke des Gleitens) kann einen Einfluss auf eine erfolgreiche Behandlung haben.
- In den Fingergelenken ist das translatorische Ausmaß des Gleitens sehr gering.
- Der Überdruck kann von der Patientin über einen Druck mit der anderen Hand am distalen Gelenkpartner in die Flexion erfolgen.

▶ **Varianten**

- Diese Technik lässt sich auch bei Extension durchführen.
- Bei medialen Schmerzen am PIP kann die Technik entsprechend nach medial ausgeführt werden.
- Alternativ zum Gleiten kann mit dem oben beschriebenen Griff auch eine Innen- oder Außenrotation als translatorische Mobilisation angewandt werden.
- Diese Technik ist an allen Fingergelenken einschließlich des Daumensattelgelenks durchführbar.
- Bei funktionellen Beschwerden wie Greifen oder axialem Druck am Daumen kann diese Technik ebenfalls angewandt werden.

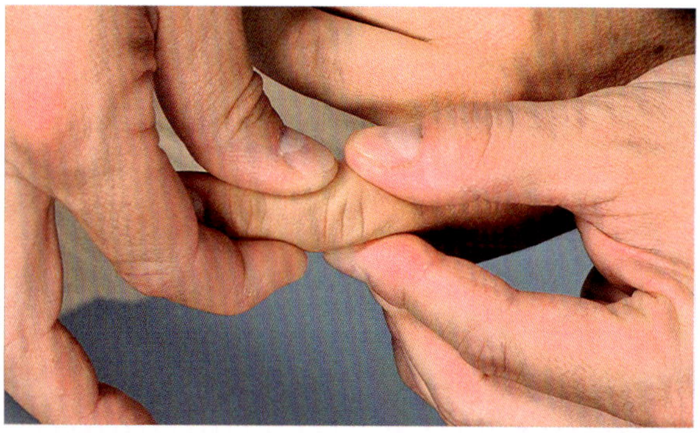

Abb. 3.1 ASTE – MWM Finger – Gleiten lateral

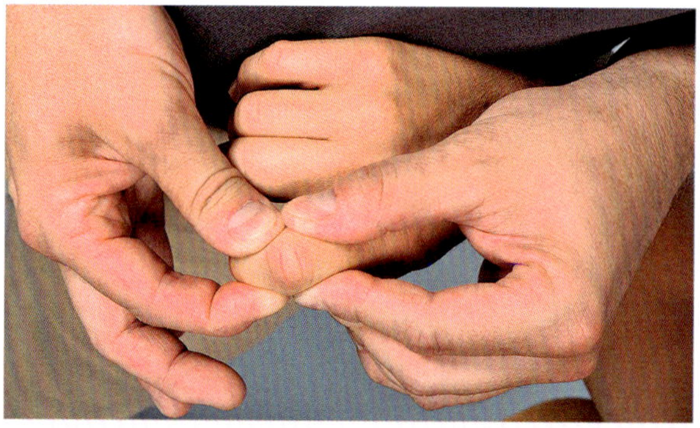

Abb. 3.2 ESTE – MWM Finger – Gleiten lateral, Flexion

3.1.2 Tape Finger: Innenrotation

▶ **Indikation.** Schmerzen am lateralen proximalen Interphalangealgelenk (PIP) Zeigefinger und/oder Bewegungseinschränkung bei Flexion (hier: Schmerzen rechts), positive Reaktion auf MWMs mit Innenrotation bzw. medialem Gleiten in der Therapie.

▶ **ASTE**
- Patientin: Sitz, rechter Zeigefinger in schmerzfreier Mittelstellung zwischen Flexion und Extension und Unterarm in Pronation,
- Therapeut: seitlich rechts von der Patientin.

▶ **Tapeanlage.** 1 Streifen 2 cm breites Tape, ca. 5 cm lang. Das Tape beginnt medial am distalen Gelenkpartner. Unter einer manuellen Mobilisation des distalen Gelenkpartners in die Innenrotation und gleichzeitiger Fixation des proximalen Gelenkpartners zieht die Patientin das Tape nach proximal und klebt es spiralförmig unter Spannung dort an. Die Anwendedauer des Tapes beträgt 1–2 Tage.

▶ **Praxistipps**
- Die Haut sollte trocken, fettfrei und haarlos sein.
- Bei Hautirritationen (Jucken, Brennen etc.) muss das Tape sofort entfernt werden.
- An den Fingergelenken reicht oft ein in der Länge halbierter Tapestreifen aus.

▶ **Varianten**
- Das Tape kann auch in Außenrotation angelegt werden.
- Diese Technik ist an allen Fingergelenken einschließlich Daumensattelgelenk durchführbar, findet aber v. a. an den PIP und am Daumen Anwendung.
- Alternativ zum Tape kann eine Self-MWM manuell mit Gleiten oder Rotation durchgeführt werden. Dies ist trotz fehlender Fixation effektiv.

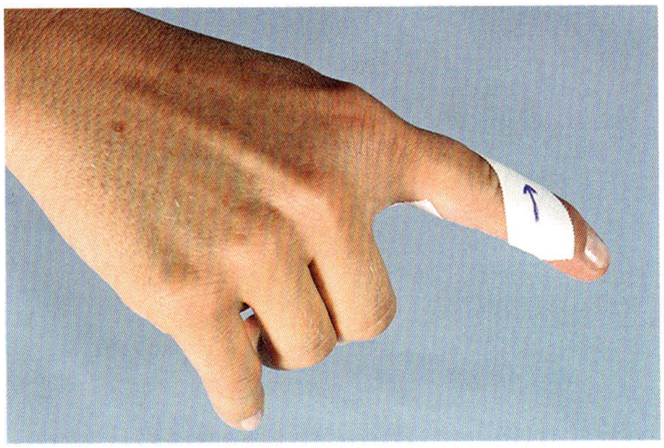

Abb. 3.3 Heimprogramm – Tape Finger – Innenrotation

3.1.3 MWM Mittelhandknochen (Os metacarpale): Gleiten dorsal

▸ **Indikation.** Schmerzen im Bereich der Mittelhand und/oder Bewegungseinschränkung beim Greifen (hier: Schmerzen rechts am 5. Mittelhandknochen).

▸ **ASTE**

- Patientin: Sitz, rechte Hand/Finger in schmerzfreier Mittelstellung zwischen Flexion und Extension und Unterarm in Pronation,
- Therapeut: seitlich rechts von der Patientin.

▸ **Kontaktposition.** Die linke Hand des Therapeuten fixiert mit den Fingerbeeren von Daumen und Zeigefinger das distale Ende des Os metacarpale 4 von ventral und dorsal. Die rechte Hand liegt mit dem gleichen Griff am distalen Ende des Os metacarpale 5. Mit dem linken Arm kann der Therapeut das Armgewicht der Patientin abnehmen.

▸ **Mobilisation.** Die Mobilisation erfolgt über einen Schub mit der rechten Hand nach dorsal (oben), wodurch ein dorsales Gleiten zwischen dem 4. und 5. Mittelhandknochen entsteht. Falls diese Zusatzbewegung schmerzfrei durchführbar ist, bewegt die Patientin die Hand Richtung Faustschluss, während der Therapeut das Gleiten hält. In der ersten Behandlung werden 3 Serien × 10 Wdh. durchgeführt.

▸ **Praxistipps**

- Falls sich die Bewegung nicht schmerzfrei durchführen lässt, kann die Gleitrichtung auch nach ventral (palmar) erfolgen. Auch die Veränderung der Dosierung (Stärke des Gleitens) kann einen Einfluss auf eine erfolgreiche Behandlung haben.
- Es ist darauf zu achten, dass die fixierenden Finger der linken Hand den Faustschluss der Patientin nicht behindern.
- Der Überdruck kann von der Patientin z. B. über einen kräftigeren Faustschluss erfolgen.

▸ **Varianten**

- Diese Technik lässt sich auch bei anderen symptomatischen Bewegungen der Hand oder Finger durchführen.
- Bei proximalen Schmerzen lässt sich die MWM auch am proximalen Ende der Mittelhandknochen durchführen.

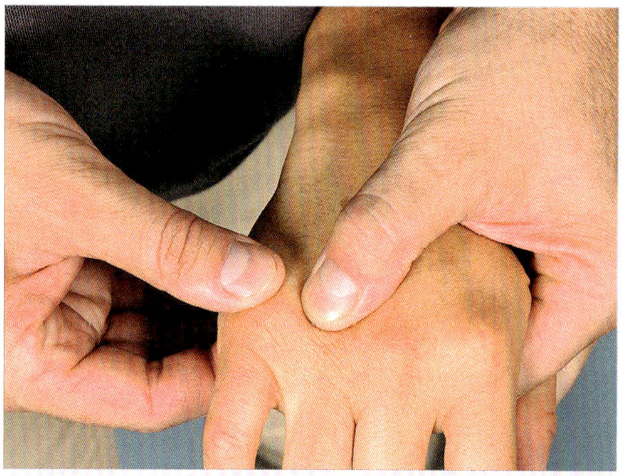

Abb. 3.4 ASTE – MWM Mittelhandknochen – Gleiten dorsal

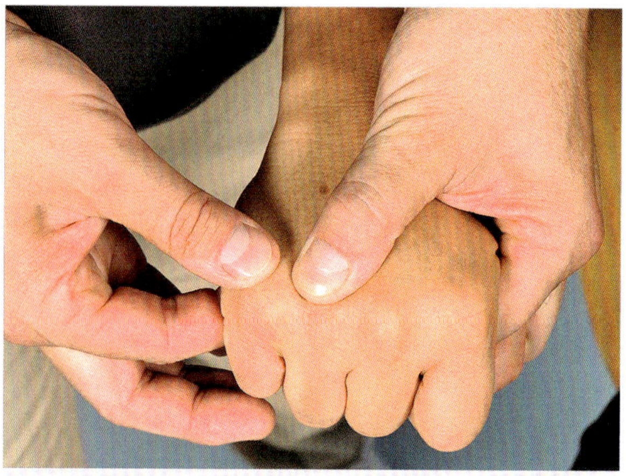

Abb. 3.5 ESTE – MWM Mittelhandknochen – Gleiten dorsal, Faustschluss

3.1.4 Tape Mittelhandknochen (Os metacarpale): Gleiten dorsal

▸ **Indikation.** Schmerzen im Bereich der Mittelhand und/oder Bewegungseinschränkung beim Greifen (hier: Schmerzen rechts am 5. Mittelhandknochen), positive Reaktion auf MWMs dorsal in der Therapie.

▸ **ASTE**
- Patientin: Sitz, rechte Hand/Finger in schmerzfreier Mittelstellung zwischen Flexion und Extension und Unterarm in Pronation,
- Therapeut: seitlich rechts von der Patientin.

▸ **Tapeanlage.** 1–2 Streifen 2 cm breites Tape, ca. 10 cm lang. Das Tape beginnt palmar am distalen Ende des 5. Mittelhandknochens. Unter einer manuellen Mobilisation des Os metacarpale 5 nach dorsal und gleichzeitiger Fixation des Os metacarpale 4 zieht die Patientin das Tape nach dorsal und klebt es diagonal am Handrücken ab, wobei die Grundgelenke frei bleiben. Die Anwendedauer des Tapes beträgt 1–2 Tage.

▸ **Praxistipps**
- Die Haut sollte trocken, fettfrei und haarlos sein.
- Bei Hautirritationen (Jucken, Brennen etc.) muss das Tape sofort entfernt werden.

▸ **Varianten**
- Dieses Tape lässt sich bei anderen symptomatischen Bewegungen der Hand oder Finger durchführen.
- Alternativ kann das Tape auch nach ventral (palmar) angelegt werden, abhängig von der in der Therapie angewandten Zusatzbewegung.
- Zur Verstärkung der Wirkung kann zusätzlich ein Tape auch am proximalen Ende des 5. Mittelhandknochens in die entgegengesetzte Richtung (hier: nach ventral/palmar) angelegt werden.
- Bei proximalen Beschwerden am 5. Mittelhandknochen kann das Tape auch proximal eingesetzt werden.

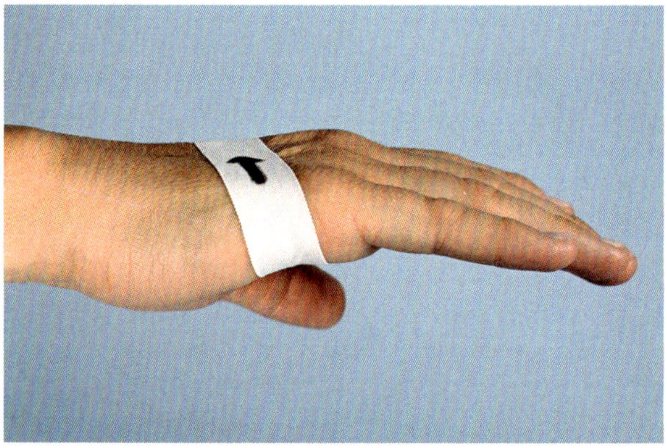

Abb. 3.6 Heimprogramm – Tape Mittelhandknochen – Gleiten dorsal

3.1.5 MWM Handwurzelknochen (z. B. Os scaphoideum): Gleiten palmar

► **Indikation.** Schmerzen am lateralen Handgelenk und/oder Bewegungseinschränkung bei Handbewegungen (hier: Schmerzen rechts bei Dorsalextension).

► **ASTE**
- Patientin: Sitz, rechtes Handgelenk in schmerzfreier leichter Palmarflexionsstellung und Unterarm in Pronation,
- Therapeut: seitlich rechts von der Patientin.

► **Kontaktposition.** Die mediale Kante des linken Daumens hat Kontakt zum Skaphoid am Handrücken. Der Daumen der rechten Hand liegt auf dem ersten Daumen. Die Zeigefinger liegen überlappend an Radius und Ulna von palmar. Mit dem linken Arm kann der Therapeut das Armgewicht der Patientin abnehmen.

► **Mobilisation.** Die Mobilisation erfolgt über einen Schub des rechten Daumens nach palmar, wodurch ein palmares Gleiten des Skaphoid gegenüber dem Radius entsteht. Falls diese Zusatzbewegung schmerzfrei durchführbar ist, bewegt die Patientin die Hand in Dorsalextension, während der Therapeut das Gleiten hält. In der ersten Behandlung werden 3 Serien × 10 Wdh. durchgeführt.

► **Praxistipps**
- Falls sich die Bewegung nicht schmerzfrei durchführen lässt, kann die Gleitrichtung leicht anguliert werden, z. B. mehr in Richtung distal oder proximal. Eine Änderung der Schubrichtung nach lateral oder medial erfolgt über einen Wechsel der Anlage der Daumen. Auch die Veränderung der Dosierung (Stärke des Gleitens) kann einen Einfluss auf eine erfolgreiche Behandlung haben.
- Der Überdruck kann von der Patientin über einen Druck mit der anderen Hand am Handteller in die Dorsalextension erfolgen.

► **Varianten**
- Diese Technik lässt sich auch an anderen Handwurzelknochen (z. B. Os lunatum) und bei allen symptomatischen Handbewegungen durchführen.
- Eine Mobilisation nach dorsal erfolgt über die gedoppelten Zeigefinger am Os scaphoideum von palmar. Die Daumen fixieren dabei Radius und Ulna von dorsal.
- Diese MWMs können von der Patientin einfach als Eigenübung durchgeführt werden.

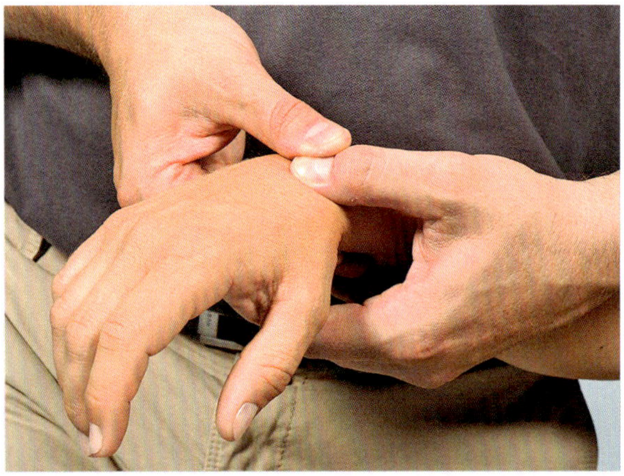

Abb. 3.7 ASTE – MWM Handwurzelknochen – Gleiten palmar

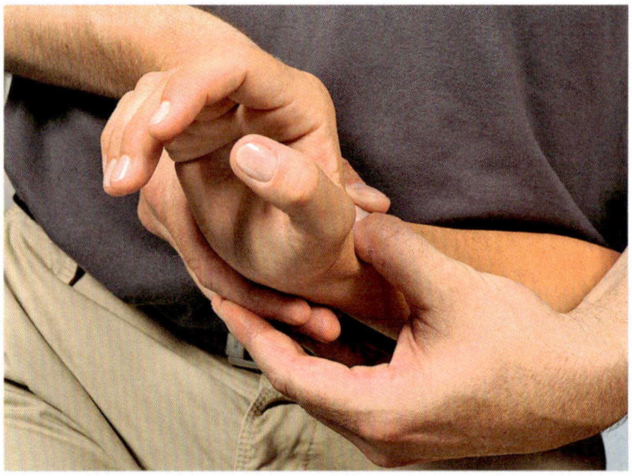

Abb. 3.8 ESTE – MWM Handwurzelknochen – Gleiten palmar, Dorsalextension

3.1.6 MWM Handwurzelknochen (z. B. Os lunatum): Gleiten palmar im Stütz

► **Indikation.** Zentrale Schmerzen im Bereich des Handgelenks und/oder Bewegungseinschränkung bei Dorsalextension unter Belastung (hier: Schmerzen rechts beim Stützen).

► ASTE

- Patientin: Stand vor einer Behandlungsbank oder einem Tisch, Stützen (noch ohne Belastung) mit rechter Hand auf der Bank,
- Therapeut: Stand auf der anderen Seite der Behandlungsbank, der Patientin gegenüber.

► **Kontaktposition.** Der Therapeut nimmt mit der medialen Kante eines Daumens Kontakt mit dem Os lunatum auf. Der andere Daumen des Therapeuten liegt leicht überlappend auf dem ersten Daumen.

► **Mobilisation.** Der Therapeut drückt das Os lunatum vorsichtig und mit relativ wenig Kraft nach palmar. Der Schub des Handwurzelknochens nach palmar muss schmerzfrei sein. Die Patientin bringt Belastung auf ihr betroffenes Handgelenk, indem sie ihren Unterarm nach vorn über die Hand schiebt. Während der Bewegung hält der Therapeut das palmare Gleiten. Die zuvor schmerzhafte Stützaktivität sollte sich nun schmerzfrei durchführen lassen. In der ersten Behandlung werden 3 Serien × 10 Wdh. durchgeführt.

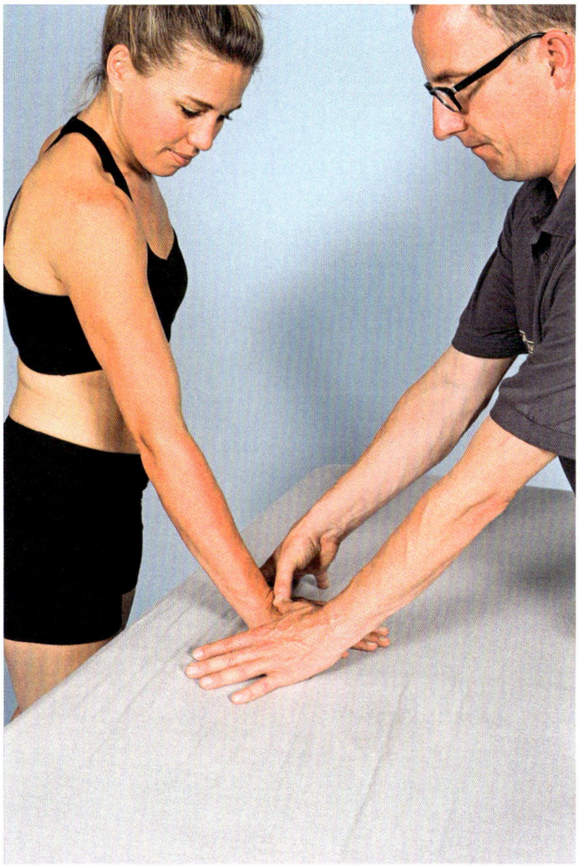

Abb. 3.9 ASTE – MWM Handwurzelknochen – Gleiten palmar

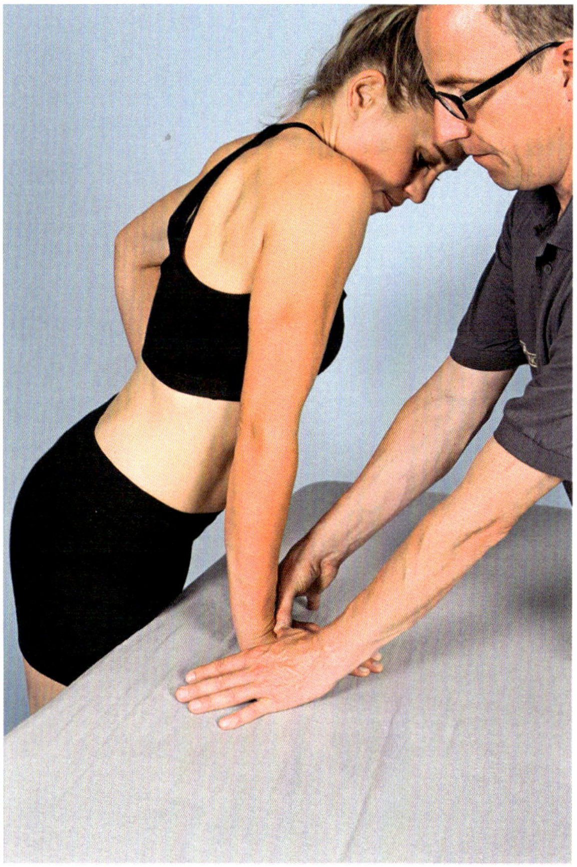

Abb. 3.10 ESTE – MWM Handwurzelknochen – Gleiten palmar, Stütz

▸ Praxistipps

- Falls sich die Bewegung nicht schmerzfrei durchführen lässt, kann die Gleitrichtung leicht anguliert werden, z. B. mehr in Richtung distal oder proximal. Eine Änderung der Schubrichtung nach lateral oder medial erfolgt über einen Wechsel der Anlage der Daumen. Auch die Veränderung der Dosierung (Stärke des Gleitens) kann einen Einfluss auf eine erfolgreiche Behandlung haben.
- Bei dieser Technik ist die Verwendung eines Schwamms hilfreich, um den Druckschmerz über dem Handwurzelknochen zu reduzieren.
- Der Überdruck kann von der Patientin über eine vollständige Gewichtsübernahme auf die rechte Hand erfolgen.
- Aufgrund der extendierten Finger kann es beim Stützen zu einem starken Ziehen der Unterarmmuskulatur bei der Patientin kommen. Um das zu vermeiden, kann man der Patientin die Finger während des Stützens flektieren lassen (z. B. über den Bankrand).

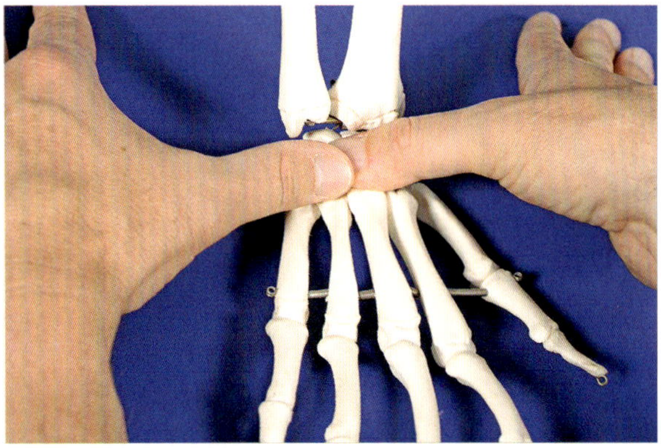

Abb. 3.11 Skelett – MWM Handwurzelknochen – Gleiten palmar

▸ Varianten

- Diese Technik lässt sich auch an anderen Handwurzelknochen (z. B. Os scaphoideum) durchführen.
- Eine Mobilisation nach dorsal erfolgt über die Platzierung eines Gegenstandes (z. B. Stift) an der palmaren Seite des betroffenen Handwurzelknochens. Die Patientin mobilisiert ihre Hand anschließend über diesen Gegenstand. Bei schmerzfreier Durchführung stellt diese Mobilisation auch das Heimprogramm dar.

3.1.7 Self-MWM Handwurzelknochen (z. B. Os lunatum): Gleiten palmar im Stütz

▸ **Indikation.** Zentrale Schmerzen im Bereich des Handgelenks und/oder Bewegungseinschränkung bei Dorsalextension unter Belastung (hier: Schmerzen rechts beim Stützen), positive Reaktion auf MWMs mit palmarem Gleiten in der Therapie.

▸ **ASTE.** Patientin: Stand vor einer Behandlungsbank oder einem Tisch, Stützen (noch ohne Belastung) mit rechter Hand auf der Bank.

▸ **Kontaktposition.** Die laterale Seite des linken Daumens der Patientin nimmt Kontakt mit dem Os lunatum auf, welches zentral im Bereich des Handgelenks liegt.

▸ **Mobilisation.** Die Mobilisation erfolgt über einen Schub des linken Daumens nach palmar. Falls diese Zusatzbewegung schmerzfrei durchführbar ist, bewegt die Patientin den Unterarm über die Hand in Dorsalextension, während sie selbst das Gleiten hält. Die Wiederholungszahl ist abhängig vom Stand der Therapie und wird vom Therapeuten festgelegt.

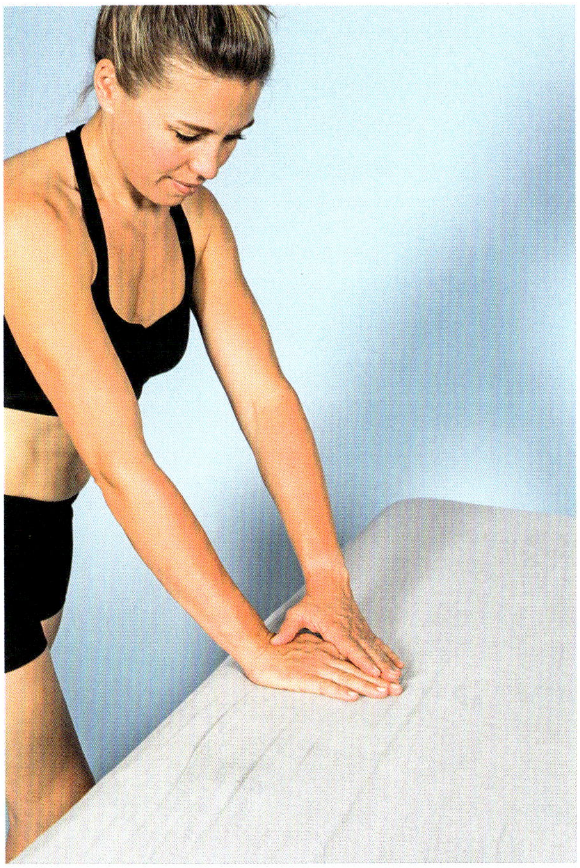

Abb. 3.12 Heimprogramm: ASTE – Self-MWM Handwurzelknochen – Gleiten palmar

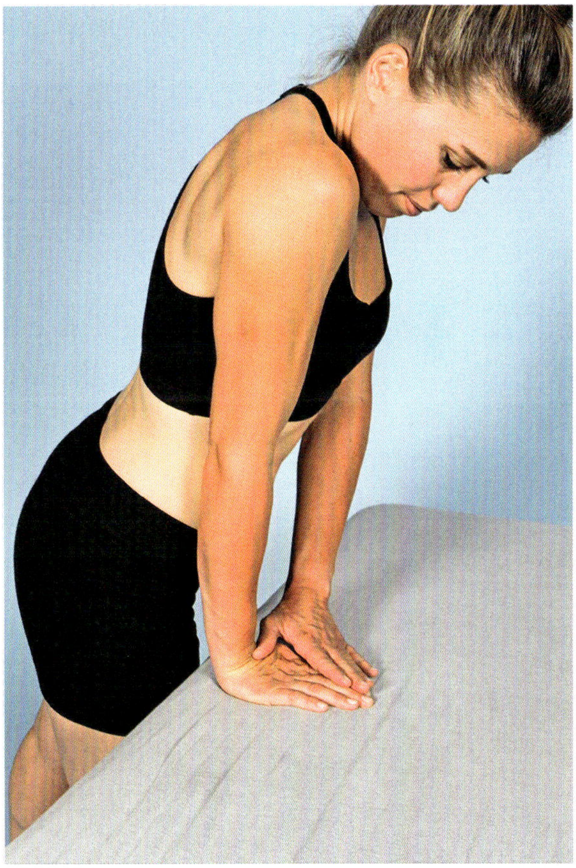

Abb. 3.13 Heimprogramm: ESTE – Self-MWM Handwurzelknochen – Gleiten palmar, Stütz

► **Praxistipps**

- Falls sich die Bewegung nicht schmerzfrei durchführen lässt, kann die Gleitrichtung leicht anguliert werden, z. B. mehr in Richtung ventral oder dorsal.
- Auch die Veränderung der Dosierung (Stärke des Gleitens) kann einen Einfluss auf eine erfolgreiche Behandlung haben.
- Der Überdruck kann von der Patientin über eine vollständige Gewichtsübernahme auf die rechte Hand erfolgen.
- Bei dieser Technik ist die Verwendung eines Schwamms hilfreich, um den Druckschmerz über dem Handwurzelknochen zu reduzieren.
- Zum besseren Auffinden des Handwurzelknochens kann dieser vom Therapeuten durch ein Tape markiert werden.

► **Varianten.** Eine Mobilisation nach dorsal erfolgt über die Platzierung eines Gegenstandes (z. B. Stift) an der palmaren (ventralen) Seite des betroffenen Handwurzelknochens. Die Patientin mobilisiert ihre Hand anschließend über diesen Gegenstand. Bei schmerzfreier Durchführung stellt diese Mobilisation auch das Heimprogramm dar.

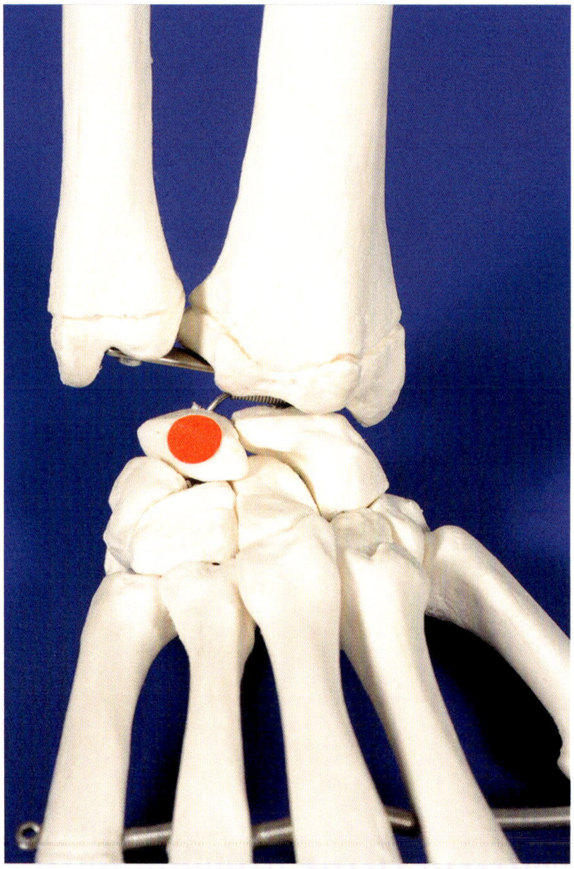

Abb. 3.14 Markierung am Skelett – Os lunatum

3.1.8 MWM Handgelenk: Gleiten lateral

► **Indikation.** Schmerzen im Bereich des Handgelenks und/oder Bewegungseinschränkung bei Handbewegungen (hier: Schmerzen rechts bei Dorsalextension).

► **ASTE**
- Patientin: Sitz, rechtes Handgelenk in schmerzfreier Mittelstellung zwischen Flexion und Extension und Unterarm in Pronation,
- Therapeut: seitlich rechts von der Patientin.

► **Kontaktposition.** Die rechte Hand des Therapeuten greift mit der Schwimmhaut an der proximalen Handwurzelreihe, die linke Hand liegt mit dem gleichen Griff zur Fixation am Radius. Die Ellenbogen des Therapeuten stehen sich gegenüber.

► **Mobilisation.** Die Mobilisation erfolgt über einen Schub mit der rechten Hand nach lateral, wodurch ein laterales Gleiten im Handgelenk entsteht. Falls diese Zusatzbewegung schmerzfrei durchführbar ist, bewegt die Patientin die Hand in Dorsalextension, während der Therapeut das Gleiten hält. In der ersten Behandlung werden 3 Serien × 10 Wdh. durchgeführt.

► **Praxistipps**
- Falls sich die Bewegung nicht schmerzfrei durchführen lässt, kann die Gleitrichtung leicht anguliert werden, z. B. mehr in Richtung distal oder proximal. (Beachte: Die Behandlungsebene liegt schräg ansteigend zum Radius.)
- Auch die Veränderung der Dosierung (Stärke des Gleitens) kann einen Einfluss auf eine erfolgreiche Behandlung haben.
- Um die Bewegung der Hand nicht zu behindern, folgt die rechte Hand des Therapeuten über eine Pronationsbewegung der Hand im Raum.
- Der Überdruck kann von der Patientin über einen Druck mit der anderen Hand über die Handfläche in die Dorsalextension erfolgen.

► **Varianten**
- Diese Technik lässt sich bei allen symptomatischen Handbewegungen durchführen.
- Bei medialen Schmerzen am Handgelenk kann die Technik entsprechend nach medial ausgeführt werden.
- Alternativ zum Gleiten kann mit dem oben beschriebenen Griff auch eine Innen- oder Außenrotation im Handgelenk als translatorische Mobilisation angewandt werden.

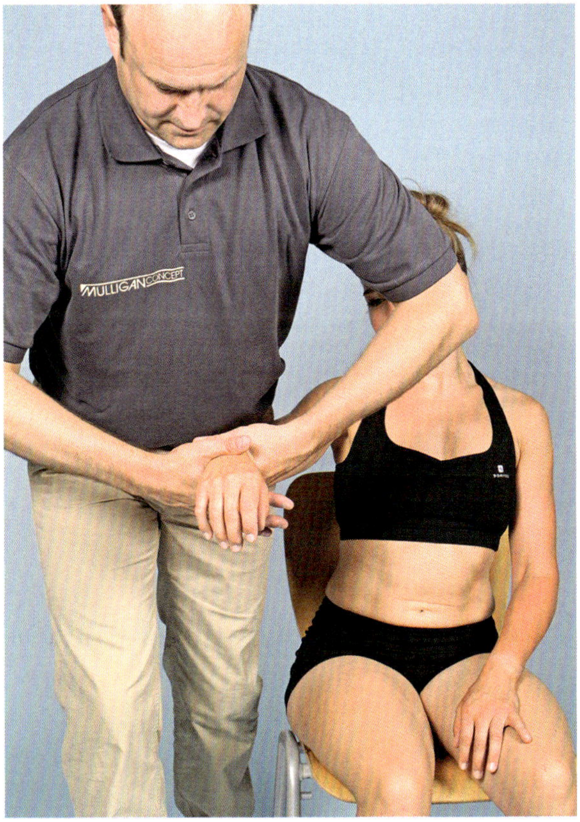

Abb. 3.15 ASTE – MWM Handgelenk – Gleiten lateral

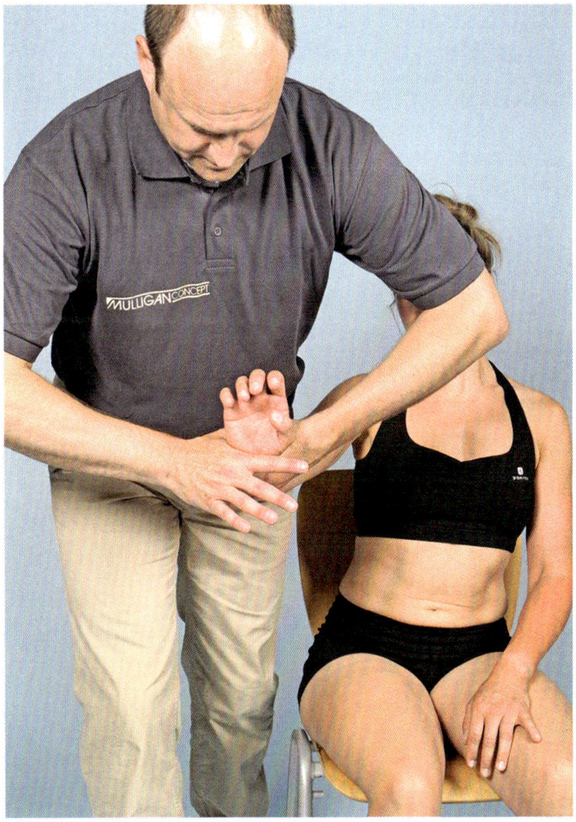

Abb. 3.16 ESTE – MWM Handgelenk – Gleiten lateral, Dorsalextension

3.1.9 MWM Handgelenk: Gleiten lateral im Stütz

► **Indikation.** Schmerzen im Bereich des Handgelenkes und/oder Bewegungseinschränkung bei Dorsalextension unter Belastung (hier: Schmerzen rechts beim Stützen).

► ASTE

- Patientin: Stand vor einer Behandlungsbank oder einem Tisch, Stützen (noch ohne Belastung) mit rechter Hand auf der Bank,
- Therapeut: Stand in Schrittstellung auf der betroffenen Seite hinter der Patientin.

► **Kontaktposition.** Die rechte Hand des Therapeuten greift mit der Schwimmhaut an der proximalen Handwurzelreihe, die linke Hand liegt mit dem gleichen Griff gelenknah am Radius. Die Finger der Mobilisationshand sind geöffnet, und die Ellenbogen des Therapeuten stehen sich gegenüber.

► **Mobilisation.** Die Mobilisation erfolgt über einen Schub des Unterarms mit der linken Hand nach medial (zur Kleinfingerseite), wodurch ein laterales Gleiten im Handgelenk entsteht. Falls diese Zusatzbewegung schmerzfrei durchführbar ist, bewegt die Patientin den Unterarm über die Hand in Dorsalextension, während der Therapeut das Gleiten hält. In der ersten Behandlung werden 3 Serien × 10 Wdh. durchgeführt.

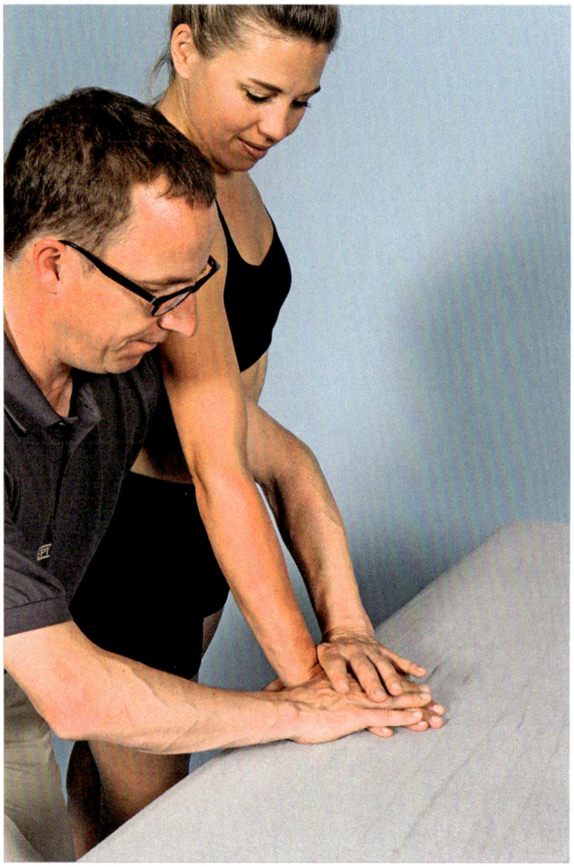

Abb. 3.17 ASTE – MWM Handgelenk – Gleiten lateral

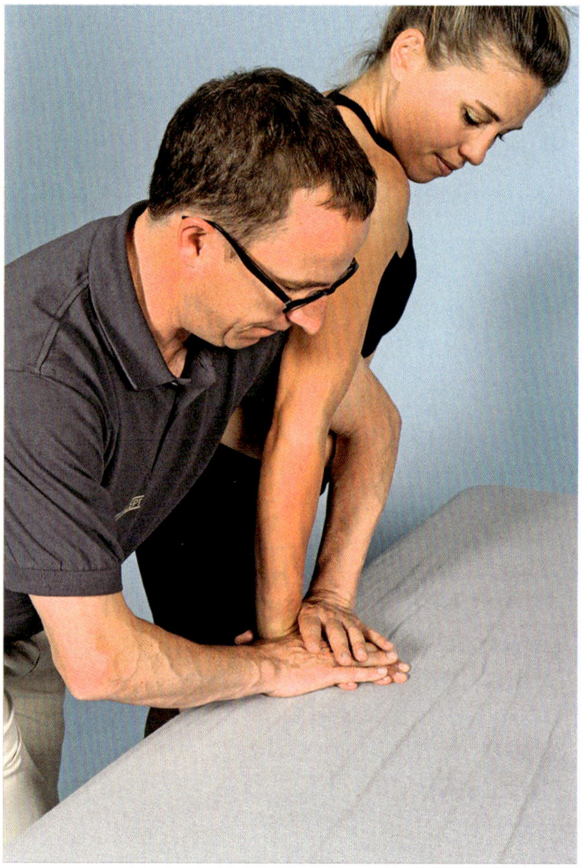

Abb. 3.18 ESTE – MWM Handgelenk – Gleiten lateral, Stütz

► **Praxistipps**

- Falls sich die Bewegung nicht schmerzfrei durchführen lässt, kann die Gleitrichtung leicht anguliert werden, z. B. mehr in Richtung ventral oder dorsal.
- Auch die Veränderung der Dosierung (Stärke des Gleitens) kann einen Einfluss auf eine erfolgreiche Behandlung haben.
- Um die Bewegung der Hand nicht zu behindern, folgt die linke Hand des Therapeuten über eine Supinationsbewegung dem Unterarm im Raum.
- Der Überdruck kann von der Patientin über eine vollständige Gewichtsübernahme auf die rechte Hand erfolgen.
- Aufgrund der extendierten Finger kann es beim Stützen zu einem starken Ziehen der Unterarmmuskulatur bei der Patientin kommen. Um das zu vermeiden, kann man der Patientin die Finger während des Stützens flektieren lassen (z. B. über den Bankrand).

► **Varianten**

- Diese Technik lässt sich auch als mediales Gleiten durchführen (hier wird der Unterarm der Patientin nach lateral bzw. zur Daumenseite mobilisiert).
- Alternativ zum Gleiten kann mit dem oben beschriebenen Griff auch eine Innen- oder Außenrotation im Handgelenk als translatorische Mobilisation angewandt werden. Die Mobilisation in Rotation erfolgt auch hier über den Unterarm der Patientin.

3.1.10 Self-MWM Handgelenk: Gleiten lateral im Stütz

► **Indikation.** Schmerzen im Bereich des Handgelenkes und/oder Bewegungseinschränkung bei Dorsalextension unter Belastung (hier: Schmerzen rechts beim Stützen), positive Reaktion auf MWMs mit lateralem Gleiten in der Therapie.

► **ASTE.** Patientin: Stand vor einer Behandlungsbank oder einem Tisch, Stützen (noch ohne Belastung) mit rechter Hand auf der Bank.

► **Kontaktposition.** Die linke Hand der Patientin greift mit der Schwimmhaut gelenknah am Radius. Die Finger der Mobilisationshand sind geöffnet (eine Fixation der proximalen Handwurzelreihe ist bei einer Self-MWM nicht möglich).

► **Mobilisation.** Die Mobilisation erfolgt über einen Schub des Unterarms mit der linken Hand nach medial (zur Kleinfingerseite), wodurch ein laterales Gleiten im Handgelenk entsteht. Falls diese Zusatzbewegung schmerzfrei durchführbar ist, bewegt die Patientin den Unterarm über die Hand in Dorsalextension, während sie selber das Gleiten hält. Die Wiederholungszahl ist abhängig vom Stand der Therapie und wird vom Therapeuten festgelegt.

► **Praxistipps**
- Falls sich die Bewegung nicht schmerzfrei durchführen lässt, kann die Gleitrichtung leicht anguliert werden, z. B. mehr in Richtung ventral oder dorsal.
- Auch die Veränderung der Dosierung (Stärke des Gleitens) kann einen Einfluss auf eine erfolgreiche Behandlung haben.
- Der Überdruck kann von der Patientin über eine vollständige Gewichtsübernahme auf die rechte Hand erfolgen.

► **Varianten**
- Diese Technik lässt sich auch als mediales Gleiten durchführen (hier wird der Unterarm der Patientin nach lateral bzw. zur Daumenseite gezogen).
- Alternativ zum Gleiten kann mit dem oben beschriebenen Griff auch eine Innen- oder Außenrotation im Handgelenk als translatorische Mobilisation angewandt werden. Die Eigenmobilisation in Rotation erfolgt auch hier über den Unterarm.

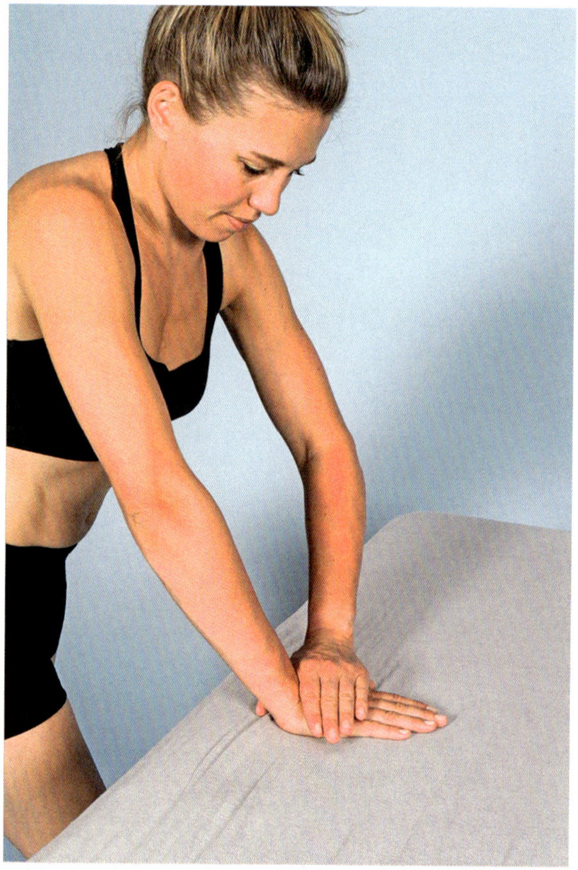

Abb. 3.19 Heimprogramm: ASTE – MWM Handgelenk – Gleiten lateral

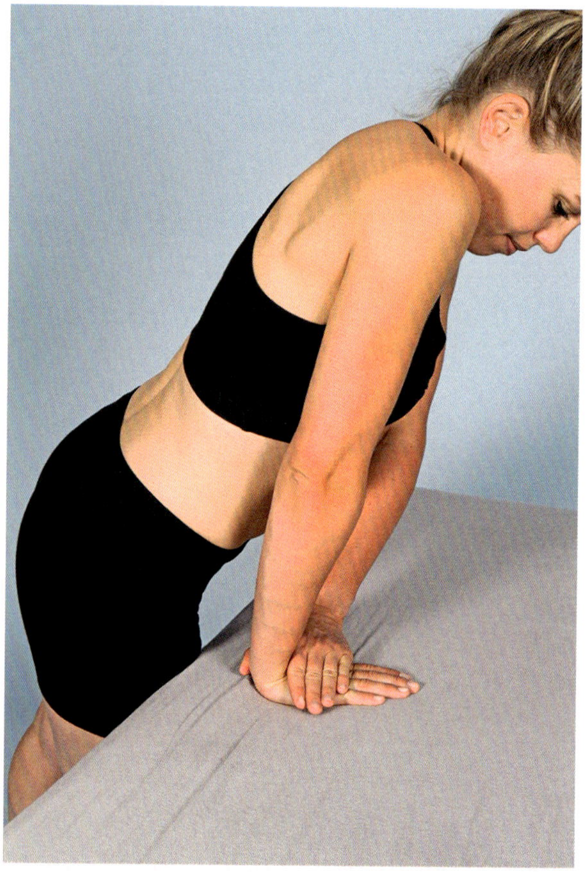

Abb. 3.20 Heimprogramm: ESTE – MWM Handgelenk – Gleiten lateral, Stütz

3.1.11 MWM distales Radioulnargelenk: Gleiten Ulna ventral

▶ **Indikation.** Schmerzen am Handgelenk und/oder Bewegungseinschränkung bei Hand- oder Unterarmbewegungen (hier: Schmerzen rechts bei Supination).

▶ **ASTE**

- Patientin: Sitz, rechtes Handgelenk in schmerzfreier Mittelstellung zwischen Flexion und Extension und Unterarm in Pronation. Der Arm steht waagrecht im Raum,
- Therapeut: seitlich rechts von der Patientin.

▶ **Kontaktposition.** Der rechte Daumen des Therapeuten liegt an der distalen Ulna von dorsal an. Der linke Daumen liegt über dem rechten. Die Finger beider Hände liegen überlappend gelenknah am Radius von ventral.

▶ **Mobilisation.** Die Mobilisation erfolgt über einen Schub mit dem linken Daumen nach ventro-medial, wodurch ein Gleiten im distalen Radioulnargelenk entsteht. Mit den Fingern am Radius erfolgt eine Fixation desselben. Falls diese Zusatzbewegung schmerzfrei durchführbar ist, bewegt die Patientin den Unterarm in die Supination, während der Therapeut das Gleiten hält. In der ersten Behandlung werden 3 Serien × 10 Wdh. durchgeführt.

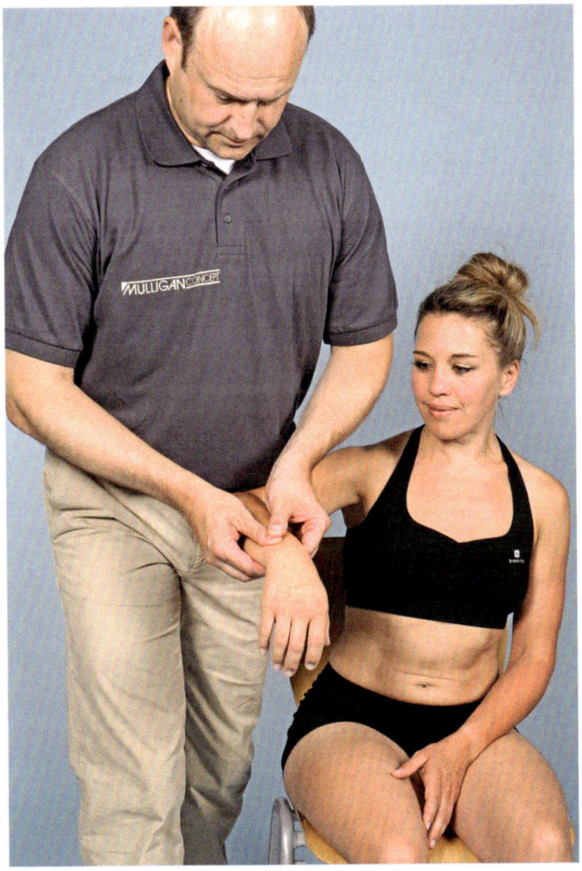

Abb. 3.21 ASTE – MWM distales Radioulnargelenk – Gleiten ventral

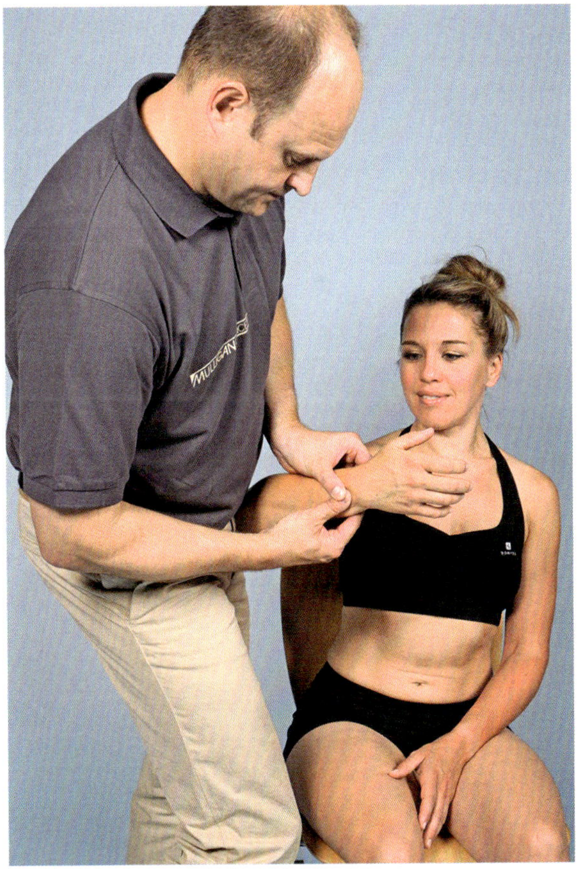

Abb. 3.22 ESTE – MWM distales Radioulnargelenk – Gleiten ventral, Supination

► **Praxistipps**

- Falls sich die Bewegung nicht schmerzfrei durchführen lässt, kann die Gleitrichtung leicht anguliert werden, z. B. mehr in Richtung ventral oder medial. Auch die Veränderung der Dosierung (Stärke des Gleitens) kann einen Einfluss auf eine erfolgreiche Behandlung haben.
- Es ist darauf zu achten, dass eine Kompression zwischen Radius und Ulna zu vermeiden ist (Position der Daumen!).
- Der Überdruck kann von der Patientin über einen Druck mit der anderen Hand an Radius und Ulna in die Supination erfolgen.
- Der Therapeut muss der Bewegung des Unterarmes im Raum folgen (Dancing Queen!).

► **Varianten**

- Diese Technik lässt sich auch bei Pronation, Handbewegungen (z. B. Dorsalextension) und als Mobilisation am Radius nach ventral durchführen.
- Alternativ zur oben beschriebenen Daumentechnik kann die MWM auch mit einer Hand an der Ulna und der anderen Hand am Radius ausgeführt werden. Mit diesem Griff ergeben sich mehrere translatorische Gleitmöglichkeiten (siehe ► Abb. 3.23).

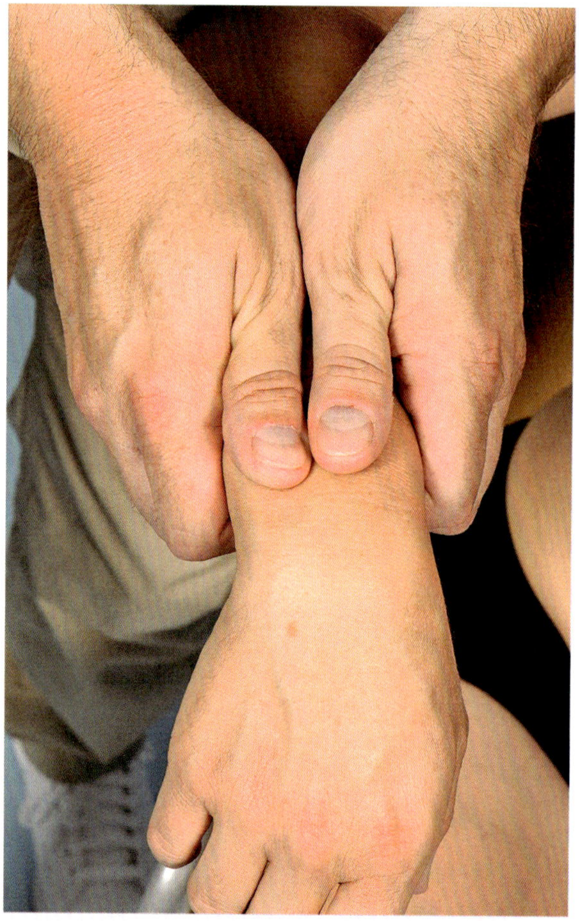

Abb. 3.23 Alternativgriff – MWM distales Radioulnargelenk – Gleiten ventral

3.1.12 MWM distales Radioulnargelenk: Gleiten Ulna ventral im Stütz

► **Indikation.** Schmerzen am Handgelenk und/oder Bewegungseinschränkung bei Dorsalextension unter Belastung (hier: Schmerzen rechts beim Stützen).

► ASTE
- Patientin: Stand vor einer Behandlungsbank oder einem Tisch, Stützen (noch ohne Belastung) mit rechter Hand auf der Bank,
- Therapeut: Stand in Schrittstellung auf der betroffenen Seite hinter der Patientin.

► **Kontaktposition.** Der Therapeut stabilisiert mit seiner linken Hand (Finger und Daumen/Kleinfingerballen) den Radius der Patientin. Die rechte Hand (ebenfalls mit Fingern und Daumen/Kleinfingerballen) des Therapeuten umgreift die Ulna der Patientin.

► **Mobilisation.** Der Therapeut zieht bei fixiertem Radius mit seiner rechten Hand die Ulna der Patientin nach ventral (zu sich hin). Der Zug der Ulna im Verhältnis zum Radius muss schmerzfrei sein. Die Patientin bringt Belastung auf ihr betroffenes Handgelenk, indem sie ihren Unterarm nach vorn über die Hand schiebt. Während der Bewegung hält der Therapeut das ventrale Gleiten. Die zuvor schmerzhafte Stützaktivität sollte sich nun schmerzfrei durchführen lassen. In der ersten Behandlung werden 3 Serien × 10 Wdh. durchgeführt.

3

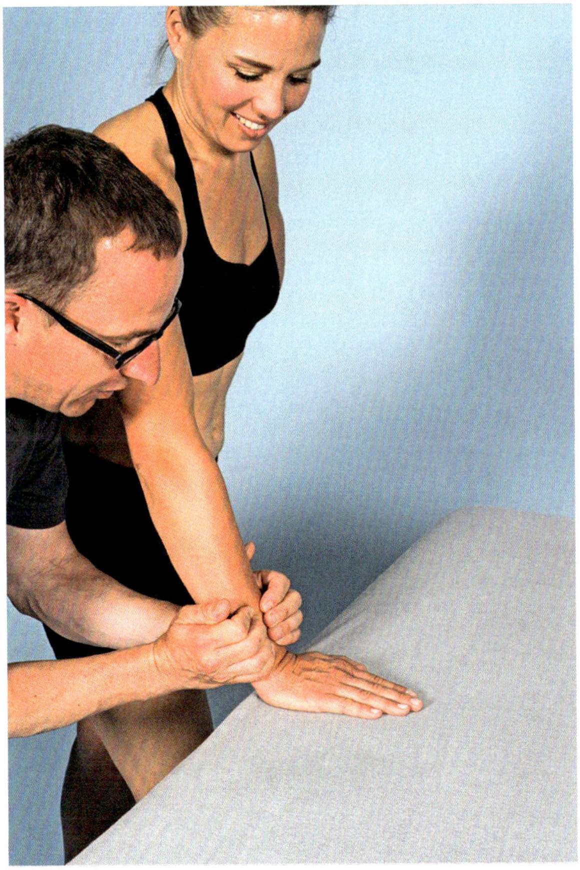

Abb. 3.24 ASTE – MWM distales Radioulnargelenk – Gleiten ventral

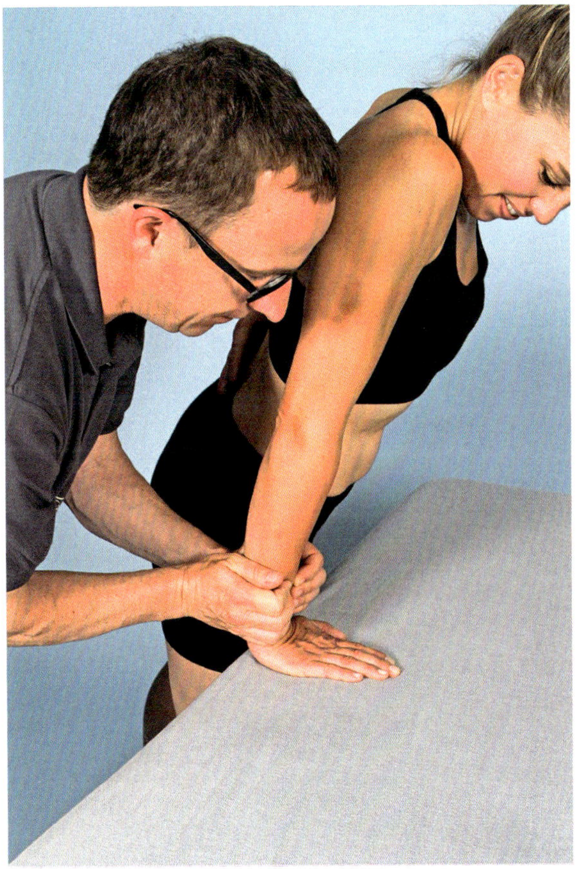

Abb. 3.25 ESTE – MWM distales Radioulnargelenk – Gleiten ventral, Stütz

► **Praxistipps**

- Falls sich die Bewegung nicht schmerzfrei durchführen lässt, kann die Gleitrichtung leicht anguliert werden, z. B. mehr in Richtung ventral oder medial. Auch die Veränderung der Dosierung (Stärke des Gleitens) kann einen Einfluss auf eine erfolgreiche Behandlung haben.
- Der Überdruck kann von der Patientin über eine vollständige Gewichtsübernahme auf die rechte Hand erfolgen.
- Aufgrund der extendierten Finger kann es beim Stützen zu einem starken Ziehen der Unterarmmuskulatur bei der Patientin kommen. Um das zu vermeiden, kann man der Patientin die Finger während des Stützens flektieren lassen (z. B. über den Bankrand).

► **Varianten**

- Diese Technik lässt sich auch als dorsales Gleiten an der Ulna durchführen.
- Alternativ zum Gleiten der Ulna kann mit dem oben beschriebenen Griff auch eine Mobilisation des Radius im Verhältnis zu einer fixierten Ulna erfolgen.
- Bei sehr geringer Mobilität im Handgelenk kann der Therapeut zur Mobilisation auch vor der Patientin stehen.

3.2 Unterarm/Ellenbogen

3.2.1 MWM proximales Radioulnargelenk: Gleiten ventral

► **Indikation.** Schmerzen im Bereich des Radiusköpfchens und/oder Bewegungseinschränkung bei Extension oder Flexion, Pronation oder Supination oder Greifen bzw. Handbewegungen (hier: Schmerzen rechts beim Greifen).

► ASTE
- Patientin: Sitz, Ellenbogen in ca. 90° Flexion,
- Therapeut: seitlich rechts neben der Patientin.

► **Kontaktposition.** Eine Hand des Therapeuten hat mit dem Thenar und den Fingern Kontakt an der Ulna der Patientin. Die andere Hand liegt mit dem Thenar (oder alternativ mit dem Daumen) von oben am Radiusköpfchen an, die Finger haben Kontakt am ventralen Unterarm.

► **Mobilisation.** Die Mobilisationshand schiebt das Radiusköpfchen nach ventral bei gleichzeitiger Fixation der anderen Hand an der Ulna. Falls diese Zusatzbewegung schmerzfrei durchführbar ist, macht die Patientin eine Greifbewegung, während der Therapeut das Gleiten hält. In der ersten Behandlung werden 3 Serien × 10 Wdh. durchgeführt.

► Praxistipps
- Falls sich die Bewegung nicht schmerzfrei durchführen lässt, kann die Gleitrichtung leicht anguliert werden, z. B. mehr in Richtung distal oder proximal. Auch die Veränderung der Dosierung (Stärke des Gleitens) kann einen Einfluss auf eine erfolgreiche Behandlung haben.
- Eine Druckempfindlichkeit an den Radiusköpfchen kann mithilfe eines Schwamms verbessert werden.

► Varianten
- Diese Technik kann mit gleicher Griffhaltung auch mit einem Gleiten nach dorsal durchgeführt werden, wobei der Therapeut den Radius durch die Weichteile nach dorsal zieht.
- Bei Beschwerden unter Belastung in Flexion oder Extension (z. B. Stützen) kann das Gleiten nach ventral mit dem gleichen Griff erfolgen.
- Diese Technik kann mit einem Gleiten nach dorsal/lateral auch bei lateralen Ellenbogenschmerzen (Tennisellenbogen) indiziert sein.

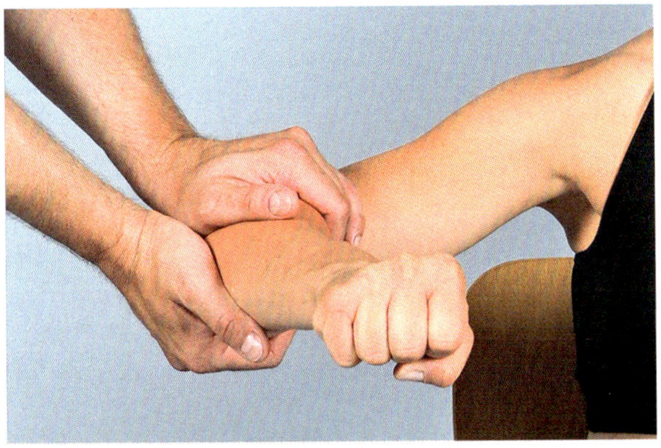

Abb. 3.26 ESTE – MWM proximales Radioulnargelenk – Gleiten ventral

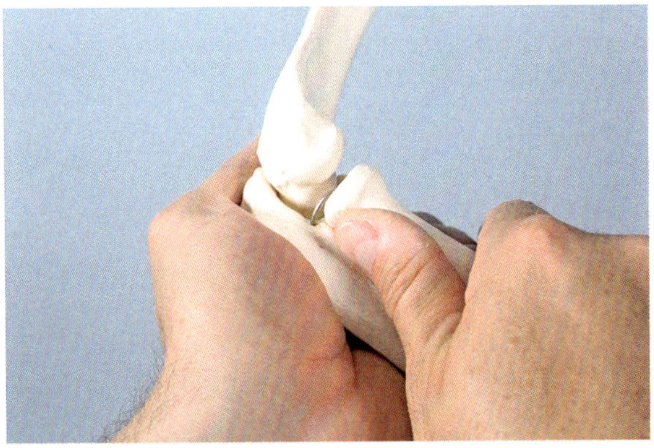

Abb. 3.27 Skelett – MWM proximales Radioulnargelenk – Gleiten ventral, Demo mit Alternativgriff

3.2.2 Tape proximales Radioulnargelenk: Gleiten ventral

► **Indikation.** Schmerzen im Bereich des Radiusköpfchens und/oder Bewegungseinschränkung bei Extension oder Flexion, Pronation oder Supination oder Greifen bzw. Handbewegungen (hier: Schmerzen rechts beim Greifen), positive Reaktion auf MWMs am Radiusköpfchen nach ventral in der Therapie.

► **ASTE**
- Patientin: Sitz, Ellenbogen in ca. 90° Flexion,
- Therapeut: seitlich rechts neben der Patientin.

► **Tapeanlage.** 1–2 Streifen 3,75 cm breites Tape, ca. 10 cm lang. Das Tape beginnt lateral am rechten Radiusköpfchen. Unter einer manuellen Mobilisation des Radiusköpfchens nach ventral und gleichzeitiger Fixation der Ulna nach dorsal mit der anderen Hand zieht die Patientin das Tape nach ventral und klebt es horizontal unter Spannung am Unterarm ab. Die Anwendedauer des Tapes beträgt 1–2 Tage.

► **Praxistipps**
- Bei diesem Tape ist der Einsatz eines Untertapes, z. B. Fixomull Stretch, empfohlen, auf jeden Fall aber bei Unverträglichkeit gegen Tape.
- Die Haut sollte trocken, fettfrei und haarlos sein.
- Bei Hautirritationen (Jucken, Brennen etc.) muss das Tape sofort entfernt werden.

► **Varianten.** Dieses Tape kann auch nach dorsal/lateral ausgeführt werden, wobei dann kein knöcherner Kontakt am Radius erreicht wird. Bei lateralen Ellenbogenschmerzen (Tennisellenbogen) kann dieses Tape vor allem in Funktion sehr nützlich sein.

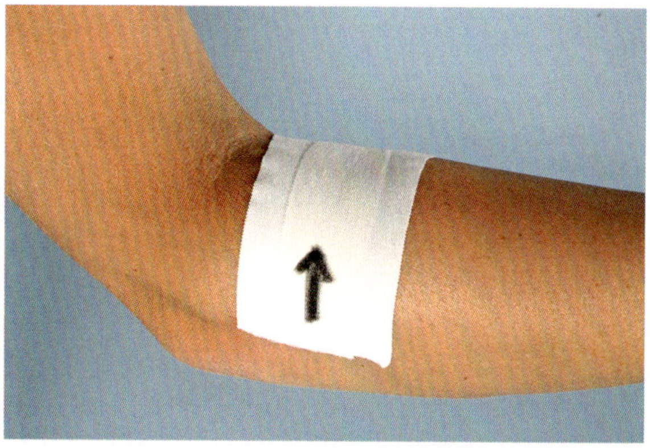

Abb. 3.28 Heimprogramm – Tape proximales Radioulnargelenk – Gleiten ventral

3.2.3 MWM Ellenbogen: Gleiten lateral in Flexion

► **Indikation.** Schmerzen am lateralen Ellenbogen und/oder Bewegungseinschränkung bei Flexion (hier: Schmerzen links).

► **ASTE**

- Patientin: Rückenlage am linken Bankrand, linker Oberarm abgelegt in schmerzfreier Mittelstellung zwischen Flexion und Extension und Unterarm in Supination,
- Therapeut: seitlich links von der Patientin, distal vom Ellenbogen.

► **Kontaktposition.** Die rechte Hand des Therapeuten fixiert proniert mit dem Grundgelenk des Zeigefingers den Epikondylus lateralis. Die linke Hand liegt mit dem gleichen Griff gelenknah an der Ulna. Die Ellenbogen des Therapeuten stehen sich gegenüber, und die Finger zeigen in die Achsel der Patientin.

► **Mobilisation.** Die Mobilisation erfolgt über einen Schub mit der linken Hand nach lateral, wodurch ein laterales Gleiten im Ellenbogengelenk entlang einer gedachten Linie durch die Epikondylen entsteht. Falls diese Zusatzbewegung schmerzfrei durchführbar ist, bewegt die Patientin den Ellenbogen in Flexion, während der Therapeut das Gleiten hält. In der ersten Behandlung werden 3 Serien × 10 Wdh. durchgeführt.

► **Praxistipps**

- Falls sich die Bewegung nicht schmerzfrei durchführen lässt, kann die Gleitrichtung leicht anguliert werden, z. B. mehr in Richtung distal oder proximal. Auch die Veränderung der Dosierung (Stärke des Gleitens) kann einen Einfluss auf eine erfolgreiche Behandlung haben.
- Eine Druckempfindlichkeit an den Epikondylen kann mithilfe eines Schwamms verbessert werden.
- Der Überdruck kann von der Patientin über einen Druck am Unterarm in die Flexion erfolgen.

► **Varianten**

- Diese Technik kann auch bei angehobenem Oberarm ausgeführt werden.
- Bei medialen Ellenbogenschmerzen kann die Technik entsprechend nach medial ausgeführt werden.
- Bei Beschwerden in Belastung kann die Technik auch in einer funktionellen ASTE durchgeführt werden.
- Alternativ zum Gleiten kann mit dem oben beschriebenen Griff auch eine Innen- oder Außenrotation des Unterarmes als translatorische Mobilisation angewandt werden. Dabei hat der Therapeut mit dem Daumen der mobilisierenden Hand Kontakt zum Olekranon, und der Zeigefinger hat distal der Ellenbogenbeuge Kontakt zu Radius und Ulna. Es empfiehlt sich eine Rotation aus der Ellenbogenbeuge.

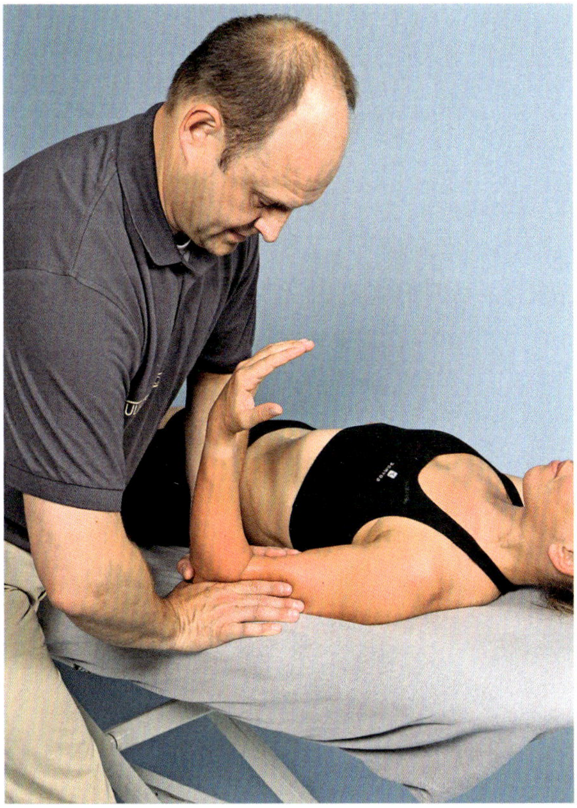

Abb. 3.29 ASTE – MWM Ellenbogen – Gleiten lateral

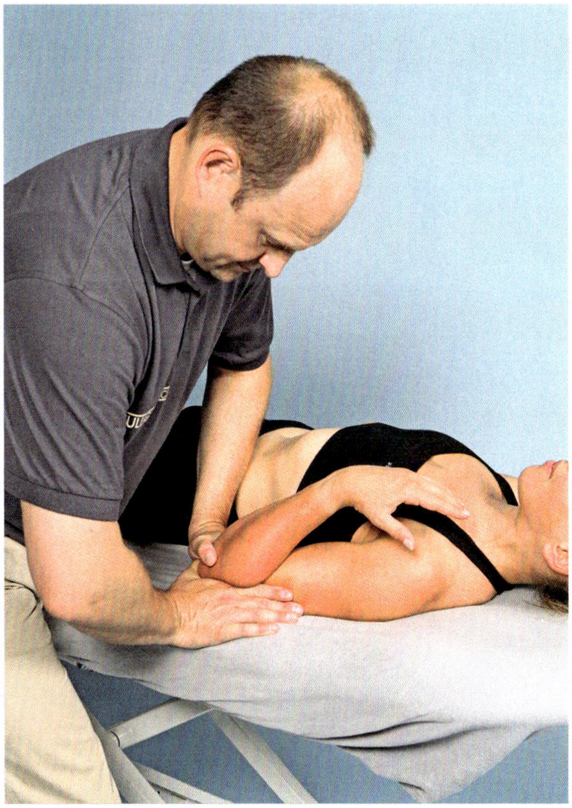

Abb. 3.30 ESTE – MWM Ellenbogen – Gleiten lateral, Flexion

3.2.4 MWM Ellenbogen: Gleiten lateral in Extension

▸ **Indikation.** Schmerzen am lateralen Ellenbogen und/oder Bewegungseinschränkung bei Extension (hier: Schmerzen links).

▸ **ASTE**

- Patientin: Rückenlage am linken Bankrand, linker Oberarm abgelegt in schmerzfreier Mittelstellung zwischen Flexion und Extension und Unterarm in Supination im Überhang neben der Bank.
- Therapeut: seitlich links von der Patientin, distal vom Ellenbogen.

▸ **Kontaktposition.** Die rechte Hand des Therapeuten fixiert supiniert mit dem Thenar den Epikondylus lateralis. Die linke Hand liegt mit dem gleichen Griff gelenknah an der Ulna. Die Ellenbogen des Therapeuten stehen sich gegenüber.

▸ **Mobilisation.** Die Mobilisation erfolgt über einen Schub mit der linken Hand nach lateral, wodurch ein laterales Gleiten im Ellenbogengelenk entlang einer gedachten Linie durch die Epikondylen entsteht. Falls diese Zusatzbewegung schmerzfrei durchführbar ist, macht die Patientin eine Extension im Ellenbogen, während der Therapeut das Gleiten hält. In der ersten Behandlung werden 3 Serien × 10 Wdh. durchgeführt.

▸ **Praxistipps**

- Falls sich die Bewegung nicht schmerzfrei durchführen lässt, kann die Gleitrichtung leicht anguliert werden, z. B. mehr in Richtung distal oder proximal. Auch die Veränderung der Dosierung (Stärke des Gleitens) kann einen Einfluss auf eine erfolgreiche Behandlung haben.
- Eine Druckempfindlichkeit an den Epikondylen kann mithilfe eine Schwamms verbessert werden.
- Der Überdruck kann vom Therapeuten über einen Druck der mobilisierenden linken Hand am Unterarm in die Extension oder über ein Gewicht in der Patientinnenhand erfolgen.

▸ **Varianten**

- Bei medialen Ellenbogenschmerzen kann die Technik entsprechend nach medial ausgeführt werden.
- Bei Beschwerden in Belastung kann die Technik auch in einer funktionellen ASTE durchgeführt werden.
- Alternativ zum Gleiten kann mit dem oben beschriebenen Griff auch eine Innen- oder Außenrotation des Unterarmes als translatorische Mobilisation angewandt werden. Dabei hat der Therapeut mit den Fingern der mobilisierenden Hand Kontakt zum Olekranon, und der Daumen hat distal der Ellenbogenbeuge Kontakt zu Radius und Ulna.

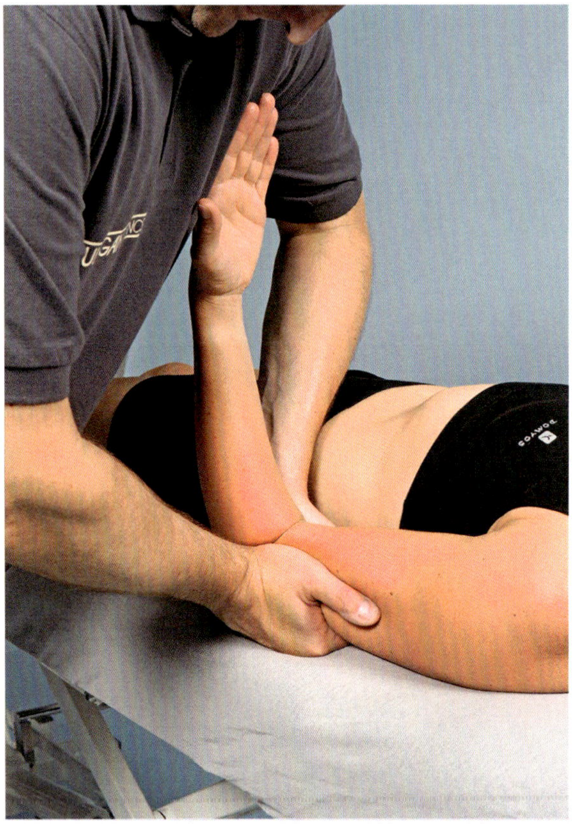

Abb. 3.31 ASTE – MWM Ellenbogen – Gleiten lateral

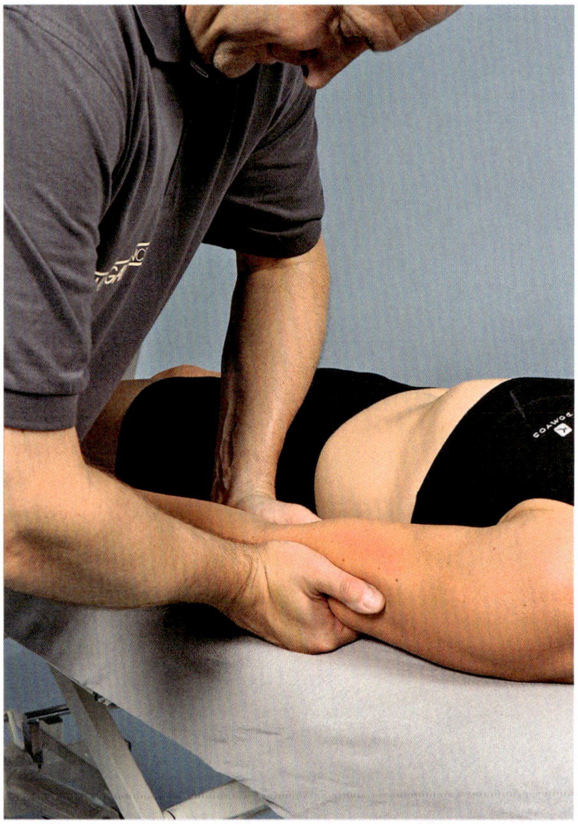

Abb. 3.32 ESTE – MWM Ellenbogen – Gleiten lateral, Extension

3.2.5 MWM Ellenbogen: Gleiten lateral in Flexion mit Gurt

▶ **Indikation.** Schmerzen am lateralen Ellenbogen und/ oder Bewegungseinschränkung bei Flexion (hier: Schmerzen links).

▶ **ASTE**

- Patientin: Rückenlage am linken Bankrand, linker Arm abgelegt in schmerzfreier Mittelstellung zwischen Flexion und Extension und Unterarm in Supination,
- Therapeut: seitlich links von der Patientin.

▶ **Kontaktposition.** Der Gurt liegt horizontal um das Becken des Therapeuten und gelenknah am Unterarm der Patientin. Die rechte Hand des Therapeuten fixiert im Gurt liegend und supiniert mit dem Thenar den Epikondylus lateralis nach medial am Körper der Patientin. Die linke Hand hat Kontakt zum Handgelenk der Patientin.

▶ **Mobilisation.** Die Mobilisation erfolgt über einen Zug am Gurt nach lateral durch eine Gewichtsverlagerung des Therapeuten nach dorsal. Falls diese Zusatzbewegung schmerzfrei durchführbar ist, führt die Patientin eine Flexion im Ellenbogen durch, während der Therapeut das Gleiten hält. In der ersten Behandlung werden 3 Serien × 10 Wdh. durchgeführt.

▶ **Praxistipps**

- Falls sich die Bewegung nicht schmerzfrei durchführen lässt, kann die Gleitrichtung leicht anguliert werden, z. B. mehr in Richtung distal oder proximal. Auch die Veränderung der Dosierung (Stärke des Gleitens) kann einen Einfluss auf eine erfolgreiche Behandlung haben.
- Eine Druckempfindlichkeit an den Epikondylen kann mithilfe eines Schwamms verbessert werden.
- Bei zunehmender Flexion folgt der Therapeut der Bewegung im Raum über eine Verlagerung auf das kraniale Bein.
- Der Überdruck kann von der Patientin über einen Druck am Unterarm in die Flexion erfolgen.

▶ **Varianten**

- Bei medialen Ellenbogenschmerzen kann die Technik entsprechend nach medial ausgeführt werden. Dabei ist der Arm der Patientin 90° abduziert, und der Therapeut steht an der medialen Seite des Ellenbogens.
- Zur Fixation des Oberarmes kann auch die linke Hand benutzt werden.

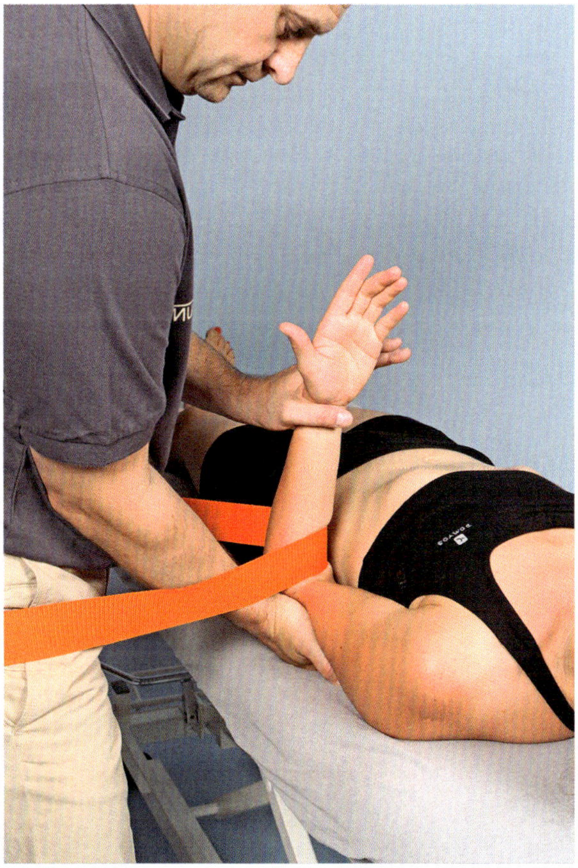

Abb. 3.33 ASTE – MWM Ellenbogen – Gleiten lateral mit Gurt

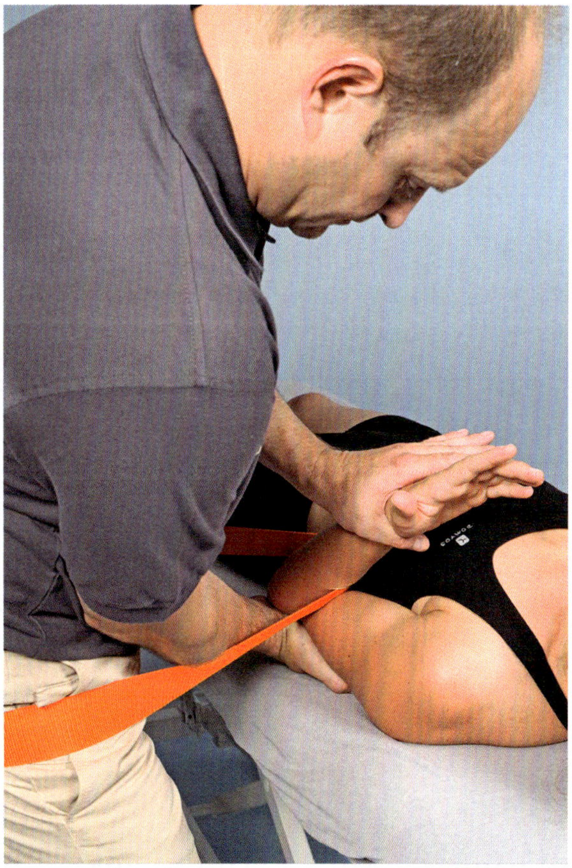

Abb. 3.34 ESTE – MWM Ellenbogen – Gleiten lateral mit Gurt, Flexion

3.2.6 MWM Ellenbogen: Gleiten lateral in Extension mit Gurt

▸ **Indikation.** Schmerzen am lateralen Ellenbogen und/oder Bewegungseinschränkung bei Extension (hier: Schmerzen links).

▸ **ASTE**
- Patientin: Rückenlage am linken Bankrand, linker Arm abgelegt in schmerzfreier Mittelstellung zwischen Flexion und Extension und Unterarm in Supination,
- Therapeut: seitlich links von der Patientin.

▸ **Kontaktposition.** Der Gurt liegt horizontal um das Becken des Therapeuten und gelenknah am Unterarm der Patientin, wobei der Gurt so anliegt, dass das distale Ende des Gurtes oben am Unterarm der Patientin verläuft. Die linke Hand des Therapeuten fixiert supiniert mit dem Thenar den Epikondylus lateralis nach medial am Körper der Patientin. Die rechte Hand hat Kontakt zum Handgelenk der Patientin.

▸ **Mobilisation.** Die Mobilisation erfolgt über einen Zug am Gurt nach lateral durch eine Gewichtsverlagerung des Therapeuten nach dorsal. Falls diese Zusatzbewegung schmerzfrei durchführbar ist, macht die Patientin eine Extension im Ellenbogen, während der Therapeut das Gleiten hält. In der ersten Behandlung werden 3 Serien × 10 Wdh. durchgeführt.

▸ **Praxistipps**
- Falls sich die Bewegung nicht schmerzfrei durchführen lässt, kann die Gleitrichtung leicht anguliert werden, z. B. mehr in Richtung distal oder proximal. Auch die Veränderung der Dosierung (Stärke des Gleitens) kann einen Einfluss auf eine erfolgreiche Behandlung haben.
- Eine Druckempfindlichkeit an den Epikondylen kann mithilfe eines Schwamms verbessert werden.
- Bei zunehmender Extension folgt der Therapeut der Bewegung im Raum über eine Flexion der Knie und eine Körperrotation nach rechts. Dies wird v. a. bei einer vorhandenen Valgusstellung des Ellenbogens in endgradiger Extension relevant, um den Kontakt des Gurtes zu erhalten.
- Der Überdruck kann vom Therapeuten über einen Druck der mobilisierenden linken Hand am Unterarm in die Extension erfolgen.

▸ **Varianten.** Bei medialen Ellenbogenschmerzen kann die Technik entsprechend nach medial ausgeführt werden. Dabei ist der Arm der Patientin 90° abduziert, und der Therapeut steht an der medialen Seite des Ellenbogens.

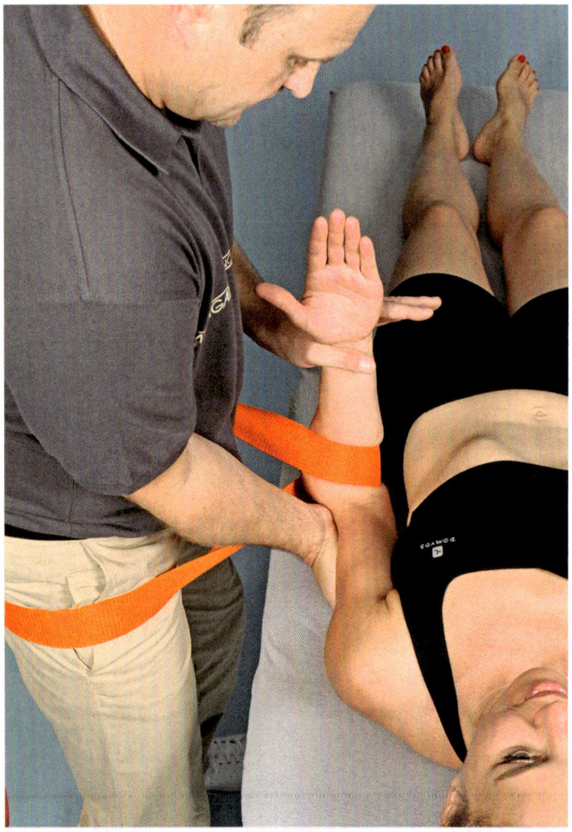

Abb. 3.35 ASTE – MWM Ellenbogen – Gleiten lateral mit Gurt

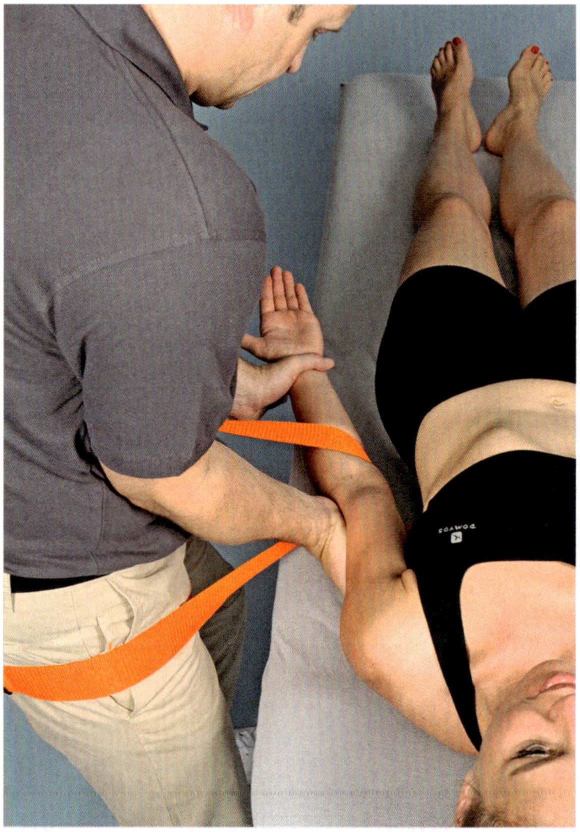

Abb. 3.36 ESTE – MWM Ellenbogen – Gleiten lateral mit Gurt, Extension

3.2.7 MWM Olekranon: Gleiten medial

► **Indikation.** Schmerzen am medialen Ellenbogen und/oder Bewegungseinschränkung bei Extension (hier: Schmerzen rechts).

► **ASTE**

- Patientin: Rückenlage am rechten Bankrand, rechter Oberarm abgehoben in schmerzfreier Mittelstellung zwischen Flexion und Extension und Unterarm in Supination,
- Therapeut: distal vom Ellenbogen.

► **Kontaktposition.** Die rechte Hand des Therapeuten fixiert mit dem Thenar den Epikondylus medialis nach lateral. Die linke Hand liegt mit dem gleichen Griff von lateral am Olekranon. Die Ellenbogen des Therapeuten stehen sich gegenüber.

► **Mobilisation.** Die Mobilisation erfolgt über einen Schub mit der linken Hand nach medial, wodurch ein mediales Gleiten des Olekranons in der Fossa olecrani entsteht. Falls diese Zusatzbewegung schmerzfrei durchführbar ist, bewegt die Patientin den Ellenbogen in die Extension, während der Therapeut das Gleiten hält. In der ersten Behandlung werden 3 Serien × 10 Wdh. durchgeführt.

► **Praxistipps**

- Falls sich die Bewegung nicht schmerzfrei durchführen lässt, kann die Gleitrichtung leicht anguliert werden, z. B. mehr in Richtung Rotation. Auch die Veränderung der Dosierung (Stärke des Gleitens) kann einen Einfluss auf eine erfolgreiche Behandlung haben.
- Eine Druckempfindlichkeit am Epikondylus und am Olekranon kann mithilfe eines Schwamms verbessert werden.
- Der Überdruck kann vom Therapeuten über einen Druck am Unterarm in die Extension oder über ein Gewicht in der Patientinnenhand erfolgen.

► **Varianten**

- Bei lateralen Ellenbogenschmerzen kann die Technik entsprechend nach lateral ausgeführt werden.
- Bei Schmerzen und/oder Einschränkungen in die Flexion kann diese Technik mit dem gleichen Griff ebenfalls eingesetzt werden.

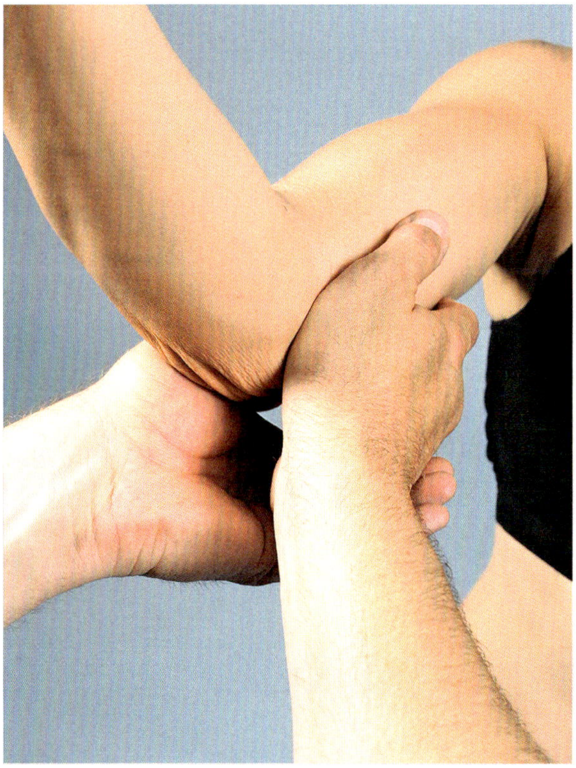

Abb. 3.37 ASTE – MWM Olekranon – Gleiten medial

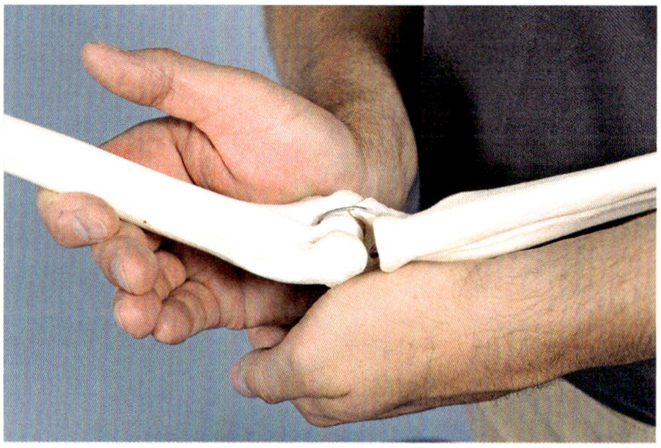

Abb. 3.38 Skelett – MWM Olekranon – Gleiten medial

3.2.8 Tape Olekranon: Gleiten medial

▶ **Indikation.** Schmerzen am medialen Ellenbogen und/oder Bewegungseinschränkung bei Extension (hier: Schmerzen rechts), positive Reaktion auf MWMs am Olekranon nach medial in der Therapie.

▶ **ASTE**
- Patientin: Stand oder Sitz, Ellenbogen in ca. 20° Flexion und Supination,
- Therapeut: distal vom Ellenbogen.

▶ **Tapeanlage.** 1–2 Streifen 3,75 cm breites Tape, ca. 30 cm lang. Das Tape beginnt lateral am rechten Olekranon (Hautvorschub beachten!). Unter einer manuellen Mobilisation des Olekranons nach medial und gleichzeitiger Fixation des Humerus von medial zieht die Patientin das Tape nach medial und klebt es diagonal unter Spannung oberhalb der Ellenbogenbeuge am Oberarm an. Die Anwendedauer des Tapes beträgt 1–2 Tage.

▶ **Praxistipps**
- Bei diesem Tape ist der Einsatz eines Untertapes, z. B. Fixomull Stretch, empfohlen, auf jeden Fall aber bei Unverträglichkeit gegen Tape.
- Die Haut sollte trocken, fettfrei und haarlos sein.
- Bei Hautirritationen (Jucken, Brennen etc.) muss das Tape sofort entfernt werden.

▶ **Varianten**
- Dieses Tape kann auch mit Zug nach lateral angelegt werden.
- Neben dem Tape kann die Patientin auch eine Self-MWM in Flexion oder Extension durchführen, wobei der Thenar am Olekranon das Gleiten bei gleichzeitigem Gegenhalten mit den Fingern der gleichen Hand am Epikondylus lateralis durchführt.

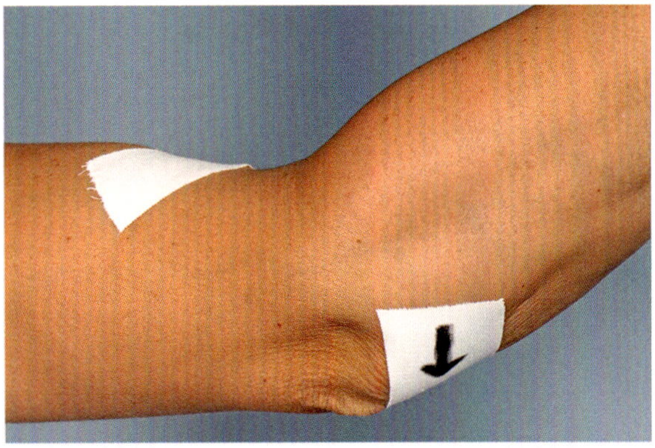

Abb. 3.39 Heimprogramm – Tape Olekranon – Gleiten medial

3.3 Schulter

3.3.1 MWM Schultergelenk: Gleiten dorso-lateral

► **Indikation.** Schmerzen und/oder Bewegungseinschränkung bei Flexion oder Abduktion des Armes (hier: rechtsseitige Schmerzen bei Abduktion des Armes).

► ASTE

- Patientin: Stand, Arm hängt locker neben dem Körper,
- Therapeut: kontralateral, seitlich links von der Patientin.

► **Kontaktposition.** Der Thenar der linken Hand des Therapeuten nimmt direkt kaudo-lateral vom Proc. coracoideus Kontakt zum medialen Teil des Humerus auf. Die rechte Hand widerlagert die Skapula der Patientin von dorsal.

► **Mobilisation.** Die Mobilisation erfolgt über einen Schub der linken Hand nach dorso-lateral im Verlauf der Skapulaebene. Falls diese Zusatzbewegung schmerzfrei durchführbar ist, bewegt die Patientin ihren rechten Arm in die Abduktion. Die rechte Hand des Therapeuten folgt bei der Stabilisation der physiologischen Skapulabewegung. In der ersten Behandlung werden 3 Serien × 10 Wdh. durchgeführt.

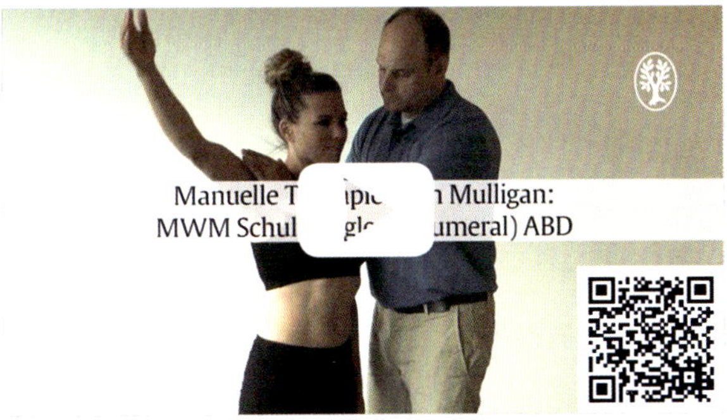

Video 3.2 MWM Schulter (gleno-humeral) ABD

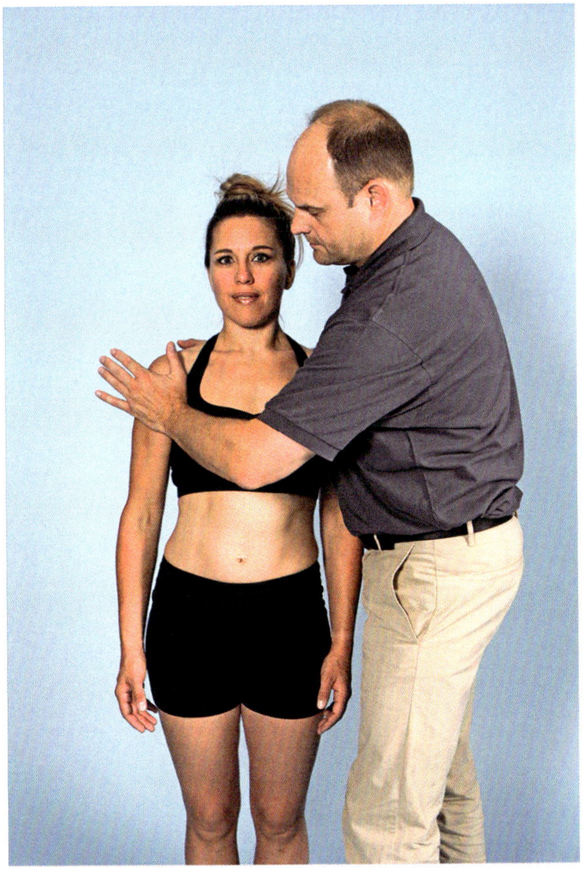

Abb. 3.44 ASTE – MWM Schultergelenk – Gleiten dorso-lateral

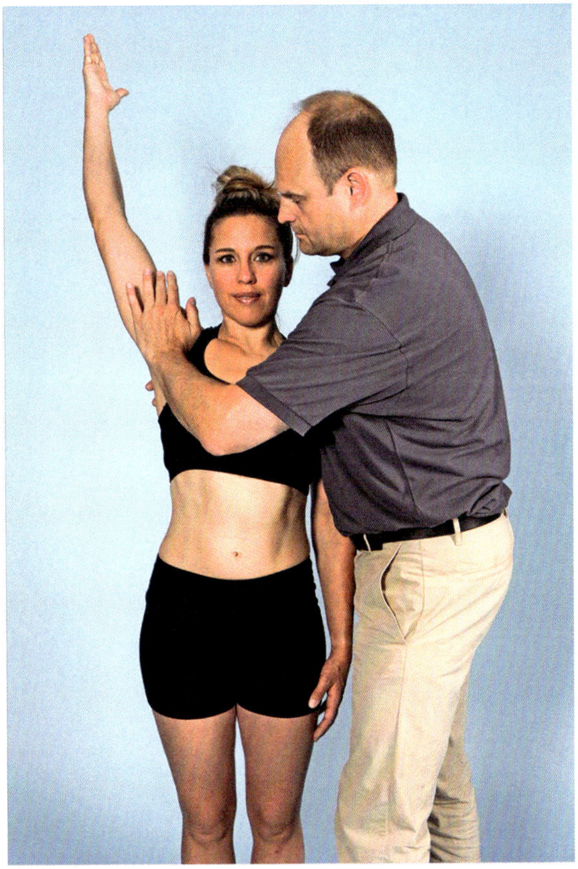

Abb. 3.45 ESTE – MWM Schultergelenk – Gleiten dorso-lateral, Abduktion

▸ Praxistipps

- Der Arm der Patientin muss zu Beginn der Mobilisation locker hängen, da sonst die Gleitmobilisation aufgrund der Muskelspannung kaum möglich ist.
- Falls sich die Bewegung nicht schmerzfrei durchführen lässt, kann die Gleitrichtung leicht anguliert werden, z. B. mehr in Richtung lateral und/oder kaudal (abhängig von der BWS-Kyphose der Patientin). Auch die Veränderung der Dosierung (Stärke des Gleitens) kann einen Einfluss auf eine erfolgreiche Behandlung haben.
- Die Mobilisationshand darf nicht zu früh mit dem Humerus in die Bewegung folgen, da es sonst zu einer Kompression am Akromion kommen kann.
- Der Überdruck am Ende der aktiven Bewegung kann von der Patientin mit der anderen Hand appliziert werden (hier: links).

▸ Varianten

- Diese Technik kann bei allen aktiven Bewegungen des Armes durchgeführt werden, findet aber v. a. bei Abduktion und Flexion Anwendung.
- Bei deutlichen Größenunterschieden zwischen Patientin und Therapeut kann die Technik auch im Sitzen durchgeführt werden.
- Lässt sich die Technik nicht schmerzfrei anwenden, kann sie auch mit einem Gleiten nach ventro-medial durchgeführt werden.

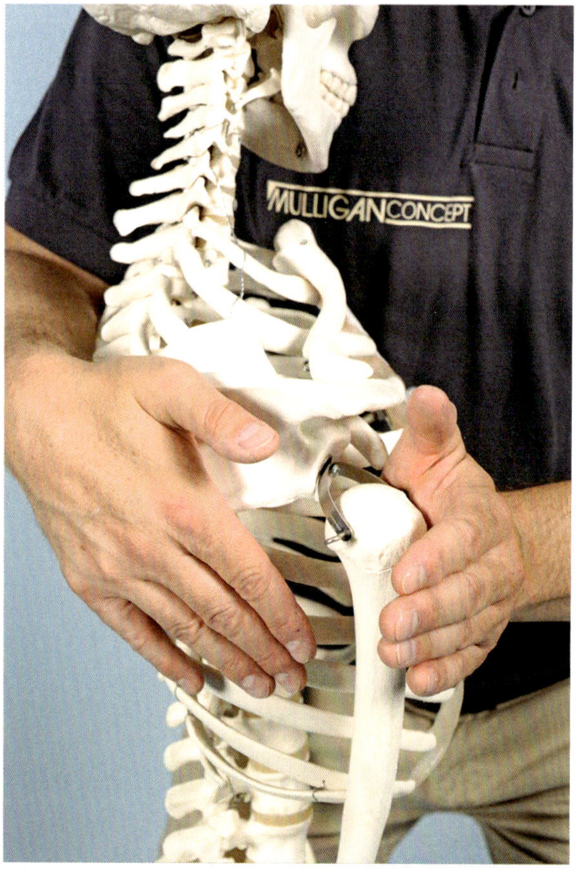

Abb. 3.46 Skelett – MWM Schultergelenk – Gleiten dorsolateral

3.3.2 Self-MWM Schultergelenk: Gleiten dorso-lateral

► **Indikation.** Schmerzen und/oder Bewegungseinschränkung bei Flexion oder Abduktion des Armes (hier: rechtsseitige Schmerzen bei Flexion des Armes), positive Reaktion auf MWMs dorso-lateral in der Therapie.

► **ASTE.** Stand, Arm hängt locker neben dem Körper.

► **Kontaktposition.** Der Thenar oder die Fingerspitzen der Finger 2, 3 und 4 der linken Hand der Patientin nehmen direkt kaudo-lateral vom Proc. coracoideus Kontakt zum medialen Teil des rechten Humerus auf.

► **Mobilisation.** Die Mobilisation erfolgt über einen Schub des Humerus nach dorso-lateral. Falls diese Zusatzbewegung schmerzfrei durchführbar ist, bewegt die Patientin ihren rechten Arm in die Flexion. Die Wiederholungszahl ist abhängig vom Stand der Therapie und wird vom Therapeuten festgelegt.

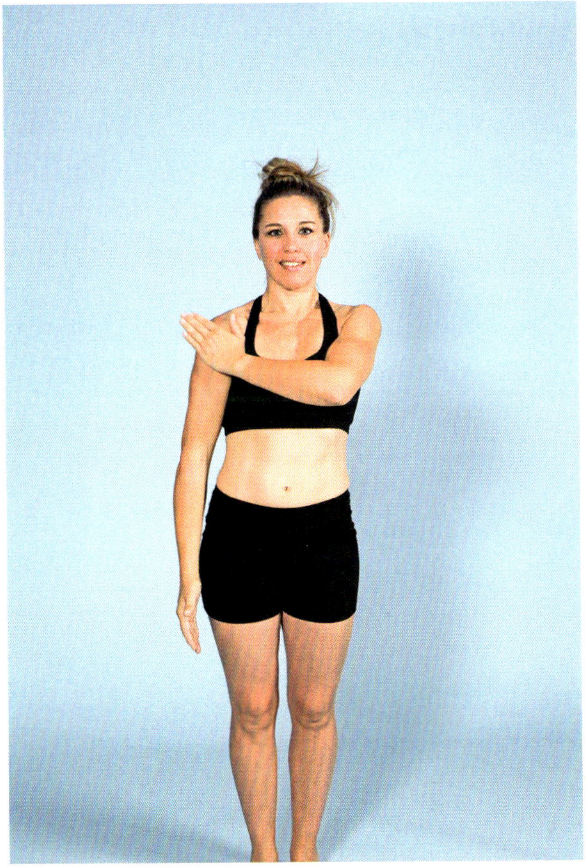

Abb. 3.47 Heimprogramm: ASTE – MWM Schultergelenk – Gleiten dorso-lateral

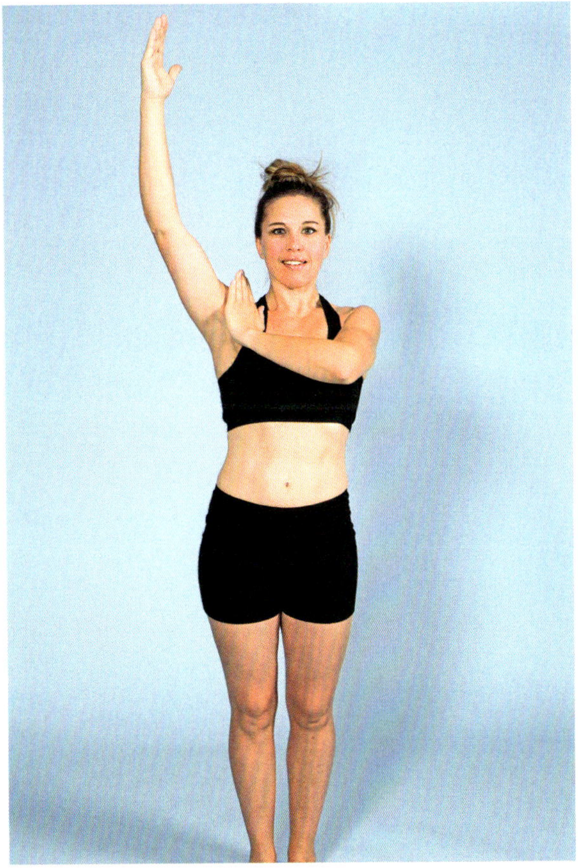

Abb. 3.48 Heimprogramm: ESTE – MWM Schultergelenk – Gleiten dorso-lateral, Abduktion

▶ **Praxistipps**

- Der Arm der Patientin muss zu Beginn der Mobilisation locker hängen, da sonst die Gleitmobilisation aufgrund der Muskelspannung kaum möglich ist.
- Falls sich die Bewegung nicht schmerzfrei durchführen lässt, kann die Gleitrichtung leicht anguliert werden, z. B. mehr in Richtung lateral und/oder kaudal (abhängig von der BWS-Kyphose der Patientin). Auch die Veränderung der Dosierung (Stärke des Gleitens) kann einen Einfluss auf eine erfolgreiche Behandlung haben.
- Die Mobilisationshand darf nicht zu früh mit dem Humerus in die Bewegung folgen, da es sonst zu einer Kompression am Akromion kommen kann.
- Bei Bedarf kann ein Stück Schaumstoff als Polster verwendet werden.
- Zur Fixation der Skapula kann sich die Patientin am Türrahmen anlehnen.

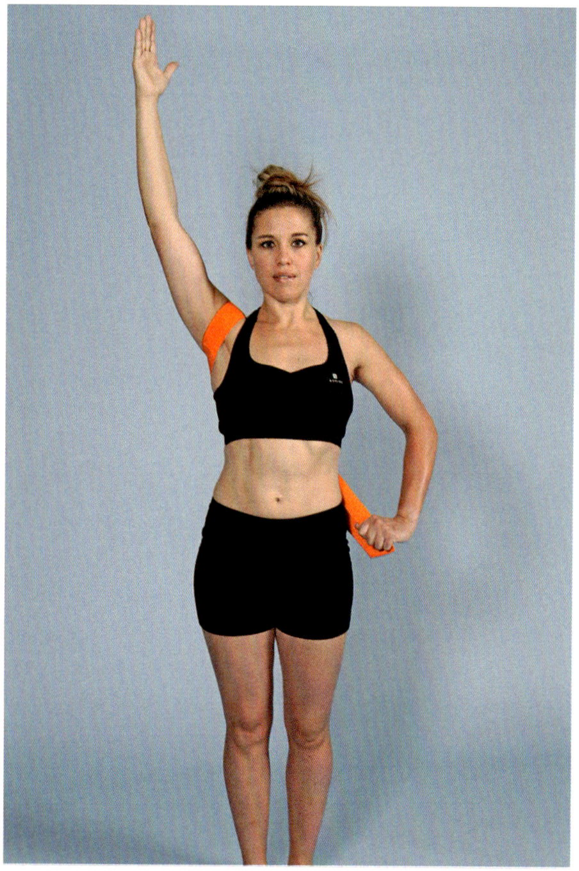

Abb. 3.49 Heimprogramm: ESTE – MWM Schultergelenk – Gleiten dorso-lateral mit Gurt, Abduktion

▶ **Varianten**

- Diese Technik kann bei allen aktiven Bewegungen des Armes durchgeführt werden.
- Als Alternative zur manuellen Mobilisation kann ein dünner Selbstbehandlungsgurt ventral und medial am rechten Humerus angelegt werden. Mit der linken Hand zieht die Patientin hinter dem Rücken den Gurt nach dorso-medial und bewegt den rechten Arm unter dieser Mobilisation in die Flexion. Zur Fixation der Skapula kann ein gerolltes Handtuch zwischen Gurt und Skapula gelegt werden.

3.3.3 MWM Schultergelenk: Gleiten dorso-lateral mit Gurt

► **Indikation.** Schmerzen und/oder Bewegungseinschränkung bei Flexion oder Abduktion des Armes (hier: rechtsseitige Schmerzen bei Flexion des Armes).

► **ASTE**
- Patientin: Sitz (angelehnt und mit einem T-Shirt bekleidet), Arm hängt locker neben dem Körper,
- Therapeut: ipsilateral, seitlich hinter der Patientin in Schrittstellung (hier: rechts von der Patienten und rechtes Bein vorn).

► **Kontaktposition.** Der Gurt liegt horizontal und ventro-medial am Humerus und um das Gesäß des Therapeuten an. Die rechte Hand stabilisiert von dorsal die Skapula. Die rechte Hand liegt am rechten Oberarm der Patientin und kann so zur Führung der aktiven Bewegung eingesetzt werden.

► **Mobilisation.** Die Mobilisation erfolgt über eine Gewichtsverlagerung des Therapeuten nach dorso-lateral in Skapulaebene. Falls diese Zusatzbewegung schmerzfrei durchführbar ist, bewegt die Patientin ihren rechten Arm in Flexion. Der Therapeut muss der Bewegung des Armes im Raum folgen, da sonst die Armbewegung der Patientin behindert wird. In der ersten Behandlung werden 3 Serien × 10 Wdh. durchgeführt.

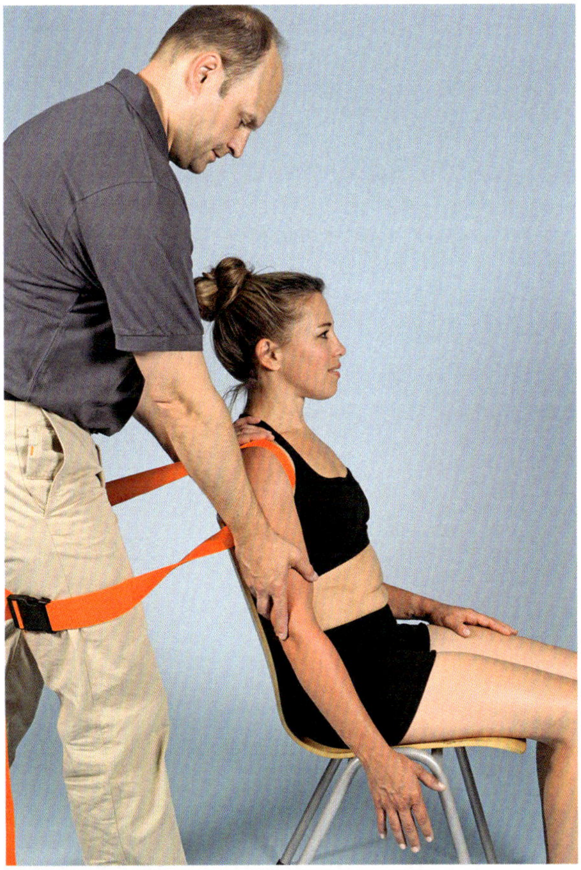

Abb. 3.50 ASTE – MWM Schultergelenk – Gleiten dorso-lateral mit Gurt

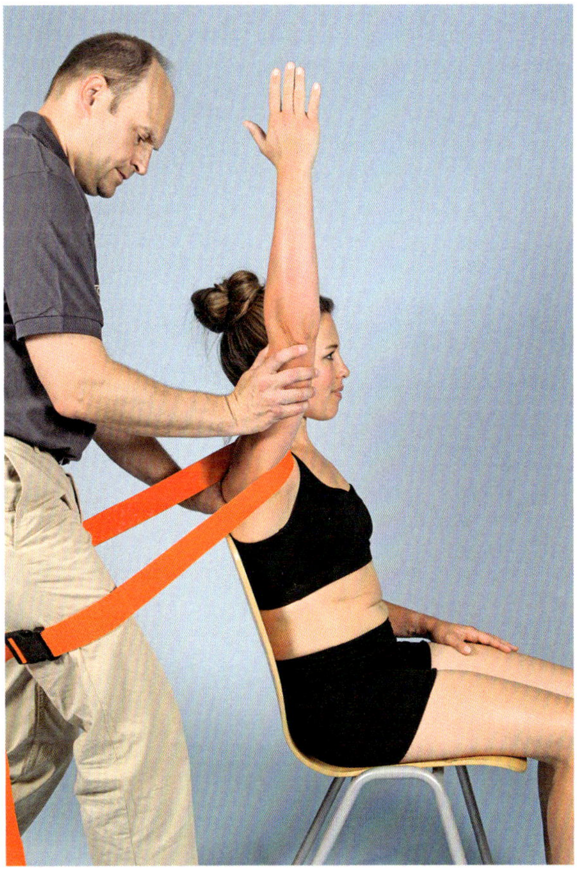

Abb. 3.51 ESTE – MWM Schultergelenk – Gleiten dorso-lateral mit Gurt, Flexion

► **Praxistipps**

- Die Technik mit Gurt kommt dann zum Einsatz, wenn eine größere Intensität indiziert ist.
- Der Arm der Patientin muss zu Beginn der Mobilisation locker hängen, da sonst die Gleitmobilisation aufgrund der Muskelspannung kaum möglich ist.
- Es ist zu beachten, dass der Gurt die Kraft der Mobilisation direkt überträgt und daher der Zug dosiert erfolgen muss.
- Falls sich die Bewegung nicht schmerzfrei durchführen lässt, kann die Gleitrichtung leicht anguliert werden, z. B. mehr in Richtung lateral und/oder kaudal (abhängig von der BWS-Kyphose der Patientin). Auch die Veränderung der Dosierung (Stärke des Gleitens) kann einen Einfluss auf eine erfolgreiche Behandlung haben.
- Der Überdruck am Ende der aktiven Bewegung kann von der Patientin mit der anderen Hand appliziert werden (hier: links).
- Falls das T-Shirt als Polster im Gurt nicht ausreicht, kann ein Stück Schaumstoff zwischen den Gurt und die Schulter der Patientin gelegt werden.

► **Varianten**

- Diese Technik kann bei allen aktiven Bewegungen des Armes durchgeführt werden, findet aber v. a. bei Flexion und Abduktion Anwendung.
- Falls eine Armhebung über 90° trotz MWM mit Gurt nicht schmerzfrei möglich ist, kann der Therapeut eine sogenannte „Boxing-Technik" einsetzen. Dabei bewegt die Patientin ein Gewicht unterhalb der Schmerzgrenze im physiologischen Bewegungsausmaß nach ventral (Boxbewegung) bei gleichzeitiger Gurtmobilisation durch den Therapeuten nach dorso-lateral. Nach einigen Wdh. zeigt die Patientin oft eine schmerzfreie Armhebung über 90° (siehe ► Abb. 3.52 bzw. ► Abb. 3.53).

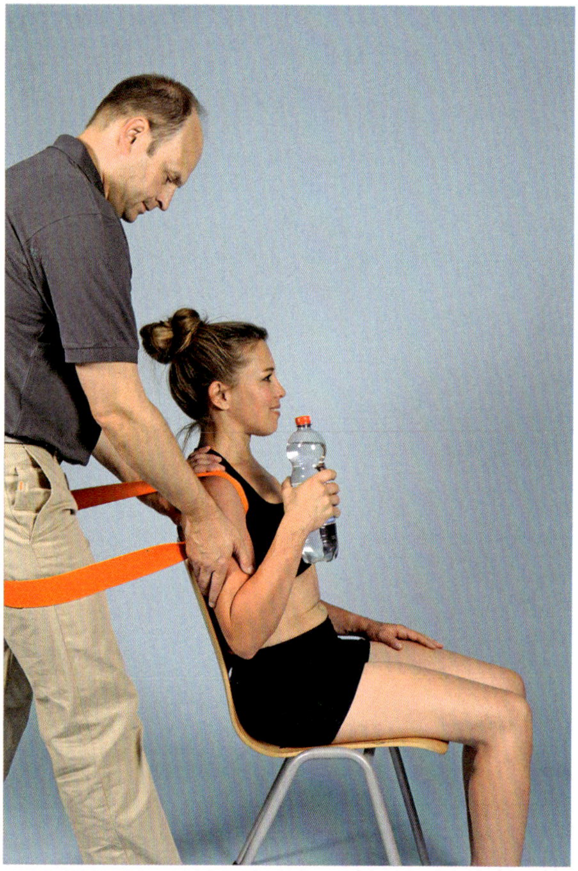

Abb. 3.52 ASTE – MWM Schultergelenk – Gleiten dorso-lateral mit Gurt, „Boxing-Technik"

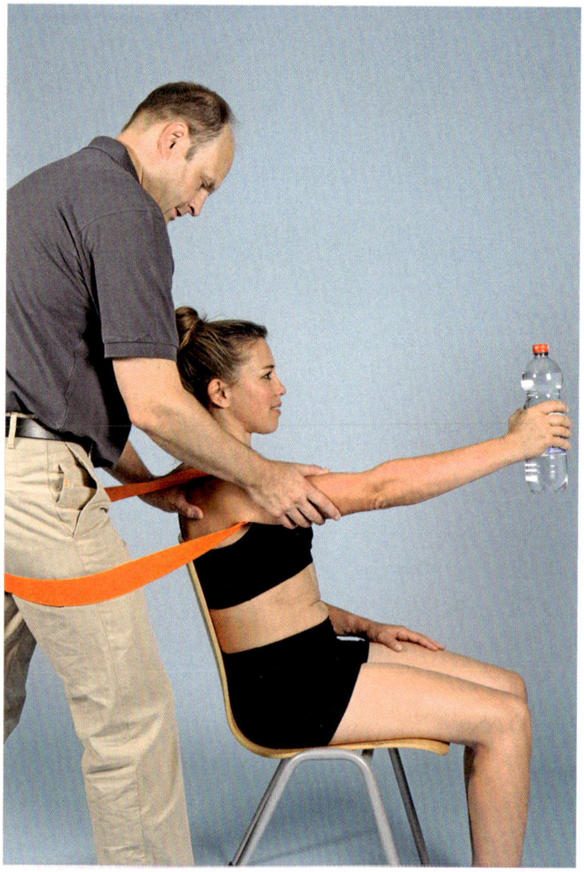

Abb. 3.53 ESTE – MWM Schultergelenk – Gleiten dorso-lateral mit Gurt, „Boxing-Technik"

3.3.4 Tape Schulter

► **Indikation.** Schmerzen und/oder Bewegungseinschränkung bei Flexion oder Abduktion des Armes (hier: rechts), Positive Reaktion auf MWMs dorso-lateral in der Therapie.

► **ASTE**

- Patientin: Stand, Arm hängt locker neben dem Körper,
- Therapeut: ipsilateral hinter der Patientin (hier: rechts).

► **Tapeanlage.** 1–2 Streifen 3,75 cm breites Tape, ca 40–50 cm lang. Das Tape beginnt ventral am rechten Humerus, lateral vom Proc. coracoideus. Unter einer manuellen Mobilisation des Humeruskopfes nach dorso-lateral mit der rechten Hand zieht der Therapeut mit der linken Hand das Tape über das Akromion nach dorsal und klebt es diagonal unter Spannung am Rücken der Patientin bis ca. auf Höhe Th 7/8 an. Es ist zu beachten, dass die Zugrichtung des Tapes nach dorsal ist. Die Anwendedauer des Tapes beträgt 1–2 Tage.

► **Praxistipps**

- Der Arm der Patientin muss zu Beginn der Mobilisation locker hängen, da sonst die Gleitmobilisation aufgrund der Muskelspannung kaum möglich ist.
- Bei diesem Tape ist der Einsatz eines Untertapes, beispielsweise Fixomull Stretch, empfohlen, auf jeden Fall aber bei Unverträglichkeit gegen Tape.
- Sollte das Tape die Mobilität des Armes einschränken, so kann es auch auf der Skapula enden.
- Die Haut sollte trocken, fettfrei und haarlos sein.
- Bei Hautirritationen (Jucken, Brennen etc.) muss das Tape sofort entfernt werden.

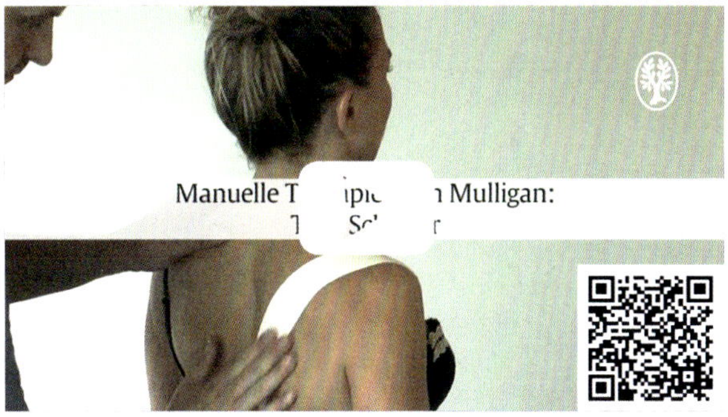

Video 3.3 Tape Schulter

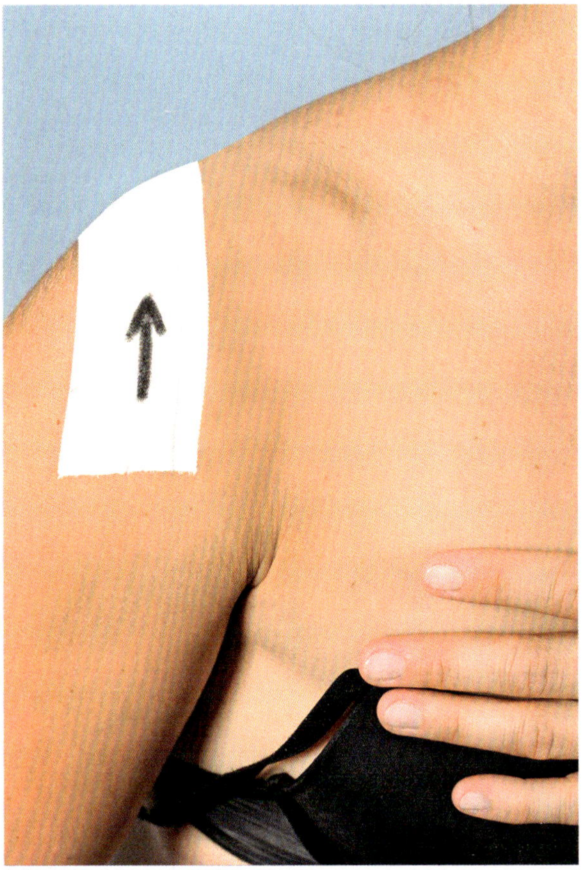

Abb. 3.54 Heimprogramm – Tape Schultergelenk, vorn

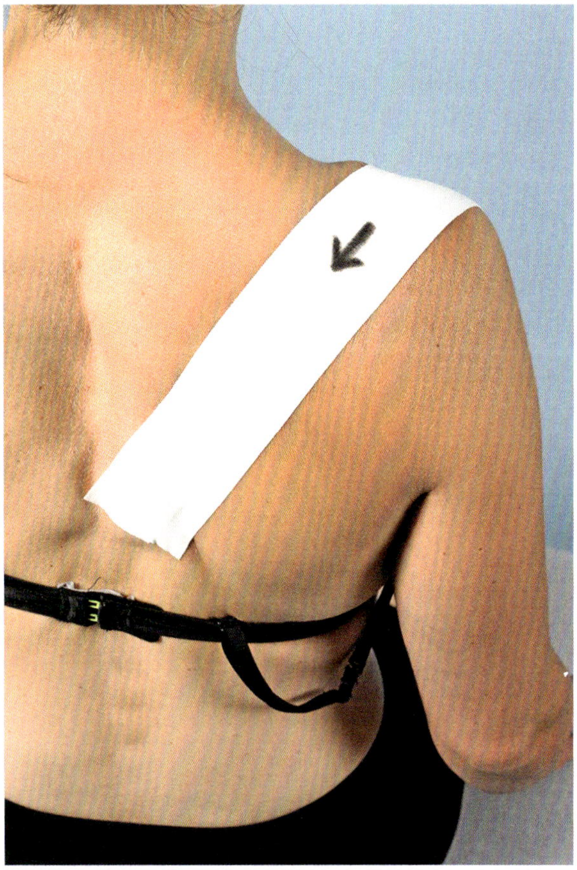

Abb. 3.55 Heimprogramm – Tape Schultergelenk, hinten

3.3.5 MWM Schultergelenk: Gleiten dorso-kaudal

▶ **Indikation.** Schmerzen und/oder Bewegungseinschränkung bei endgradiger Flexion des Armes (hier: links).

▶ **ASTE**
- Patientin: Rückenlage, Arm in schmerzfreier Schulterflexion,
- Therapeut: ipsilateral am Kopf der Patientin (hier: links).

▶ **Kontaktposition.** Der Therapeut fasst den Arm der Patientin mit der rechten Hand gelenknah von medial am Oberarm und mit der linken Hand am Ellenbogen. Der Arm der Patientin liegt passiv stabilisiert zwischen dem Rippenbogen und dem linken Arm des Therapeuten. Die Skapula wird durch die Ausgangsstellung auf der Bank fixiert.

▶ **Mobilisation.** Die Mobilisation erfolgt über einen longitudinalen Schub des Oberarmes der Patientin nach dorso-kaudal. Falls diese Zusatzbewegung schmerzfrei durchführbar ist, bewegt die Patientin ihren rechten Arm in Richtung Boden und damit in eine endgradige Flexion. In der ersten Behandlung werden 3 Serien × 10 Wdh. durchgeführt.

▶ **Praxistipps**
- Der Arm der Patientin muss zu Beginn der Mobilisation locker am Therapeuten abliegen, da sonst die Gleitmobilisation aufgrund der Muskelspannung kaum möglich ist.
- Falls sich die Bewegung nicht schmerzfrei durchführen lässt, kann die Gleitrichtung leicht anguliert werden, z. B. mehr in Richtung dorsal oder kaudal. Dies kann über einen Wechsel der Anlage der Hände erreicht werden. Auch die Veränderung der Dosierung (Stärke des Gleitens) kann einen Einfluss auf eine erfolgreiche Behandlung haben.
- Der Überdruck am Ende der aktiven Bewegung erfolgt hier über die Schwerkraft in der Flexion.

▶ **Varianten**
- Diese Technik kann in verschiedenen ABD-Stellungen ausgeführt werden.
- Zur besseren Fixation der Skapula kann ein Sandsack zwischen Bank und Skapula gelegt werden.

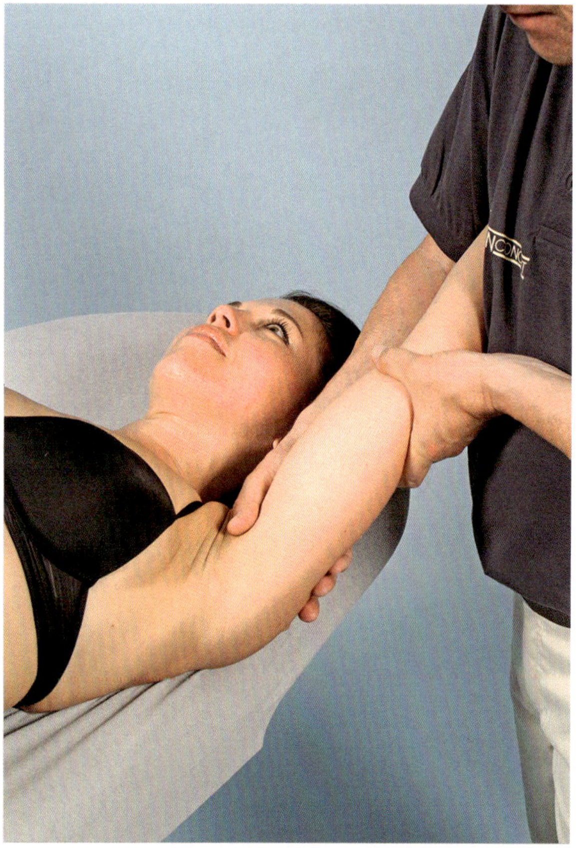

Abb. 3.56 ASTE – MWM Schultergelenk – Gleiten dorso-kaudal

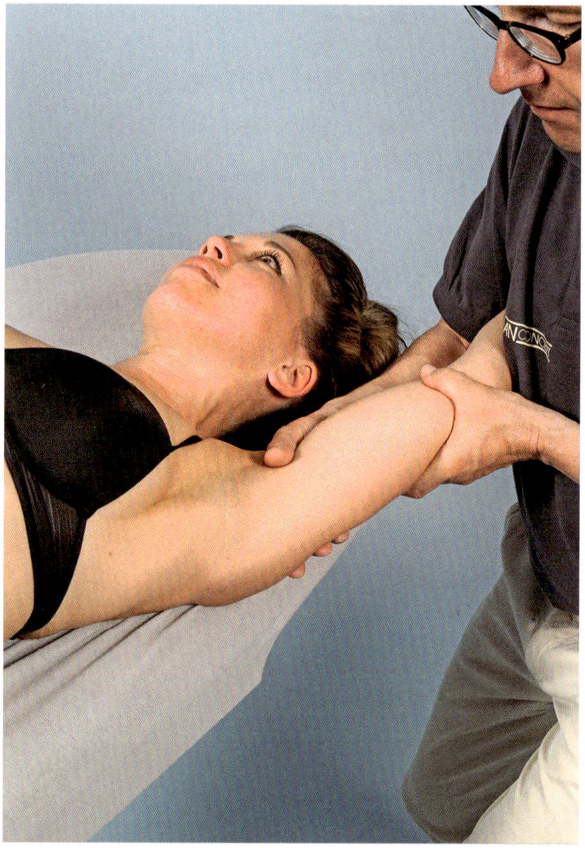

Abb. 3.57 ESTE – MWM Schultergelenk – Gleiten dorso-kaudal, Flexion

3.3.6 MWM Schultergelenk: Gleiten dorso-lateral in Funktion

► **Indikation.** Endgradige Schmerzen und/oder Bewegungseinschränkung in Flexion.

► **ASTE**

- Patientin: Stand, Hände liegen oberhalb des Kopfes an der Wand an,
- Therapeut: ipsilateral, seitlich von der Patientin (hier: rechts von der Patientin).

► **Kontaktposition.** Die mediale Handkante der rechten Hand des Therapeuten greift unter dem Arm der Patientin und nimmt kaudo-lateral vom Proc. coracoideus Kontakt zum medialen Teil des Humerus auf. Die Ellenbogen des Therapeuten stehen sich gegenüber. Die linke Hand stabilisiert von dorsal die Skapula der Patientin.

► **Mobilisation.** Die Mobilisation erfolgt über die rechte Hand nach dorso-lateral im Verlauf der Skapulaebene. Falls diese Zusatzbewegung schmerzfrei durchführbar ist, bewegt die Patientin ihr Becken bei gestreckten Kniegelenken nach hinten, wobei die Hände den Kontakt an der Wand halten. Dadurch entsteht eine Flexion im Schultergelenk. Der Therapeut folgt bei der Bewegung der Patientin im Raum, ohne den Druck zu verlieren. In der ersten Behandlung werden 3 Serien × 10 Wdh. durchgeführt.

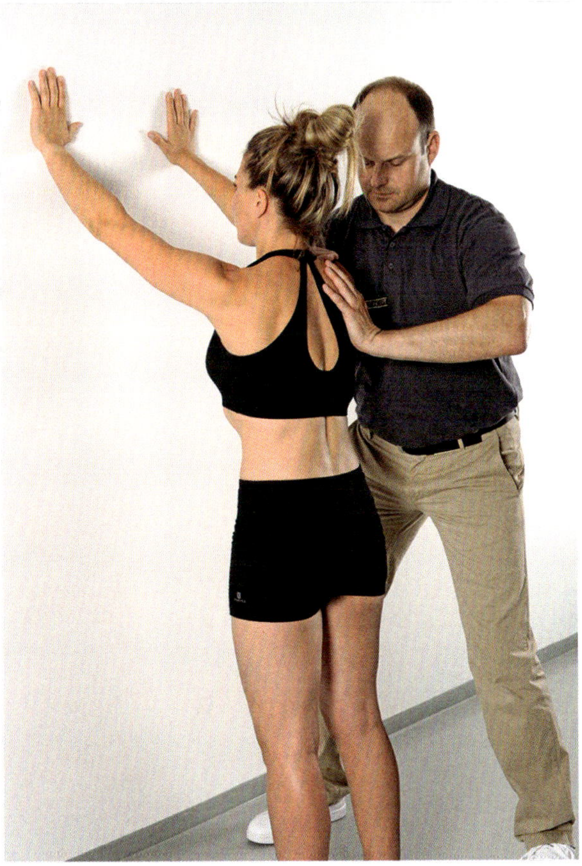

Abb. 3.58 ASTE – MWM Schultergelenk – Gleiten dorso-lateral in Funktion

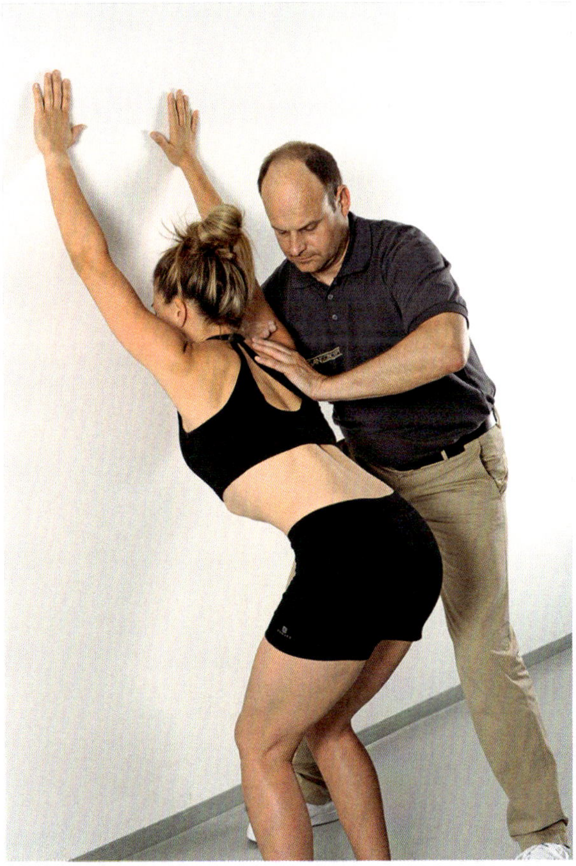

Abb. 3.59 ESTE – MWM Schultergelenk – Gleiten dorso-lateral in Funktion, endgradige Flexion

► **Praxistipps**

- Diese Ausgangsstellung kommt z. B. bei einer Hypermobilität der Schulter zum Einsatz (geschlossene Kette).
- Die Patientin kann vor der passiven Mobilisation das Gewicht auf den kontralateralen Arm verlagern, um so die umgebende Muskulatur der rechten Schulter zu entspannen, da sonst die Gleitmobilisation aufgrund der Muskelspannung kaum möglich ist.
- Falls sich die Bewegung nicht schmerzfrei durchführen lässt, kann die Gleitrichtung leicht anguliert werden, z. B. mehr in Richtung lateral und/oder kaudal (abhängig von der BWS-Kyphose der Patientin). Auch die Veränderung der Dosierung (Stärke des Gleitens) kann einen Einfluss auf eine erfolgreiche Behandlung haben.
- Der Überdruck am Ende der aktiven Bewegung erfolgt über das Körpergewicht der Patientin.

► **Varianten**

- Diese Technik kann auch bei funktionellen Bewegungen wie Liegestützen an der Wand durchgeführt werden.
- Zur Mobilisation kann auch ein Behandlungsgurt eingesetzt werden. Der Gurt verläuft dabei ventro-medial am Humerus und um den dorsalen Brustkorb des Therapeuten (siehe ► Abb. 3.60).
- Der auf Seite 67 beschriebene Griff kann auch für Bewegungen in der offenen Kette ipsilateral eingesetzt werden, wenn die Patientin assistive Unterstützung bei Bewegungen unter 90° braucht.

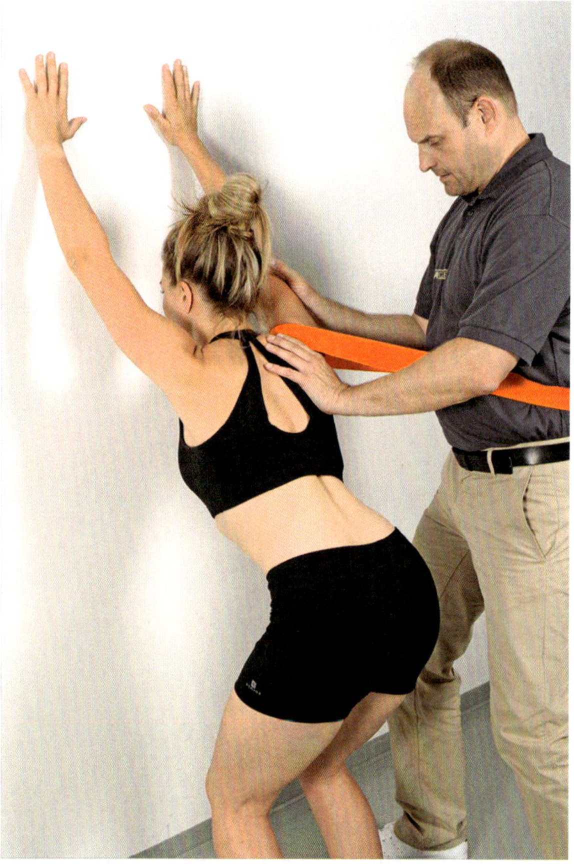

Abb. 3.60 ESTE – MWM Schultergelenk – Gleiten dorso-lateral in Funktion mit Gurt, endgradige Flexion

3.3.7 MWM Schultergelenk: Gleiten kaudal

▶ **Indikation.** Schmerzen und/oder Bewegungseinschränkung bei Innenrotation des Armes in der mittleren Bewegungsbahn (hier: links).

▶ ASTE
- Patientin: Stand, Arm in 90° Schulterabduktion und Ellenbogenflexion in Skapulaebene,
- Therapeut: ipsilateral, seitlich von der Patientin (hier: links von der Patientin), der linke Arm der Patientin lagert auf dem linken Unterarm auf Höhe der Ellenbeuge des Therapeuten.

▶ **Kontaktposition.** Die linke bzw. die rechte Hand des Therapeuten liegt distal des Akromions gelenknah am Humerus. Die andere Hand liegt über der ersten.

▶ **Mobilisation.** Die Mobilisation erfolgt über einen Schub der beider Hände mit der medialen Handkante nach kaudal. Falls diese Zusatzbewegung schmerzfrei durchführbar ist, bewegt die Patientin ihren linken Arm in die Innenrotation in der Skapulaebene. In der ersten Behandlung werden 3 Serien × 10 Wdh. durchgeführt.

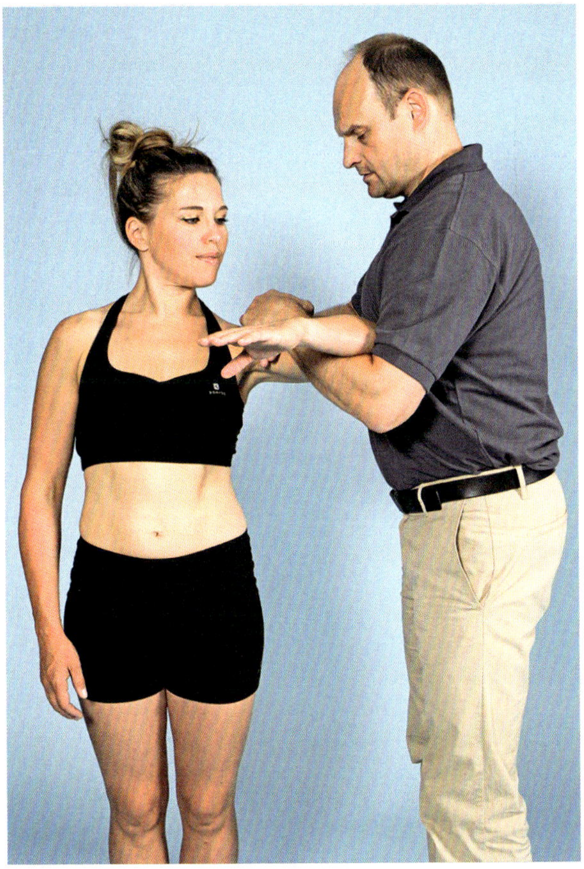

Abb. 3.61 ASTE – MWM Schultergelenk – Gleiten kaudal

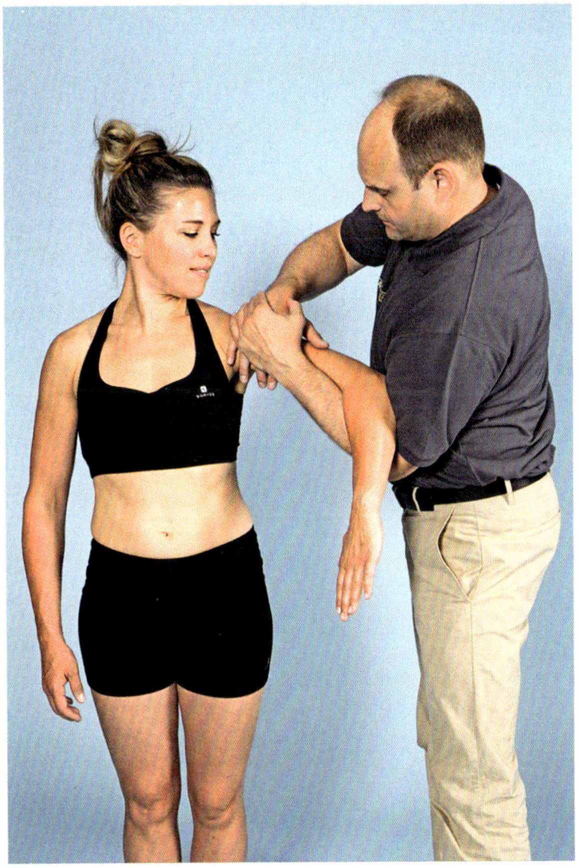

Abb. 3.62 ESTE – MWM Schultergelenk – Gleiten kaudal, Innenrotation

► **Praxistipps**

- Der Arm der Patientin muss zu Beginn der Mobilisation locker aufliegen, da sonst die Gleitmobilisation aufgrund der Muskelspannung kaum möglich ist.
- Um die Position der Schulter und des Ellenbogens in 90° zu halten, macht der Therapeut im Laufe der Innenrotationsbewegung eine Seitneigung im Rumpf nach links.
- Falls sich die Bewegung nicht schmerzfrei durchführen lässt, kann die Gleitrichtung leicht anguliert werden, z. B. mehr in Richtung kaudal oder dorsal. Dies erfolgt z. B. über einen Wechsel der Hände. Auch die Veränderung der Dosierung (Stärke des Gleitens) kann einen Einfluss auf eine erfolgreiche Behandlung haben.
- Der Überdruck am Ende der aktiven Bewegung kann von der Patientin mit der rechten Hand appliziert werden.

► **Varianten**

- Diese Technik kann auch bei eingeschränkter Außenrotation durchgeführt werden.
- Bei dominant muskulären Beschwerden kann diese MWM auch gegen einen konzentrischen Widerstand des Therapeuten in die Innenrotation durchgeführt werden.
- Bei deutlichen Größenunterschieden zwischen Patientin und Therapeut kann die Technik auch im Sitzen durchgeführt werden.
- Die Technik kann auch mit einem dorso-kaudalen Gleiten durchgeführt werden. Dabei stabilisiert die rechte Hand die Skapula von dorsal und die linke Hand führt ein Gleiten nach dorso-kaudal durch.

3.3.8 MWM Schultergelenk: Gleiten kaudo-lateral, „Schürzengriff"

► **Indikation.** Endgradige Schmerzen und/oder Bewegungseinschränkung bei Innenrotation/Adduktion/Extension („Hand hinter dem Rücken") des Armes (hier: links).

► **ASTE**
- Patientin: Stand, linker Arm in schmerzfreier Extension/Adduktion/Extension, unterstützt durch die rechte Hand,
- Therapeut: ipsilateral, seitlich von der Patientin (hier: links von der Patientin).

► **Kontaktposition.** Die rechte Hand des Therapeuten liegt supiniert mit der Schwimmhaut zwischen Daumen und Zeigefinger von unten in der linken Achselhöhle der Patientin und stabilisiert so die Skapula nach kranio-medial. Die linke Hand liegt ebenfalls mit der Schwimmhaut der pronierten Hand in der Ellenbeuge der Patientin. Der linke Ellenbogen der Patientin hat Kontakt zum Bauch des Therapeuten.

► **Mobilisation.** Die Mobilisation erfolgt über einen Schub der linken Hand nach kaudal und über einen Schub des Bauches nach vorn bei fixierter Skapula (laterales Gleiten). Falls diese Zusatzbewegung schmerzfrei durchführbar ist, bewegt die Patientin ihren linken Arm passiv über die rechte Hand am Rücken nach oben. In der ersten Behandlung werden 3 Serien × 10 Wdh. durchgeführt.

► **Praxistipps**
- Der linke Arm der Patientin muss zu Beginn der Mobilisation locker in der rechten Hand liegen, da sonst die Gleitmobilisation aufgrund der Muskelspannung kaum möglich ist.
- Falls sich die Bewegung nicht schmerzfrei durchführen lässt, kann die Gleitrichtung mit der linken Hand leicht anguliert werden. Auch die Veränderung der Dosierung (Stärke des Gleitens) kann einen Einfluss auf eine erfolgreiche Behandlung haben.

► **Varianten**
- Bei deutlichem Größenunterschied zwischen Patientin und Therapeut kann die Technik auch im Sitzen durchgeführt werden.
- Anstelle der rechten Hand kann die Patientin den linken Arm auch mit einem Therapiegurt in die Mobilisationsrichtung bewegen.

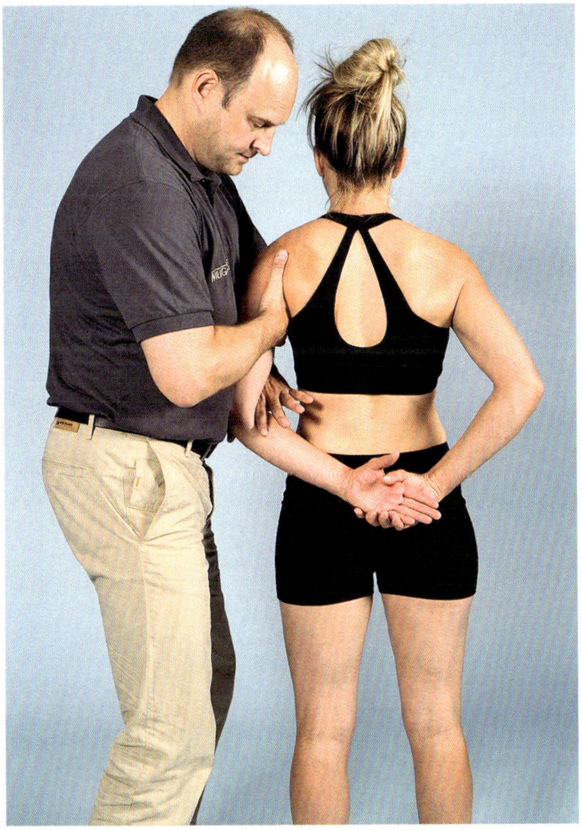

Abb. 3.63 ASTE – MWM Schultergelenk – Gleiten kaudo-lateral, „Schürzengriff"

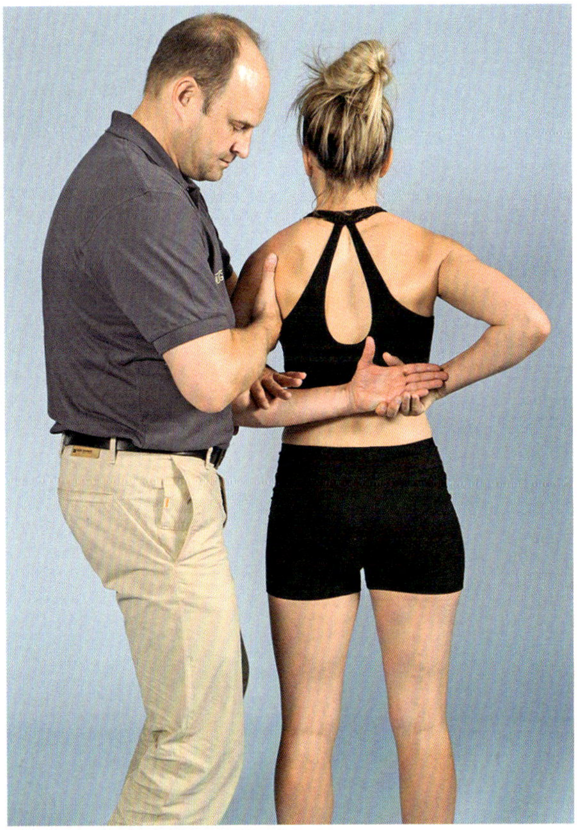

Abb. 3.64 ESTE – MWM Schultergelenk – Gleiten kaudo-lateral, „Schürzengriff"

3.3.9 MWM Schultergürtel

▸ **Indikation.** Schmerzen und/oder Bewegungseinschränkung bei Flexion oder Abduktion des Armes (hier: rechtsseitige Schmerzen bei Abduktion des Armes), Fehlstellung der Skapula in Richtung Elevation und/oder Innenrotation und/oder Verschiebung nach lateral und/oder Abheben der Skapula vom Brustkorb.

▸ **ASTE**

- Patientin: Sitz, Arm hängt locker neben dem Körper,
- Therapeut: kontralateral, seitlich von der Patientin (hier: links von der Patientin).

▸ **Kontaktposition.** Der Thenar der rechten Hand des Therapeuten nimmt weit lateral an der Spina scapulae rechts Kontakt auf, wobei die Finger der rechten Hand nach unten zeigen. Der Thenar der linken Hand liegt medial an der Klavikula an. Der linke Arm des Therapeuten verläuft dabei quer vor der Brust der Patientin.

▸ **Mobilisation.** Die Mobilisation erfolgt über einen Schub der rechten Hand nach unten. Dadurch korrigiert sich neben der Elevation des Schultergürtels auch die Rotationsfehlstellung der Skapula. Zusätzlich kann die rechte Hand des Therapeuten die Außenrotation verstärken, indem die Finger den Angulus inferior nach medial schieben und die gesamte Skapula nach medial gleiten. Gleichzeitig bewegt der Therapeut beide Hände aufeinander zu, um so die Position von Skapula und Klavikula im Akromioklavikulargelenk und das Abheben der Skapula vom Brustkorb zu korrigieren. Falls diese Zusatzbewegungen schmerzfrei durchführbar sind, bewegt die Patientin ihren rechten Arm in die Abduktion. Beide Hände halten die Korrektur so lange wie möglich, ohne die Patientin in ihrem physiologischen Bewegungsausmaß zu behindern. In der ersten Behandlung werden 3 Serien × 10 Wdh. durchgeführt.

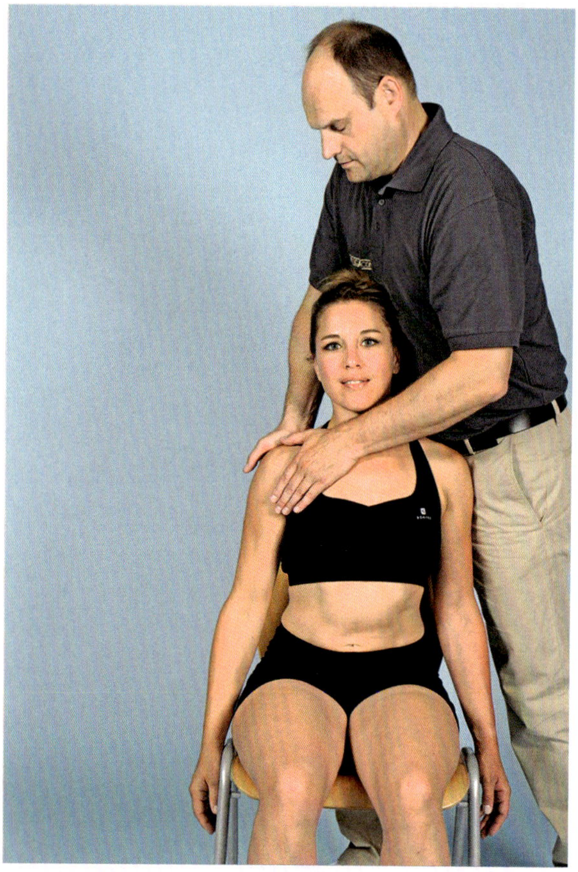

Abb. 3.65 ASTE – MWM Schultergurtel

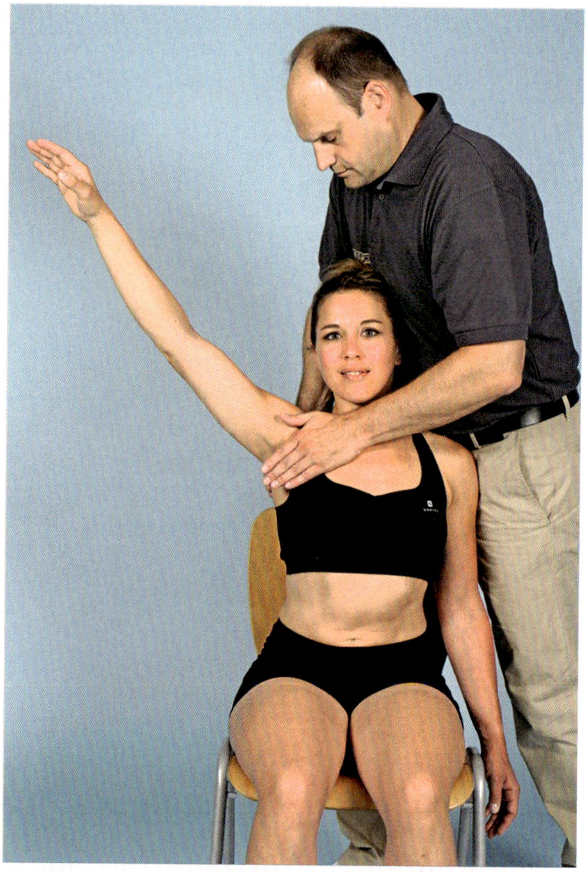

Abb. 3.66 ESTE – MWM Schultergürtel, Abduktion

► **Praxistipps**

- Der Arm der Patientin muss zu Beginn der Mobilisation locker hängen, da sonst die Gleitmobilisation aufgrund der Muskelspannung kaum möglich ist.
- Es müssen nur die Komponenten manuell korrigiert werden, die zu einer schmerzfreien Armbewegung notwendig sind. Auch die Veränderung der Dosierung kann einen Einfluss auf eine erfolgreiche Behandlung haben.
- Der Überdruck am Ende der aktiven Bewegung kann von der Patientin mit der anderen Hand appliziert werden (hier: links), wobei die Patientin von unten an den Oberarm greift.
- Falls der Kontakt an der Klavikula schmerzhaft ist, kann ein Stück Schaumstoff als Polster verwendet werden.

► **Varianten**

- Diese Technik kann bei allen aktiven Bewegungen des Armes durchgeführt werden, findet aber v. a. bei Abduktion und Flexion Anwendung.
- Ein Assistent kann gleichzeitig einen dorsal gerichteten Schub am Oberarm während der Bewegung geben und den Überdruck ausführen.

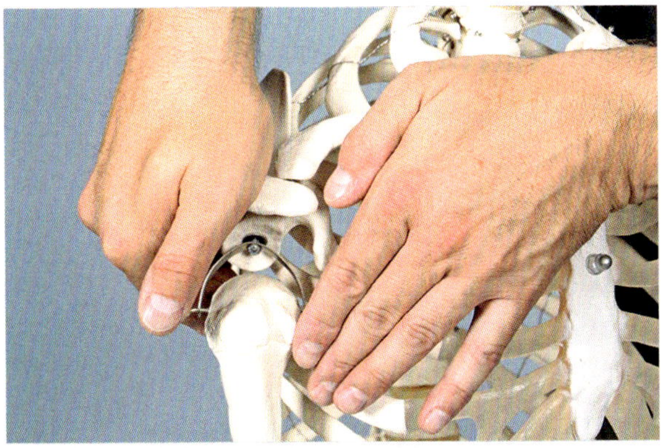

Abb. 3.67 Skelett – MWM Schultergürtel

3.3.10 MWM Schultergürtel „Lion-Technik“

▶ **Indikation.** Schmerzen und/oder Bewegungseinschränkung bei Flexion des Armes oder in Funktion (hier: rechts), Fehlstellung der Skapula in Richtung Elevation und/oder Innenrotation und/oder Verschiebung nach lateral und/oder Abheben der Skapula vom Brustkorb.

▶ **ASTE**
- Patientin: VFST auf der Behandlungsbank,
- Therapeut: ipsilateral, seitlich von der Patientin (hier: rechts von der Patientin).

▶ **Kontaktposition.** Die linke Hand des Therapeuten greift die Skapula mit den Fingern am medialen Rand und mit dem Thenar am lateralen Rand. Der Thenar der rechten Hand liegt von ventral an der Klavikula an. Der rechte Arm des Therapeuten verläuft dabei vor dem Patientinnenarm.

▶ **Mobilisation.** Die Mobilisation erfolgt über einen Schub der linken Hand nach kaudal. Dadurch korrigiert sich die Elevation des Schultergürtels. Die linke Hand des Therapeuten rotiert die Skapula nach außen, indem sie den Angulus inferior nach innen dreht, und gleitet die Skapula auf dem Brustkorb nach medial. Gleichzeitig bewegt der Therapeut beide Hände aufeinander zu, um so die Position von Skapula und Klavikula im Akromioklavikulargelenk und das Abheben der Skapula vom Brustkorb zu korrigieren. Falls diese Zusatzbewegungen schmerzfrei durchführbar sind, bewegt die Patientin ihr Gesäß im Raum nach hinten Richtung Fersen. Beide Hände halten die Korrektur so lange wie möglich, ohne die Patientin in ihrem physiologischen Bewegungsausmaß zu behindern. In der ersten Behandlung werden 3 Serien × 10 Wdh. durchgeführt.

▶ **Praxistipps**
- Die Patientin kann ihr Gewicht vor der manuellen Mobilisation nach links verlagern, um die Muskelspannung im rechten Arm beim Stützen zu verringern.
- Es müssen nur die Komponenten manuell korrigiert werden, die zu einer schmerzfreien Armbewegung notwendig sind. Auch die Veränderung der Dosierung kann einen Einfluss auf eine erfolgreiche Behandlung haben.

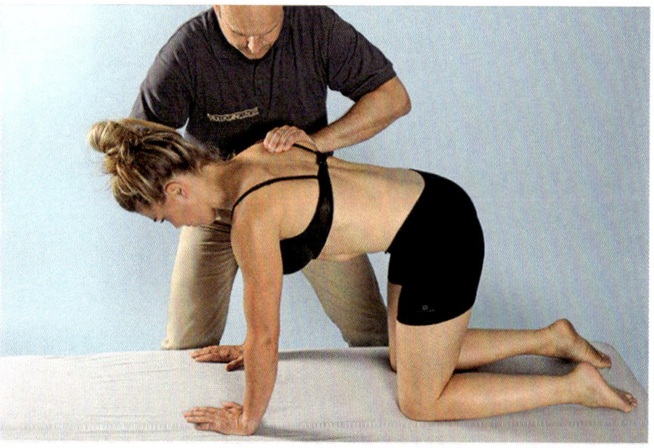

Abb. 3.68 ASTE – MWM Schultergürtel – „Lion-Technik“

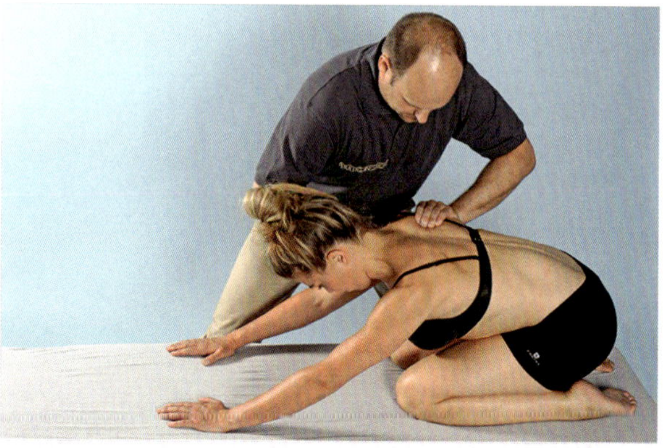

Abb. 3.69 ESTE – MWM Schultergürtel – „Lion-Technik“, Flexion

3.3.11 MWM Schultergürtel (ACG): Gleiten Klavikula dorso-kaudal

► **Indikation.** Schmerzen und/oder Bewegungseinschränkung bei endgradiger Flexion oder horizontaler Adduktion des Armes (hier: rechtsseitige Schmerzen bei Flexion des Armes).

► **ASTE**
- Patientin: Sitz (angelehnt), Arm hängt locker neben dem Körper,
- Therapeut: kontralateral, hinter der Patientin (hier: links von der Patientin).

► **Kontaktposition.** Der Therapeut legt seine mediale Handkante (Hypothenar) der rechten Hand mittig an die Klavikula an. Die linke Hand liegt locker an der linken Schulter der Patientin an.

► **Mobilisation.** Die Mobilisation erfolgt über einen Schub der rechten Hand nach kaudal und/oder dorsal. Falls diese Zusatzbewegung schmerzfrei durchführbar ist, bewegt die Patientin ihren rechten Arm in die Flexion. Der Therapeut hält die Mobilisation während der aktiven Bewegung konstant und verhindert so eine Mitbewegung der Klavikula. In der ersten Behandlung werden 3 Serien × 10 Wdh. durchgeführt.

► **Praxistipps**
- Der Arm der Patientin muss zu Beginn der Mobilisation locker hängen, da sonst die Gleitmobilisation aufgrund der Muskelspannung kaum möglich ist.
- Falls sich die Bewegung nicht schmerzfrei durchführen lässt, kann die Gleitrichtung leicht anguliert werden, z. B. mehr in Richtung dorsal oder kaudal. Auch die Veränderung der Dosierung (Stärke des Gleitens) kann einen Einfluss auf eine erfolgreiche Behandlung haben.
- Der Überdruck am Ende der aktiven Bewegung kann von der Patientin mit der anderen Hand appliziert werden (hier: links).
- Falls der Kontakt an der Klavikula unangenehm ist, kann ein Stück Schaumstoff benutzt werden.

► **Varianten**
- Diese Technik kann bei allen aktiven Bewegungen des Armes durchgeführt werden.
- Die Technik kann zur Flexionsmobilisation auch mit 2–3 schnellen endgradigen Armbewegungen der Patientin durchgeführt werden, was in diesem Fall einer Manipulation gleichkommt.
- Die Patientin kann mit den Fingern ihrer kontralateralen Hand einen Self-MWM an der Klavikula nach kaudal und/oder dorsal durchführen.

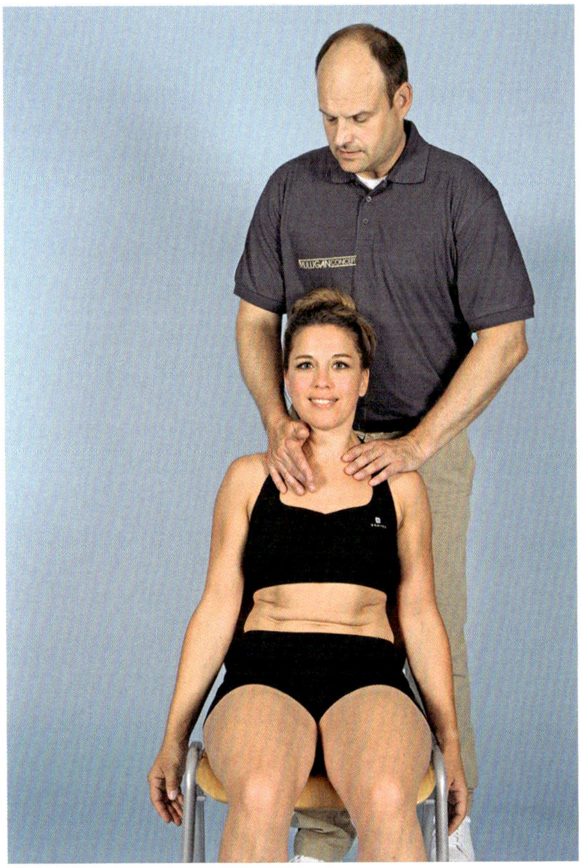

Abb. 3.70 ASTE – MWM Schultergürtel (ACG) – Gleiten Klavikula dorso-kaudal

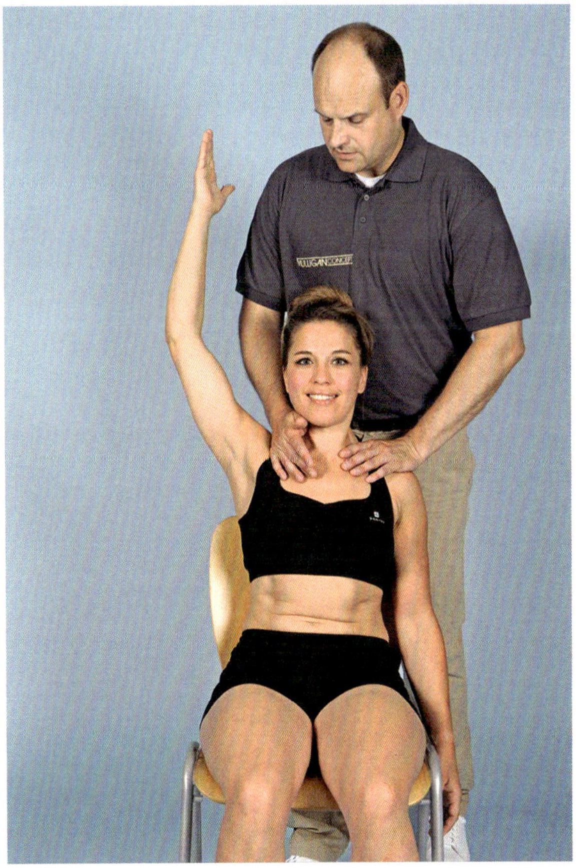

Abb. 3.71 ESTE – MWM Schultergürtel (ACG) – Gleiten Klavikula dorso-kaudal, Flexion

4 Untere Extremität

4.1 Fuß/oberes Sprunggelenk (OSG)

4.1.1 MWM Großzehengrundgelenk: Gleiten medial

▶ **Indikation.** Schmerzen und/oder Bewegungseinschränkung am medialen Metatarsophalangealgelenk bei Flexion/Extension (hier: linke Großzehe).

▶ **ASTE**
- Patientin: Rückenlage bzw. entspannter Sitz auf der Bank, betroffener Fuß liegt frei über der Bankkante, ggf. Unterlagerung des Knies,
- Therapeut: Stand frontal zur Behandlungsbank auf Höhe des betroffenen Fußes der Patientin.

▶ **Kontaktposition.** Beide Daumen stabilisieren flächig proximal des Gelenkspaltes den medialen Aspekt von Metatarsale I. Die Fingerbeeren beider Zeigefinger liegen proximal lateral an der Phalanx der Großzehe im Zwischenraum der 1. und 2. Zehe.

▶ **Mobilisation.** Die Mobilisation erfolgt durch eine gleichzeitige Flexion beider Zeigefinger, welche zu einem medialen Gleiten in der Frontalebene zwischen Phalanx I und Metatarsale I führt. Falls die Zusatzbewegung schmerzfrei durchführbar ist, wird die Patientin aufgefordert, ihren Fuß schmerzfrei so weit wie möglich in Flexion bzw. Extension zu bewegen und anschließend wieder locker zu lassen. In der ersten Behandlung werden 3 Serien × 10 Wdh. durchgeführt.

▶ **Praxistipp**
- Falls sich die Bewegung nicht schmerzfrei durchführen lässt, kann die Schubrichtung leicht anguliert werden, z. B. mehr in Richtung ventral-medial bzw. dorsomedial. Auch die Veränderung der Dosierung (Stärke des Schubs) kann einen Einfluss auf eine erfolgreiche Behandlung haben.
- Um Scherkräfte auf das Gelenk und dadurch auftretende Schmerzen zu vermeiden, sollte die Mobilisation sehr gelenknah erfolgen.

▶ **Varianten**
- Der Überdruck erfolgt am Ende der Bewegung durch die Patientin selbst und kann bei eingeschränkter Extension auch über einen Gurt erfolgen, der um die 1. Zehe der Patientin gelegt wird.
- Eine mögliche Variante stellt die Rotation als passive Zusatzbewegung dar, die auch getaped werden kann. Das Tape als Heimprogramm wird in ▶ Abb. 4.3 gezeigt.

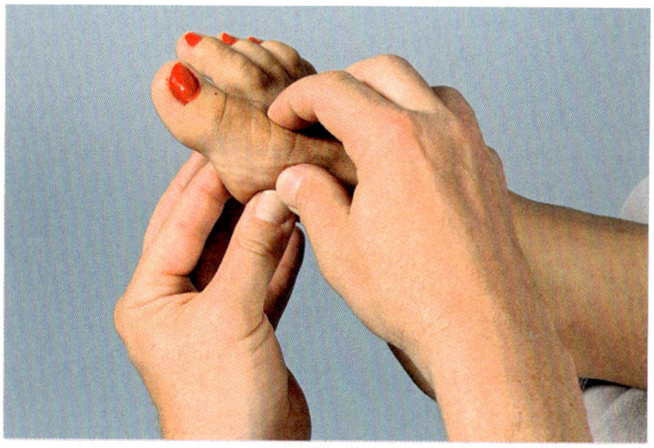

Abb. 4.1 ASTE – MWM Goßzehengrundgelenk – Gleiten medial

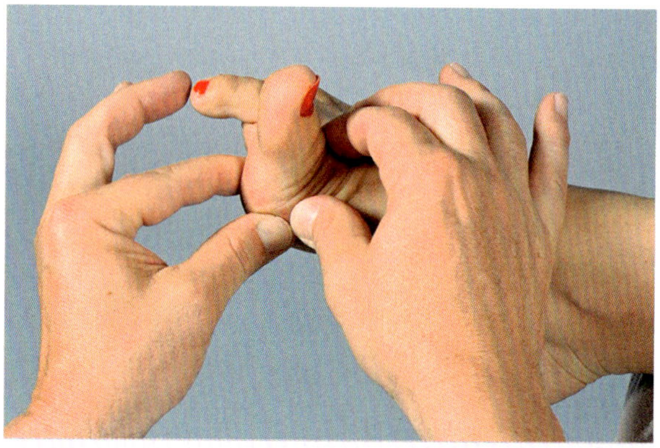

Abb. 4.2 ESTE – MWM Goßzehengrundgelenk – Gleiten medial, Extension

4.1.2 Tape Großzehe: Außenrotation

► **Indikation**

- Schmerzen und/oder Bewegungseinschränkung im Bereich der großen Zehe, der sich durch eine Mobilisation der Großzehe in Rotation beheben ließ,
- Schmerzen bei Belastung/beim Gehen (z. B. Abrollphase).

► **ASTE.** RL, Fuß in Überhang. Therapeut sitzt bzw. steht am Bankende.

► **Tapeanlage.** Es wird ein Tapestreifen (2 cm, ggf. schmaler) mit ca. 6–8 cm benötigt. Das Tape beginnt plantar-medial an der proximalen Phalanx der 1. Zehe. Während der Therapeut die schmerzfreie Rotation der Zehe (hier: ARO) hält, zieht er das Tape spiralförmig um den Mittelfuß (Os metatarsale I) herum. Das Tape endet dorsal auf Höhe der Mittelfußknochen. Zur Verstärkung kann ein zweiter Tapestreifen deckungsgleich zum ersten Tapestreifen angelegt werden. Die Anwendedauer des Tapes beträgt 1–2 Tage.

► **Praxistipp**

- Die Hauptrichtung des Zugs geht in Richtung der jeweiligen Rotation.
- Bei Unverträglichkeit gegen Tape kann z. B. Fixomull Stretch als Unterzug verwendet werden.
- Die Haut sollte trocken, fettfrei und haarlos sein.
- Bei Hautirritationen (Jucken, Brennen etc.) muss das Tape sofort entfernt werden.

► **Varianten.** Die Wahl der jeweiligen Rotation richtet sich nach der Schmerzfreiheit, ggf. muss die 1. Zehe auch in die Gegenrichtung (z. B. IRO) getaped werden.

4

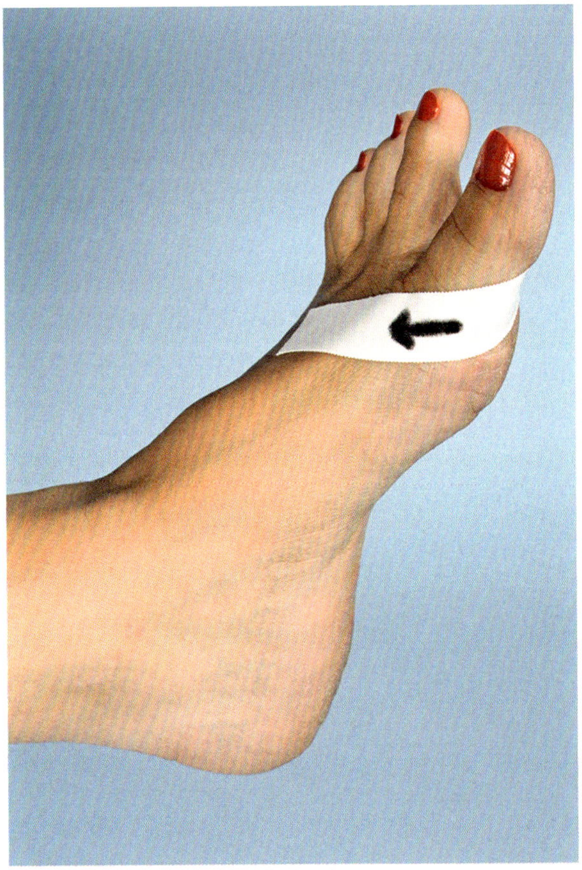

Abb. 4.3 Heimprogramm – Tape Großzehe – Außenrotation

4.1.3 PRP Zehengrundgelenk

▸ **Indikation.** Chronische Schmerzen im Zehengrundgelenk v. a. in Ruhe (hier: Großzehe links).

▸ **ASTE**
- Patientin: Rückenlage, Grundgelenk Großzehe in Ruheposition,
- Therapeut: ipsilateral am Bankende und mit Blick zur Patientin.

▸ **Kontaktposition.** Die linke Hand des Therapeuten stabilisiert mit Daumen und gebeugtem Zeigefinger die Metatarsale 1 gelenknah, die rechte Hand umfasst mit dem gleichen Griff die proximale Phalanx der Großzehe.

▸ **Mobilisation.** Der Therapeut gibt eine dosierte axiale Kompression ins Großzehengrundgelenk, bis ein tolerierbarer Schmerz reproduziert werden kann. Die Kompression wird 20 Sekunden gehalten, bis der initial provozierte Schmerz verschwunden ist. Dies wird so oft wiederholt, bis sich der Schmerz nicht mehr provozieren lässt.

▸ **Praxistipps**
- Die Kompressionskraft darf zu Beginn nicht zu hoch sein, und endgradige Gelenkpositionen sind zu vermeiden.
- Die Höhe des tolerierbaren Schmerzes ist individuell verschieden und muss mit der Patientin bestimmt werden.
- Die Zeit bis zur Schmerzabnahme wird mit steigender Wiederholungszahl sinken, bis keine Schmerzreproduktion mehr erfolgt.
- Erfolgt keine Schmerzabnahme während der Therapie, so ist die Technik nicht indiziert.

▸ **Varianten**
- Falls zur Schmerzprovokation erforderlich, kann diese Technik auch mit passiver Bewegung in die Flexion und/oder Extension bzw. translatorischem Gleiten nach ventral und/oder dorsal unter Kompression ausgeführt werden.
- Lässt der provozierte Schmerz nicht innerhalb von 20 Sekunden oder sofort nach, so muss die Technik mit weniger bzw. mehr Kraft wiederholt werden.
- Diese Technik kann an allen Zehengrundgelenken eingesetzt werden.
- Diese PRP-Technik kann auch als Self-PRP von der Patientin durchgeführt werden.

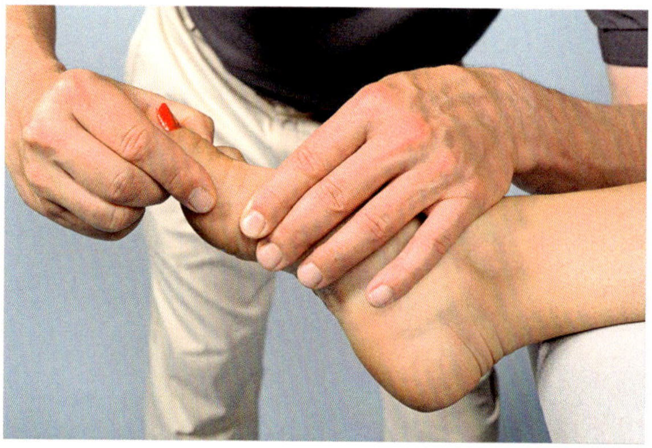

Abb. 4.1 ESTE PRP Großzehengrundgelenk, Kompression

4.1.4 MWM Großzehengrundgelenk: laterales Gleiten

▸ **Indikation.** Schmerzen und/oder Bewegungseinschränkung am lateralen Metatarsophalangealgelenk bei Extension unter Belastung (hier: linke Großzehe).

▸ **ASTE**
- Patientin: Schrittstellung auf dem Boden, nicht betroffener Fuß vorn, Gewicht der Patientin gleichmäßig auf beide Seiten verteilt,
- Therapeut: kniend, medial auf Höhe des betroffenen (hinteren) Fußes der Patientin.

▸ **Kontaktposition.** Die Fingerbeeren der stabilisierenden linken Hand liegen dorso-lateral gelenknah an Os metatarsale I. Der Daumen umgreift den Os metatarsale I von medial. Daumen und Zeigefinger der rechten Hand umgreifen die Phalanx der Großzehe flächig, distal des Gelenkspaltes. Der Zeigefinger liegt im Zwischenraum der 1. und 2. Zehe.

▸ **Mobilisation.** Die gehaltene Mobilisation erfolgt durch einen Schub mit Daumen und Zeigefinger der Phalanx der Großzehe nach lateral. Falls die Zusatzbewegung schmerzfrei durchführbar ist, wird die Patientin aufgefordert, ihr Gewicht über die nicht betroffene Seite nach vorn zu schieben und am Ende der Bewegung die Ferse der betroffenen Seite abzuheben. Dadurch kommt es zu einer Extension der Großzehe (Ende der Standbeinphase = Abdruckphase des Fußes). In der ersten Behandlung werden 3 Serien × 10 Wdh. durchgeführt.

▸ **Praxistipp.** Falls sich die Bewegung nicht schmerzfrei durchführen lässt, kann die Schubrichtung leicht anguliert oder Traktion hinzugefügt werden. Auch die Veränderung der Dosierung (Stärke des Schubs) kann einen Einfluss auf eine erfolgreiche Behandlung haben.

▸ **Varianten**
- Als andere Ausgangsstellung kommt die Schrittstellung auf der Behandlungsbank (Cave: Sicherheit!) in Frage. Grundsätzlich sollte die Behandlung in einer ASTE erfolgen, bei der die Patientin die Möglichkeit hat, sich zu halten (z. B. Wand, Stuhl etc.).
- Eine mögliche Variante stellt die Rotation als passive Zusatzbewegung dar, die auch getaped werden kann. Das Tape wird in ▸ Abb. 4.3 gezeigt.

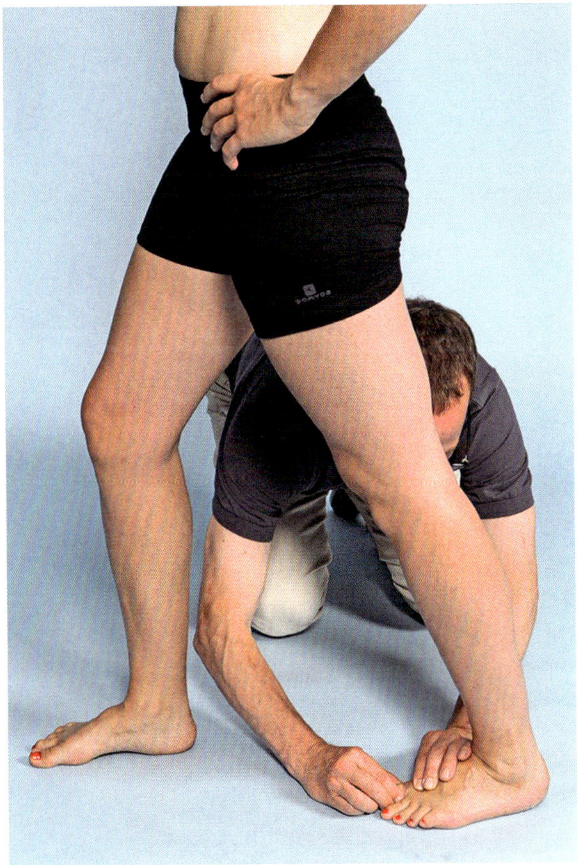

Abb. 4.5 ASTE – MWM Goßzehengrundgelenk – Gleiten lateral

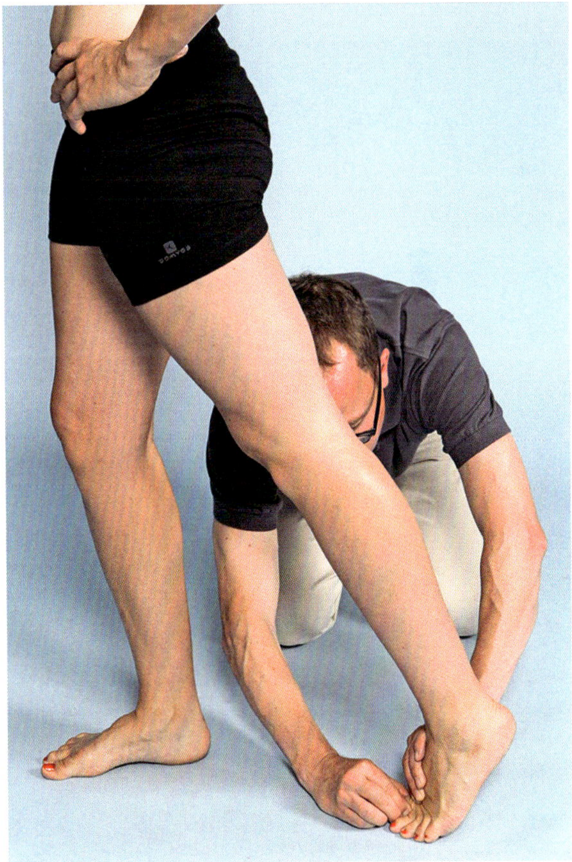

Abb. 4.6 ESTE – MWM Goßzehengrundgelenk – Gleiten lateral, Belastung

4.1.5 MWM Mittelfuß (Os metatarsale): Gleiten plantar

▶ **Indikation**

- Schmerzen und/oder Bewegungseinschränkung bei Bewegung des Fußes (z. B. Eversion),
- Schmerzen und/oder Bewegungseinschränkung bei Bewegung der Zehen (Flexion bzw. Extension),
- Schmerzen unter dem Quergewölbe des Fußes, Metatarsalgie.

▶ **ASTE**

- Patientin: Rückenlage an der Bankkante, betroffener Fuß (hier: rechter Fuß) hängt über das Bankende heraus,
- Therapeut: am Ende der Behandlungsbank, auf Höhe des betroffenen Fußes der Patientin. Blickrichtung zur Patientin.

▶ **Kontaktposition.** Die Fingerbeeren der stabilisierenden linke Hand des Therapeuten umgreifen das Os metatarsale II distal flächig von dorsal, der Daumen liegt plantar. Die Fingerbeeren der mobilisierenden rechten Hand liegen analog zur linken Hand auf dem Os metatarsale I.

▶ **Mobilisation.** Die gehaltene Mobilisation erfolgt durch einen Schub des Os metatarsale I nach dorsal. Falls die Zusatzbewegung schmerzfrei durchführbar ist, wird die Patientin aufgefordert, ihren Fuß aktiv in Eversion zu bewegen und anschließend wieder locker zu lassen. In der ersten Behandlung werden 3 Serien × 10 Wdh. durchgeführt.

▶ **Praxistipp**

- Falls sich die Bewegung nicht schmerzfrei durchführen lässt, kann die Schubrichtung leicht anguliert werden.
- Auch die Veränderung der Dosierung (Stärke des Schubs) kann einen Einfluss auf eine erfolgreiche Behandlung haben.

▶ **Varianten**

- Treten die Schmerzen und/oder Bewegungseinschränkung eher bei Bewegung der Zehen (Flexion bzw. Extension) auf oder klagt die Patientin über Schmerzen unter dem Quergewölbe des Fußes, dann kommt eine Behandlung der Ossa metatarsalia II–IV in Frage. Bei Bedarf kann die Behandlung auch proximal an den Ossa metatarsalia durchgeführt werden.
- Bei Beschwerden im Bereich des Mittelfußes unter Belastung kann ein Tape angelegt werden. Dieses Tape stellt sogleich das Heimprogramm dar und wird in ▶ Abb. 4.9 und ▶ Abb. 4.10 beschrieben.

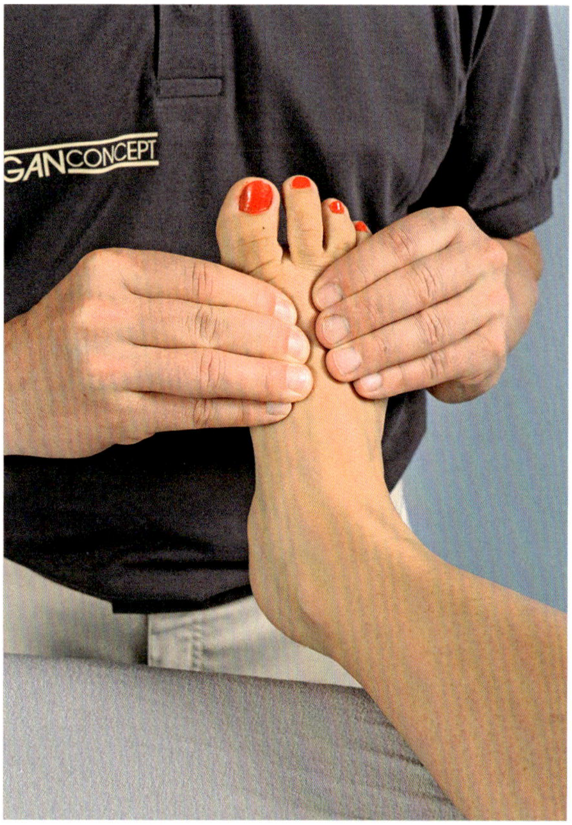

Abb. 4.7 ASTE – MWM Mittelfuß – Gleiten plantar

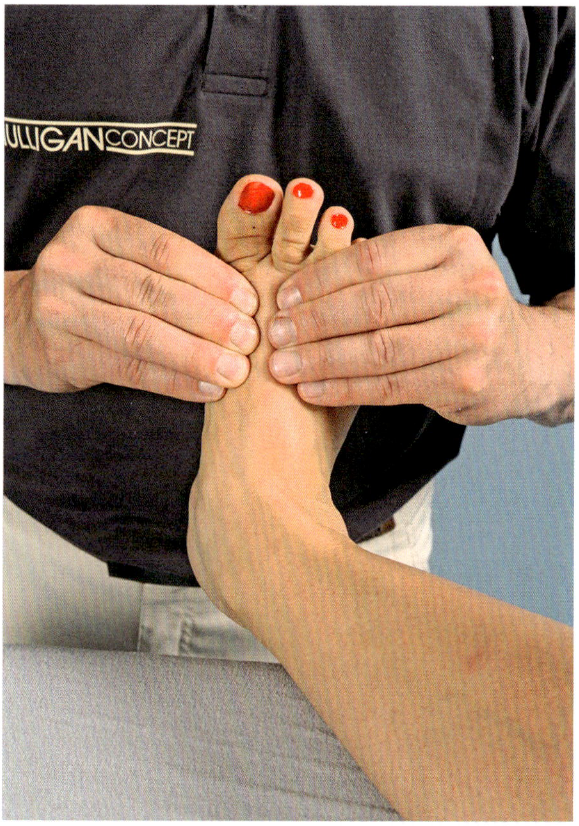

Abb. 4.8 ESTE – MWM Mittelfuß – Gleiten plantar, Eversion

4.1.6 Tape Mittelfußknochen (z. B. Os metatarsale V): Gleiten plantar

► **Indikation**

- Schmerzen und/oder Bewegungseinschränkung (z. B. bei Inversion) im Bereich des lateralen Mittelfußes, der sich durch eine Mobilisation des Os metatarsale V nach plantar beheben ließ,
- Schmerz bei Belastung/beim Gehen.

► **ASTE.** RL, Fuß in Überhang. Therapeut sitzt bzw. steht am Bankende.

► **Tapeanlage.** Es werden 2 Tapestreifen (2 cm bzw. 3,75 cm breit) mit jeweils ca. 10 cm benötigt. Das Tape beginnt dorsal an der Basis von Os metatarsale V. Während der Therapeut das Gleiten der Basis des Os metatarsale V nach plantar hält, zieht er das Tape faltenfrei Richtung Fußsohle nach unten. Das Tape endet plantar-medial auf Höhe des Os naviculare. Zur Verstärkung wird ein zweiter Tapestreifen deckungsgleich zum ersten Tapestreifen angelegt. Die Anwendedauer des Tapes beträgt 1–2 Tage.

► **Praxistipp**

- Die Hauptrichtung des Zugs geht nach unten Richtung Fußsohle, nicht horizontal nach medial!
- Bei Unverträglichkeit gegen Tape kann z. B. Fixomull Stretch als Unterzug verwendet werden.
- Die Haut sollte trocken, fettfrei und haarlos sein.
- Bei Hautirritationen (Jucken, Brennen etc.) muss das Tape sofort entfernt werden.

► **Varianten**

- Zur Verstärkung der Tapeanlage kann das distale Ende des Os metatarsale V in die Gegenrichtung getaped werden, also nach dorsal.
- Das Tape kann auch am medialen Fußrand appliziert werden (MT I/II).

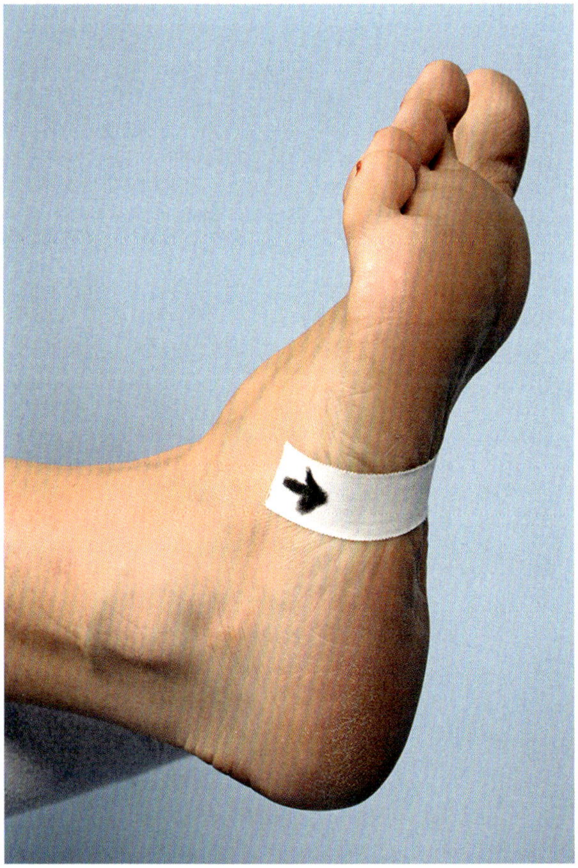

Abb. 4.9 Heimprogramm – Tape Mittelfußknochen – Gleiten plantar (Basis)

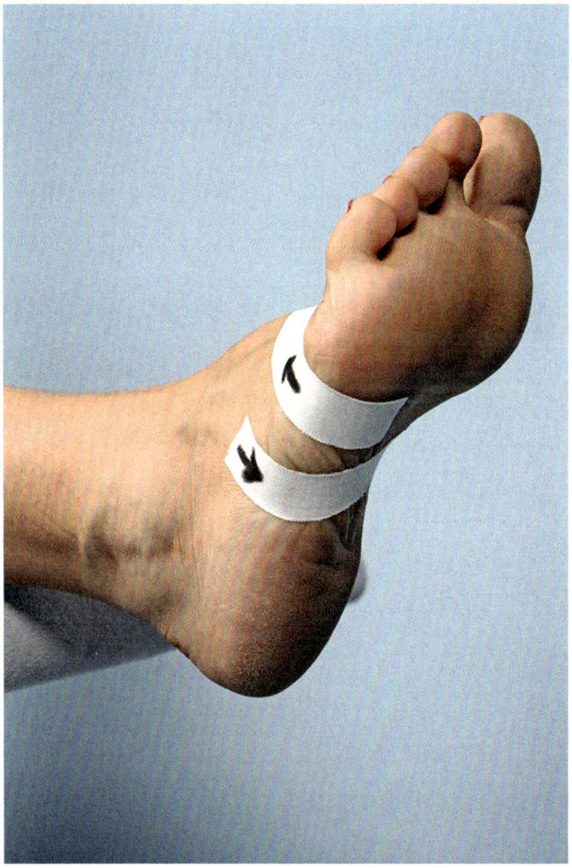

Abb. 4.10 Heimprogramm – Tape Mittelfußknochen – Gleiten distales Ende nach dorsal, zur Verstärkung

4.1.7 MWM Fußwurzel (Os cuboideum): Gleiten plantar

▸ **Indikation**
- Schmerzen und/oder Bewegungseinschränkung bei Belastung des lateralen Fußrands,
- Schmerzen beim Gehen, Z. n. Inversionstrauma.

▸ **ASTE**
- Patientin: Schrittstellung auf dem Boden, betroffener Fuß vorn, Gewicht der Patientin zu 80 % auf der nicht betroffenen Seite,
- Therapeut: kniend, seitlich auf Höhe des betroffenen Fußes der Patientin.

▸ **Kontaktposition.** Mit beiden Daumen des Therapeuten flächig nebeneinander bzw. übereinander von dorsal auf dem Os cuboideum des betroffenen Fußes der Patientin.

▸ **Mobilisation.** Die gehaltene Mobilisation erfolgt durch einen Schub des Os cuboideum nach plantar. Falls die Zusatzbewegung schmerzfrei durchführbar ist, wird die Patientin aufgefordert, ihren vorderen Fuß zu belasten, indem sie ihr Knie über den Fußaußenrand schiebt und anschließend wieder in die Ausgangsstellung zurückkehrt. In der ersten Behandlung werden 3 Serien × 10 Wdh. durchgeführt.

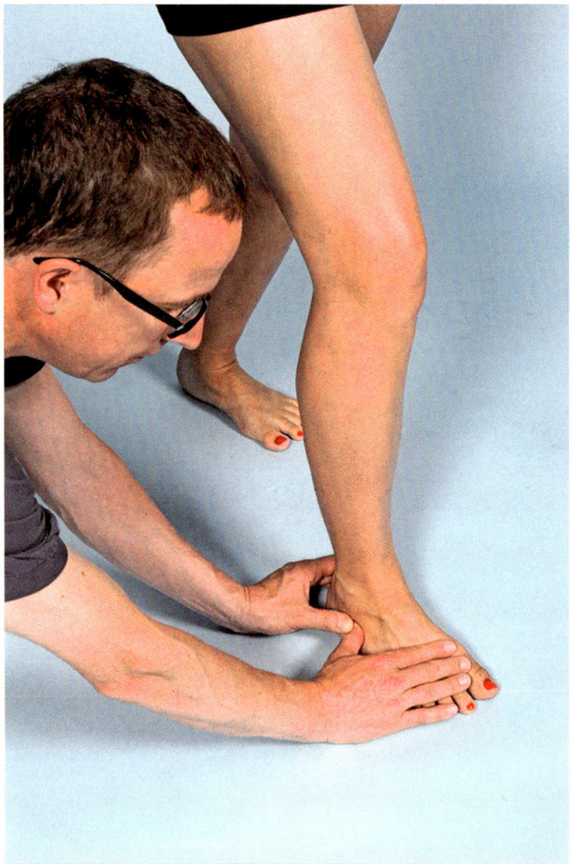

Abb. 4.11 ASTE – MWM Fußwurzel – Gleiten plantar

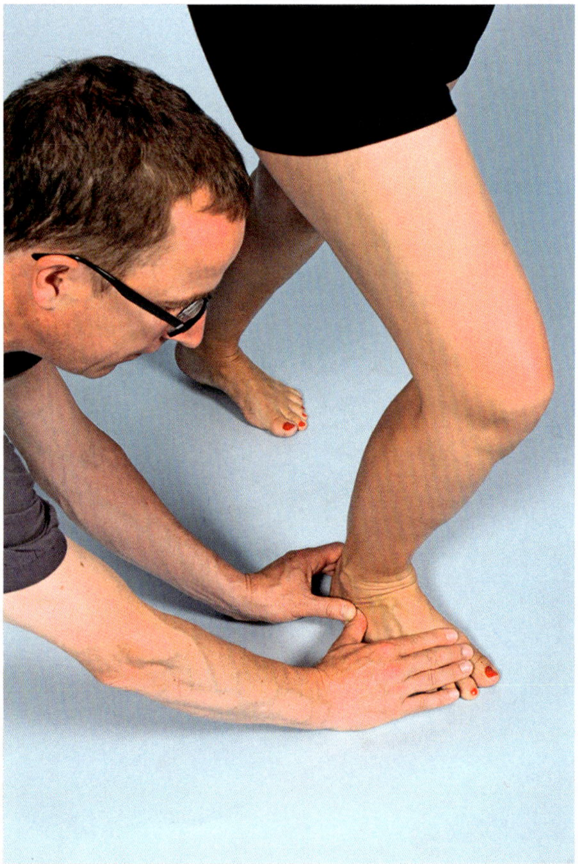

Abb. 4.12 ESTE – MWM Fußwurzel – Gleiten plantar, Belastung

► **Praxistipp**

- Falls sich die Bewegung nicht schmerzfrei durchführen lässt, kann die Schubrichtung leicht anguliert werden, z. B. mehr am medialen Rand des Os cuboideum in Richtung plantar. Auch die Veränderung der Dosierung (Stärke des Schubs) kann einen Einfluss auf eine erfolgreiche Behandlung haben.
- Da dieser Bereich am Fuß häufig druckschmerzhaft ist, empfiehlt es sich, den Kontaktpunkt am Os cuboideum zu polstern (z. B. mit einem Schwamm).

► **Varianten**

- Wenn die Schubrichtung nach plantar-medial eine schmerzfreie Bewegung nicht zulässt, kann die Schubrichtung in die Gegenrichtung nach dorsal (dorso-lateral) versucht werden. Hierzu legt man unter den lateralen Fußrand auf Höhe des Os cuboideum einen Gegenstand (z. B. Radiergummi, Ecke eines Sandsacks) und lässt die Patientin darüber mobilisieren.
- Als andere Ausgangsstellungen kommen die Schrittstellung auf der Behandlungsbank (Cave: Sicherheit!) und der Ein-Bein-Stand (betroffener Fuß auf einem Stuhl) in Frage.
- Die Behandlung mit MWMs bei Patienten mit Schmerzen im lateralen Fußbereich bei Bewegungen des Fußes (z. B. Inversion) kann auch unter Entlastung durchgeführt werden.
- Die Technik kann auch am Os naviculare durchgeführt werden

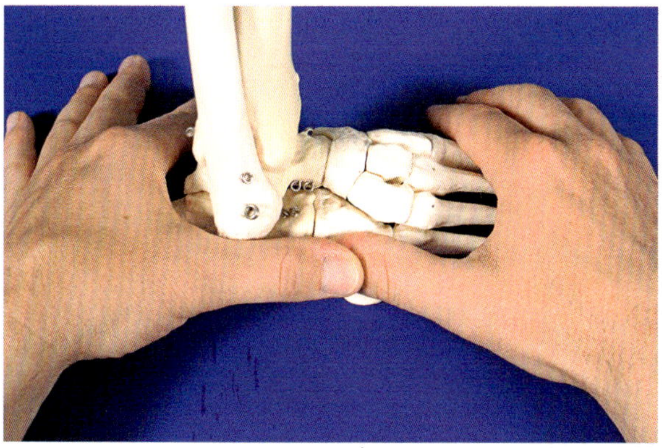

Abb. 4.13 Skelett – MWM Fußwurzel – Gleiten plantar

4.1.8 Tape Fußwurzel (z. B. Os naviculare)

▶ **Indikation**

- Schmerzen und/oder Bewegungseinschränkung im Bereich der medialen Fußwurzel, der sich durch eine Mobilisation des Os naviculare nach dorsal beheben ließ,
- Schmerzen bei Belastung/beim Gehen.

▶ **ASTE.** RL, Fuß in Überhang. Therapeut sitzt bzw. steht am Bankende.

▶ **Tapeanlage.** Es werden 2 Tapestreifen (3,75 bzw. 2 cm breit) mit jeweils ca. 10 cm benötigt. Das Tape beginnt plantar unterhalb des Os naviculare. Während der Therapeut ein Gleiten des Os naviculare nach dorsal hält, zieht er das Tape faltenfrei Richtung Fußrücken nach oben. Das Tape endet dorso-lateral auf dem Fußrücken. Zur Verstärkung wird ein zweiter Tapestreifen deckungsgleich zum ersten Tapestreifen angelegt. Die Anwendedauer des Tapes beträgt 1–2 Tage.

▶ **Praxistipp**

- Die Hauptrichtung des Zugs geht nach oben Richtung Fußrücken, nicht horizontal nach lateral!
- Bei Unverträglichkeit gegen Tape kann z. B. Fixomull Stretch als Unterzug verwendet werden.
- Die Haut sollte trocken, fettfrei und haarlos sein.
- Bei Hautirritationen (Jucken, Brennen etc.) muss das Tape sofort entfernt werden.

▶ **Varianten.** Zur Verstärkung der Tapeanlage kann der beteiligte Gelenkpartner (hier: Os cuneiforme I) in die Gegenrichtung getaped werden, also nach plantar, wobei sich die beiden Tapes nicht berühren sollten (siehe ▶ Abb. 4.15).

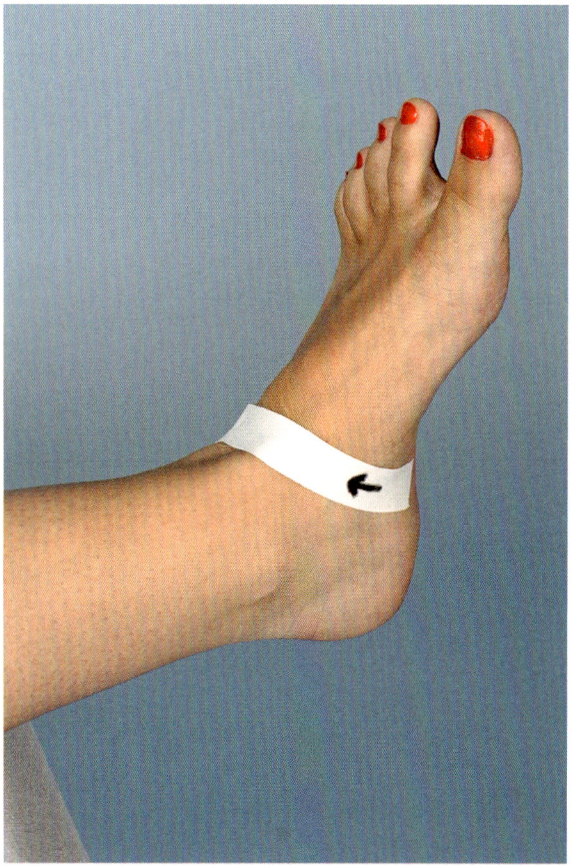

Abb. 4.14 Heimprogramm – Tape Fußwurzel – Gleiten dorsal

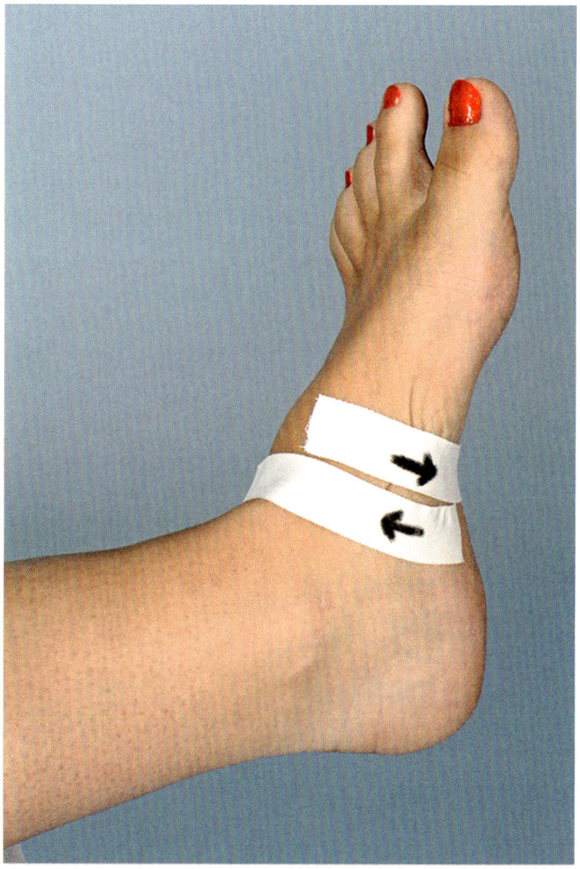

Abb. 4.15 Heimprogramm – Tape Fußwurzel – Gleiten plantar (Os cuneiforme I), zur Verstärkung

4.1.9 Tape Kalkaneus

► **Indikation.** Schmerzen und/oder Bewegungseinschränkung unter Belastung im Bereich des subtalaren Gelenkes (z. B. beim Gehen/Joggen), „Fersensporn".

► **ASTE.** SL auf der Bank, betroffenes Sprunggelenk/Fuß hängt über den Bankrand heraus. Fuß ist ungefähr in Nullstellung im oberen Sprunggelenk eingestellt.

► **Tapeanlage.** Es werden 2 Tapestreifen mit jeweils 20–30 cm benötigt. Das Tape beginnt am lateralen Kalkaneus. Therapeut mobilisiert den Kalkaneus in Außenrotation und Varusstellung. Während der Therapeut die Position hält, wird das Tape diagonal über den Malleolus medialis gezogen und endet ventro-lateral am Unterschenkel. Ein zweiter Tapestreifen wird deckungsgleich, ebenfalls mit starkem Zug, über dem ersten Tapestreifen angebracht. Die Anwendedauer des Tapes beträgt 1–2 Tage.

► **Praxistipp**

- Bei Unverträglichkeit gegen Tape kann z. B. Fixomull Stretch als Unterzug verwendet werden.
- Die Haut sollte trocken, fettfrei und haarlos sein.
- Bei Hautirritationen (Jucken, Brennen etc.) muss das Tape sofort entfernt werden.
- Die ersten Schritte fallen der Patientin aufgrund der starken Korrektur schwer! Um Probleme beim Gehen mit dem M. tibialis ventral zu vermeiden, darf das Tape nicht zu weit distal am Unterschenkel liegen.
- Bei Tapeanlage am hinteren Kalkaneusanteil erfolgt die Korrektur mehr in Rotation, bei Anlage am vorderen Kalkaneusanteil mehr in Adduktion. Beides kann bei der Anlage von 2 Tapestreifen auch kombiniert werden.

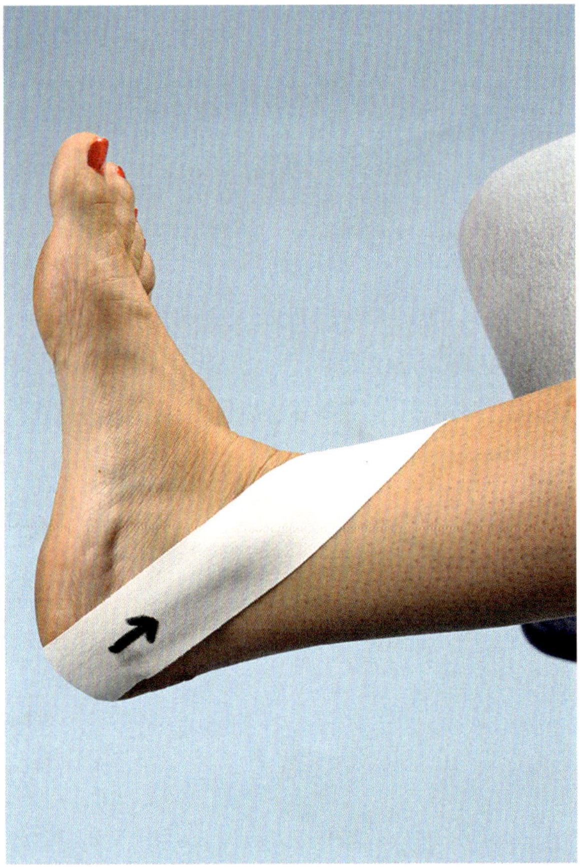

Abb. 4.16 Heimprogramm – Tape Kalkaneus

4.1.10 MWM oberes Sprunggelenk (OSG): Gleiten dorsal

▶ **Indikation.** Schmerzen und/oder Bewegungseinschränkung bei Dorsalextension.

▶ **ASTE**

- Patientin: Rückenlage bzw. entspannter Langsitz auf der Bank, betroffener Fuß liegt frei über der Bankkante, ggf. Unterlagerung des Knies,
- Therapeut: Stand frontal-lateral zur Behandlungsbank auf Höhe des betroffenen Fußes der Patientin.

▶ **Kontaktposition.** Mit einem lumbrikalen Griff umgreift der Therapeut den ventralen Aspekt des Talus der Patientin. Die andere Hand des Therapeuten umfasst den Kalkaneus.

▶ **Mobilisation.** Die Mobilisation erfolgt durch einen Schub des Talus nach dorsal (AP) und ggf. einem gleichzeitigen Zug des Kalkaneus bodenwärts. Falls die Zusatzbewegung schmerzfrei durchführbar ist, wird die Patientin aufgefordert, ihren Fuß schmerzfrei so weit wie möglich nach oben zu ziehen und anschließend wieder locker zu lassen. In der ersten Behandlung werden 3 Serien × 10 Wdh. durchgeführt.

▶ **Praxistipp**

- Falls sich die Bewegung nicht schmerzfrei durchführen lässt, kann die Schubrichtung leicht anguliert werden, z. B. mehr in Richtung dorso-lateral bzw. dorso-medial. Auch die Veränderung der Dosierung (Stärke des Schubs) kann einen Einfluss auf eine erfolgreiche Behandlung haben.
- Falls die Mobilisation durch die aktive Anspannung der Extensorensehnen nicht suffizient möglich ist, kann die Patientin die DEXT zunehmend assistiv über den Gurt durchführen.
- Diese Technik kommt insbesondere bei akuten Beschwerden und bei Patienten zur Anwendung, die noch nicht belasten dürfen.

▶ **Varianten.** Der Überdruck erfolgt über einen Gurt, der um den Fuß der Patientin gelegt wird. Am Ende der aktiven Bewegung zieht die Patientin den Fuß passiv mit Hilfe des Gurtes weiter in Dorsalextension.

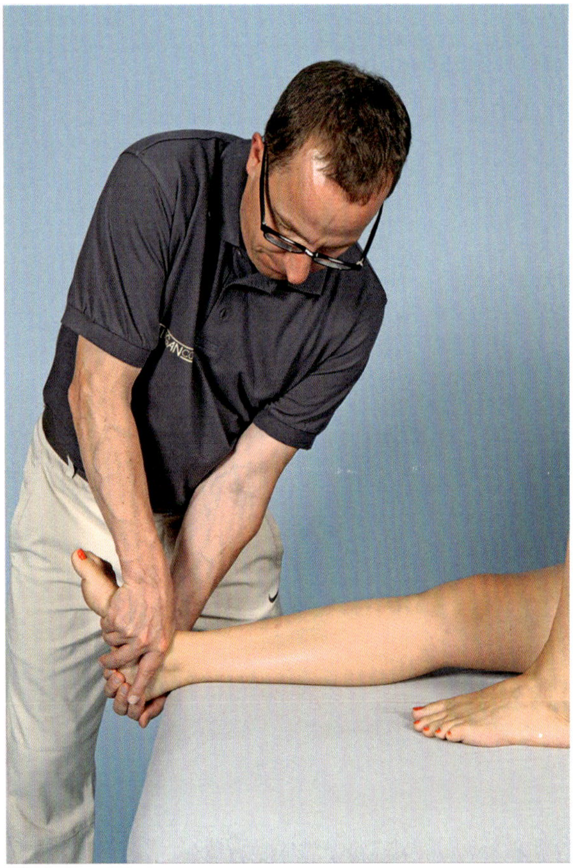

Abb. 4.17 ASTE – MWM oberes Sprunggelenk – Gleiten dorsal

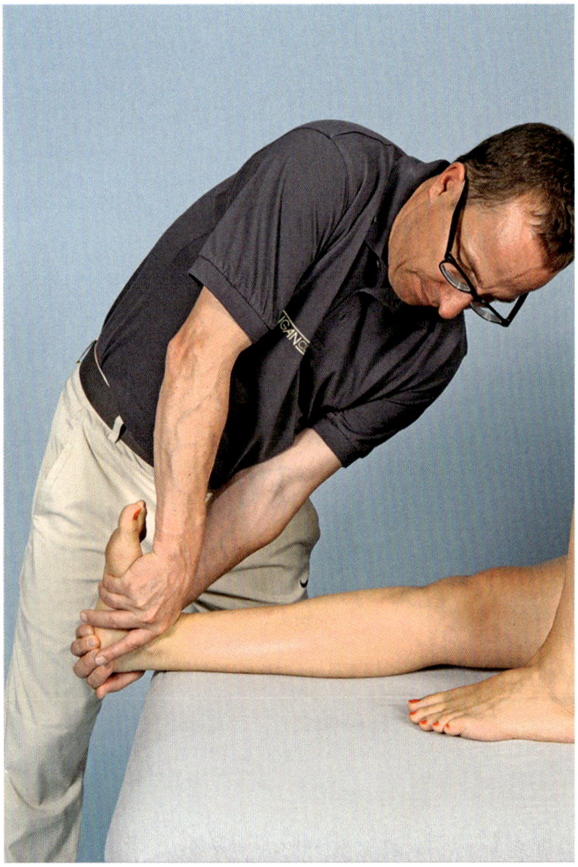

Abb. 4.18 ESTE – MWM oberes Sprunggelenk – Gleiten dorsal, Dorsalextension

4.1.11 MWM oberes Sprunggelenk (OSG): ventrales Gleiten Unterschenkel mit Gurt

▶ **Indikation**

- Schmerzen und/oder Bewegungseinschränkung bei Dorsalextension unter Belastung,
- Schmerzen und/oder Bewegungseinschränkung beim Gehen (z. B. bergauf).

▶ **ASTE**

- Patientin: Ein-Bein-Kniestand am Bankende, der Fuß des betroffenen Beins steht an der Bankkante, ggf. Unterlagerung des kontralateralen Knies,
- Therapeut: stabiler Stand vor der Behandlungsbank mit Blickrichtung zur Patientin.

▶ **Kontaktposition.** Der Gurt läuft horizontal rechtwinkelig zum Unterschenkel sowie gelenknah zum oberen Sprunggelenk der Patientin, leicht oberhalb der Malleolengabel, um das Becken des Therapeuten. Mit einem lumbrikalen Griff widerlagert der Therapeut den proximalen Talus der Patientin nach dorsal (handelt es sich um das rechte OSG der Patientin, widerlagert die rechte Hand des Therapeuten den Talus der Patientin, um so das Fußlängsgewölbe zu stabilisieren). Die andere, freie Hand des Therapeuten liegt überlappend über der anderen Hand oder am Knie der Patientin.

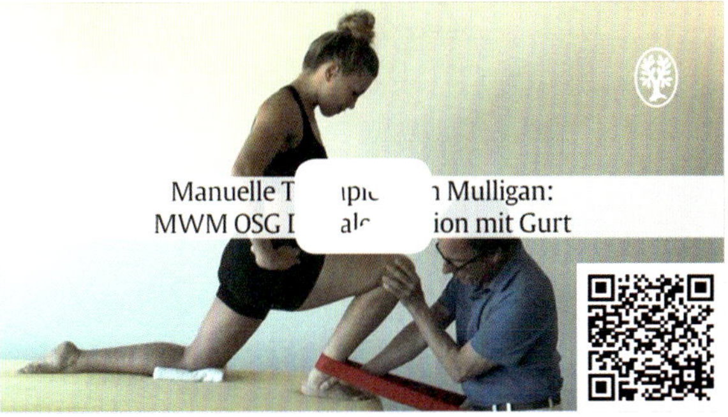

Video 4.1 MWM OSG Dorsalextension mit Gurt

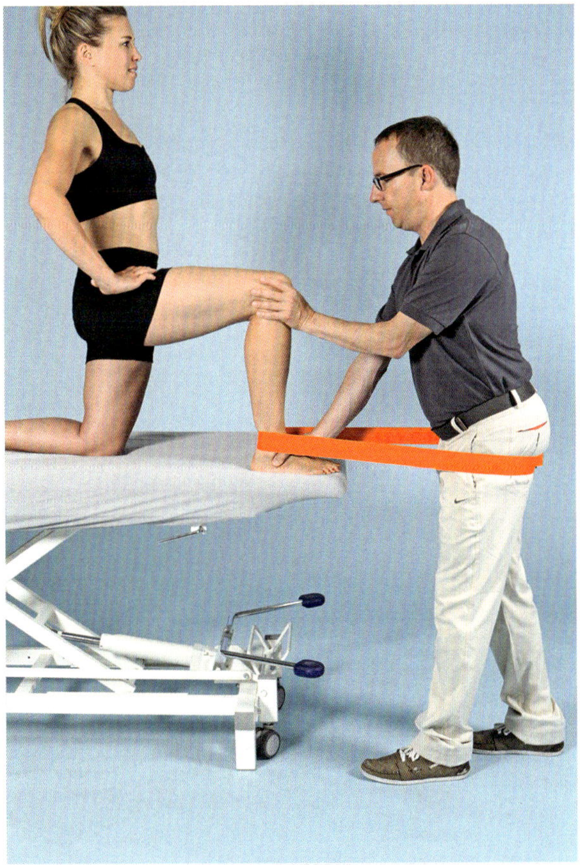

Abb. 4.19 ASTE – MWM oberes Sprunggelenk – Gleiten ventral (Unterschenkel) mit Gurt im Kniestand

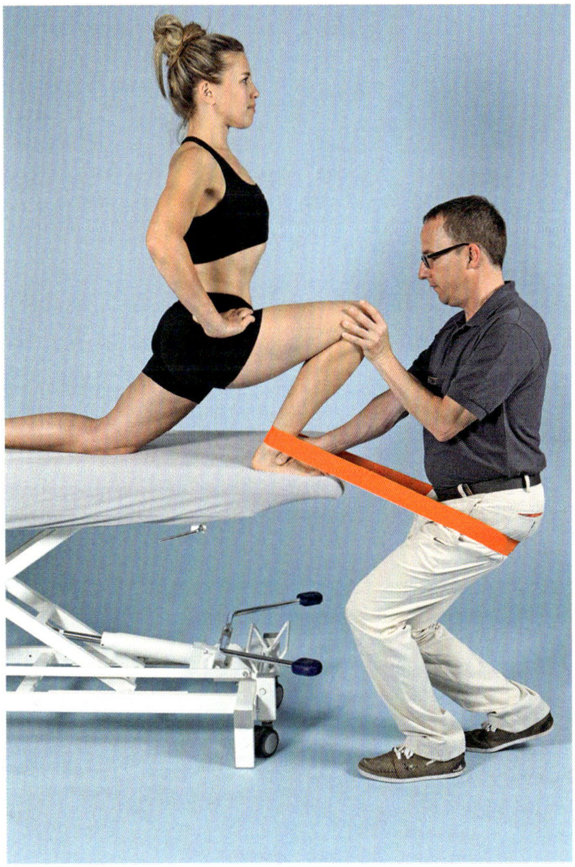

Abb. 4.20 ESTE – MWM oberes Sprunggelenk – Gleiten ventral (Unterschenkel) mit Gurt im Kniestand, Dorsalextension

▸ **Mobilisation.** Die Mobilisation des Unterschenkels nach ventral erfolgt durch eine Verlagerung des Beckens des Therapeuten nach hinten. Falls die gehaltene Zusatzbewegung schmerzfrei durchführbar ist, wird die Patientin aufgefordert, ihren Unterschenkel über den Fuß nach vorn zu schieben, während der Therapeut das Gleiten hält. Bei zunehmender Beweglichkeit im OSG geht der Therapeut immer mehr in die Hocke. In der ersten Behandlung werden 3 Serien × 10 Wdh. durchgeführt.

▸ **Praxistipp**

- Falls sich die Bewegung nicht schmerzfrei durchführen lässt, kann die Zugrichtung leicht anguliert werden, z. B. mehr in Richtung ventro-lateral bzw. ventro-medial. Auch die Veränderung der Dosierung (Stärke des Zugs) kann einen Einfluss auf eine erfolgreiche Behandlung haben.
- Die Startposition für die Behandlung ist i. d. R. in Nullstellung des oberen Sprunggelenks.
- Die Gurtanlage befindet sich ca. 4 cm kranial vom Ansatz der Achillessehne, in jedem Fall oberhalb der Malleolengabel.
- Während der Mobilisation ist darauf zu achten, dass der Gurt immer parallel zur Behandlungsebene bzw. in einem Winkel von 90° zum Unterschenkel verläuft. Bei richtiger Ausführung hat der Gurt immer Kontakt zum Unterschenkel.
- Bei einer Überempfindlichkeit im Bereich des Achillessehnenansatzes kann der Gurt mit einem Handtuch bzw. Polster unterlagert werden.
- Die Behandlungsbank sollte grundsätzlich an der Wand stehen, um der Patientin die Möglichkeit zu geben, sich zu halten (Sicherheit!).

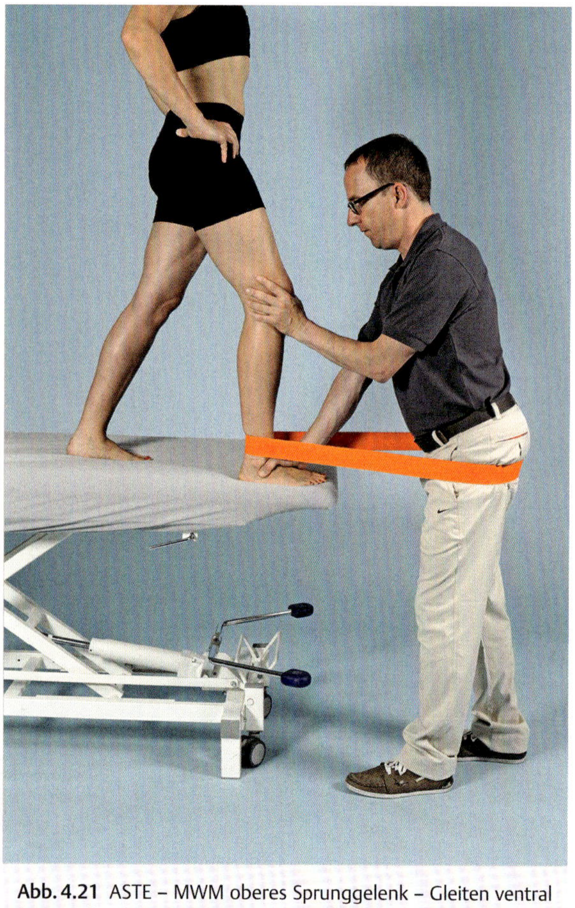

Abb. 4.21 ASTE – MWM oberes Sprunggelenk – Gleiten ventral (Unterschenkel) mit Gurt in Schrittstellung

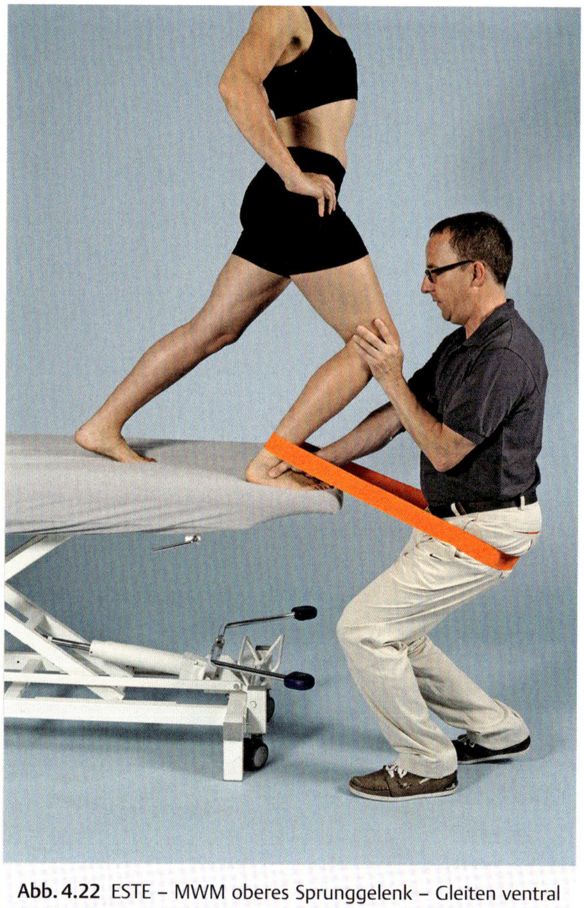

Abb. 4.22 ESTE – MWM oberes Sprunggelenk – Gleiten ventral (Unterschenkel) mit Gurt in Schrittstellung, Dorsalextension

▶ **Varianten.** Als Progression kann die Technik auch im Stand (Schrittstellung oder paralleler Stand) auf der Bank durchgeführt werden. Diese Technik ist in ▶ Abb. 4.21 bzw. ▶ Abb. 4.22 gezeigt. Ist ein sicherer Ein-Bein-Kniestand bzw. Stand auf der Behandlungsbank nicht möglich, kann die Technik auch manuell auf einem Stuhl durchgeführt werden. Diese Technik ist in ▶ Abb. 4.23 bzw. ▶ Abb. 4.24 dargestellt.

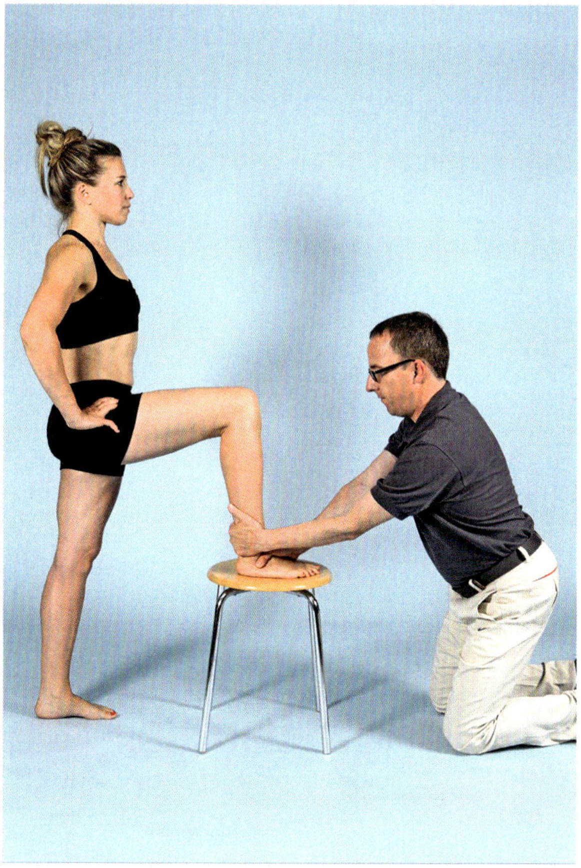

Abb. 4.23 ASTE – MWM oberes Sprunggelenk – Gleiten ventral (Unterschenkel)

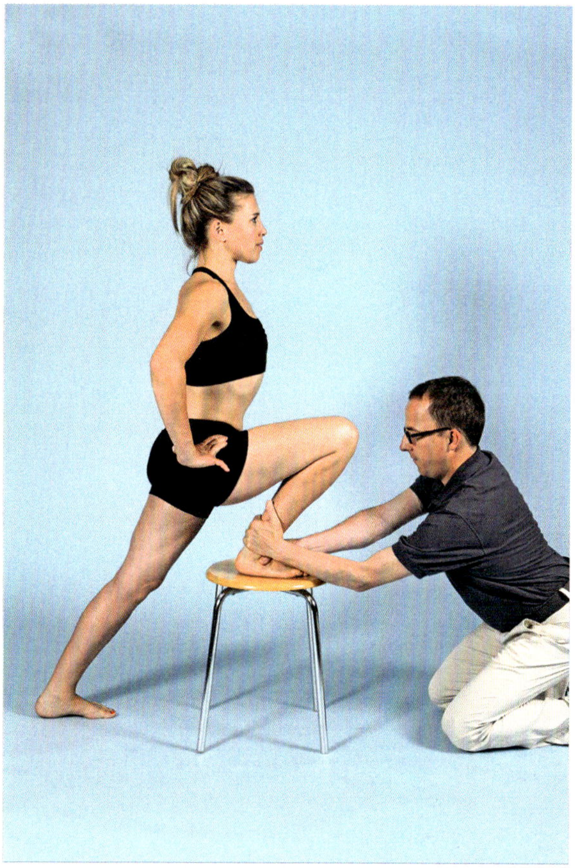

Abb. 4.24 ESTE – MWM oberes Sprunggelenk – Gleiten ventral (Unterschenkel), Dorsalextension

4.1.12 Tape Talus

► **Indikation**

- Schmerzen und/oder Bewegungseinschränkung im Bereich des oberen Sprunggelenks (OSG), der/die sich durch eine Mobilisation des OSG beheben ließ,
- Schmerzen bei Belastung/beim Gehen (z. B. Abrollphase).

► **ASTE.** RL, Fuß in Überhang (Mittelstellung), Therapeut steht am Bankende.

► **Tapeanlage.** Es wird ein Tapestreifen (2 cm, ggf. 3,75 cm) zirkulär bzw. 2 Tapestreifen nicht-zirkulär mit einer Länge von ca. 20–30 cm mittig über dem Talus und dorsal am Kalkaneus angelegt. Ziel des Tapes ist eine konstante Mobilisation des Talus nach dorsal während Bewegung/Belastung. Die Anwendedauer des Tapes ist deshalb kurz, z. B. während des Heimprogramms (z. B. aktive DEXT im Stand) oder beim Gehen/Joggen.

► **Praxistipp**

- Tape mit mäßigem Zug/Druck anlegen!
- Bei Unverträglichkeit gegen Tape kann z. B. Fixomull Stretch als Unterzug verwendet werden.
- Die Haut sollte trocken, fettfrei und haarlos sein.
- Bei Hautirritationen (Jucken, Brennen etc.) muss das Tape sofort entfernt werden.

► **Varianten.** Wenn das Tape stark einschneidet und bei Bewegung/Belastung unangenehm ist, muss die Tapeanlage mit weniger Zug/Druck erneuert werden.

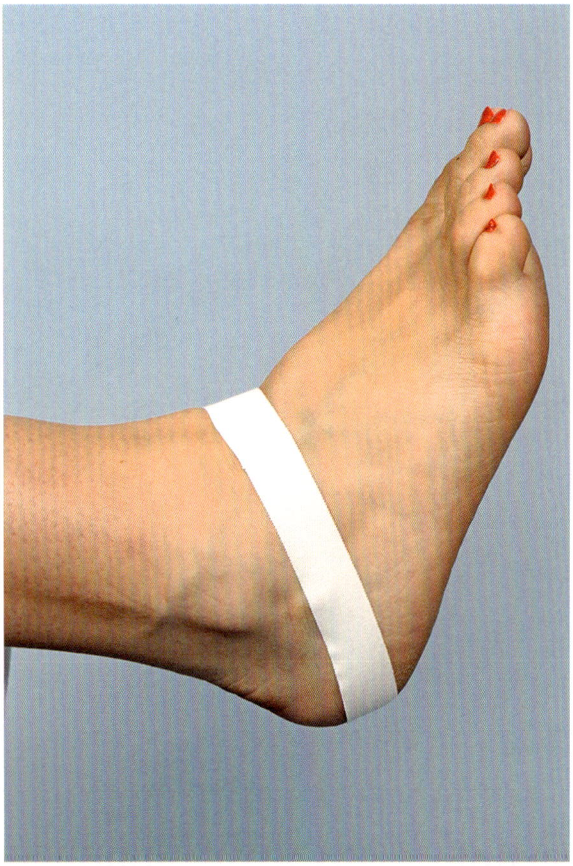

Abb. 4.25 Heimprogramm – Tape Talus, Anlage

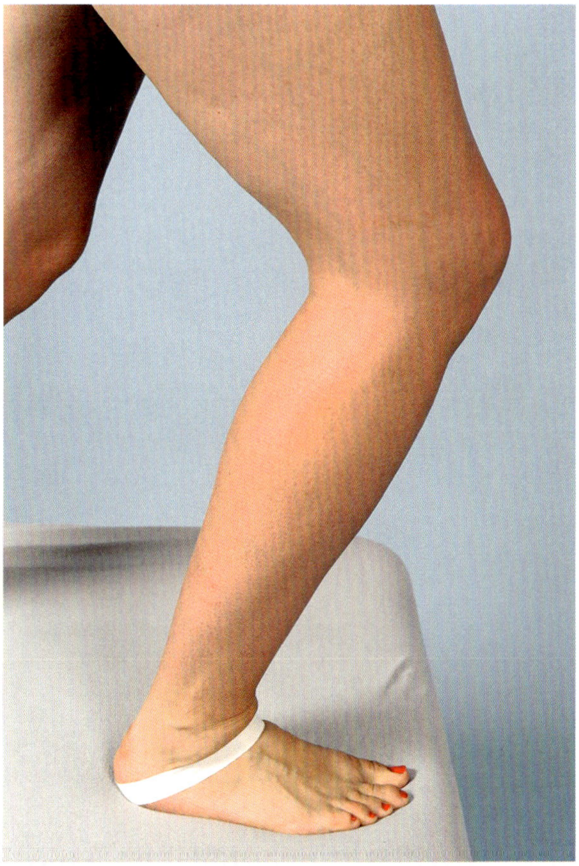

Abb. 4.26 Heimprogramm – Tape Talus, unter Belastung

4.1.13 Passive Mobilisation OSG: Gleiten ventral

► **Indikation.** Schmerzen und/oder Bewegungseinschränkung bei Plantarflexion.

► **ASTE**

- Patientin: Rückenlage bzw. entspannter Sitz auf der Bank, betroffener Fuß steht an der Bankkante am Ende der Liege, sodass die Ferse in der Ecke der Bank platziert ist. Das Knie der Patientin auf der betroffenen Seite ist ca. 90° flektiert,
- Therapeut: Schrittstellung, seitlich an der Ecke der Behandlungsbank auf Höhe des betroffenen Fußes des Patienten, Blickrichtung zur Patientin.

► **Kontaktposition.** Daumen- und Kleinfingerballen der kranialen Hand des Therapeuten umfassen den Unterschenkel der Patientin gelenknah. Mit einem lumbrikalen Griff der anderen Hand umgreift der Therapeut den ventralen Aspekt des Talus der Patientin (► Abb. 4.28).

► **Mobilisation.** Die Hand am Unterschenkel schiebt Tibia und Fibula so weit nach dorso-kranial wie möglich. Hierbei bewegt sich der Fuß der Patientin in eine verriegelte Stellung (max. Dorsalextension). Unter Beibehaltung dieses Schubs umgreift die andere Hand den ventralen Aspekt des Talus und zieht diesen auf einer gebogenen Bahn nach ventro-kaudal („Roll-Gleiten"). Lässt sich die Bewegung schmerzfrei durchführen, wird diese 3–6 × wiederholt.

► **Praxistipp**

- Falls sich die Bewegung nicht schmerzfrei durchführen lässt, kann die Zugrichtung leicht anguliert werden, z. B. mehr in Richtung ventro-lateral bzw. ventro-medial. Auch die Veränderung der Dosierung (Stärke des Zugs) kann einen Einfluss auf eine erfolgreiche Behandlung haben.
- Beachte: Bei dieser Technik handelt es sich um eine rein passive Mobilisationstechnik, bei der die Patientin keine aktive Bewegung ausführt. Durch die starke Widerlagerung am Unterschenkel wird bei dieser Technik wenig passive Bewegung erwartet.
- Vorsicht: Ein starker Druck der mobilisierenden Hand auf den Fuß in Richtung Plantarflexion muss in der verriegelten Stellung vermieden werden, da es dadurch zu einer erhöhten Kompression im dorsalen Kompartment des oberen Sprunggelenkes kommen kann (Schmerz!).

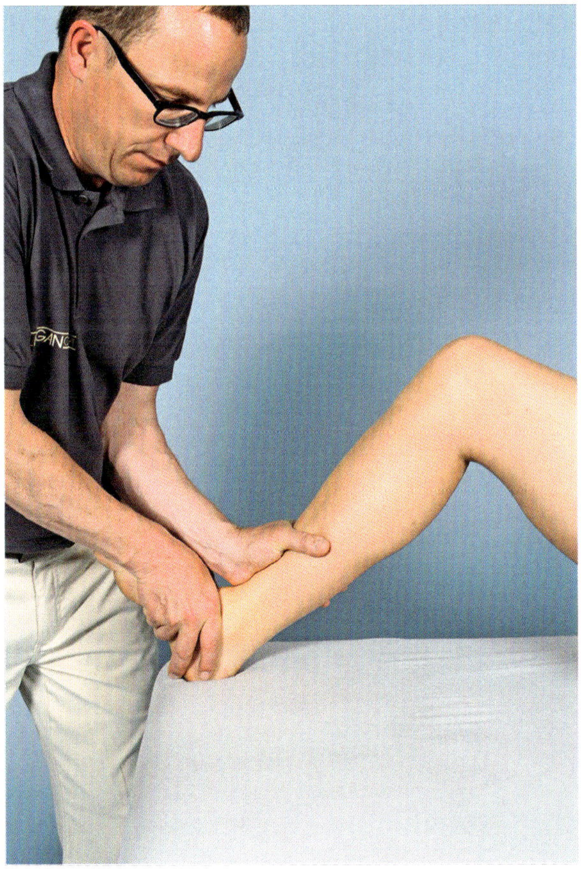

Abb. 4.27 ESTE – passive Mobilisation OSG – Gleiten ventral

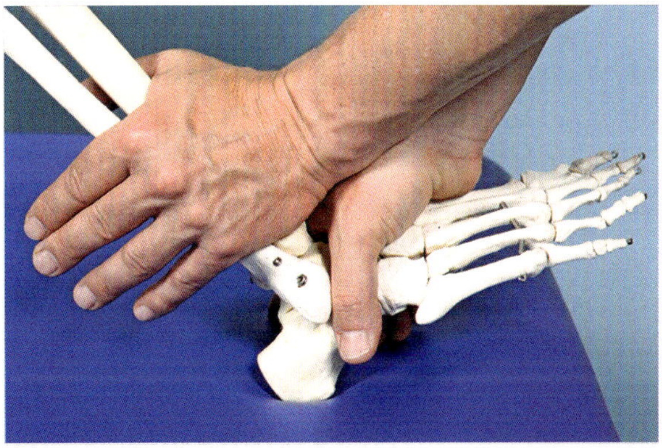

Abb. 4.28 Skelett – passive Mobilisation OSG – Gleiten ventral

4.1.14 MWM distale Fibula (OSG) Inversion: Gleiten dorsal

► **Indikation**

- Schmerzen und/oder Bewegungseinschränkung bei Inversion,
- Z. n. Inversionstrauma,
- Rezidivierende Schwellungsneigung OSG.

► **ASTE**

- Patientin: Rückenlage bzw. entspannter Langsitz auf der Bank, betroffener Fuß liegt frei, über der Bankkante ggf. Unterlagerung des Knies,
- Therapeut: Stand am Ende der Behandlungsbank mit Blickrichtung zur Patientin.

► **Kontaktposition.** Therapeut umgreift die distale Fibulaspitze von ventral mit dem Thenar. Die Finger liegen locker um die Achillessehne. Die andere Hand widerlagert die Tibia von dorsal und verhindert so deren Mitbewegung. Die Finger liegen überlappend um die Finger der anderen Hand.

► **Mobilisation.** Die Mobilisation erfolgt durch einen Schub der distalen Fibula nach dorso-kranial. Bewegt sich der Fuß in Richtung Eversion, so erfolgt die Mobilisation in der richtigen Behandlungsebene. Falls die Zusatzbewegung schmerzfrei durchführbar ist, wird die Patientin aufgefordert, ihren Fuß schmerzfrei so weit wie möglich in Richtung Inversion zu ziehen und anschließend wieder locker zu lassen. In der ersten Behandlung werden 3 Serien × 10 Wdh. durchgeführt.

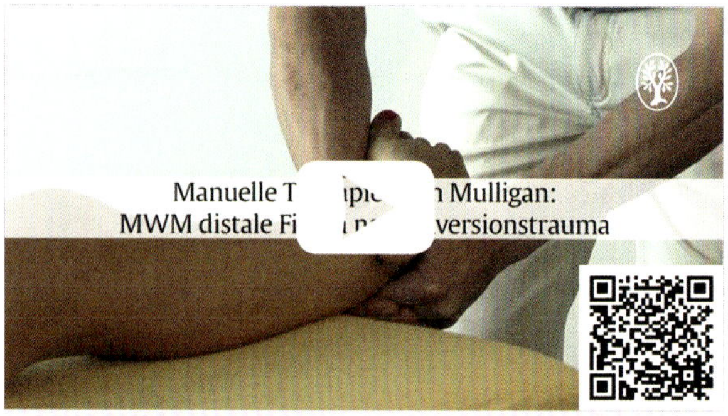

Video 4.2 MWM distale Fibula nach Inversionstraum

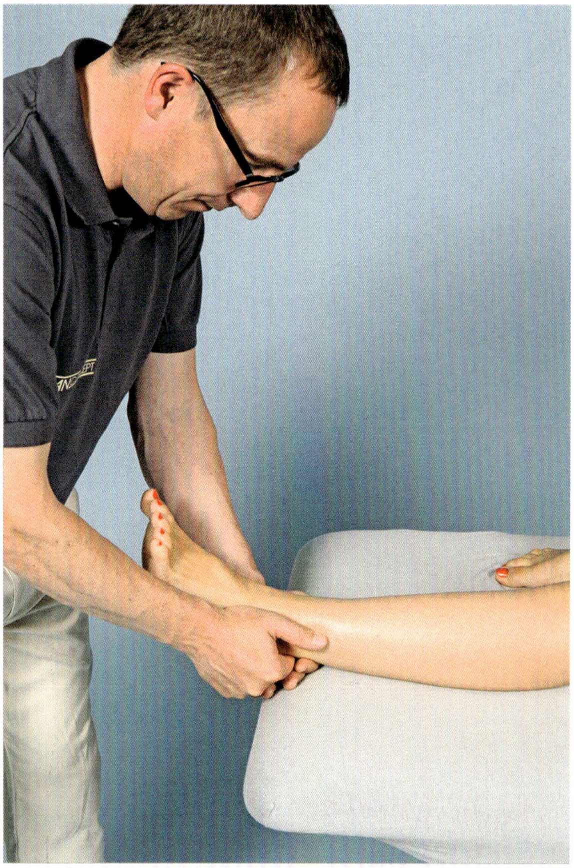

Abb. 4.29 ASTE – MWM distale Fibula – Gleiten dorsal

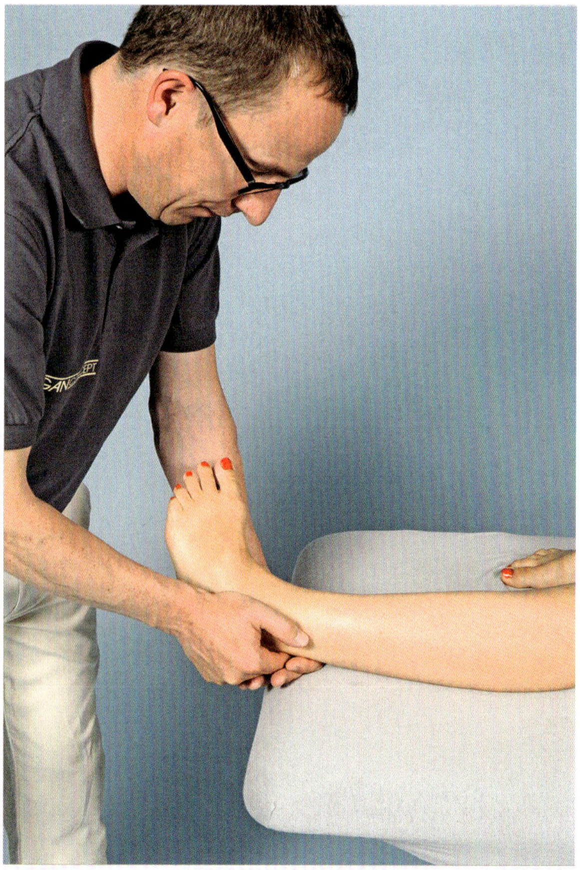

Abb. 4.30 ESTE – MWM distale Fibula – Gleiten dorsal, Inversion

▶ **Praxistipp**

- Das Gleiten der distalen Fibula kann einfacher erreicht werden, wenn der Therapeut eine ulnare Deviation im Handgelenk durchführt.
- Falls sich die Bewegung nicht schmerzfrei durchführen lässt, kann die Schubrichtung leicht anguliert werden, z. B. mehr in Richtung dorsal bzw. kranial. Auch die Veränderung der Dosierung (Stärke des Schubs) kann einen Einfluss auf eine erfolgreiche Behandlung haben.
- Die Technik kann auch mit anderen aktiven Fußbewegungen (z. B. DEXT) ausgeführt werden.
- Diese Technik kommt insbesondere bei akuten Beschwerden zur Anwendung und bei Patienten, die noch nicht belasten dürfen.
- Es empfiehlt sich, bei der Technik den Kontaktpunkt an der distalen Fibula zu polstern (z. B. mit einem Schwamm), um die Weichteile zu schonen und die Empfindlichkeit zu reduzieren.

▶ **Varianten.** Der Überdruck erfolgt über einen Gurt, der um den Fuß der Patientin gelegt wird, oder durch den Bauch bzw. den seitlichen Oberschenkel des Therapeuten. Die Behandlung der distalen Fibula unter Belastung ist in Kap. 4.1.16 beschrieben.

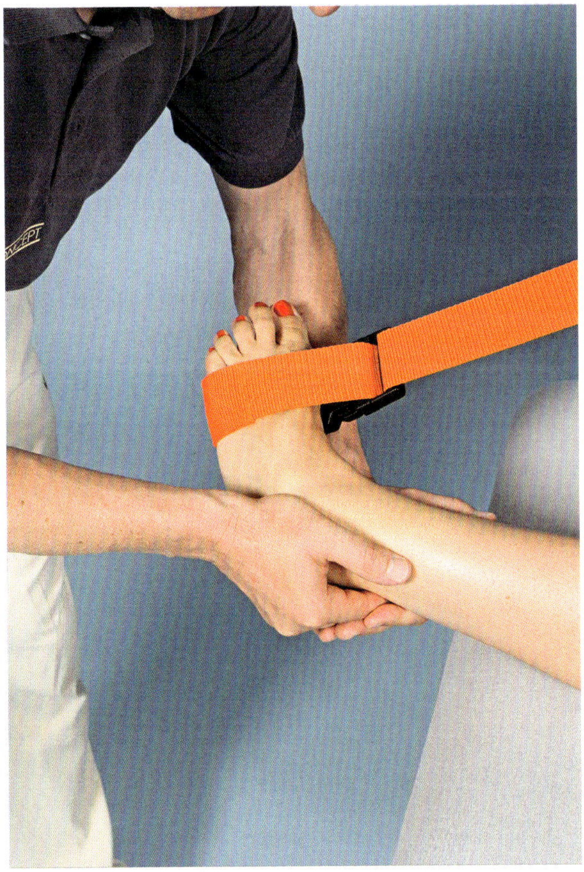

Abb. 4.31 ESTE – MWM distale Fibula – Gleiten dorsal, mit Überdruck

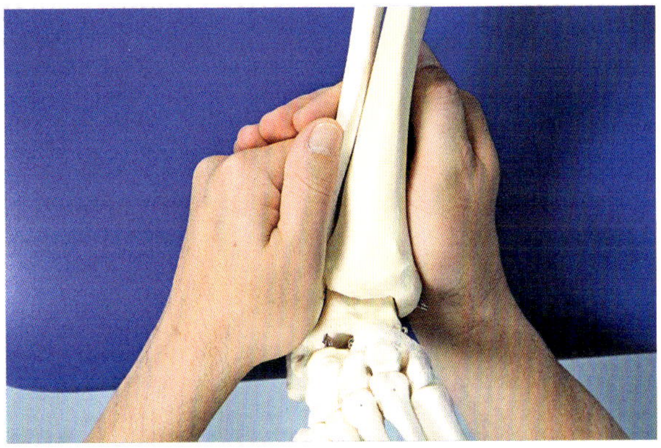

Abb. 4.32 Skelett – MWM distale Fibula – Gleiten dorsal, Handposition

4.1.15 Tape distale Fibula

► **Indikation.** Schmerzen und/oder Bewegungseinschränkung im oberen Sprunggelenk (z. B. Inversion), die sich durch eine Mobilisation der distalen Fibula nach dorso-kranial beheben ließen.

► **ASTE.** RL, Fuß und OSG hängen über den Bankrand heraus. Kniegelenk der Patientin ist ggf. unterlagert.

► **Tapeanlage.** Es werden 2 Tapestreifen (ein Streifen 5 cm breit und ein Streifen 3,75 cm breit oder 2 Streifen mit 3,75 cm Breite) mit jeweils ca. 20 cm benötigt. Das Tape beginnt vor und oberhalb des Malleolus lateralis (so, dass die Fibulaspitze frei bleibt). Der Fuß der Patientin wird passiv in 90°-Stellung gehalten. Während der Therapeut das Gleiten der distalen Fibula nach dorso-lateral hält, wird das Tape faltenfrei spiralförmig um den dorsalen Unterschenkel gezogen. Das Tape endet ventral an der distalen Tibia. Zur Verstärkung wird ein zweiter, ggf. schmalerer Tapestreifen deckungsgleich zum ersten Tapestreifen angelegt. Die Anwendedauer des Tapes beträgt 1–2 Tage.

► **Praxistipp**

- Das Tapeende und der Beginn des Tapes enden versetzt, aber parallel. Das Tape wird nicht zirkulär angelegt (um den Abfluss von Gewebsflüssigkeit zu ermöglichen). Dadurch kann das Tape auch bei Schwellung angewandt werden.
- Die Hauptrichtung des Zugs ist nach dorsal, nicht horizontal nach medial!
- Bei Unverträglichkeit gegen Tape kann z. B. Fixomull Stretch als Unterzug verwendet werden.
- Die Haut sollte trocken, fettfrei und haarlos sein.
- Bei Hautirritationen (Jucken, Brennen etc.) muss das Tape sofort entfernt werden.

► **Varianten.** Die Anwendung dieses Tapes kann mit dem Tape für die proximale Fibula (► Abb. 4.67) kombiniert werden, um die Effektivität zu erhöhen.

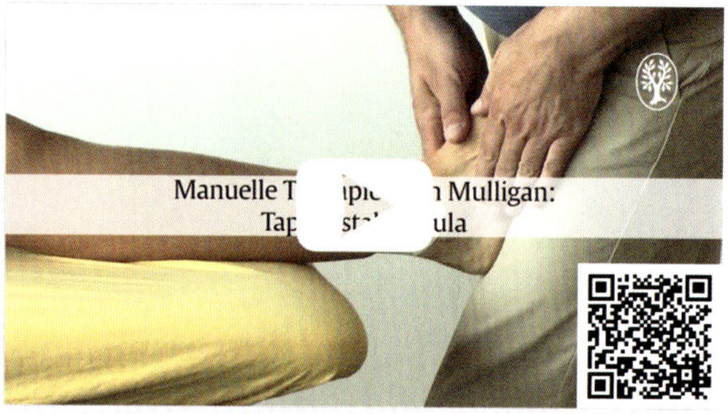

Video 4.3 Tape distale Fibula

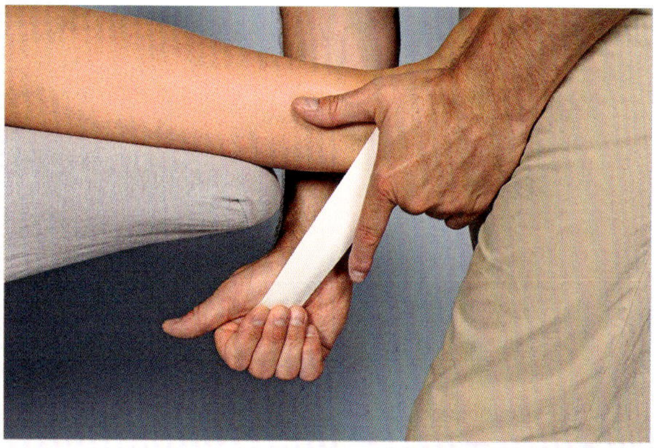

Abb. 4.33 Heimprogramm – Tape distale Fibula, Zugrichtung

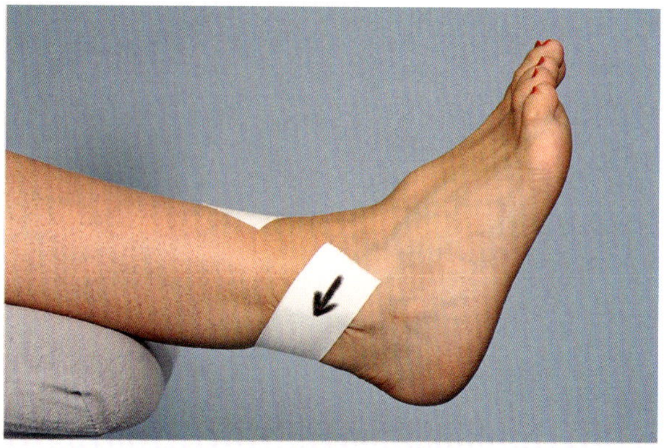

Abb. 4.34 Heimprogramm – Tape distale Fibula, Anlage

4.1.16 MWM distale Fibula (OSG): Gleiten dorsal in Belastung

► **Indikation**

- Schmerzen und/oder Bewegungseinschränkung bei Dorsalextension unter Belastung,
- Schmerzen und/oder Bewegungseinschränkung beim Gehen,
- Z. n. Inversionstrauma.

► **ASTE**

- Patientin: Ein-Bein-Kniestand am Bankende, Fuß des betroffenen Beins steht an der Bankkante, ggf. Unterlagerung des kontralateralen Knies,
- Therapeut: stabiler Stand vor der Behandlungsbank mit Blickrichtung zur Patientin.

► **Kontaktposition.** Die kontralaterale Hand des Therapeuten (betroffener linker Fuß der Patientin, rechte Hand des Therapeuten) umgreift die distale Fibula von ventral. Kontaktpunkt ist der Thenar. Die Finger liegen dorsal locker um die Achillessehne. Die andere Hand umgreift die Tibia von dorsal und verhindert eine Mitbewegung derselben. Die Finger der stabilisierenden Hand liegen überlappend mit den Fingern der anderen Hand um den distalen Unterschenkel.

► **Mobilisation.** Die Mobilisation erfolgt durch einen Schub der distalen Fibula nach dorso-kranial. Bei schmerzfreier Durchführung wird die passive Mobilisation gehalten, und die Patientin wird aufgefordert, ihren Unterschenkel über den Fuß nach vorn zu schieben, während der Therapeut das Gleiten hält. Bei zunehmender Beweglichkeit im OSG geht der Therapeut immer mehr in die Hocke. In der ersten Behandlung werden 3 Serien × 10 Wdh. durchgeführt.

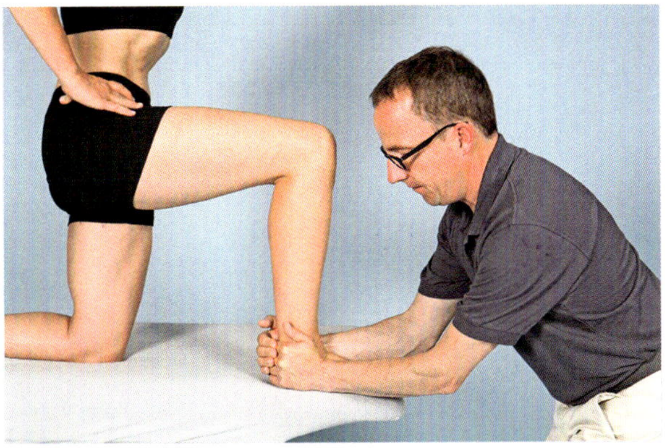

Abb. 4.35 ASTE – MWM distale Fibula – Gleiten dorsal im Kniestand

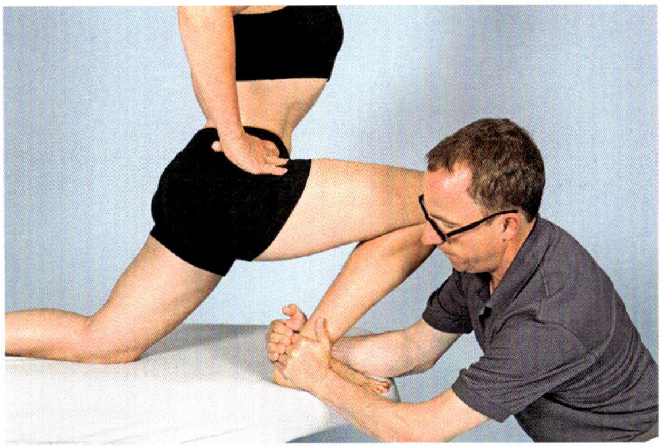

Abb. 4.36 ESTE – MWM distale Fibula – Gleiten dorsal im Kniestand, Dorsalextension

► **Praxistipp**

- Das Gleiten der distalen Fibula kann einfacher erreicht werden, wenn der Therapeut eine mediale Deviation im Handgelenk durchführt.
- Falls sich die Bewegung nicht schmerzfrei durchführen lässt, kann die Schubrichtung leicht anguliert werden, z. B. mehr in Richtung dorsal oder kranial. Auch die Veränderung der Dosierung (Stärke des Zugs) kann einen Einfluss auf eine erfolgreiche Behandlung haben.
- Der Unterarm des Therapeuten sollte der Bewegung des Unterschenkels der Patientin im Raum folgen.
- Die Startposition für die Behandlung ist i. d. R. in Nullstellung des oberen Sprunggelenks.
- Die Behandlungsbank sollte grundsätzlich an der Wand stehen, um der Patientin die Möglichkeit zu geben, sich zu halten (Sicherheit!).

► **Varianten.** Als Progression kann die Technik auch im Stand (z. B. Schrittstellung) auf der Bank durchgeführt werden. Diese Technik ist in ► Abb. 4.37 bzw. ► Abb. 4.38 dargestellt. Ist ein sicherer Ein-Bein-Kniestand bzw. Stand auf der Behandlungsbank nicht möglich, dann muss die Technik in Rückenlage, wie in Kap. 4.1.14 beschrieben, durchgeführt werden.

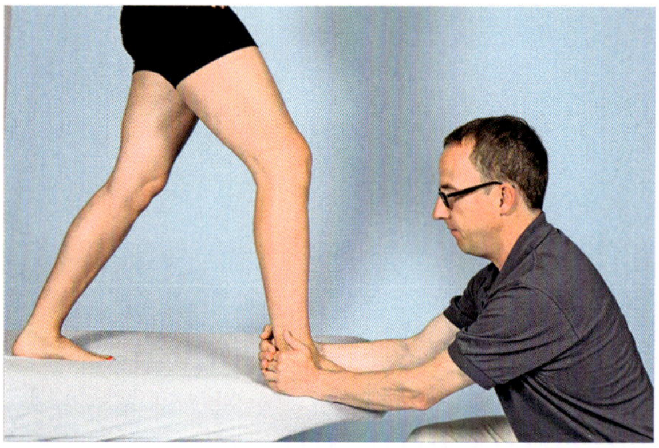

Abb. 4.37 ASTE – MWM distale Fibula – Gleiten dorsal im Stand

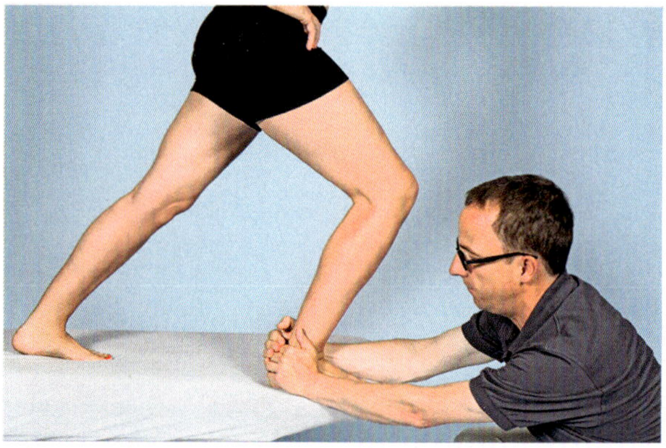

Abb. 4.38 ESTE – MWM distale Fibula – Gleiten dorsal im Stand, Dorsalextension

4.1.17 Self-Tape distale Fibula

► **Indikation.** Schmerzen und/oder Bewegungseinschränkung im oberen Sprunggelenk (z. B. Inversion), die sich durch eine Mobilisation der distalen Fibula nach dorso-kranial beheben ließen. Gangunsicherheit (Hypermobilitätsgefühl)/Rezidivprophylaxe.

► **ASTE.** Stand, betroffener Fuß steht auf einem Hocker/Stuhl. Unterschenkel in IRO, Oberschenkel der Patientin dreht nach außen. Der Fuß darf dabei nicht in Inversion kippen.

► **Tapeanlage.** Es werden 2 Tapestreifen (ein Streifen 5 cm breit und ein Streifen 3,75 cm breit oder 2 Streifen mit 3,75 cm Breite) mit jeweils ca. 20 cm benötigt. Das Tape beginnt vor und oberhalb des Malleolus lateralis (so, dass die Fibulaspitze frei bleibt). Während die Patientin ein Gleiten der distalen Fibula mit einer Hand nach dorsal hält, zieht sie das Tape mit der anderen Hand faltenfrei spiralförmig um den dorsalen Unterschenkel. Das Tape endet ventral an der distalen Tibia. Zur Verstärkung wird ein zweiter, ggf. schmalerer Tapestreifen deckungsgleich zum ersten Tapestreifen angelegt. Die Anwendedauer des Tapes beträgt 1–2 Tage.

► **Praxistipp**

- Das Tapeende und der Beginn des Tapes enden versetzt, aber parallel. Das Tape wird nicht zirkulär angelegt (um den Abfluss von Gewebsflüssigkeit zu ermöglichen).
- Die Hauptrichtung des Zugs ist nach dorsal, nicht horizontal nach medial!
- Bei Unverträglichkeit gegen Tape kann z. B. Fixomull Stretch als Unterzug verwendet werden.
- Die Haut sollte trocken, fettfrei und haarlos sein.
- Bei Hautirritationen (Jucken, Brennen etc.) muss das Tape sofort entfernt werden.

► **Varianten.** Die Anwendung dieses Tapes kann mit einem Tape für die proximale Fibula (► Abb. 4.67) kombiniert werden, um die Effektivität zu erhöhen.

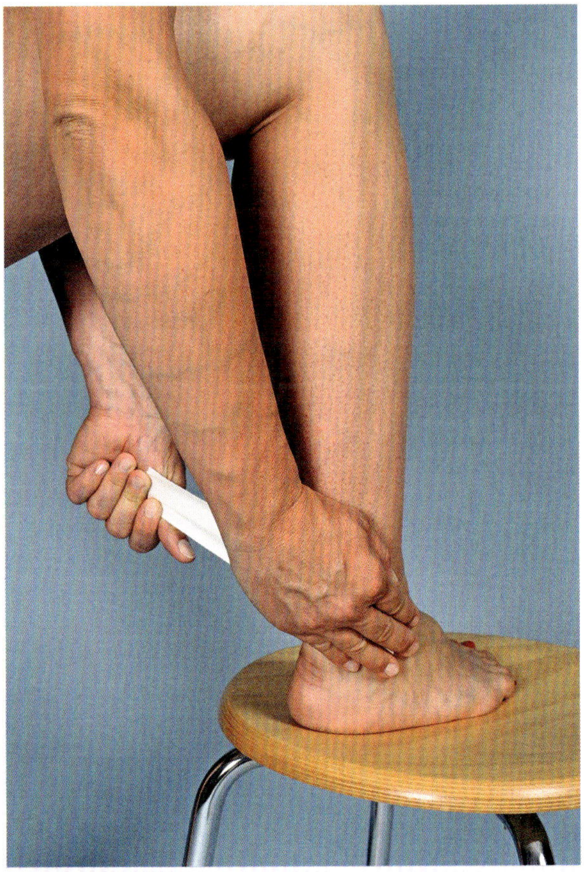

Abb. 4.39 Heimprogramm – Self-Tape distale Fibula, Zugrichtung

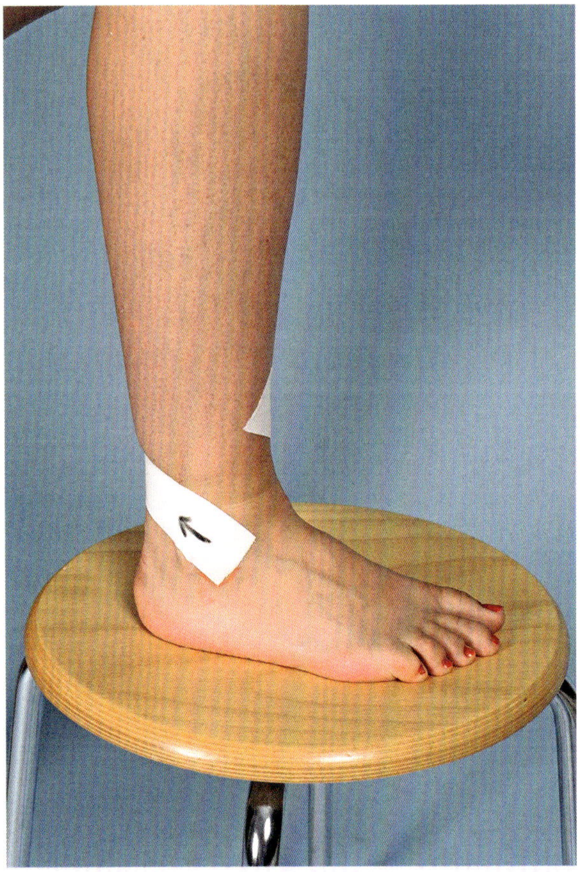

Abb. 4.40 Heimprogramm – Self-Tape distale Fibula, Anlage

4.2 Unterschenkel/Knie

4.2.1 MWM Kniegelenk: Gleiten lateral

▶ **Indikation.** Schmerzen und/oder Bewegungseinschränkung bei Extension des rechten Kniegelenks.

▶ ASTE

- Patientin: Rückenlage, betroffenes rechtes Bein liegt an der Bankkante ca. 15–20° flektiert,
- Therapeut: stabiler Stand seitlich zur Behandlungsbank auf Höhe des rechten Kniegelenks der Patientin mit Blickrichtung zur Patientin.

▶ **Kontaktposition.** Die Handinnenfläche der linken Hand widerlagert den Femur gelenknah von lateral. Der Thenar der rechten Hand nimmt distal des medialen Kniegelenkspaltes Kontakt zur proximalen Tibia auf. Die Ellenbogen beider Arme stehen sich gegenüber.

▶ **Mobilisation.** Das laterale Gleiten des Unterschenkels erfolgt durch die mobilisierende rechte Hand des Therapeuten entlang der Behandlungsebene der Tibia. Während der Therapeut die schmerzfreie Zusatzbewegung hält, streckt die Patientin aktiv ihr Kniegelenk („Kniebeuge Richtung Bank"). Dabei bleibt die Ferse der Patientin auf der Bank. In der ersten Behandlung werden 3 Serien × 10 Wdh. durchgeführt.

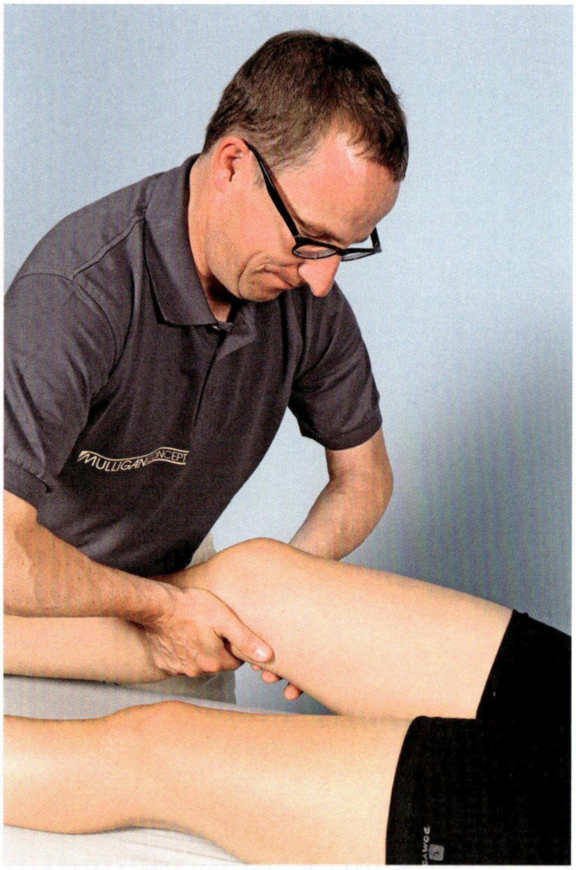

Abb. 4.41 ASTE – MWM Kniegelenk – Gleiten lateral

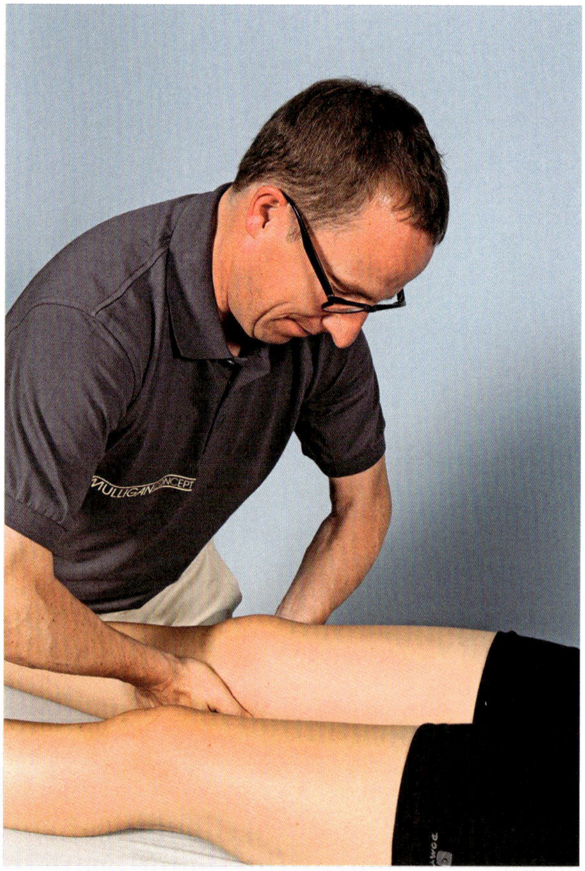

Abb. 4.42 ESTE – MWM Kniegelenk – Gleiten lateral, Extension

► **Praxistipp**

- Falls sich die Bewegung nicht schmerzfrei durchführen lässt, kann die Schubrichtung leicht anguliert werden, z. B. mehr in Richtung ventro-lateral bzw. dorso-lateral. Auch die Veränderung der Dosierung (Stärke des Zugs) kann einen Einfluss auf eine erfolgreiche Behandlung haben.
- Diese Technik kommt insbesondere bei akuten Beschwerden und bei Patienten, die noch nicht belasten dürfen, zur Anwendung.
- Verwendung findet die Technik insbesondere bei Patienten mit lateralem Knieschmerz.

► **Varianten**

- Der Überdruck am Ende der Bewegung kann durch einen gelenknahen Druck des Oberschenkels nach dorsal durch die Patientin erfolgen.
- Alternativ lässt sich die Technik auch über eine feste Knierolle ausführen. Die aktive Bewegung führt die Patientin aus, indem sie das Kniegelenk streckt und dabei die Ferse von der Bank abhebt.
- Bei der Zusatzbewegung können auch Rotation (IRO/ARO) bzw. mediales Gleiten angewandt werden. Die hier beschriebene Technik kann auch bei eingeschränkter Flexion Anwendung finden.
- Eine alternative Technik, die mit Gurt ausgeführt wird, ist in Kap. 4.2.2 demonstriert.

4.2.2 MWM Kniegelenk: Gleiten lateral mit Gurt

▶ **Indikation.** Schmerzen und/oder Bewegungseinschränkung bei Extension.

▶ **ASTE**
- Patientin: Rückenlage, betroffenes Bein liegt an der Bankkante in schmerzfreier FLEX-Stellung,
- Therapeut: stabiler Stand frontal zur Behandlungsbank auf Höhe des Kniegelenks der Patientin.

▶ **Kontaktposition.** Der Gurt läuft horizontal und distal des medialen Kniegelenkspaltes um den Unterschenkel der Patientin und um das Becken des Therapeuten. Die kraniale Hand des Therapeuten widerlagert den Femur gelenknah von lateral. Die distale Hand liegt „locker" am lateralen Unterschenkel der Patientin.

▶ **Mobilisation.** Das laterale Gleiten des Unterschenkels mit Hilfe des Gurtes erfolgt durch eine Verlagerung des Beckens des Therapeuten nach hinten. Bei schmerzfreier Zusatzbewegung streckt die Patientin aktiv ihr Kniegelenk („Kniebeuge Richtung Bank"). Dabei bleibt die Ferse der Patientin auf der Bank. In der ersten Behandlung werden 3 Serien × 10 Wdh. durchgeführt.

▶ **Praxistipp**
- Falls sich die Bewegung nicht schmerzfrei durchführen lässt, kann die Zugrichtung leicht anguliert werden, z. B. mehr in Richtung kranio-lateral bzw. kaudo-lateral. Auch die Veränderung der Dosierung (Stärke des Zugs) kann einen Einfluss auf eine erfolgreiche Behandlung haben.
- Diese Technik kommt insbesondere dann zur Anwendung, wenn der Patientin die Endstreckung fehlt, sowie bei akuten Beschwerden und bei Patienten, die noch nicht belasten dürfen.
- Verwendung findet die Technik insbesondere bei Patienten mit lateralem Knieschmerz.

▶ **Varianten**
- Der Überdruck am Ende der Bewegung kann durch einen gelenknahen Druck des Oberschenkels nach dorsal durch die Patientin erfolgen.
- Alternativ lässt sich die Technik auch über eine feste Knierolle ausführen. Die aktive Bewegung führt die Patientin aus, indem sie das Kniegelenk streckt und dabei die Ferse von der Bank abhebt.
- Eine alternative Technik, die manuell (ohne Gurt) ausgeführt wird, ist in Kap. 4.2.1 demonstriert.

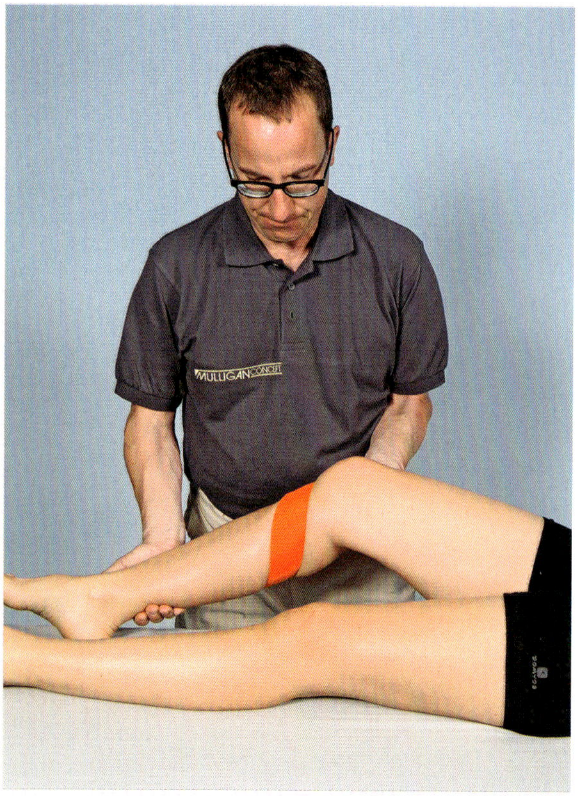

Abb. 4.43 ASTE – MWM Kniegelenk – Gleiten lateral mit Gurt

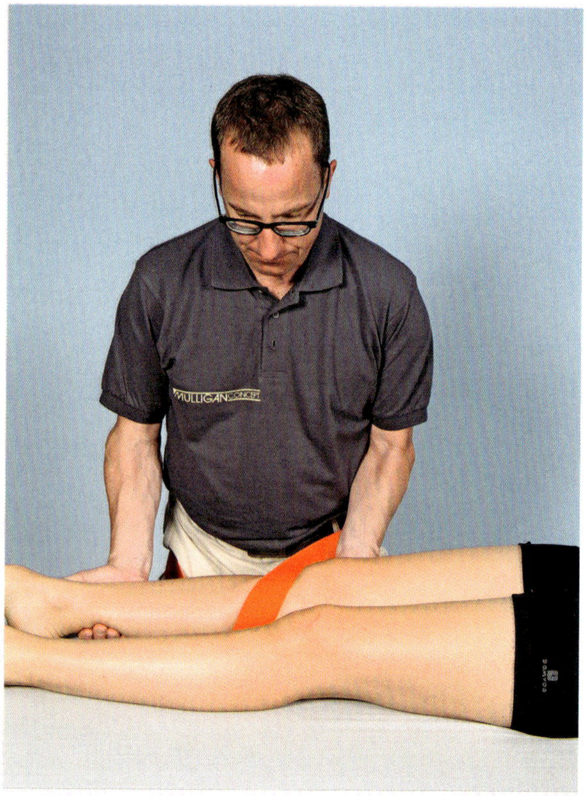

Abb. 4.44 ESTE – MWM Kniegelenk – Gleiten lateral mit Gurt, Extension

4.2.3 MWM Kniegelenk: Gleiten ventral mit Gurt

▸ **Indikation.** Schmerzen und/oder Bewegungseinschränkung bei Extension.

▸ **ASTE**

- Patientin: Rückenlage, betroffenes Bein liegt an der Bankkante ca. 10° flektiert,
- Therapeut: stabiler Stand frontal zur Behandlungsbank auf Höhe des Kniegelenks der Patientin, leicht gebeugte Stellung der Knie.

▸ **Kontaktposition.** Der Gurt läuft gelenknah und dorsal um den Unterschenkel der Patientin und um die kontralaterale Schulter des Therapeuten (betroffenes linkes Knie der Patientin, rechte Schulter des Therapeuten). Der Oberkörper des Therapeuten ist soweit nach vorn geneigt, dass das Sternum über dem betroffenen Kniegelenk der Patientin steht (Behandlungsebene!). Die kraniale Hand des Therapeuten widerlagert den Femur gelenknah von ventral. Die distale Hand liegt „locker" auf dem Unterschenkel unterhalb des Gurtes.

▸ **Mobilisation.** Das ventrale Gleiten des Unterschenkels mit Hilfe des Gurtes erfolgt durch eine Streckung der Kniegelenke des Therapeuten. Bei schmerzfreier Zusatzbewegung streckt die Patientin aktiv ihr Kniegelenk („Kniebeuge Richtung Bank"). Dabei bleibt die Ferse der Patientin auf der Bank. In der ersten Behandlung werden 3 Serien × 10 Wdh. durchgeführt.

▸ **Praxistipp**

- Falls sich die Bewegung nicht schmerzfrei durchführen lässt, kann die Zugrichtung leicht anguliert werden, z. B. mehr in Richtung ventro-medial bzw. ventro-lateral. Auch die Veränderung der Dosierung (Stärke des Zugs) kann einen Einfluss auf eine erfolgreiche Behandlung haben.
- Diese Technik kommt insbesondere dann zur Anwendung, wenn der Patientin die Endstreckung fehlt, sowie bei akuten Beschwerden und bei Patienten, die noch nicht belasten dürfen.
- Der Therapeut muss darauf achten, den Zug des Gurtes konstant zu halten, aber gleichzeitig die Streckung des Kniegelenks durch die Patientin zuzulassen.

▸ **Varianten**

- Der Überdruck am Ende der Bewegung kann durch einen gelenknahen Druck des Oberschenkels nach dorsal durch die Patientin erfolgen.
- Alternativ lässt sich die Technik auch über eine feste Knierolle ausführen. Die aktive Bewegung führt die Patientin aus, indem sie das Kniegelenk streckt und dabei die Ferse von der Bank abhebt. Der Therapeut hebt am Ende der aktiven Extension die Ferse der Patientin als Überdruck ab.

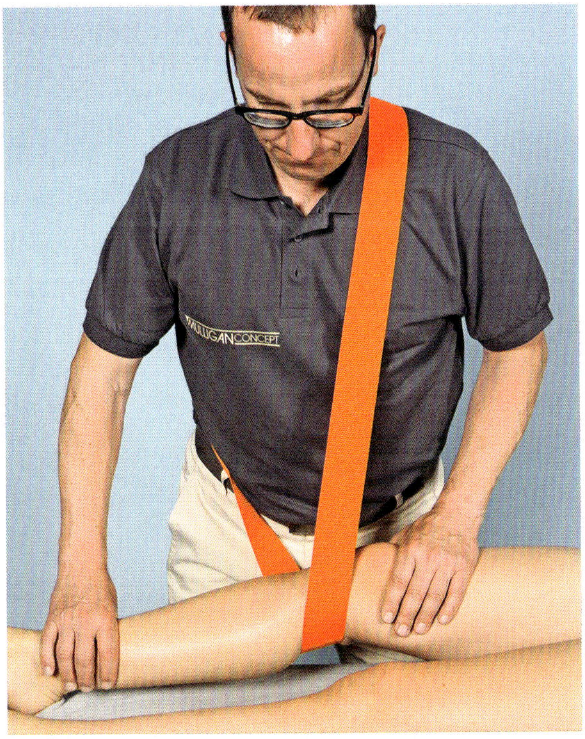

Abb. 4.45 ASTE – MWM Kniegelenk – Gleiten ventral mit Gurt

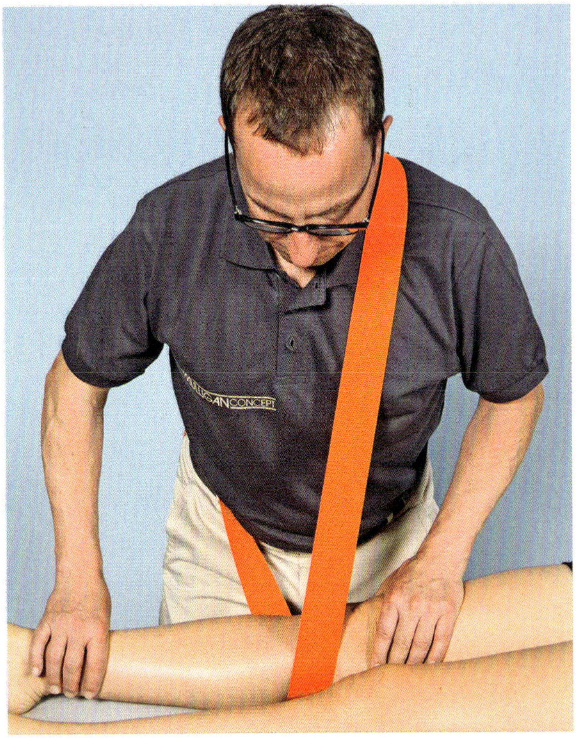

Abb. 4.46 ESTE – MWM Kniegelenk – Gleiten ventral mit Gurt, Extension

4.2.4 MWM Kniegelenk: Gleiten dorsal

▸ **Indikation.** Schmerzen und/oder Bewegungseinschränkung bei Flexion des Kniegelenks.

▸ **ASTE**

- Patientin: Rückenlage, betroffenes Bein ca. 90° flektiert an der Bankkante,
- Therapeut: stabiler Stand frontal zur Behandlungsbank auf Höhe des betroffenen Kniegelenks der Patientin.

▸ **Kontaktposition.** Die Handinnenfläche der kranialen Hand widerlagert den distalen Femur gelenknah von ventral. Thenar und Hypothenar der distalen Hand nehmen gelenknah Kontakt zur proximalen Tibia auf. Die Ellenbogen beider Arme stehen sich gegenüber. Die Finger beider Hände sind ineinander verzahnt.

▸ **Mobilisation.** Das dorsale Gleiten des Unterschenkels erfolgt durch die mobilisierende distale Hand des Therapeuten entlang der Behandlungsebene der Tibia. Während der Therapeut die schmerzfreie Zusatzbewegung hält, beugt die Patientin aktiv ihr Kniegelenk („Ferse Richtung Gesäß“). Dabei bleibt die Ferse der Patientin auf der Bank. In der ersten Behandlung werden 3 Serien × 10 Wdh. durchgeführt.

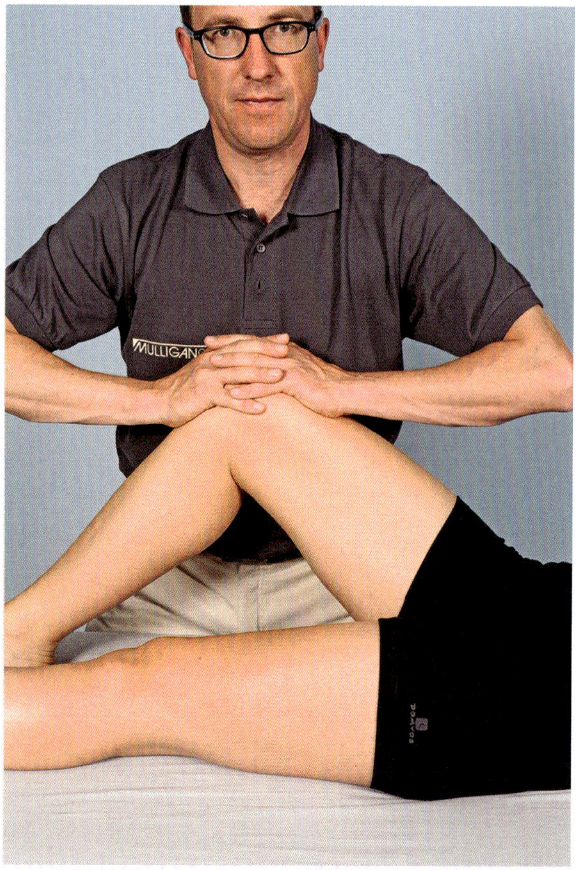

Abb. 4.47 ASTE – MWM Kniegelenk – Gleiten dorsal

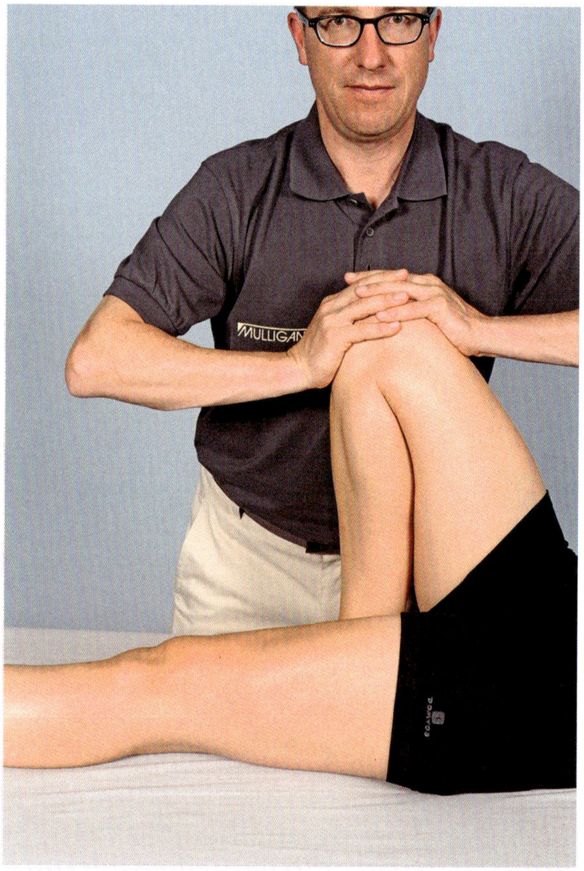

Abb. 4.48 ESTE – MWM Kniegelenk – Gleiten dorsal, Flexion

► **Praxistipp**

- Falls sich die Bewegung nicht schmerzfrei durchführen lässt, kann die Schubrichtung leicht anguliert werden, z. B. mehr in Richtung dorso-lateral bzw. dorso-medial. Auch die Veränderung der Dosierung (Stärke des Schubs) kann einen Einfluss auf eine erfolgreiche Behandlung haben.
- Diese Technik kommt insbesondere bei akuten Beschwerden und bei Patienten, die noch nicht belasten dürfen, zur Anwendung.
- Verwendung findet die Technik insbesondere bei Patienten mit zentralem Knieschmerz.
- Die Patientin muss mindestens 80° Flexion haben, damit die Technik effektiv angewandt werden kann.

► **Varianten**

- Der Überdruck am Ende der Bewegung durch die Patientin erfolgt durch Zug über einen Gurt, der um das Sprunggelenk der Patientin gelegt wird.
- Eine weitere Technik für eingeschränkte Flexion in Belastung wird in ► Abb. 4.49 und ► Abb. 4.50 demonstriert.
- Als Zusatzbewegung kann auch Rotation (IRO/ARO) bzw. mediales/laterales Gleiten angewandt werden. Die Mobilisation mit Bewegung für eingeschränkte Flexion mit IRO ist in ► Abb. 4.55 bzw. ► Abb. 4.56 dargestellt.

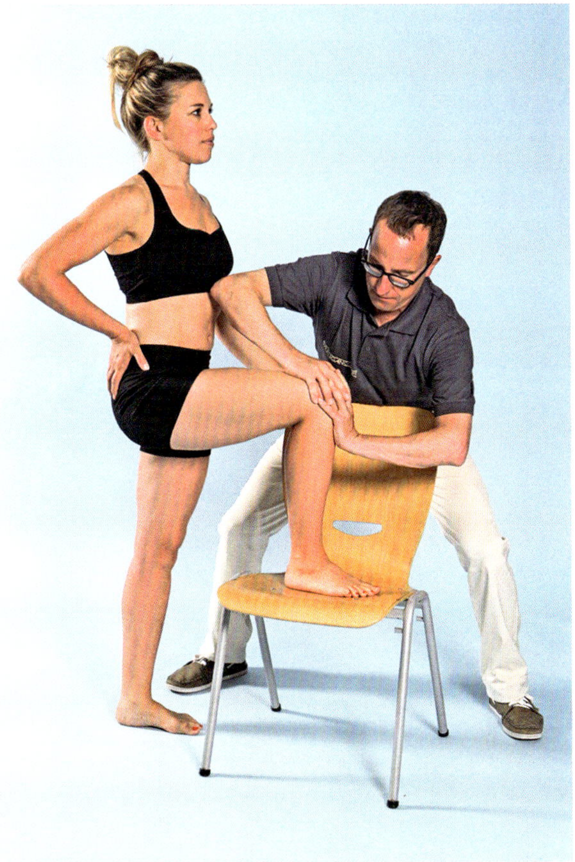

Abb. 4.49 ASTE – MWM Kniegelenk – Gleiten dorsal unter Belastung

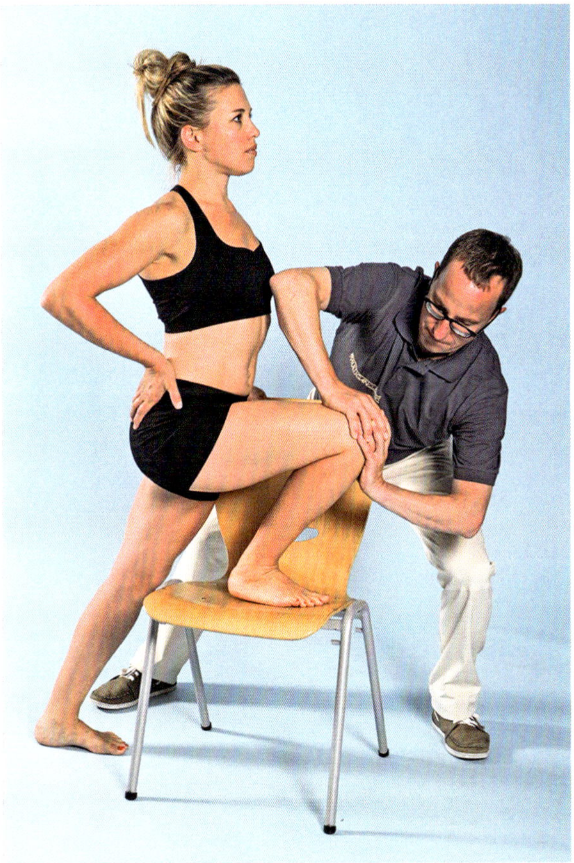

Abb. 4.50 ESTE – MWM Kniegelenk – Gleiten dorsal unter Belastung, Flexion

4.2.5 MWM Kniegelenk: Gleiten lateral – Bauchlage

▶ **Indikation.** Schmerzen und/oder Bewegungseinschränkung bei Flexion des Kniegelenks.

▶ **ASTE**
- Patientin: Bauchlage, betroffenes Bein ca. 90° flektiert an der Bankkante,
- Therapeut: stabiler Stand frontal zur Behandlungsbank auf Höhe des betroffenen Kniegelenks der Patientin.

▶ **Kontaktposition.** Der Gurt läuft horizontal und distal des medialen Kniegelenkspaltes um die proximale Tibia der Patientin und um das Becken des Therapeuten. Die kraniale Hand des Therapeuten widerlagert den Femur gelenknah von lateral im Gurt. Die distale Hand liegt „locker" am lateralen distalen Unterschenkel der Patientin.

▶ **Mobilisation.** Das laterale Gleiten des Unterschenkels mit Hilfe des Gurtes erfolgt durch eine Verlagerung des Beckens des Therapeuten nach hinten. Bei schmerzfreier Zusatzbewegung beugt die Patientin aktiv ihr Kniegelenk („Ferse Richtung Gesäß"). Der Therapeut verlagert sein Gewicht während der Mobilisation vom kaudalen auf das kraniale Bein. In der ersten Behandlung werden 3 Serien × 10 Wdh. durchgeführt.

▶ **Praxistipp**
- Falls sich die Bewegung nicht schmerzfrei durchführen lässt, kann die Zugrichtung leicht anguliert werden, z. B. mehr in Richtung ventral bzw. dorsal. Auch die Veränderung der Dosierung (Stärke des Zugs) kann einen Einfluss auf eine erfolgreiche Behandlung haben.
- Diese Technik kommt insbesondere bei akuten Beschwerden und bei Patienten, die noch nicht belasten dürfen, zur Anwendung.
- Verwendung findet die Technik insbesondere bei Patienten mit lateralem Knieschmerz während Flexion.
- Bei manchen Patienten ist es notwendig, die Hüfte zu unterlagern (z. B. mit 1–2 Kissen), da es häufig zu einer Krampfneigung der dorsalen Oberschenkelmuskulatur kommt, oder um die Neuralstrukturen zu entlasten.

▶ **Varianten**
- Der Überdruck am Ende der Bewegung durch die Patientin erfolgt durch Zug über einen Gurt, der um das Sprunggelenk der Patientin gelegt wird.
- Als Zusatzbewegung kann auch ein Gleiten nach medial angewandt werden.
- Bei Patienten mit Hüftbeugekontraktur ist die o. a. Technik unter Umständen nicht geeignet. Hier empfehlen sich andere Ausgangsstellungen, z. B. Rückenlage, Sitz oder Vierfüßlerstand.
- Eine weitere Technik für eingeschränkte Flexion wird in Kap. 4.2.4 demonstriert.

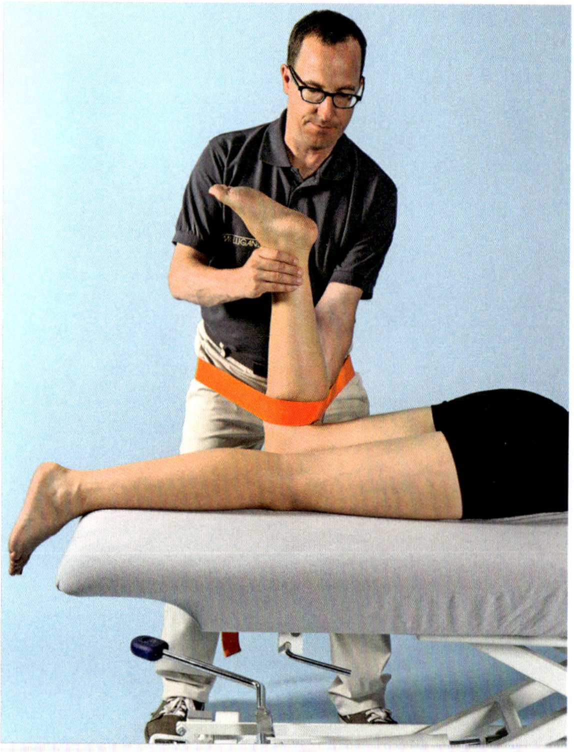

Abb. 4.51 ASTE – MWM Kniegelenk – Gleiten lateral in Bauchlage

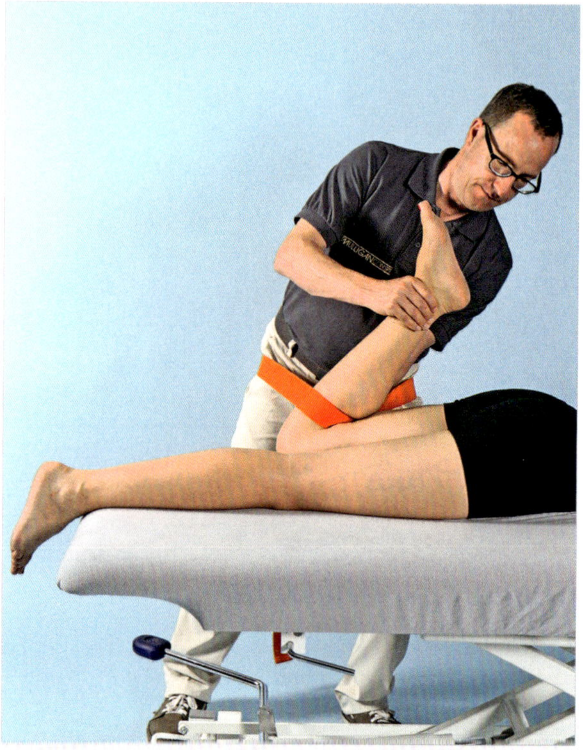

Abb. 4.52 ESTE – MWM Kniegelenk – Gleiten lateral in Bauchlage, Flexion

4.2.6 MWM Kniegelenk: Gleiten lateral unter Belastung

▸ **Indikation**

- Schmerzen und/oder Bewegungseinschränkung bei Flexion unter Belastung,
- Schmerzen und/oder Bewegungseinschränkung bei der Hocke.

▸ **ASTE**

- Patientin: Ein-Bein-Stand, Fuß des rechten betroffenen Beins steht auf einem Stuhl/Hocker. Knie der Patientin ist ca. 90° gebeugt. Gewicht der Patientin zu 80 % auf der nicht betroffenen Seite,
- Therapeut: stabiler Stand vor dem Stuhl/Hocker, Blickrichtung zur Patientin.

▸ **Kontaktposition.** Die Handinnenfläche der linken Hand widerlagert den Femur gelenknah von lateral. Die rechte Hand, z. B. mit dem Thenar, nimmt distal des medialen Kniegelenkspaltes Kontakt zur proximalen Tibia auf. Die Ellenbogen beider Arme stehen sich gegenüber.

▸ **Mobilisation.** Das laterale Gleiten des Unterschenkels erfolgt durch die mobilisierende rechten Hand des Therapeuten entlang der Behandlungsebene der Tibia. Während der Therapeut die schmerzfreie Zusatzbewegung hält, übernimmt die Patientin Gewicht auf ihr vorderes rechtes Bein und beugt ihr Kniegelenk. In der ersten Behandlung werden 3 Serien × 10 Wdh. durchgeführt.

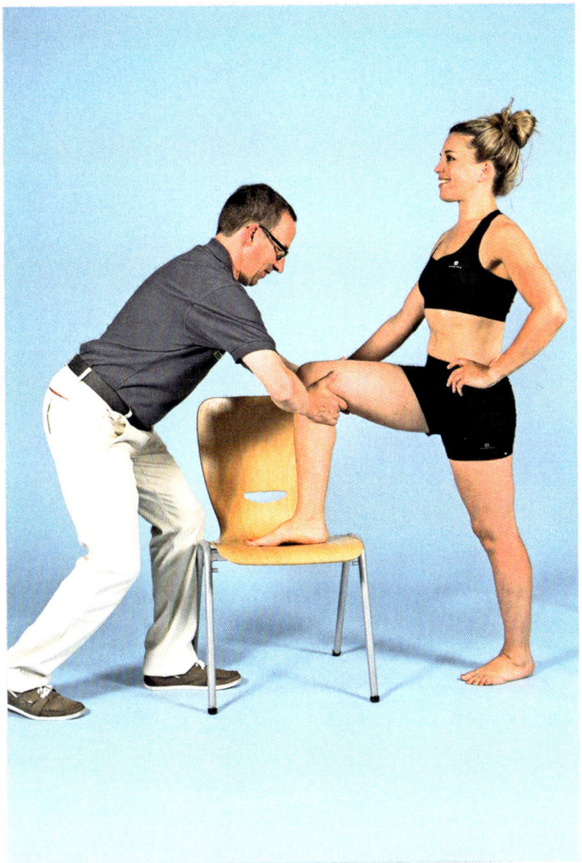

Abb. 4.53 ASTE – MWM Kniegelenk – Gleiten lateral (Fuß auf Stuhl)

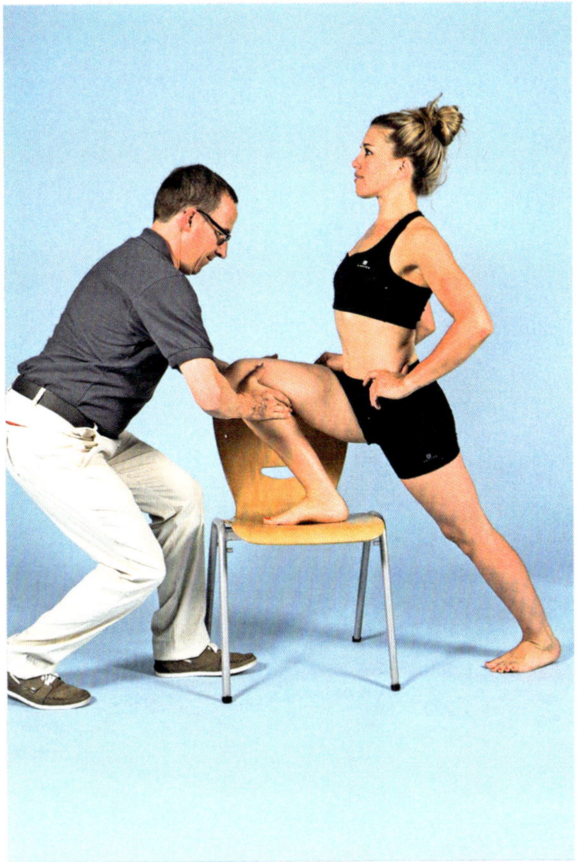

Abb. 4.54 ESTE – MWM Kniegelenk – Gleiten lateral (Fuß auf Stuhl), Flexion

► **Praxistipp**

- Falls sich die Bewegung nicht schmerzfrei durchführen lässt, kann die Schubrichtung leicht anguliert werden, z. B. mehr in Richtung ventro-lateral bzw. dorso-lateral. Auch die Veränderung der Dosierung (Stärke des Zugs) kann einen Einfluss auf eine erfolgreiche Behandlung haben.
- Diese Technik kommt insbesondere bei endgradigen Beschwerden zur Anwendung und bei Patienten, die Schmerzen während der Beugung unter Belastung angeben (z. B. in die Hocke gehen).
- Verwendung findet die Technik insbesondere bei Patienten mit lateralem Knieschmerz.
- Die Behandlung sollte mit dem Stuhl/Hocker an der Wand/Sprossenwand stattfinden, um der Patientin die Möglichkeit zu geben, sich zu halten (Sicherheit!).

► **Varianten**

- Ein zusätzlicher Überdruck am Ende der Bewegung ist bei dieser Technik nicht extra notwendig.
- Bei der Zusatzbewegung kann auch Rotation (IRO/ARO), dorsales oder ventrales Gleiten bzw. mediales Gleiten angewandt werden.
- Eine alternative Technik für eingeschränkte Flexion in Bauchlage wird in ► Abb. 4.51 bzw. ► Abb. 4.52 demonstriert.

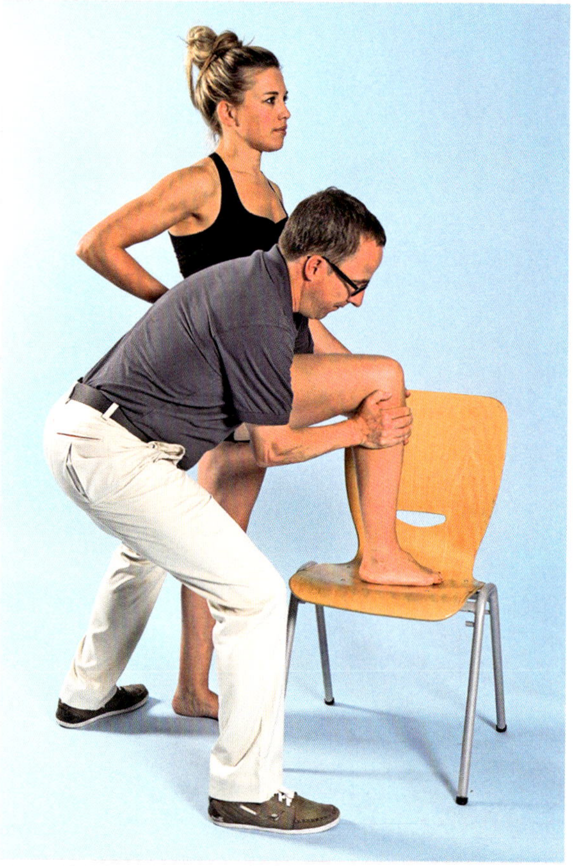

Abb. 4.55 ASTE – MWM Kniegelenk – Innenrotation (Fuß auf Stuhl)

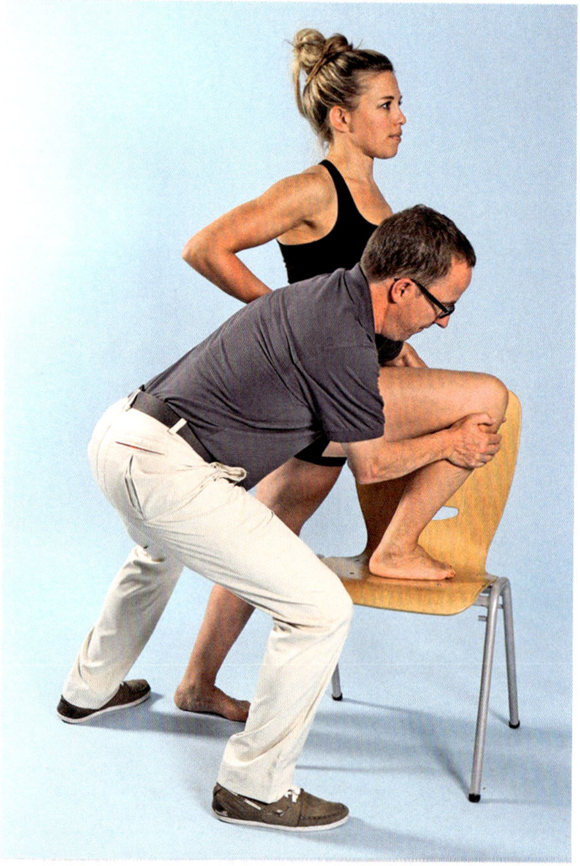

Abb. 4.56 ESTE – MWM Kniegelenk – Innenrotation (Fuß auf Stuhl), Flexion

4.2.7 Heimprogramm MWM Kniegelenk: Gleiten medial unter Belastung

► **Indikation**
- Schmerzen und/oder Bewegungseinschränkung bei Flexion unter Belastung am medialen Kniegelenkspalt,
- Schmerzen und/oder Bewegungseinschränkung beim In-die-Hocke-Gehen am medialen Kniegelenkspalt.

► **ASTE.** Stand, Fuß des rechten betroffenen Beins steht auf einem Stuhl/Hocker. Knie ist ca. 90° gebeugt. Gewicht der Patientin zu 80 % auf der nicht betroffenen Seite.

► **Kontaktposition.** Die Handinnenfläche der linken Hand widerlagert den Femur gelenknah von medial. Der Thenar der rechten Hand nimmt distal des lateralen Kniegelenkspaltes Kontakt zur proximalen Tibia auf. Die Ellenbogen beider Arme stehen sich möglichst gegenüber.

► **Mobilisation.** Das mediale Gleiten des Unterschenkels erfolgt durch die mobilisierende rechte Hand der Patientin entlang der Behandlungsebene der Tibia. Während die Patientin die schmerzfreie Zusatzbewegung hält, übernimmt sie Gewicht auf ihr vorderes rechtes Bein und beugt ihr Kniegelenk. In der ersten Behandlung werden 3 Serien × 10 Wdh. durchgeführt.

► **Praxistipp**
- Falls sich die Bewegung nicht schmerzfrei durchführen lässt, kann die Schubrichtung leicht anguliert werden, z. B. mehr in Richtung ventro-medial bzw. dorso-medial. Auch die Veränderung der Dosierung (Stärke des Drucks) kann einen Einfluss auf eine erfolgreiche Behandlung haben.
- Diese Technik kommt insbesondere bei endgradigen Beschwerden und bei Patienten zur Anwendung, die Schmerzen während der Beugung unter Belastung angeben (z. B. in die Hocke gehen).
- Verwendung findet die Technik insbesondere bei Patienten mit medialem Knieschmerz.
- Die Behandlung sollte mit dem Stuhl/Hocker an der Wand/Sprossenwand stattfinden, um der Patientin die Möglichkeit zu geben, sich anzulehnen (Sicherheit!).

► **Varianten**
- Ein zusätzlicher Überdruck am Ende der Bewegung ist bei dieser Technik nicht extra notwendig.
- Als Zusatzbewegung kann auch Rotation (IRO/ARO) bzw. laterales Gleiten sowie ein Schub nach ventral oder dorsal angewandt werden.

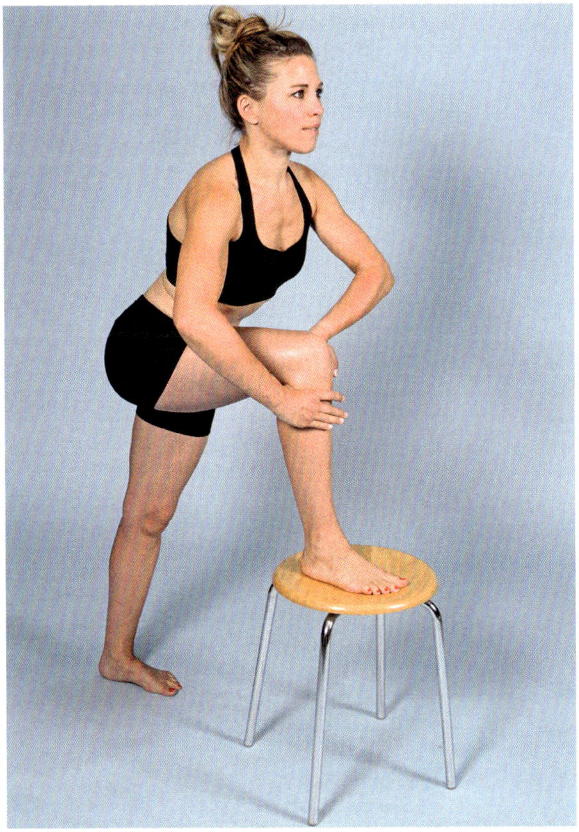

Abb. 4.57 ASTE – MWM Kniegelenk – Gleiten medial (Fuß auf Stuhl)

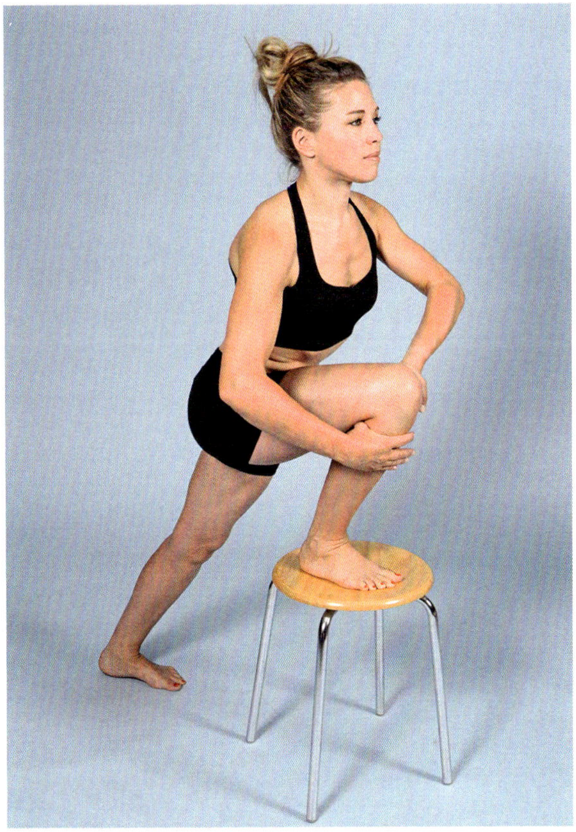

Abb. 4.58 ESTE – MWM Kniegelenk – Gleiten medial (Fuß auf Stuhl), Flexion

4.2.8 MWM Kniegelenk: Gleiten ventral mit Gurt – Stand

► **Indikation**
- Schmerzen und/oder Bewegungseinschränkung bei Extension unter Belastung,
- Schmerzen und/oder Bewegungseinschränkung beim Gehen.

► **ASTE**
- Patientin: Schrittstellung auf der Bank, Fuß des betroffenen Beins steht vorn an der Bankkante (am Bankende). Knie der Patientin ist 5–10° gebeugt. Gewicht der Patientin zu 80 % auf der nicht betroffenen Seite,
- Therapeut: stabiler Stand frontal zur Behandlungsbank, Becken des Therapeuten auf Höhe des Kniegelenks der Patientin.

► **Kontaktposition.** Der Gurt läuft gelenknah und dorsal um den Unterschenkel der Patientin und um das Becken des Therapeuten (Bankhöhe dementsprechend einstellen!). Verlauf des Gurtes ist horizontal. Beide Hände des Therapeuten widerlagern den Oberschenkel der Patientin von ventral.

► **Mobilisation.** Das ventrale Gleiten des Unterschenkels mit Hilfe des Gurtes erfolgt durch eine Verlagerung des Beckens des Therapeuten nach hinten. Bei schmerzfreier Zusatzbewegung übernimmt die Patientin ihr Gewicht auf das vordere Bein und streckt ihr Kniegelenk aktiv. In der ersten Behandlung werden 3 Serien × 10 Wdh. durchgeführt.

► **Praxistipp**
- Falls sich die Bewegung nicht schmerzfrei durchführen lässt, kann die Zugrichtung leicht anguliert werden, z. B. mehr in Richtung ventro-medial bzw. ventro-lateral. Auch die Veränderung der Dosierung (Stärke des Zugs) kann einen Einfluss auf eine erfolgreiche Behandlung haben.
- Diese Technik kommt insbesondere dann zur Anwendung, wenn der Patientin die Endstreckung fehlt, sowie bei Beschwerden, die unter Belastung bzw. beim Gehen auftreten.
- Der Therapeut muss darauf achten, den Zug des Gurtes konstant zu halten, aber gleichzeitig die Streckung des Kniegelenks durch die Patientin zuzulassen.
- Die Behandlung sollte mit der Behandlungsbank an der Wand/Sprossenwand stattfinden, um der Patientin die Möglichkeit zu geben, sich zu halten (Sicherheit!).

► **Varianten.** Bei der Progression der Mobilisation mit Bewegung kann die Patientin anstatt der Gewichtsverlagerung auf das vordere Bein auch einen Schritt mit der nicht betroffenen Seite nach vorn durchführen.

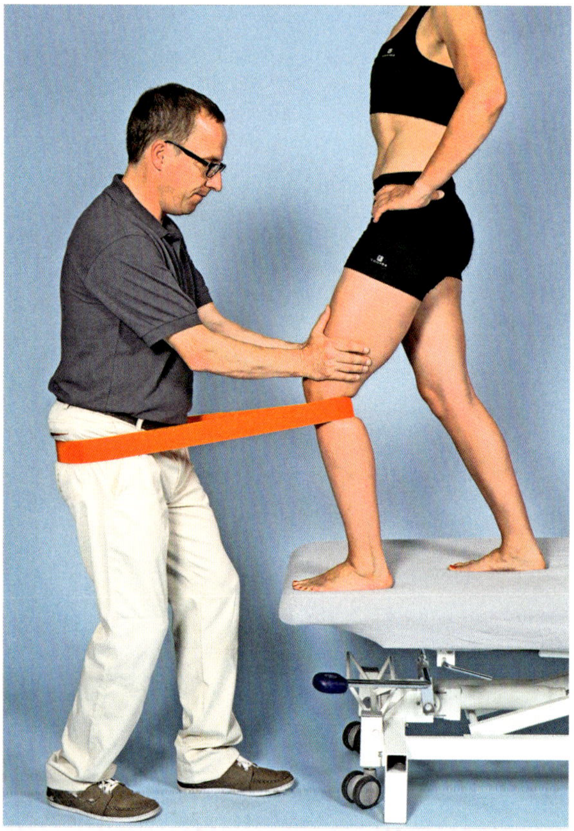

Abb. 4.59 ASTE – MWM Kniegelenk – Gleiten ventral mit Gurt

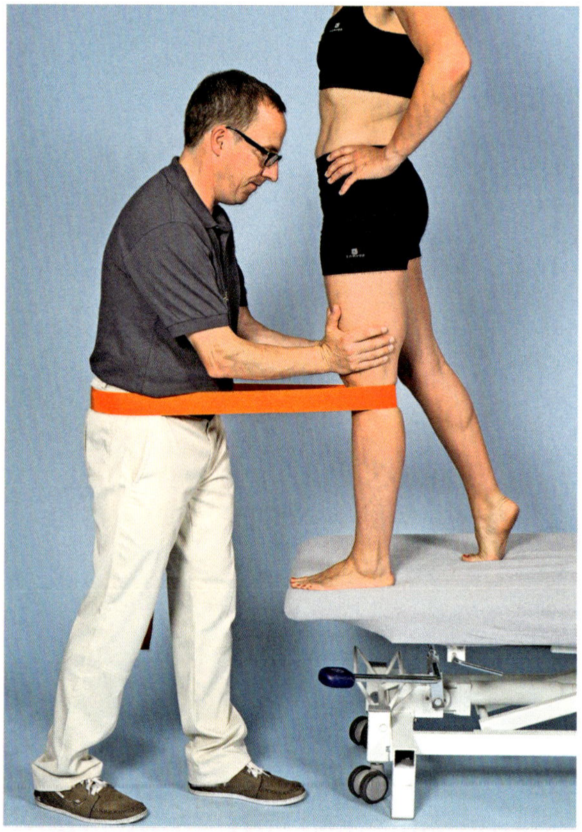

Abb. 4.60 ESTE – MWM Kniegelenk – Gleiten ventral mit Gurt, Extension

4.2.9 Tape Kniegelenk

► **Indikation.** Schmerzen und/oder Bewegungseinschränkung unter Belastung, die sich durch Innenrotation des Kniegelenks beeinflussen ließen (z. B. beim Gehen/Joggen).

► **ASTE.** Schrittstellung, Fuß des rechten betroffenen Beins steht vorn und ist leicht gebeugt (ca. 10–15°), Fuß und Unterschenkel der Patientin sind nach innen rotiert, Oberschenkel aktiv in Außenrotation. Gewicht der Patientin zu 80 % auf der nicht betroffenen Seite.

► **Tapeanlage.** Zwei Streifen 3,75 cm bzw. 5 cm breites Tape, ca. 30–40 cm lang. Das Tape beginnt waagrecht lateral hinter der proximalen Fibula und kreuzt den Unterschenkel „spiralförmig" unterhalb der Patellarsehne und des medialen Kniegelenkspaltes. Es endet dorso-lateral am Oberschenkel der Patientin. Die Anwendedauer des Tapes beträgt 1–2 Tage.

► **Praxistipp**
- Bei Unverträglichkeit gegen Tape kann z. B. Fixomull Stretch als Unterzug verwendet werden.
- Die Haut sollte trocken, fettfrei und haarlos sein.
- Bei Hautirritationen (Jucken, Brennen etc.) muss das Tape sofort entfernt werden.

► **Varianten**
- Eine manuelle Rotation des Unterschenkels nach innen (medial) durch den Therapeuten und eine gute Vorpositionierung des Oberschenkels erhöhen die Effektivität des Tapes.
- Eine Tapeanlage in ARO (lateral) ist ebenfalls möglich. Hier beginnt das Tape dorso-medial an der Tibia.

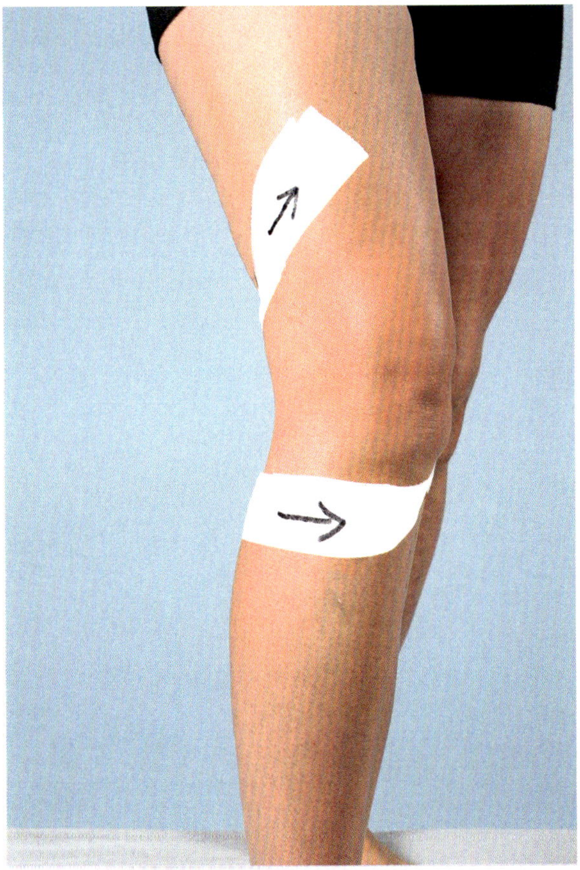

Abb. 4.61 Heimprogramm – Tape Kniegelenk

4.2.10 MWM proximale Fibula: Gleiten ventral

► **Indikation**
- Schmerzen und/oder Bewegungseinschränkung bei Extension des linken Kniegelenks,
- Schmerzen beim Gehen/Laufen,
- Z. n. rezidivierenden Inversionstraumen.

► **ASTE**
- Patientin: Rückenlage, nicht betroffenes linkes Bein liegt an der Bankkante, betroffenes linkes Bein liegt daneben, ca. 5–10° flektiert,
- Therapeut: stabiler Stand seitlich zur Behandlungsbank auf der kontralateralen Seite auf Höhe beider Kniegelenke der Patientin, Blickrichtung zur Patientin.

► **Kontaktposition.** Die Fingerbeeren II–V der rechten Hand umfassen das proximale Ende der linken Fibula flächig von dorsal. Der Thenar der linken Hand widerlagert die proximale Tibia von ventral.

► **Mobilisation.** Das Ventrolateralgleiten der Fibula erfolgt durch die mobilisierende rechten Hand des Therapeuten. Während der Therapeut die schmerzfreie Zusatzbewegung hält, streckt die Patientin aktiv ihr Kniegelenk („Kniebeuge Richtung Bank"). Dabei bleibt die Ferse der Patientin auf der Bank. In der ersten Behandlung werden 3 Serien × 10 Wdh. durchgeführt.

► **Praxistipp**
- Falls sich die Bewegung nicht schmerzfrei durchführen lässt, kann die Zugrichtung leicht anguliert werden, z. B. mehr in Richtung ventral bzw. kaudal. Auch die Veränderung der Dosierung (Stärke des Zugs) kann einen Einfluss auf eine erfolgreiche Behandlung haben.
- Diese Technik kommt insbesondere bei akuten Beschwerden und bei Läufern zur Anwendung.
- Verwendung findet die Technik insbesondere bei Patienten mit lateralem Knieschmerz.

► **Varianten**
- Der Überdruck am Ende der Bewegung kann durch einen gelenknahen Druck des Oberschenkels nach dorsal durch die Patientin erfolgen.
- Alternativ lässt sich die Technik auch über eine feste Knierolle ausführen. Die aktive Bewegung führt die Patientin aus, indem sie das Kniegelenk streckt und dabei die Ferse von der Bank abhebt.
- Vorsicht: Die Stelle am proximalen Fibulaköpfchen ist häufig sehr druckempfindlich, sodass die Benutzung eines Polsters (z. B. Schwamm) notwendig wird.

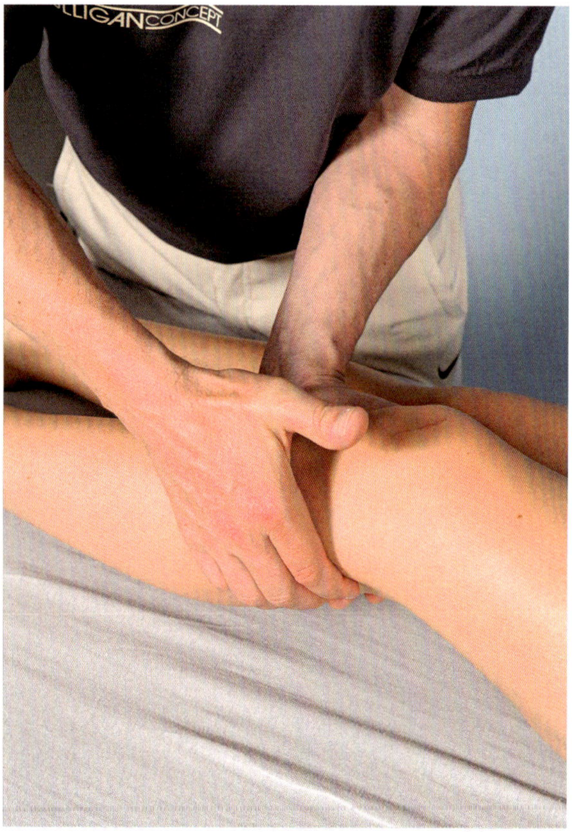

Abb. 4.62 ASTE – proximale Fibula – Gleiten ventral

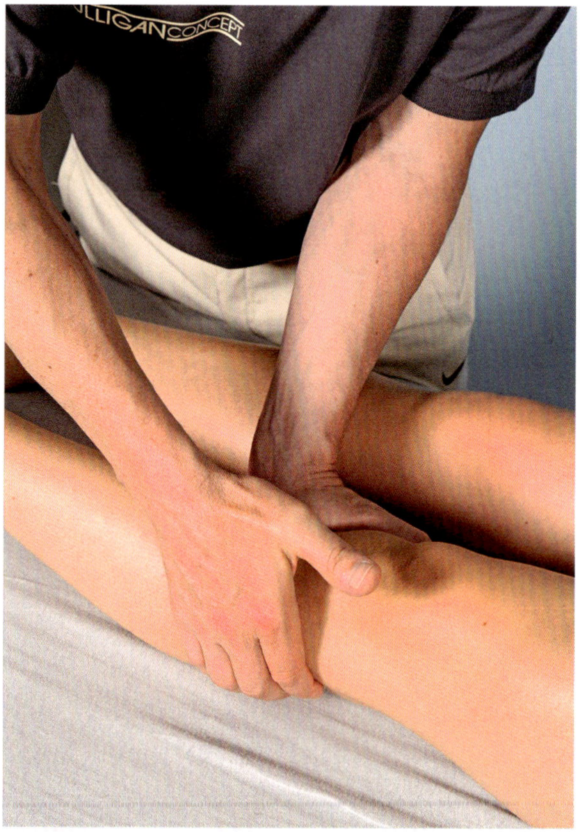

Abb. 4.63 ESTE – proximale Fibula – Gleiten ventral, Extension

4.2.11 MWM proximale Fibula: Gleiten ventral unter Belastung

► **Indikation**

- Schmerzen und/oder Bewegungseinschränkung bei Flexion des rechten Kniegelenks,
- Schmerzen unter Belastung.

► **ASTE**

- Patientin: Ein-Bein-Stand, Fuß der betroffenen rechten Seite auf Stuhl/Hocker, Kniegelenk ca. 90° gebeugt, Gewicht der Patientin zu 80 % auf der nicht betroffenen Seite,
- Therapeut: stabiler Stand parallel zur Patientin von lateral, Blick in die gleiche Richtung wie die Patientin.

► **Kontaktposition.** Die Finger der linken Hand umgreifen die Tibia von ventral und widerlagern sie. Der Thenar der rechten Hand nimmt Kontakt zur proximalen Fibula von dorsal auf.

► **Mobilisation.** Das ventro-laterale Gleiten der Fibula erfolgt durch die mobilisierende rechte Hand des Therapeuten. Während der Therapeut die schmerzfreie Zusatzbewegung hält, übernimmt die Patientin Gewicht nach vorn und beugt aktiv ihr Kniegelenk. In der ersten Behandlung werden 3 Serien × 10 Wdh. durchgeführt.

► **Praxistipp**

- Falls sich die Bewegung nicht schmerzfrei durchführen lässt, kann die Schubrichtung leicht anguliert werden, z. B. mehr in Richtung ventral bzw. lateral. Auch die Veränderung der Dosierung (Stärke des Schubs) kann einen Einfluss auf eine erfolgreiche Behandlung haben.
- Verwendung findet die Technik insbesondere bei Patienten mit lateralem Knieschmerz unter Belastung.
- Die Behandlung sollte mit dem Stuhl/Hocker an der Wand/Sprossenwand stattfinden, um der Patientin die Möglichkeit zu geben, sich zu halten (Sicherheit!).

► **Varianten**

- Ein zusätzlicher Überdruck am Ende der Bewegung ist bei dieser Technik nicht extra notwendig.
- Vorsicht: Die Stelle am Fibulaköpfchen ist häufig sehr druckempfindlich, sodass die Benutzung eines Polsters (z. B. Schwamm) notwendig wird.

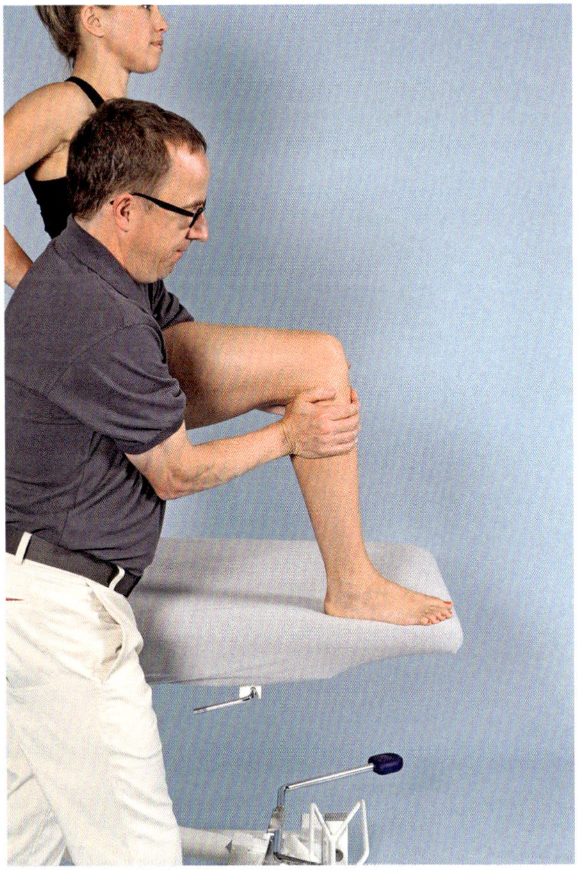

Abb. 4.64 ASTE – MWM proximale Fibula – Gleiten ventral im Kniestand

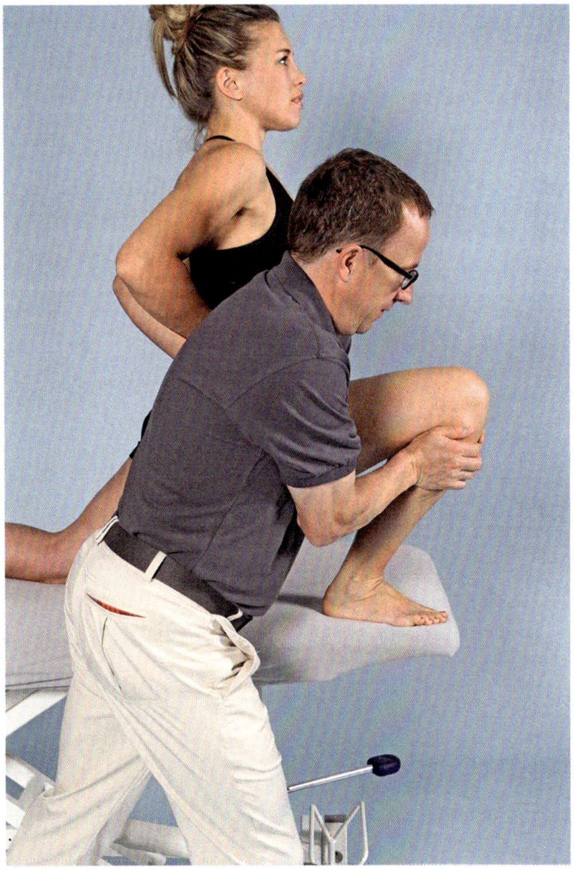

Abb. 4.65 ESTE – MWM proximale Fibula – Gleiten ventral im Kniestand, Flexion

4.2.12 Tape proximale Fibula

► **Indikation**

- Schmerzen und/oder Bewegungseinschränkung im oberen Sprunggelenk (z. B. Inversion), die sich durch eine Mobilisation der proximalen Fibula nach ventro-medial beheben ließen,
- starke Schwellung im Bereich oberes Sprunggelenk, die eine Tapeanlage an der distalen Fibula unmöglich macht,
- Schmerzen im Bereich des lateralen Kniegelenkspaltes („jumpers knee"), z. B. beim Gehen/Laufen.

► **ASTE.** Halber Kniestand, betroffener Fuß der Patientin steht vorn, Kniegelenk ca. 90° flektiert.

► **Tapeanlage.** Es werden 2 Tapestreifen (ein Streifen 5 cm breit und ein Streifen 3,75 cm breit bzw. 2 Tapestreifen mit 3,75 cm) mit jeweils ca. 10–15 cm benötigt. Das Tape beginnt lateral hinter dem proximalen Fibulaköpfchen (nicht zu weit kranial in der Kniekehle!). Während die Patientin bzw. der Therapeut ein Gleiten der proximalen Fibula mit einer Hand nach ventro-lateral hält, zieht er das Tape mit der anderen Hand faltenfrei horizontal nach vorn. Das Tape endet ventro-medial unterhalb der Patella auf Höhe der Tuberositas tibiae. Zur Verstärkung wird ein zweiter Tapestreifen deckungsgleich zum ersten Tapestreifen angelegt. Die Anwendedauer des Tapes beträgt 1–2 Tage.

► **Praxistipp**

- Die Hauptrichtung des Zugs geht nach ventral, nicht horizontal nach medial!
- Bei Unverträglichkeit gegen Tape kann z. B. Fixomull Stretch als Unterzug verwendet werden.
- Die Haut sollte trocken, fettfrei und haarlos sein.
- Bei Hautirritationen (Jucken, Brennen etc.) muss das Tape sofort entfernt werden.

► **Varianten**

- Wenn die Patientin nicht knien kann, wird das Tape im Stand (Fuß auf einem Hocker/Stuhl) angelegt.
- Die Anwendung dieses Tapes kann mit dem Tape für die distale Fibula, siehe ► Abb. 4.34, kombiniert werden, um die Effektivität zu erhöhen.

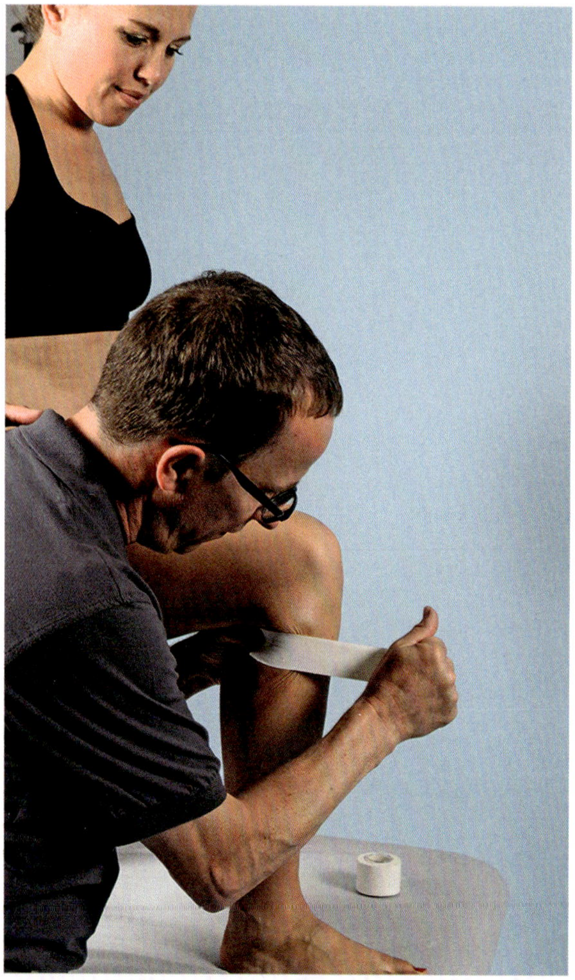

Abb. 4.66 Heimprogramm – Tape proximale Fibula, Zugrichtung

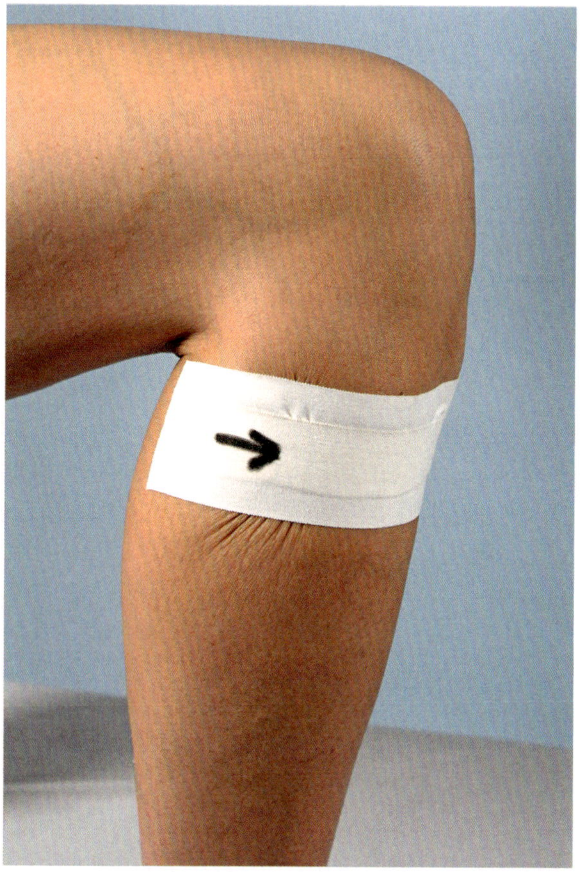

Abb. 4.67 Heimprogramm – Tape proximale Fibula, Anlage

4.2.13 Tape Achillessehne/Wade

▸ **Indikation.** Schmerzen unter Belastung, im Bereich der medialen Achillessehne bzw. der Wadenmuskulatur (z. B. beim Gehen/Joggen) oder bei Valgusstellung des Fußes.

▸ **ASTE.** BL auf der Bank, betroffenes Sprunggelenk/Fuß hängt über den Bankrand heraus. Der Therapeut steht medial des betroffenen Beins.

▸ **Tapeanlage.** Es werden 2 Tapestreifen (3,75 cm) mit jeweils 8–12 cm benötigt. Das Tape beginnt medialseitig am distalen Unterschenkel (am Muskel-Sehnen-Übergang). Mit dem Daumen der einen Hand wird die Achillessehne der Patientin nach lateral mobilisiert, gleichzeitig zieht die andere Hand das Tape nach lateral. Das Tape endet semizirkulär ventro-lateral am Unterschenkel. Ein zweiter Tapestreifen wird deckungsgleich bzw. leicht nach kranial versetzt mit starkem Zug über dem ersten Tapestreifen angebracht. Die Anwendedauer des Tapes beträgt 1–2 Tage oder während der sportlichen Aktivität.

▸ **Praxistipp**

- Bei Unverträglichkeit gegen Tape kann z. B. Fixomull Stretch als Unterzug verwendet werden.
- Die Haut sollte trocken, fettfrei und haarlos sein.
- Bei Hautirritationen (Jucken, Brennen etc.) muss das Tape sofort entfernt werden.
- Vorsicht: Tape nicht zu weit distal am Ansatz der Achillessehne anlegen. Tape nicht zirkulär anlegen!

▸ **Variante**

- Bei Varusstellung des Fußes (Achillessehne medial konkav) kann die Achillessehne nach medial getaped werden.
- Bei Muskelverletzungen des M. gastrocnemius auf der medialen Seite kann der Muskelbauch nach lateral getaped werden, siehe ▸ Abb. 4.69 (und umgekehrt). Die Patienten können diese Art von Tapes ausprobieren und das Tape ggf. nach einer Stunde wieder entfernen, wenn es nicht wirkungsvoll ist.

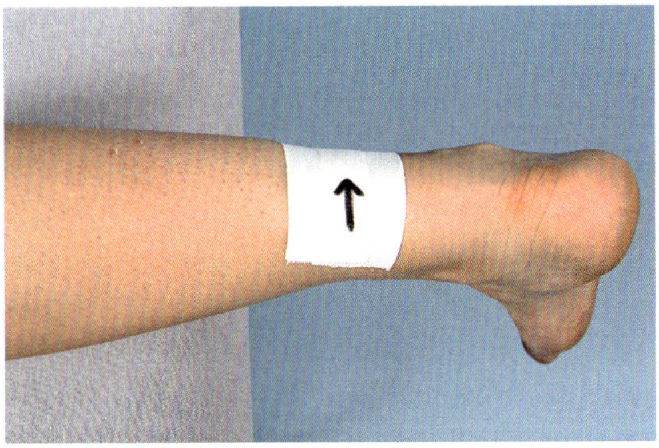

Abb. 4.68 Heimprogramm – Tape Achillessehne, Anlage

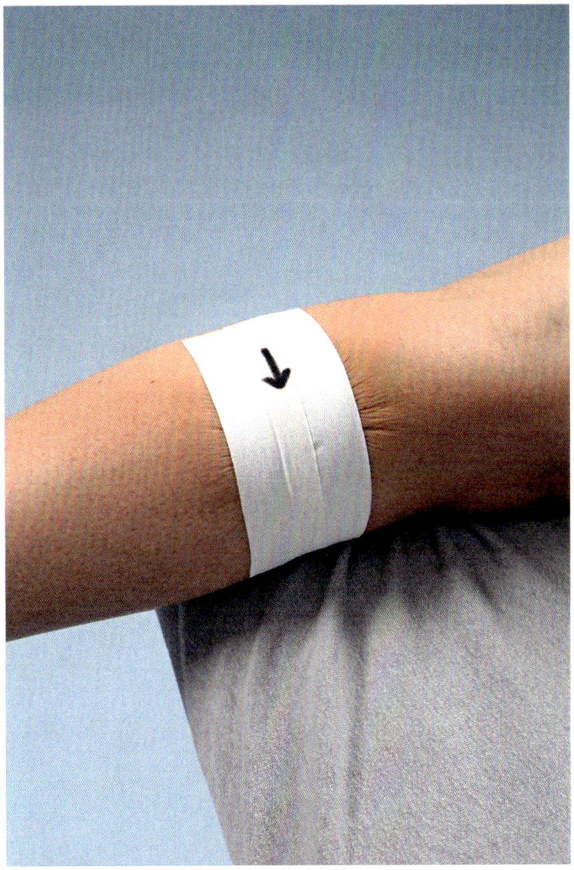

Abb. 4.69 Heimprogramm – Tape Wade, Anlage

4.2.14 Squeeze-Technik Knie

► **Indikation.** Akute oder chronische Knieschmerzen medial oder lateral bei Bewegung mit/ohne Belastung, Blockierungsgefühl Knie bei Bewegung (hier: lateral links bei Extension).

► **ASTE**
- Patientin: Rückenlage, linkes Knie in schmerzfreier Flexion,
- Therapeut: seitlich von der Patientin auf der betroffenen Knieseite.

► **Kontaktposition.** Ein Daumen des Therapeuten liegt mit der medialen Kante am Schmerzpunkt im lateralen Gelenkspalt. Der andere Daumen liegt gedoppelt auf dem ersten. Die restlichen Finger halten lumbrikal am Knie dagegen.

► **Mobilisation.** Unter einem gehaltenen und von der Patientin tolerierbaren Druck beider Daumen am fühlbaren Gelenkspalt nach medial bewegt die Patientin das Knie aktiv in die schmerzhafte bzw. eingeschränkte Extension und wieder zurück. In der ersten Behandlung werden 6–10 Wdh. ausgeführt.

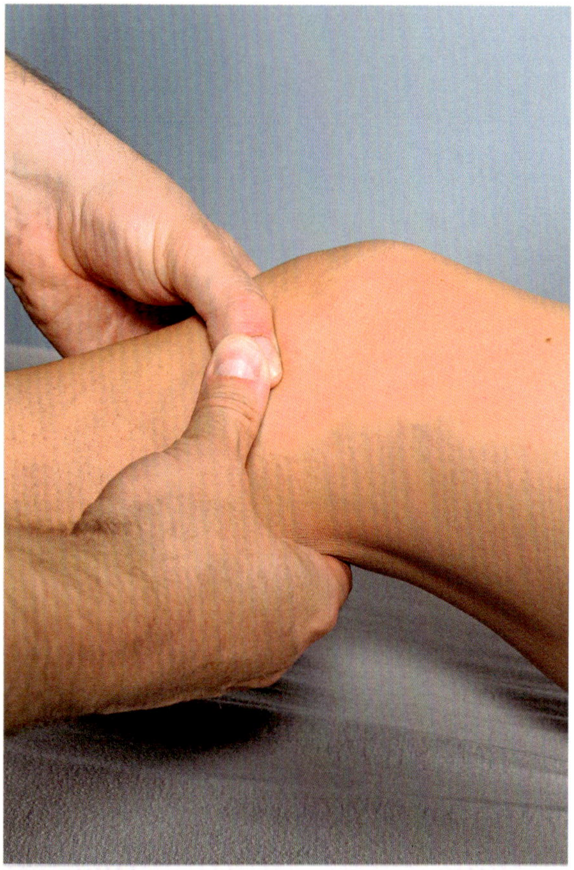

Abb. 4.70 ASTE – Squeeze-Technik Knie – lateraler Kniegelenkspalt

► **Praxistipps**
- Oft ist der Druck am Gelenkspalt unangenehm, z. B. bei vorhandener Schwellung im Gelenkspalt, und kann mit Hilfe eines Schwamms tolerierbar werden.
- Falls sich die Bewegung nicht symptomfrei durchführen lässt, kann die Schubrichtung über einen Wechsel der Daumen anguliert werden.
- Auch die Veränderung der Dosierung (Stärke des Schubs) kann einen Einfluss auf eine erfolgreiche Behandlung haben.
- Im Bereich des lateralen Gelenkspalts muss der manuelle Druck ventral oder dorsal des lateralen Kollateralbandes erfolgen, medial kann er auch durch das mediale Kollateralband erfolgen.
- Die Startposition muss in leichter Flexion des Kniegelenkes erfolgen, da sonst ein manueller Druck in den Gelenkspalt nicht möglich ist.

► **Varianten**
- Die Squeeze-Technik lässt sich für Flexion auch in Teil- oder Vollbelastung durchführen.
- Die Technik kann für Extension und Flexion auch als Self-Squeeze angewandt werden.

4.3 Hüfte

4.3.1 MWM Hüftgelenk Flexion: Traktion lateral mit Gurt

▸ **Indikation.** Schmerzen und/oder Bewegungseinschränkung bei Hüftbeugung.

▸ ASTE

- Patientin: Rückenlage an der Bankkante, ggf. Unterlagerung des anderen Beins mit einer Knierolle bei LWS- und/oder Hüftbeschwerden,
- Therapeut: stabile Ausgangsstellung, frontal zur Behandlungsbank auf Höhe der Hüfte der Patientin.

▸ **Kontaktposition.** Der Gurt läuft horizontal, rechtwinkelig zum Femur sowie gelenknah in der Leiste der Patientin und um das Becken des Therapeuten. Die kraniale Hand stabilisiert das Os ilium der Patientin von lateral. Die Widerlagerung erfolgt hauptsächlich mit der Handinnenfläche (Daumen und Kleinfingerballen). Die distale Hand umgreift den Oberschenkel der Patientin und liegt auf dem Gurt, ebenfalls in der Leiste der Patientin. Das laterale Kniegelenk liegt am Sternum des Therapeuten an.

▸ **Mobilisation.** Die Traktion des Oberschenkels nach lateral erfolgt durch eine Verlagerung des Beckens des Therapeuten nach hinten. Falls diese Zusatzbewegung schmerzfrei durchführbar ist, bewegt der Therapeut die Hüfte der Patientin zunehmend in Beugung. Der Therapeut verlagert während der Mobilisation sein Gewicht auf das kraniale Bein. In der ersten Behandlung werden 3 Serien × 10 Wdh. durchgeführt.

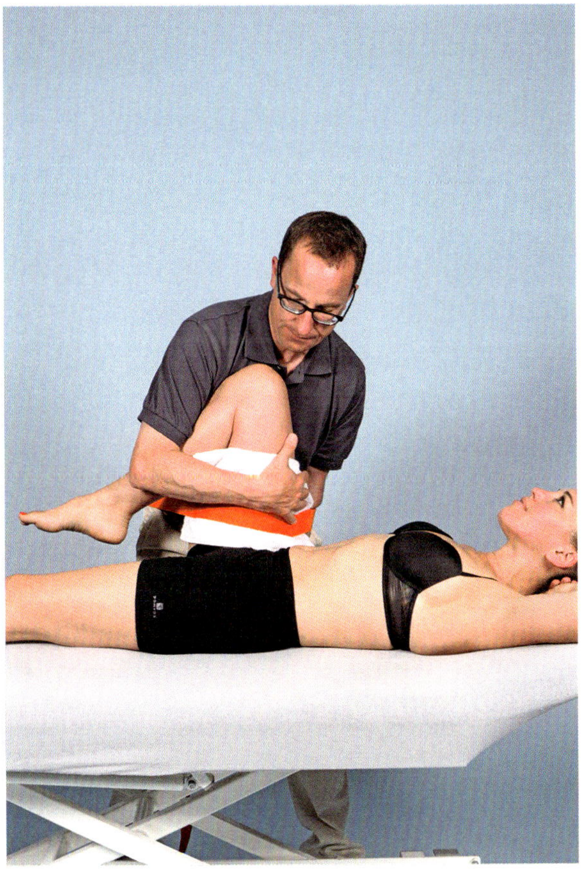

Abb. 4.71 ASTE – MWM Hüftgelenk – Traktion lateral

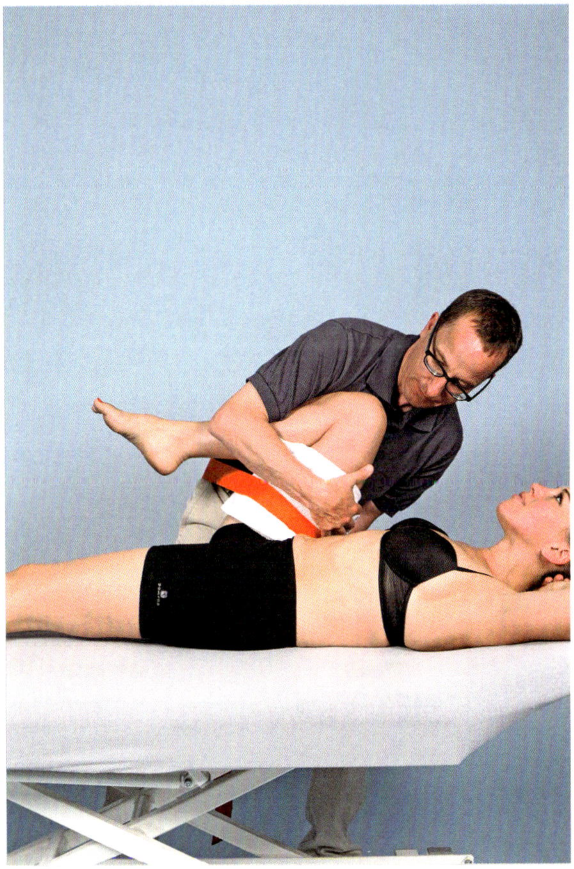

Abb. 4.72 ESTE – MWM Hüftgelenk – Traktion lateral, Flexion

► Praxistipps

- Die stabilisierende Hand befindet sich innerhalb des Gurtes, um eine gleichmäßige laterale Traktion zu gewährleisten.
- Falls sich die Bewegung nicht schmerzfrei durchführen lässt, kann die Zugrichtung leicht anguliert werden, z. B. mehr in Richtung kaudal. Auch die Veränderung der Dosierung (Stärke des Zugs) kann einen Einfluss auf eine erfolgreiche Behandlung haben.
- Diese MWM erfolgt passiv durch den Therapeuten, kann aber nach Möglichkeit auch aktiv-assistiv durchgeführt werden.
- Die Startposition für die Behandlung ist i. d. R. bei 90° Flexion. Kann die Bewegung seitens der Patientin nicht aktiv durchgeführt werden, dann führt der Therapeut die Mobilisation assistiv bzw. passiv durch.
- Vorsicht: Vermeidung einer forcierten Knieflexion, vor allem bei Patienten mit Knieschmerzen.
- Bitte unbedingt ein Handtuch bzw. Polster unter dem Gurt verwenden, um die Weichteile in der Leiste zu schonen.

► Varianten

- Zum Erreichen der maximalen Bewegung verwendet die Patientin am Ende der aktiven Bewegung einen passiven Überdruck in Richtung Flexion. Dieser Überdruck muss ebenfalls schmerzfrei sein. Die aktive Bewegung kann je nach Beschwerdebild der Patientin in Richtung Abduktion bzw. Adduktion variiert werden. Als alternative ASTE kann man den Vierfüßlerstand verwenden. Diese Technik ist in ► Abb. 4.73 bzw. ► Abb. 4.74 gezeigt.
- Ebenso kann die Technik auch bei Einschränkungen bzw. Schmerzen in FLEX/ABD/AR (FABER) bzw. FLEX/ADD angewendet werden.

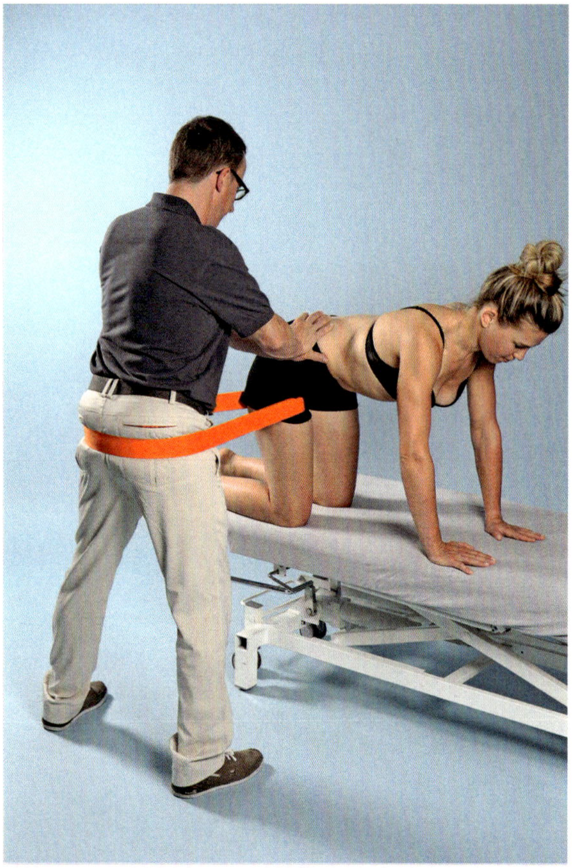

Abb. 4.73 ASTE – MWM Hüftgelenk – Traktion lateral Vierfüßlerstand

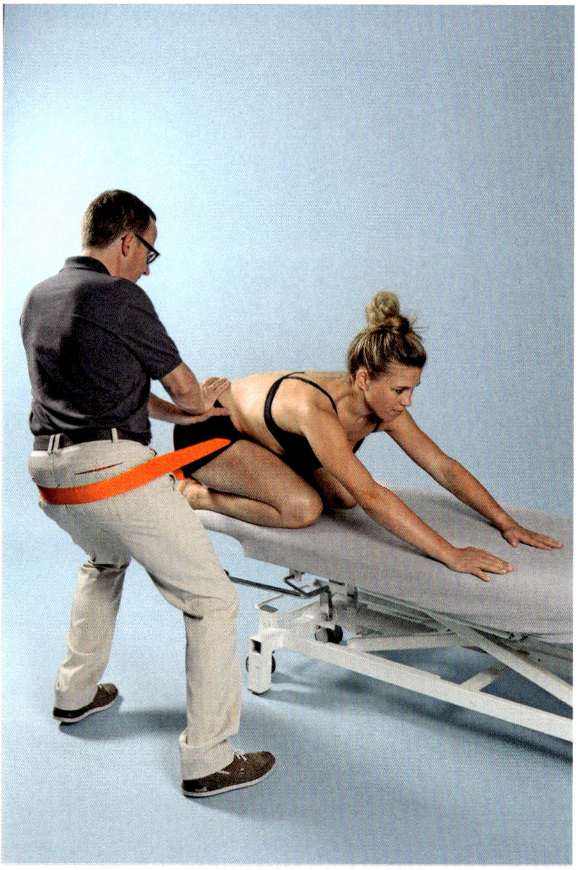

Abb. 4.74 ESTE – MWM Hüftgelenk – Traktion lateral Vierfüßlerstand, Flexion

4.3.2 MWM Hüftgelenk Innenrotation: Traktion lateral mit Gurt

▶ **Indikation.** Schmerzen und/oder Bewegungseinschränkung bei Hüftinnenrotation.

▶ **ASTE**

- Patientin: Rückenlage an der Bankkante, ggf. Unterlagerung des anderen Beins mit einer Knierolle bei LWS- und/oder Hüftbeschwerden,
- Therapeut: stabile Ausgangsstellung, frontal zur Behandlungsbank auf Höhe der Hüfte der Patientin.

▶ **Kontaktposition.** Der Gurt läuft horizontal rechtwinkelig zum Femur sowie gelenknah in der Leiste der Patientin und um das Becken des Therapeuten. Die kraniale Hand stabilisiert das Os ilium der Patientin von lateral. Die Widerlagerung erfolgt hauptsächlich mit der Handinnenfläche (Daumen und Kleinfingerballen). Die distale Hand umgreift den Oberschenkel der Patientin und liegt auf dem Gurt, ebenfalls in der Leiste der Patientin. Das laterale Kniegelenk liegt am Sternum des Therapeuten an.

▶ **Mobilisation.** Die Mobilisation der Innenrotation erfolgt aus ca. 90° Flexion im Hüftgelenk. Die Traktion des Oberschenkels nach lateral erfolgt durch eine Verlagerung des Beckens des Therapeuten nach hinten. Falls diese Zusatzbewegung schmerzfrei durchführbar ist, bewegt der Therapeut die Hüfte der Patientin zunehmend in Innenrotation. Der Therapeut dreht sich um eine gedachte Achse, die durch den Oberschenkel der Patientin verläuft. In der ersten Behandlung werden 3 Serien × 10 Wdh. durchgeführt.

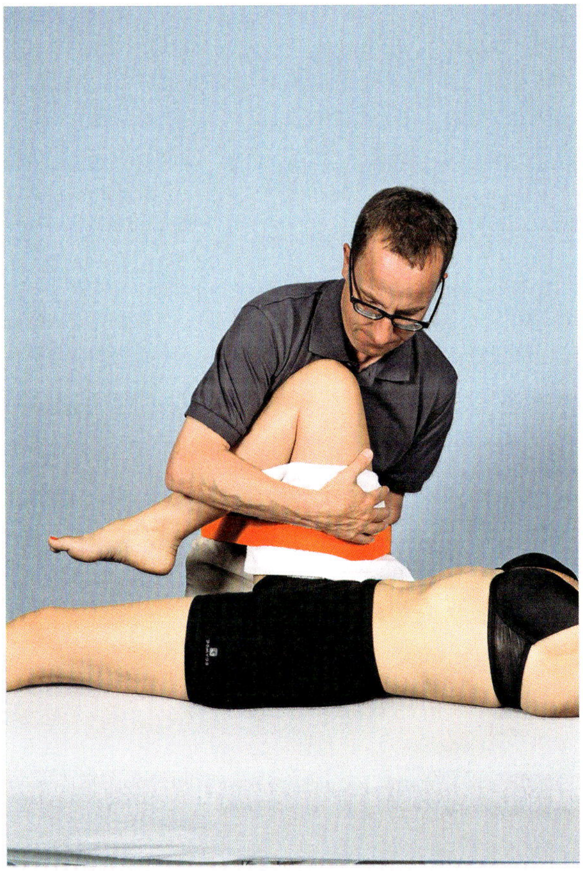

Abb. 4.75 ASTE – MWM Hüftgelenk – Traktion lateral

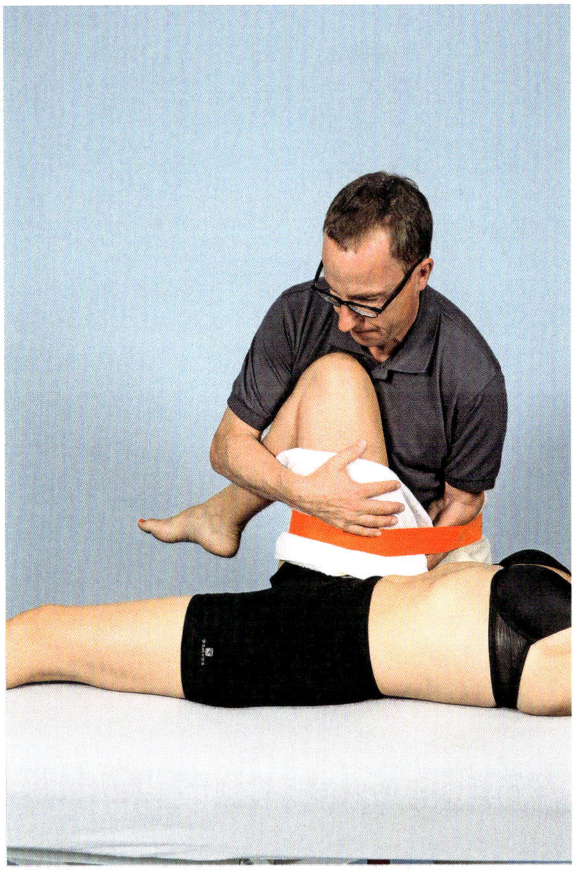

Abb. 4.76 ESTE – MWM Hüftgelenk – Traktion lateral, Innenrotation

► **Praxistipps**

- Die stabilisierende Hand befindet sich innerhalb des Gurtes, um eine gleichmäßige laterale Traktion zu gewährleisten.
- Falls sich die Bewegung nicht schmerzfrei durchführen lässt, kann die Zugrichtung leicht anguliert werden, z. B. mehr in Richtung kaudal. Auch die Veränderung der Dosierung (Stärke des Zugs) kann einen Einfluss auf eine erfolgreiche Behandlung haben.
- Diese MWM erfolgt passiv durch den Therapeuten, kann aber nach Möglichkeit auch aktiv-assistiv durchgeführt werden.
- Eine forcierte Knieflexion muss vermieden werden, vor allem bei Patienten mit Knieschmerzen.
- Bitte unbedingt ein Handtuch bzw. Polster unter dem Gurt verwenden, um die Weichteile in der Leiste zu schonen.

► **Varianten.** Zum Erreichen der max. Bewegung erfolgt am Ende der aktiven Bewegung eine passiver Überdruck durch den Therapeuten in Richtung Innenrotation. Dieser Überdruck muss ebenfalls schmerzfrei sein. Die aktive Bewegung kann je nach Beschwerdebild der Patientin in Richtung Abduktion bzw. Adduktion variiert werden In gleicher Ausführung ist auch die Behandlung der Außenrotation möglich. Als alternative ASTE kann die Technik auch unter Belastung im Stand angewandt werden (siehe ► Abb. 4.77 bzw. ► Abb. 4.78).

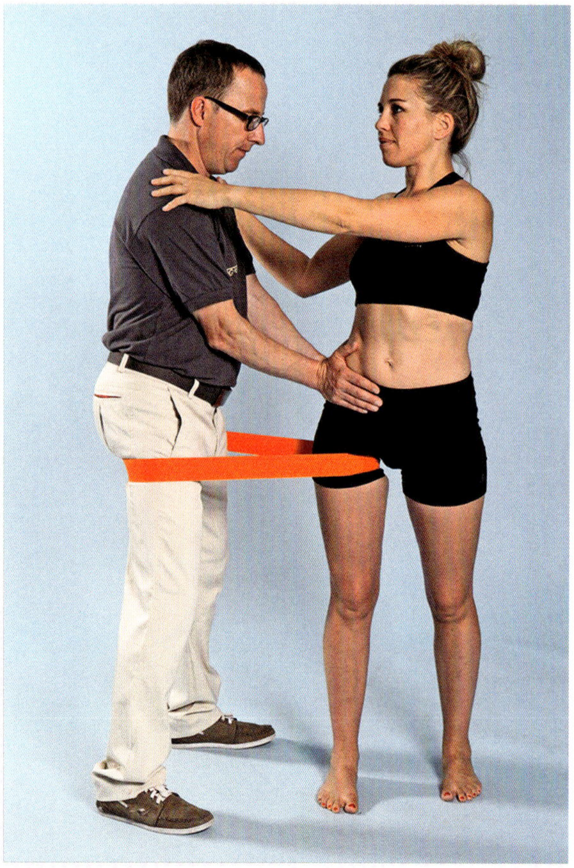

Abb. 4.77 ASTE – MWM Hüftgelenk im Stand – Traktion lateral

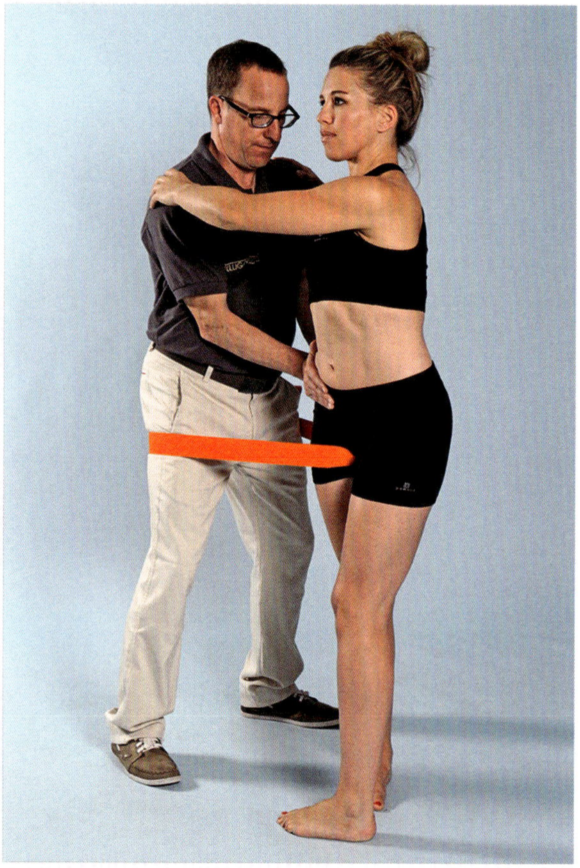

Abb. 4.78 ESTE – MWM Hüftgelenk im Stand – Traktion lateral, Innenrotation

4.3.3 MWM Hüftgelenk Extension: Traktion lateral mit Gurt

► **Indikation**
- Schmerzen und/oder Bewegungseinschränkung bei Hüftextension,
- Schmerzen und/oder Bewegungseinschränkung beim Gehen,
- Leistenschmerz.

► **ASTE**
- Patientin: Stand (parallel) neben einer Behandlungsbank/Wand mit der betroffenen Seite dem Therapeuten zugewandt,
- Therapeut: Stand in stabiler Ausgangsstellung, frontal zur betroffenen Hüfte der Patientin.

► **Kontaktposition.** Der Gurt läuft horizontal rechtwinkelig zum Femur sowie gelenknah in der Leiste der Patientin und um Becken/Oberschenkel des Therapeuten. Beide Hände stabilisieren das Os ilium der Patientin von lateral. Die Widerlagerung erfolgt hauptsächlich mit der Handinnenfläche (Daumen und Kleinfingerballen).

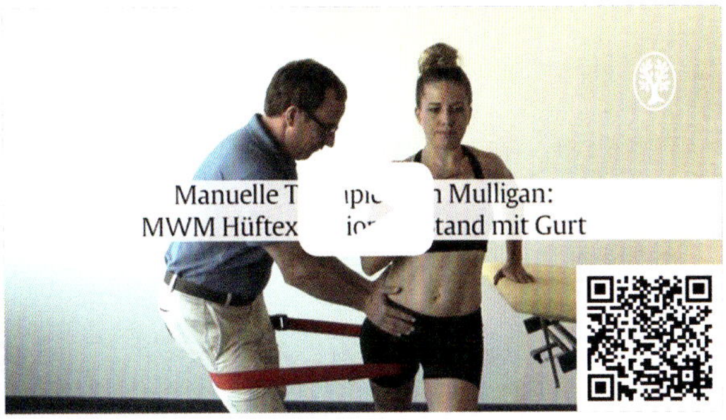

Video 4.4 MWM Hüftextension im Stand mit Gurt

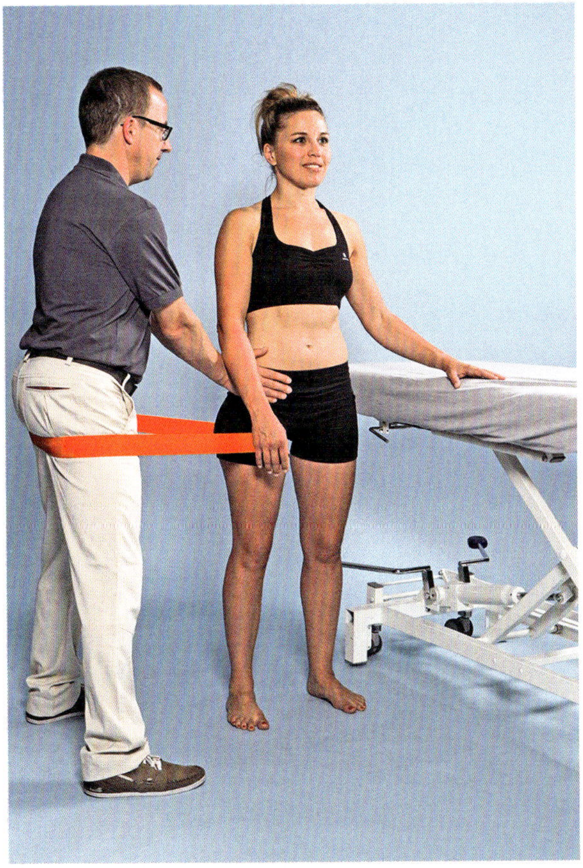

Abb. 4.79 ASTE – MWM Hüftgelenk – Traktion lateral

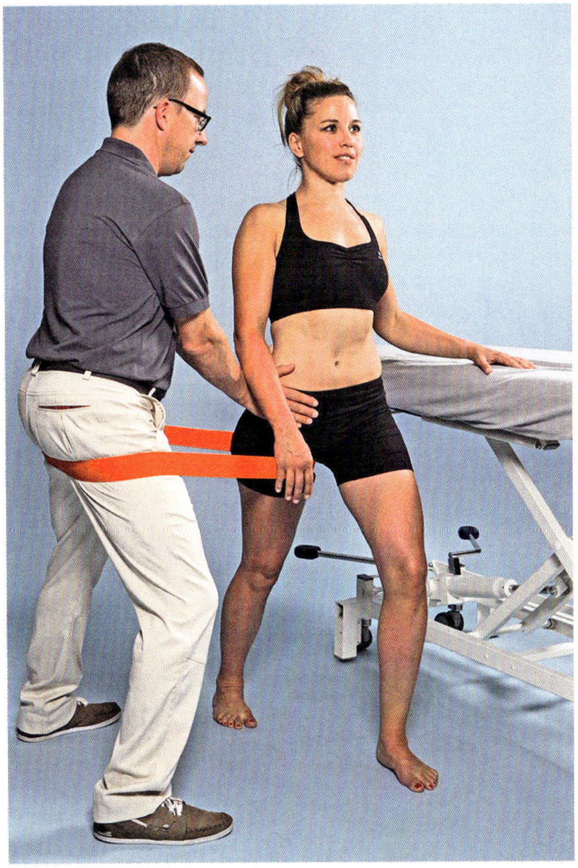

Abb. 4.80 ESTE – MWM Hüftgelenk – Traktion lateral, Extension

▶ **Mobilisation.** Die Patientin wird aufgefordert, ihr Gewicht auf die nicht betroffene Seite zu verlagern. Die Traktion des Oberschenkels nach lateral erfolgt durch eine Verlagerung des Beckens des Therapeuten nach hinten bei gleichzeitigem Gegenhalt beider Hände am Ilium. Falls diese Zusatzbewegung schmerzfrei durchführbar ist, bewegt die Patientin die Hüfte in EXT bzw. führt die Patientin einen kleinen Schritt mit ihrer nicht betroffenen Seite nach vorn durch. Der Therapeut verlagert während der Mobilisation sein Gewicht vom hinteren auf das vordere Bein. In der ersten Behandlung werden 3 Serien × 10 Wdh. durchgeführt.

▶ **Praxistipps**

- Falls sich die Bewegung nicht schmerzfrei durchführen lässt, kann die Zugrichtung leicht anguliert werden, z. B. mehr in Richtung dorso-lateral bzw. ventro-lateral.
- Auch die Veränderung der Dosierung (Stärke des Zugs) kann einen Einfluss auf eine erfolgreiche Behandlung haben.
- Ein muskuläres Ziehen im Bereich der Hüftbeugemuskulatur ist bei dieser Technik normal und erwünscht. Vorsicht: Kontrolle der weiterlaufenden Bewegung in der Lendenwirbelsäule.
- Bei Bedarf ein Handtuch bzw. Polster unter dem Gurt verwenden, um die Weichteile in der Leiste zu schonen.
- Die Behandlung sollte grundsätzlich an der Wand bzw. an der Bank durchgeführt werden, um der Patientin die Möglichkeit zu geben, sich zu halten (Sicherheit!).

▶ **Varianten.** Zum Erreichen einer endgradigen Extension bzw. Schmerzen am Bewegungsende kann eine alternative ASTE gewählt werden. Hierbei stellt die Patientin den Fuß ihrer nicht betroffenen Seite auf einen Stuhl. Die Patientin verlagert ihr Gewicht mit geradem Oberkörper nach vorn. Am Ende der aktiven Bewegung kann sich die Patientin mit ihrer Hand dorsal am Ilium einen Überdruck in Richtung Extension geben. Diese Progression ist in ▶ Abb. 4.81 dargestellt.

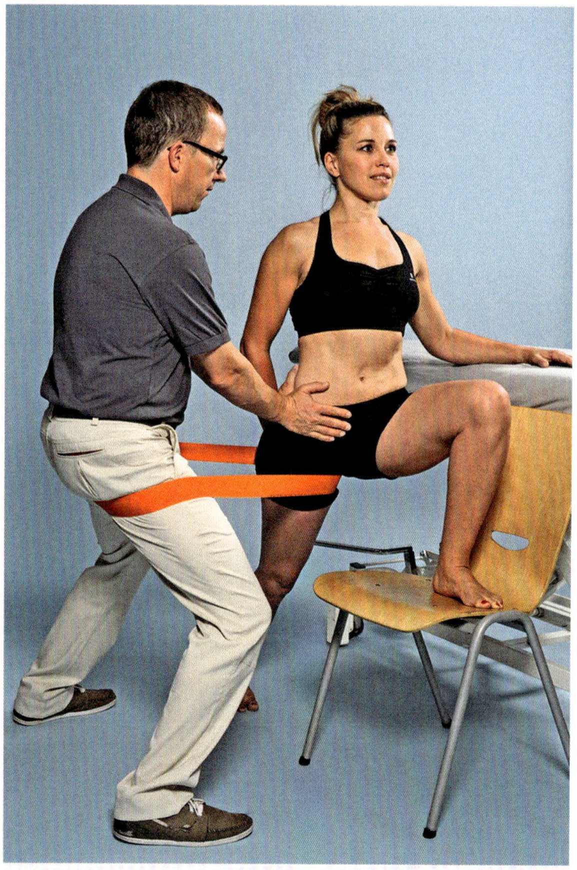

Abb. 4.81 ESTE – MWM Hüftgelenk – Traktion lateral, Progression

4.3.4 MWM Hüftgelenk: Gleiten dorsal mit Gurt

▶ **Indikation**

- Schmerzen und/oder Bewegungseinschränkung bei Hüftabduktion,
- Leistenschmerz.

▶ **ASTE**

- Patientin: Stand, leicht abduziert vor einer Behandlungsbank/Wand,
- Therapeut: Stand in stabiler Ausgangsstellung hinter der Patientin auf Höhe der betroffenen Hüfte der Patientin.

▶ **Kontaktposition.** Der Gurt läuft horizontal rechtwinklig zum Femur sowie gelenknah in der Leiste der Patientin und um das Becken bzw. den Oberschenkel des Therapeuten. Beide Hände stabilisieren das Os ilium (auf der betroffenen Seite) der Patientin von dorsal. Die Widerlagerung erfolgt hauptsächlich mit der Handinnenfläche (Daumen und Kleinfingerballen).

▶ **Mobilisation.** Das Gleiten des Oberschenkels nach dorsal erfolgt durch eine Verlagerung des Beckens des Therapeuten nach hinten bei gleichzeitigem Gegenhalt beider Hände am Ilium. Falls diese Zusatzbewegung schmerzfrei durchführbar ist, führt die Patientin eine seitliche Gewichtsverlagerung auf ihre nicht betroffene Seite durch. Der Therapeut verlagert während der Mobilisation sein Gewicht hin zur nicht betroffenen Seite der Patientin. In der ersten Behandlung werden 3 Serien × 10 Wdh. durchgeführt.

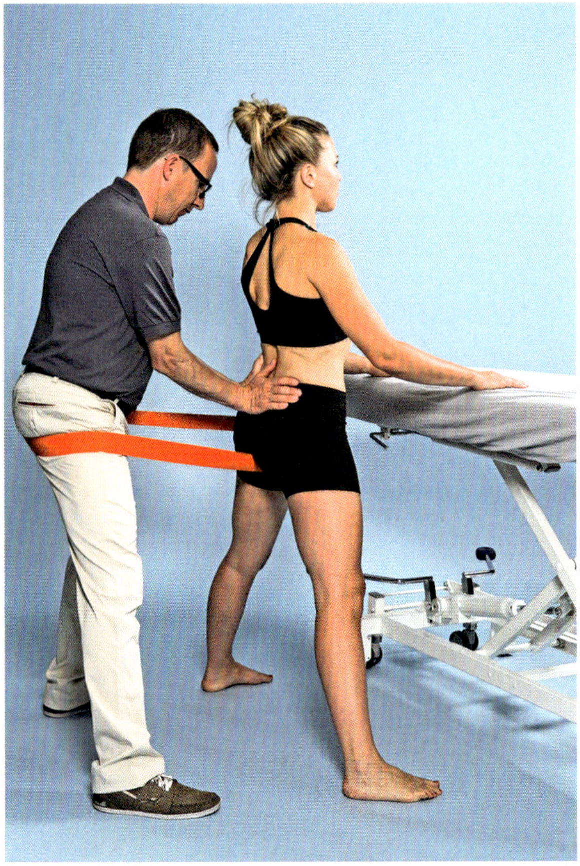

Abb. 4.82 ASTE – MWM Hüftgelenk – Gleiten dorsal

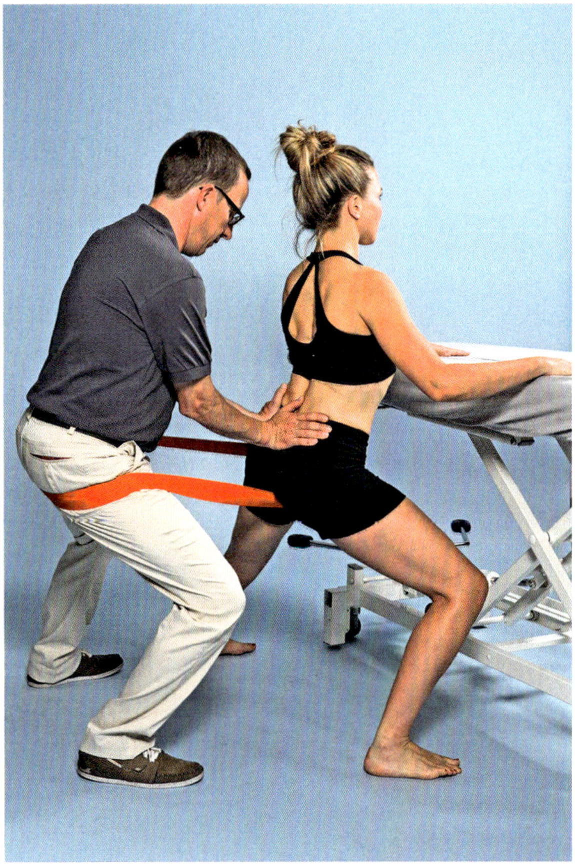

Abb. 4.83 ESTE – MWM Hüftgelenk – Gleiten dorsal, Abduktion

► **Praxistipps**

- Falls sich die Bewegung nicht schmerzfrei durchführen lässt, kann die Zugrichtung leicht anguliert werden, z. B. mehr in Richtung dorso-lateral bzw. lateral.
- Auch die Veränderung der Dosierung (Stärke des Zugs) kann einen Einfluss auf eine erfolgreiche Behandlung haben.
- Ein muskuläres Ziehen im Bereich der Adduktoren ist bei dieser Technik normal und erwünscht. Zur Entlastung der Hüftbeuger kann die Patientin ihren Oberkörper leicht nach vorn beugen und sich mit den Unterarmen auf einer Behandlungsbank abstützen.
- Bei Bedarf kann ein Handtuch bzw. Polster unter dem Gurt verwendet werden, um die Weichteile in der Leiste zu schonen.
- Die Behandlung sollte grundsätzlich an der Wand bzw. an der Bank durchgeführt werden, um der Patientin die Möglichkeit zu geben, sich zu halten (Sicherheit!).

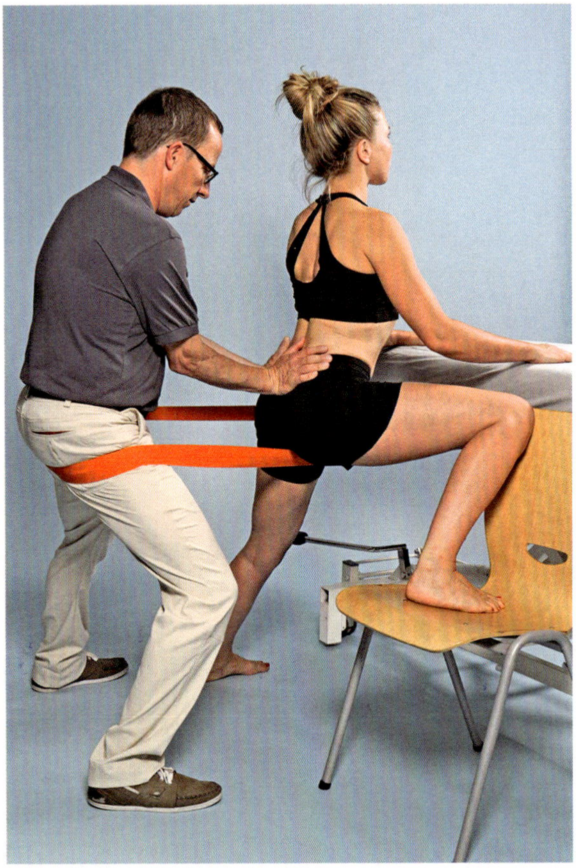

Abb. 4.84 ESTE – MWM Hüftgelenk – Gleiten dorsal, Progression

► **Varianten.** Zum Erreichen einer endgradigen Abduktion bzw. Schmerzen am Bewegungsende kann eine alternative ASTE gewählt werden. Hierbei stellt die Patientin den Fuß ihrer nicht betroffenen Seite seitlich auf einen Stuhl. Die Patientin verlagert ihr Gewicht mit geradem Oberkörper zur nicht betroffenen Seite. Am Ende der aktiven Bewegung kann sich die Patientin mit ihrer Hand seitlich am Ilium einen Überdruck in Richtung Abduktion geben. Diese Progression ist in ► Abb. 4.84 dargestellt.

4.3.5 Traktion Hüftgelenk: longitudinal mit Gurt

▸ **Indikation**
- Schmerzen und/oder Bewegungseinschränkung bei Extension der Hüfte,
- Schmerzen beim Gehen,
- Leistenschmerz bzw. Schmerzen in der LWS mit Ausstrahlung in den ventralen Oberschenkel.

▸ **ASTE**
- Patientin: Seitlage an der Bankkante auf der nicht betroffenen Seite, ggf. in Knie und Hüfte flektiert (stabilere Ausgangsstellung!),
- Therapeut: stabile Ausgangsstellung, seitlich zur Behandlungsbank auf Höhe des Kniegelenks zur Patientin, Blickrichtung zur Patientin,
- Assistent: stabile Ausgangsstellung, frontal zur Behandlungsbank auf Höhe des Beckens der Patientin.

▸ **Kontaktposition.** Beide Hände des Therapeuten umgreifen den obenliegenden Oberschenkel der Patientin flächig, proximal des Kniegelenks. Das Kniegelenk der Patientin ist um ca. 40–60° gebeugt. Der Gurt läuft als „Acht" über den Händen des Therapeuten um den distalen Oberschenkel der Patientin und um die Schultern des Therapeuten.

Der Assistent widerlagert das Becken von dorsal mit den Handinnenflächen beider Hände. Zu Beginn der Mobilisation befindet sich die Hüfte der Patientin in Neutral-Nullstellung.

▸ **Mobilisation.** Die Traktion des Oberschenkels in longitudinaler Richtung erfolgt durch eine Verlagerung des Gewichts des Therapeuten nach hinten. Falls diese Zusatzbewegung schmerzfrei durchführbar ist, bewegt der Therapeut die Hüfte der Patientin zunehmend in Extension. Anschließend kehrt der Therapeut wieder in die Ausgangsstellung zurück. In der ersten Behandlung werden 3–6 Wdh. durchgeführt.

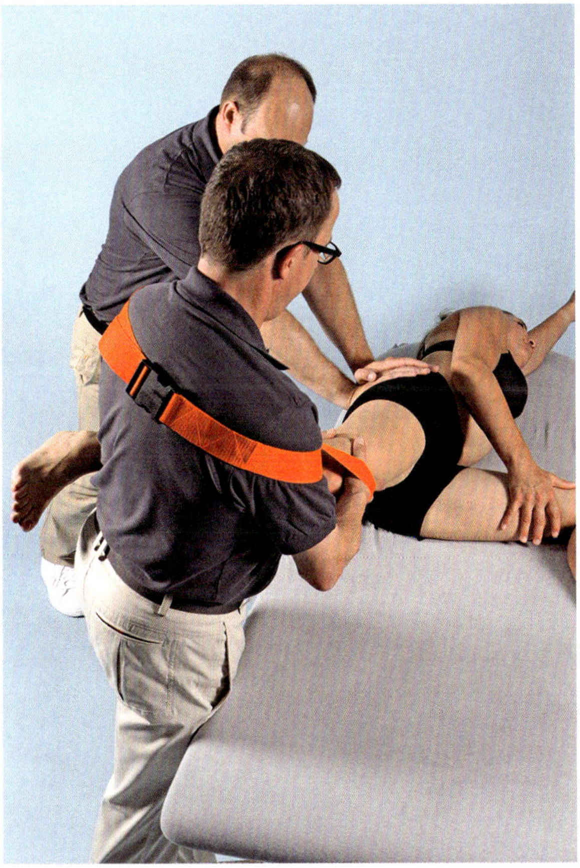

Abb. 4.85 ASTE – Traktion Hüftgelenk – longitudinal mit Gurt in Seitlage

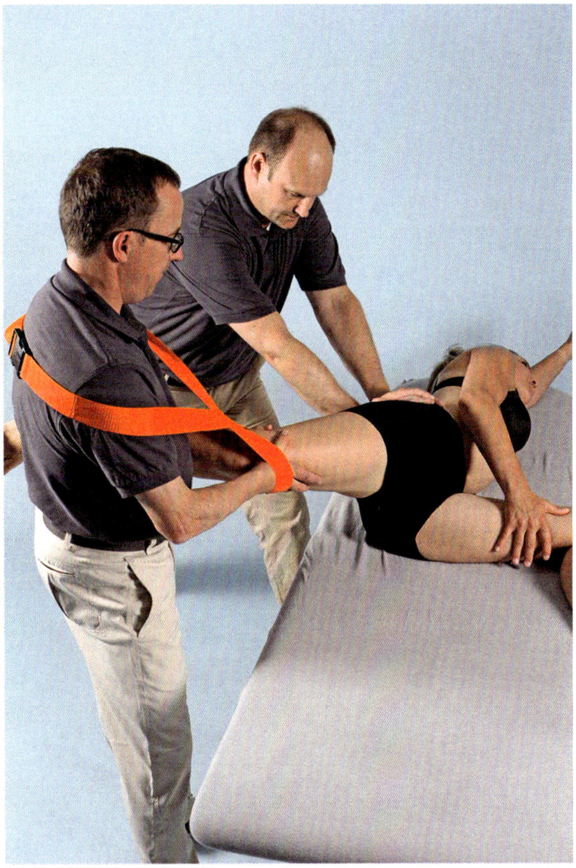

Abb. 4.86 ESTE – Traktion Hüftgelenk – longitudinal mit Gurt in Seitlage, Extension

► **Praxistipps**

- Bei dieser Technik handelt es sich um eine passive Mobilisation.
- Falls sich die Bewegung nicht schmerzfrei durchführen lässt, kann die Zugrichtung bzw. die Position des Beins leicht anguliert werden, z. B. mehr in Richtung ABD/ADD bzw. mit Rotation. Auch die Veränderung der Dosierung (Stärke des Zugs) kann einen Einfluss auf eine erfolgreiche Behandlung haben.
- Die Startposition für die Behandlung ist i. d. R. in Neutral-Nullstellung der Hüfte.

► **Varianten.** Eine Progression der Behandlung kann durch eine zunehmende Flexion im Kniegelenk erreicht werden (Dehnung der Hüftflexoren/Knieextensoren bzw. erhöhte Spannung des neuralen Systems). Diese Technik kann auch für eingeschränkte Abduktion/Adduktion in Rückenlage durchgeführt werden (► Abb. 4.87 bzw. ► Abb. 4.88). Wenn kein Assistent bzw. Kollege zur Verfügung steht, dann kann die Technik in Extension auch in Bauchlage durch einen einzelnen Therapeuten durchgeführt werden.

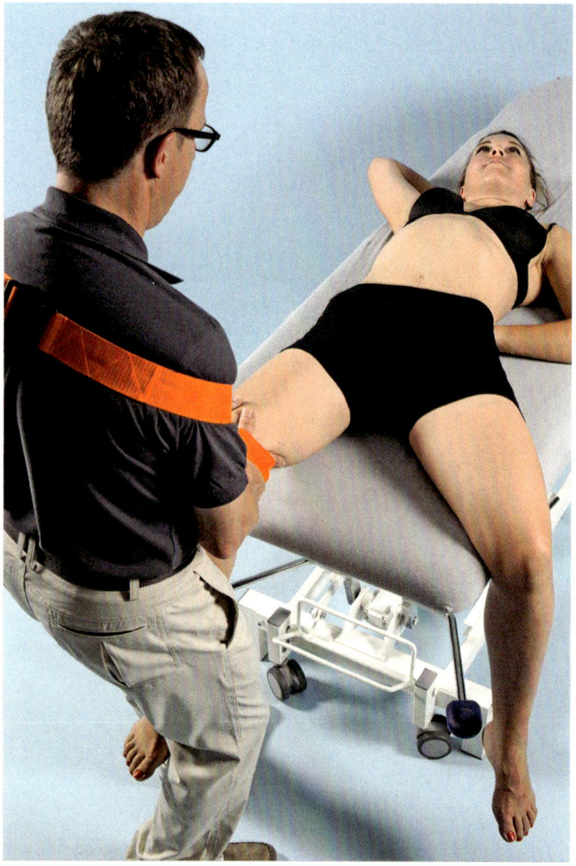

Abb. 4.87 ASTE – Traktion Hüftgelenk – longitudinal mit Gurt in Rückenlage

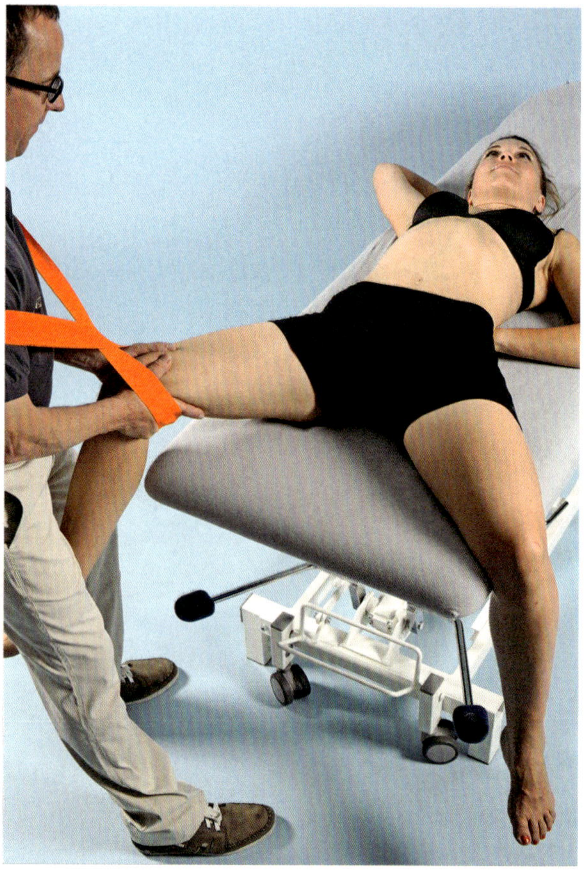

Abb. 4.88 ESTE – Traktion Hüftgelenk – longitudinal mit Gurt in Rückenlage, Abduktion

4.3.6 PRP Hüfte

▸ **Indikation.** Chronische Hüftschmerzen v. a. in Ruhe (hier: rechtes Hüftgelenk).

▸ **ASTE**
- Patientin: Rückenlage, rechte Hüfte ca. 90° flektiert und leicht adduziert,
- Therapeut: kontralateral, seitlich links von der Patientin.

▸ **Kontaktposition.** Beide Hände und der Oberkörper des Therapeuten nehmen mit dem flektierten rechten Knie der Patientin Kontakt auf. Unter der rechten Gesäßhälfte (Tuber) der Patientin liegt eine Handtuchrolle oder ein Sandsack.

▸ **Mobilisation.** Die gehaltene Mobilisation erfolgt über einen Schub beider Hände aus dem Körper des Therapeuten entlang des Oberschenkels nach dorso-lateral, bis ein tolerierbarer Schmerz reproduziert werden kann. Diese Position wird für 20 Sekunden gehalten, bis der initial provozierte Schmerz verschwunden ist. Dies wird so oft wiederholt, bis sich der Schmerz nicht mehr provozieren lässt.

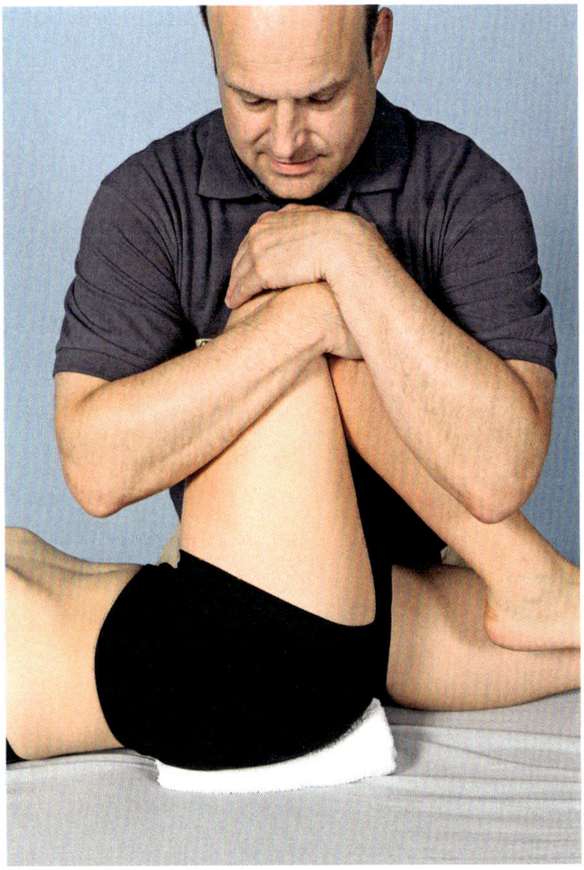

Abb. 4.89 ESTE – PRP Hüfte, Dehnung

▸ **Praxistipps**
- Die Höhe des tolerierbaren Schmerzes ist individuell verschieden und muss mit der Patientin bestimmt werden.
- Eine Kompression der Patella ist zu vermeiden.
- Die Zeit bis zur Schmerzabnahme wird mit steigender Wiederholungszahl sinken, bis keine Schmerzreproduktion mehr erfolgt.
- Erfolgt keine Schmerzabnahme während der Therapie, so ist die Technik nicht indiziert.

▸ **Varianten**
- Oft ist eine Änderung der Hüftposition nötig, um den Schmerz provozieren zu können, z. B. in horizontaler Adduktion oder Innenrotation.
- Lässt der provozierte Schmerz nicht innerhalb von 20 Sekunden oder sofort nach, so muss die Technik mit weniger bzw. mehr Kraft oder mit geänderter Gelenkposition wiederholt werden.
- Falls die FABER-Position (Hüft FLEX/ABD/AROT) den Schmerz der Patientin auslöst, kann diese als PRP genutzt werden, ebenso eine isometrische Anspannung in Adduktion oder Abduktion in dieser Ausgangsstellung. PRPs in FABER-Position können auch als Self-PRP von der Patientin durchgeführt werden.

5 Wirbelsäule

5.1 Halswirbelsäule und Kiefer

5.1.1 NAG

▸ **Indikation.** Nackenschmerzen in Ruhe und/oder Bewegung, starke Bewegungseinschränkung multidirektional bzw. multisegmental mittlere/untere HWS, obere BWS (C 2/3-T 3/4).

▸ ASTE

- Patientin: aufrechter Sitz, angelehnt an der Stuhllehne, HWS leicht flektiert,
- Therapeut: Schrittstellung seitlich an der Patientin (als Rechtshänder normalerweise rechts von der Patientin), Blick nach dorsal mit Kontakt zur rechten Schulter der Patientin.

▸ **Kontaktposition.** Die rechte Hand des Therapeuten umgreift den Kopf der Patientin und stabilisiert diesen am Brustkorb des Therapeuten, ohne die Kopfposition zu verändern. In der unteren HWS liegt die rechte Hand an der HWS und stabilisiert diese. Der abgespreizte Kleinfinger hakt sich mit der Mittelphalanx unter dem kranialen Dornfortsatz des zu behandelnden Segments ein. Der Thenar der linken Hand liegt mit Kontakt von unten am Kleinfinger der rechten Hand.

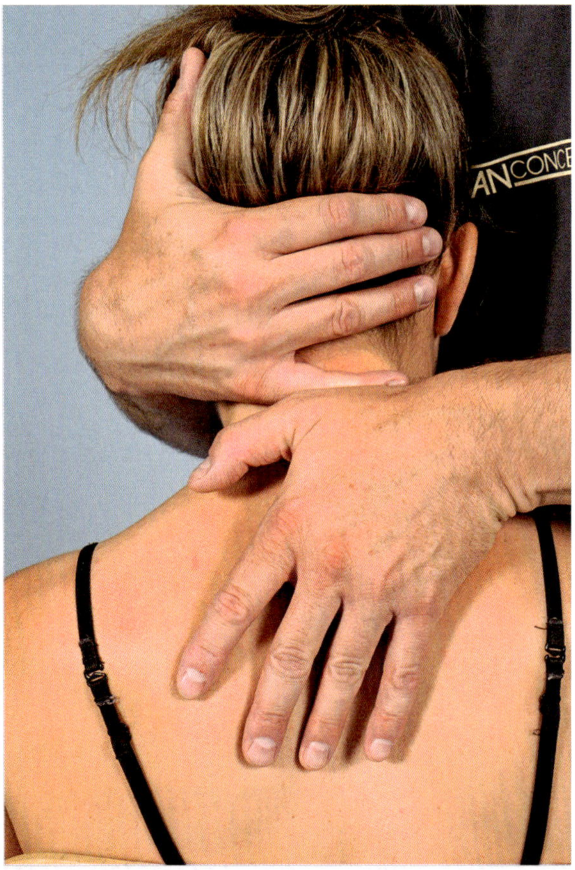

Abb. 5.1 ASTE – NAG HWS

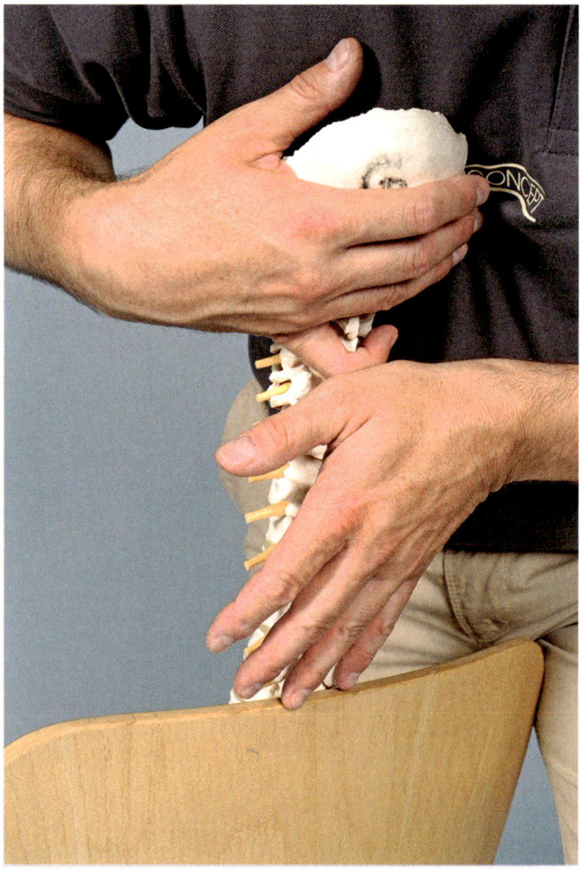

Abb. 5.2 Skelett – NAG HWS

► **Mobilisation.** Über eine oszillierende Bewegung des linken Ellenbogens in Flexion wird der kleine Finger der rechten Hand und damit der kraniale Wirbelkörper nach ventro-kranial bewegt (parallel zur Behandlungsebene der Facetten). Die Geschwindigkeit der Mobilisation liegt bei ca. 2–3 Bewegungen pro Sekunde. Die Mobilisation wird 10–15 Sekunden lang durchgeführt. Es werden 3–6 Serien pro Segment ausgeführt. Die Technik kann bei Bedarf in mehreren Segmenten ausgeführt werden.

► **Praxistipps**

- Bevor der Therapeut die Mobilisation durchführt, muss er den sog. „SLACK" aufnehmen, um so durch die Weichteile einen knöchernen Kontakt zum Dornfortsatz zu erreichen.
- Ein Schwamm kann den evtl. unangenehmen Kontakt am Dornfortsatz verbessern.

► **Varianten**

- Durch eine Verlagerung des Körpergewichts auf das hintere Bein kann der Therapeut eine kraniale Traktion der HWS während der Mobilisation ausführen.
- Über eine Platzierung des Kleinfingers auf Facettenhöhe kann die Technik auch unilateral ausgeführt werden, primär bei unilateralen Beschwerden und/oder bei Beschwerden in Rotation und Seitneigung. Bei unilateraler Anwendung mobilisiert der Therapeut die Gegenseite.
- Die NAGs können auch von der anderen Seite durchgeführt werden, falls dies für den Therapeuten leichter ist.

5.1.2 Reverse NAG

► **Indikation.** Protrahierte Kopfhaltung, Schmerzen und/ oder Steifigkeit im zervikothorakalen Übergang, endgradige unilaterale Schmerzen und Einschränkung in HWS-ROT untere HWS, obere BWS (C 5/6-T 3/4).

► **ASTE**

- Patientin: aufrechter Sitz, angelehnt an der Stuhllehne,
- Therapeut: seitlich an der Patientin (als Rechtshänder normalerweise rechts von der Patientin), Blick senkrecht zur Patientin mit Kontakt zur rechten Schulter der Patientin.

► **Kontaktposition.** Die rechte Hand des Therapeuten umgreift zur Fixation die HWS der Patientin, der abgespreizte Kleinfinger hakt sich mit dcr Mittelphalanx unter dem kranialen Dornfortsatz des zu behandelnden Segments ein. Mit der linken Hand formt der Therapeut mit Daumen und Zeigefinger ein „V", wobei sich der Unterarm in einer Mittelstellung (PRO/SUP) befindet und die Fingergelenke gestreckt sind. Das proximale Interphalangealgelenk des Zeigefingers und die Daumenspitze haben Kontakt in Höhe der QFS des kaudalen Wirbelkörpers.

► **Mobilisation.** Der Therapeut mobilisiert den kaudalen Wirbelkörper oszillierend nach ventro-kranial (parallel zur Behandlungsebene der Facetten). Die Geschwindigkeit liegt bei ca. 2–3 Bewegungen pro Sekunde. Die Mobilisation wird 10–15 Sekunden durchgeführt. Es werden 3–6 Serien pro Segment ausgeführt. Die Technik kann bei Bedarf in mehreren Segmenten ausgeführt werden.

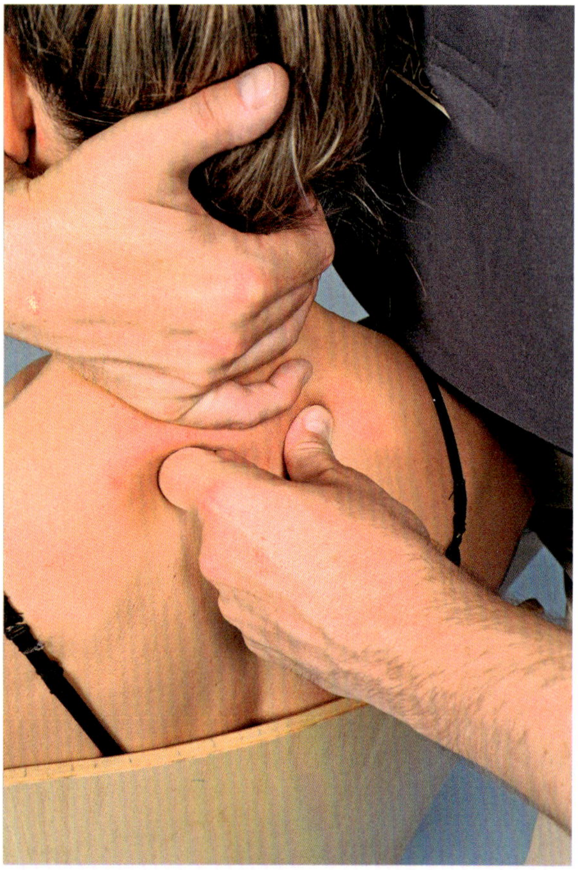

Abb. 5.3 ASTE – Reverse NAG untere HWS

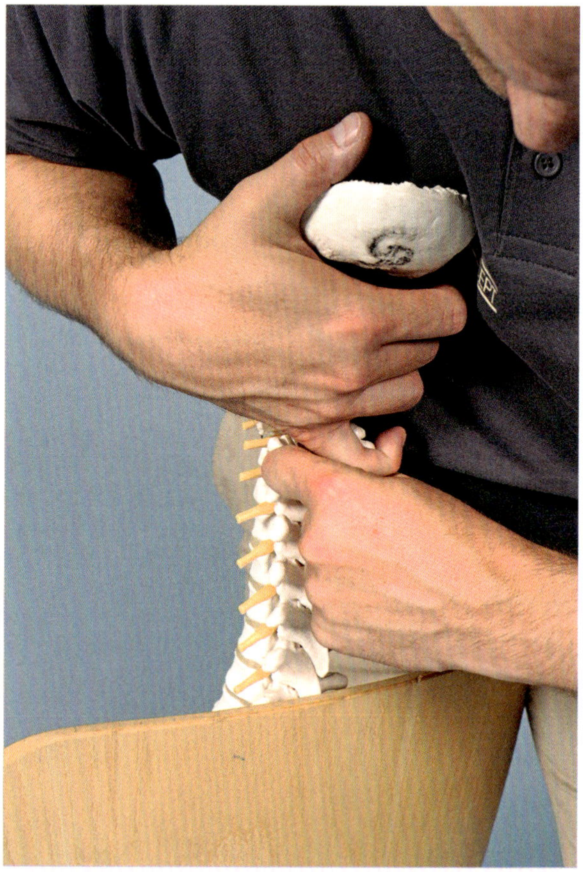

Abb. 5.4 Skelett – Reverse NAG untere HWS

► **Praxistipps**

- In der oberen BWS formt der Therapeut ein breiteres „V“, da sich die Querfortsätze weiter lateral befinden.
- Die Aufnahme des SLACK beginnt mit der Mobilisationshand durch die Weichteile bereits 1–2 Segmente kaudal, indem die beiden Mobilisationsfinger leicht durch die Weichteile nach kranial gedrückt werden.
- Ein Schwamm kann den evtl. unangenehmen Kontakt an den QFS verbessern. Bei starker Nackenkyphose kann sich die Schubrichtung der Mobilisation in diesem Bereich mehr nach ventral richten.

► **Varianten**

- Durch eine Verlagerung des Körpergewichts auf das hintere Bein kann der Therapeut eine kraniale Traktion der HWS während der Mobilisation ausführen.
- In der oberen BWS kann der rechte Unterarm des Therapeuten die Fixation quer zum Brustkorb/Sternum der Patientin ausführen (siehe ► Abb. 5.5).
- Über die Betonung der Mobilisation über Daumen oder Zeigefinger kann die Technik auch unilateral ausgeführt werden, primär bei unilateralen Beschwerden und/oder bei Beschwerden in Rotation.
- Die Reverse NAGs können auch von der anderen Seite durchgeführt werden, falls dies für den Therapeuten leichter ist.

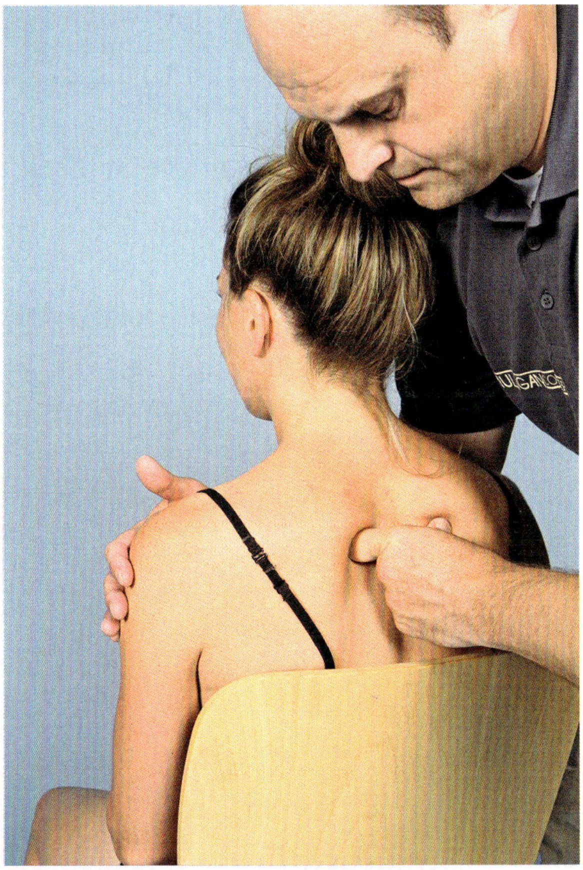

Abb. 5.5 ASTE – Reverse NAG obere BWS, Alternativgriff

5.1.3 Headache-SNAG

▶ **Indikation.** Akuter zervikogener Kopfschmerz, vegetative Reaktionen zervikogenen Ursprungs, negative Reaktionen nach HWS-Behandlungen in Ruhe, wie Manipulationen oder Schwindel in Ruhe.

▶ **ASTE**

- Patientin: aufrechter Sitz, angelehnt an der Stuhllehne, HWS in Neutralposition,
- Therapeut: Schrittstellung seitlich an der Patientin (als Rechtshänder normalerweise rechts von der Patientin), Blick nach dorsal mit Kontakt zur rechten Schulter der Patientin.

▶ **Kontaktposition.** Die rechte Hand des Therapeuten umgreift den Kopf der Patientin und stabilisiert diesen am Brustkorb und Oberarm des Therapeuten, ohne dabei die Kopfposition zu verändern. Der abgespreizte Kleinfinger liegt mit der Mittelphalanx auf dem Dornfortsatz von C2. Der Thenar der linken Hand liegt mit Kontakt auf dem Kleinfinger der rechten Hand. Die restlichen Finger der linken Hand liegen entspannt an der Patientin.

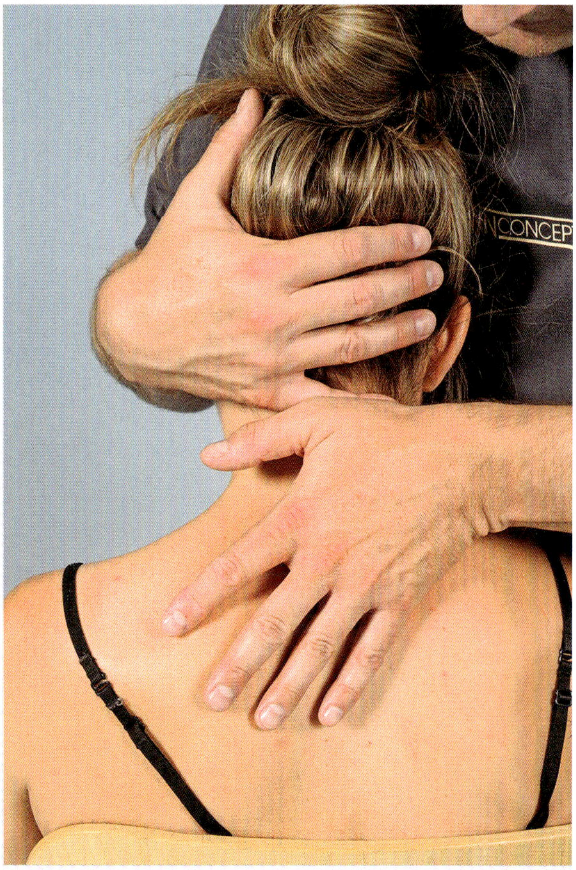

Abb. 5.6 ASTE – Headache-SNAG

▶ **Mobilisation.** Der Therapeut schiebt mit der linken Hand den DFS von C2 sanft nach ventral, parallel zur Facettengelenkebene (ungefähr Richtung Oberlippe der Patientin). Das passive Gleiten hält der Therapeut 10–15 Sekunden und wartet auf eine Symptomveränderung. Die Technik wird 6–10 × wiederholt.

▶ **Praxistipps**

- Meist ist nur ein geringer Druck notwendig.
- Bei Verschlechterung der Symptomatik unter der Mobilisation wird der Reverse Headache-SNAG angewandt.
- Manche Patienten brauchen die gehaltene Mobilisation über einen längeren Zeitraum zur Symptomverbesserung.

▶ **Varianten**

- Durch eine Streckung der Knie kann der Therapeut eine kraniale Traktion der HWS während der Mobilisation ausführen.
- Bei unilateralen Beschwerden kann der Therapeut die Schubrichtung leicht zur betroffenen Seite hin angulieren (ungefähr Richtung Nasenloch der Patientin).
- Der Headache-SNAG kann auch von der anderen Seite durchgeführt werden, falls dies für den Therapeuten leichter ist.
- Brian Mulligan empfiehlt, bei Bedarf den Headache-SNAG bei Schwindel oder anderen vegetativen Beschwerden, die in Ruhe auftreten, als sogenanntes „Rescue-Manöver“ einzusetzen: Führt das gehaltene Gleiten am DFS C2 nicht zur Symtomverbesserung, so bewegt die Patientin die HWS langsam in Extension bis zum Punkt der Abnahme der Beschwerden, während der Therapeut das Gleiten am DFS C2 nach ventral weiterhin hält. Dort wird die Patientin aufgefordert, bis zu dreimal langsam ein- und auszuatmen. Das „Rescue-Manöver“ kann auch alternativ mit dem C2-SNAG-Griff und als Eigenübung durchgeführt werden (siehe Ausführung C2-Self-SNAG).

5.1.4 Self Headache-SNAG

▶ **Indikation.** Akuter zervikogener Kopfschmerz, vegetative Reaktionen zervikogenen Ursprungs, negative Reaktionen nach HWS-Behandlungen wie Manipulationen, positive Reaktion auf Headache-SNAG in der Therapie.

▶ **ASTE.** Patientin: aufrechter Sitz, angelehnt an der Stuhllehne, HWS in Neutralposition.

▶ **Kontaktposition.** Die Patientin platziert einen HWS-Gurt oder die Kante eines Handtuchs auf dem Dornfortsatz von C 2.

▶ **Mobilisation.** Die Patientin zieht mit beiden Händen den Gurt oder die Handtuchkante nach ventral, parallel zur Facettengelenkebene (ungefähr Richtung Oberlippe). Sie hält das passive Gleiten 10–15 Sekunden, bis die Symptome nachlassen. Die Technik wird 6–10 × wiederholt.

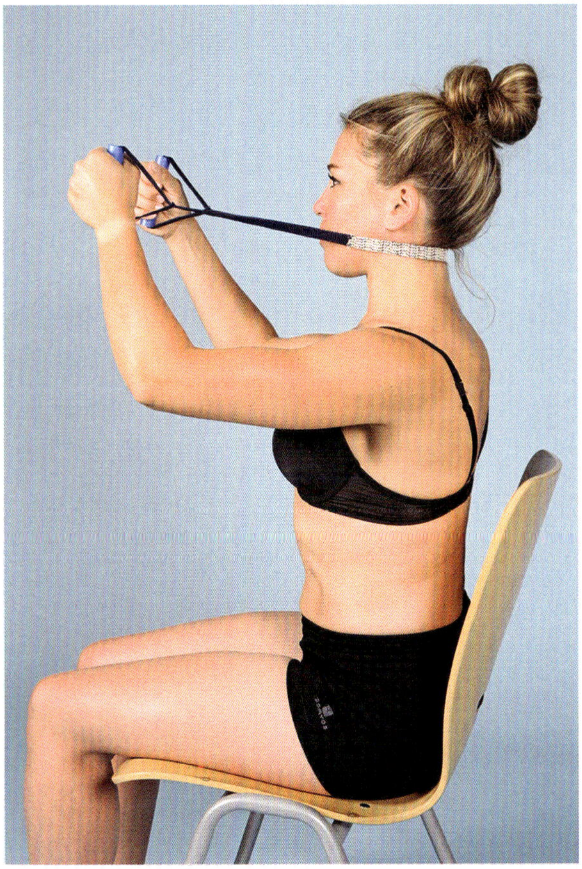

Abb. 5.7 ASTE – Self Headache-SNAG

▶ **Praxistipps**
- Meist ist nur ein geringer Druck notwendig.
- Bei Verschlechterung der Symptomatik unter der Mobilisation wird der Self Reverse Headache-SNAG bzw. „Faust-Traktion“ (siehe Kap. 5.1.6) angewandt.
- Manche Patienten brauchen die gehaltene Mobilisation über einen längeren Zeitraum zur Symptomverbesserung.
- Eine leichte Retraktion des Kopfes kann die Mobilisation verstärken.

▶ **Varianten.** Über eine leichte Veränderung der Zugrichtung des Bandes zur betroffenen Seite kann eine unilaterale Betonung erfolgen.

5

5.1.5 Reverse Headache-SNAG

► **Indikation.** Akuter zervikogener Kopfschmerz, adverse Reaktion auf Headache-SNAG.

► **ASTE**
- Patientin: aufrechter Sitz, angelehnt an der Stuhllehne, HWS in Neutralposition,
- Therapeut: Schrittstellung seitlich an der Patientin (als Rechtshänder normalerweise rechts von der Patientin), Blick nach dorsal mit Kontakt zur rechten Schulter der Patientin.

► **Kontaktposition.** Die rechte Hand des Therapeuten umgreift den Kopf der Patientin, wobei der Kopf Kontakt am Brustkorb und Oberarm des Therapeuten hat, ohne dabei die Kopfposition zu verändern. Die linke Hand umfasst den Wirbelkörper von C 2 lumbrikal von hinten zur Stabilisation von C 2 nach dorsal, wobei die Schwimmhaut der linken Hand flächigen Kontakt zum Nacken der Patientin hat.

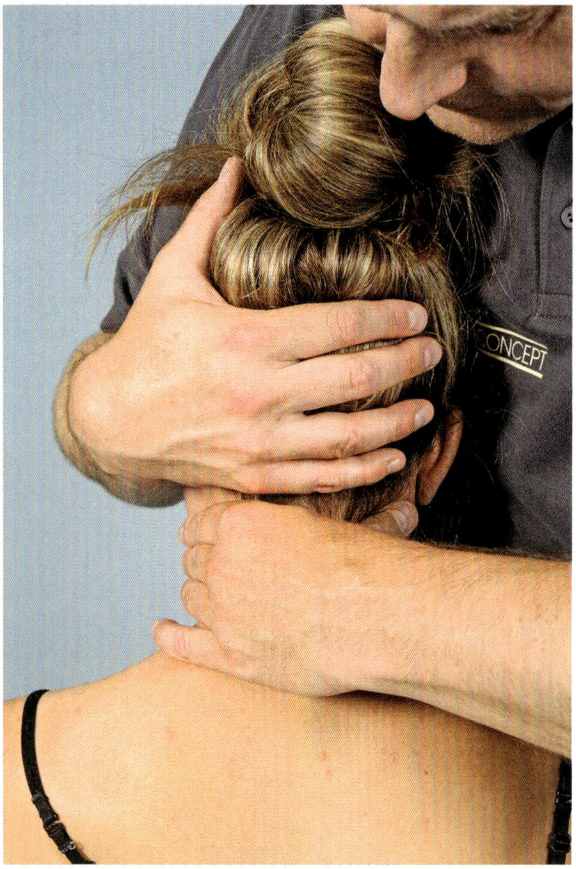

Abb. 5.8 ASTE – Reverse Headache-SNAG

► **Mobilisation.** Der Therapeut zieht den Kopf der Patientin sanft nach ventral, parallel zur Facettengelenkebene (ungefähr Richtung Oberlippe der Patientin). Das passive Gleiten hält der Therapeut 10–15 Sekunden und wartet auf eine Symptomveränderung. Die Technik wird 6–10 × wiederholt.

► **Praxistipp.** Meist ist nur ein geringer Druck notwendig. Bei Verschlechterung der Symptomatik unter der Mobilisation wird der Headache-SNAG angewandt. Manche Patienten brauchen die gehaltene Mobilisation über einen längeren Zeitraum zur Symptomverbesserung.

► **Varianten**
- Durch eine Streckung der Knie kann der Therapeut eine kraniale Traktion der HWS während der Mobilisation ausführen.
- Bei unilateralen Beschwerden kann der Therapeut die Schubrichtung leicht zur betroffenen Seite hin angulieren (ungefähr Richtung Nasenloch der Patientin).
- Der Reverse Headache-SNAG kann auch von der anderen Seite durchgeführt werden, falls dies für den Therapeuten leichter ist.

5.1.6 Self-Reverse Headache-SNAG („Faust-Traktion")

▶ **Indikation.** Akuter zervikogener Kopfschmerz, positive Reaktion auf Reverse Headache-SNAG in der Therapie.

▶ **ASTE.** Patientin: aufrechter Sitz, angelehnt an der Stuhllehne, HWS in Neutralposition.

▶ **Kontaktposition.** Die Patientin platziert ihr Kinn in ihrer Faust und legt diese auf das proximale Sternum. Mit der anderen Hand umfasst die Patientin ihr Okziput.

▶ **Mobilisation.** Die Patientin zieht nun den Kopf sanft nach ventro-kaudal und hält das passive Gleiten 10–15 Sekunden, bis die Symptome nachlassen. Diese Mobilisation wird 6–10 × wiederholt.

▶ **Praxistipps.** Manche Patienten brauchen die gehaltene Mobilisation über einen längeren Zeitraum zur Symptomverbesserung. Falls die Ausgangsposition nicht schmerzfrei ist, kann die Faust am Sternum mit einem gefalteten Handtuch o. Ä. unterlagert werden. Der Kopf soll nicht in Protraktion gezogen werden.

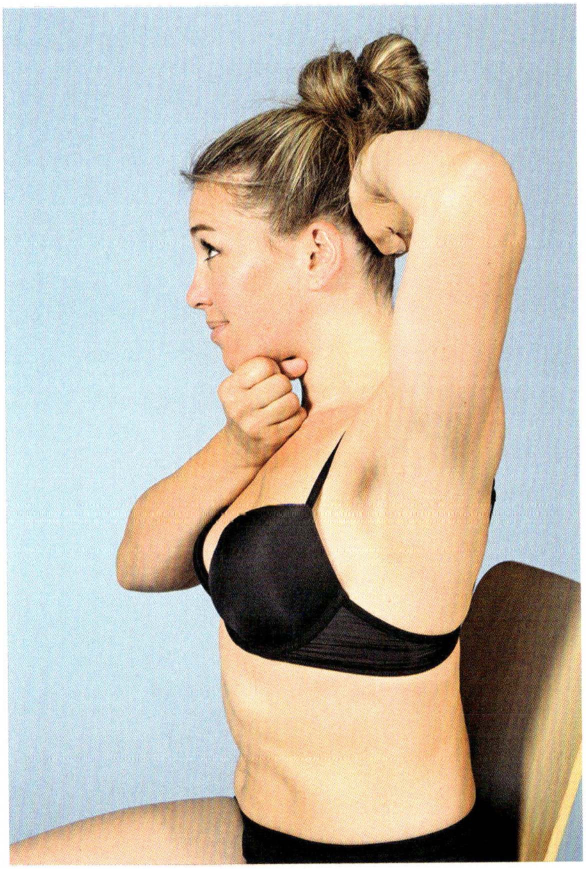

Abb. 5.9 ASTE – Self-Reverse Headache-SNAG

5.1.7 HWS-SNAG: zentral in Flexion

▶ **Indikation.** Zentrale oder bilaterale Nackenschmerzen und/oder eingeschränkte Flexion der HWS.

▶ **ASTE**

- Patientin: aufrechter Sitz, angelehnt an Stuhllehne, HWS in Neutralposition,
- Therapeut: Stand hinter der Patientin.

▶ **Kontaktposition.** Bei einem SNAG an C 3/4 zentral legt der Therapeut die mediale Kante seines rechten oder linken Daumens unterhalb des Dornfortsatzes von C 3 an. Zeige- und Mittelfinger dieser Hand nehmen Kontakt zum rechten Jochbein der Patientin auf, der andere Daumen wird von kaudal an den ersten Daumen angelegt, und der Zeige- und Mittelfinger dieser Hand nehmen Kontakt zum ipsilateralen Jochbein auf. Die beiden Daumen liegen senkrecht zueinander.

▶ **Mobilisation.** Über einen Druck des kaudalen Daumens werden der kraniale Daumen und der darunterliegende Dornfortsatz von C 3 nach ventro-kranial (Richtung Augen der Patientin) mobilisiert. Die Zeige- und Mittelfinger beider Hände halten gleichzeitig lumbrikal am Kopf dagegen. Unter dieser Mobilisation bewegt die Patientin den Kopf in die eingeschränkte bzw. schmerzhafte Bewegung (hier: Flexion), soweit dies möglich ist. Handelt es sich um ein endgradiges Bewegungsproblem, so führt die Patientin am Ende der aktiven Bewegung vorsichtig einen Überdruck mit einer Hand durch. Der Überdruck muss ebenfalls schmerzfrei sein. In der ersten Behandlung werden 3–6 Wdh. ausgeführt.

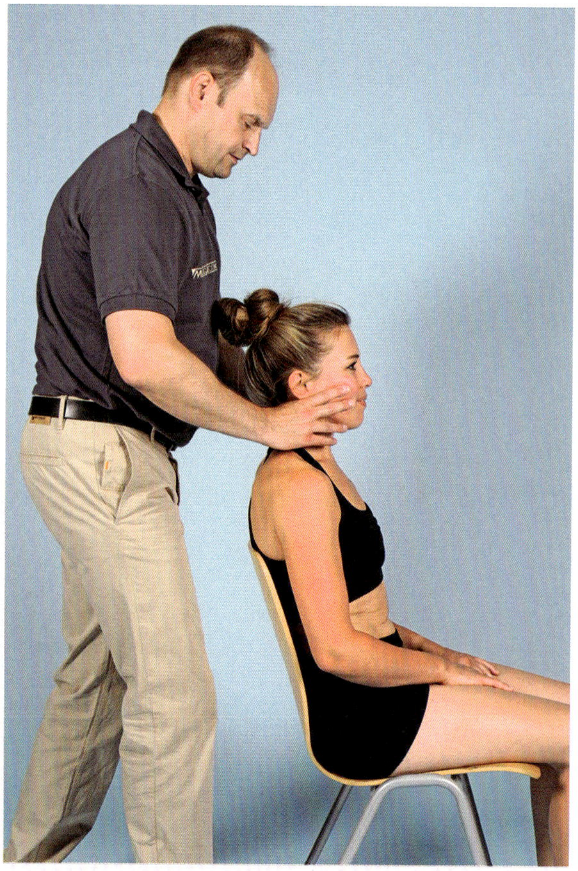

Abb. 5.10 ASTE – HWS-SNAG zentral

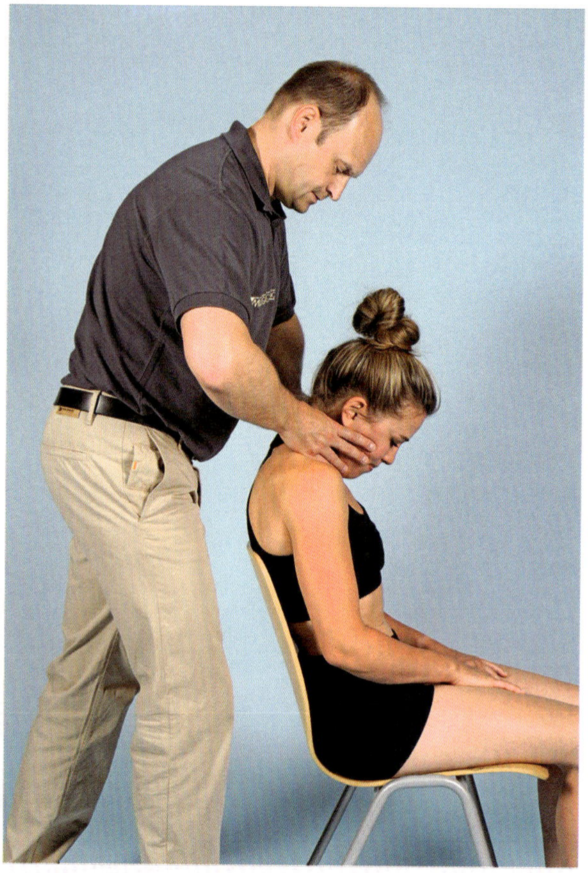

Abb. 5.11 ESTE – HWS-SNAG zentral, Flexion

► **Praxistipps**

- Oft ist zum besseren Kontakt des Daumens am Dornfortsatz eine leichte Änderung der Position des Kontaktdaumens notwendig, z. B. die Haut vorher etwas anheben und/oder ein Stück Schaumstoff verwenden.
- Falls sich die Bewegung nicht symptomfrei durchführen lässt, kann auch die Schubrichtung leicht anguliert werden, z. B. mehr in Richtung lateral, kaudal oder kranial.
- Auch die Veränderung der Dosierung (Stärke des Schubs) kann einen Einfluss auf eine erfolgreiche Behandlung haben.
- Die Mobilisation des Therapeuten muss während des gesamten Bewegungsausmaßes gehalten werden, ohne die Patientin in der Bewegung zu behindern. Dazu muss der Therapeut bei der Flexion seine Mobilisationsarme abduzieren und ganz nah von dorsal an der Patientin stehen. Dadurch kann es der Kopfbewegung aus den Unterarmen (Supination und Pronation) in die Flexion folgen. Bei der Extension folgte der Therapeut der Kopfbewegung durch das Beugen seiner Knie.

► **Varianten**

- Wenn möglich, behandelt man das betroffene (schmerzhafte oder eingeschränkte/steife) Segment der HWS und lässt die Patientin immer in die zuvor eingeschränkte bzw. schmerzhafte Richtung bewegen, wobei die Wahl der Segmenthöhe immer vom klinischen Ergebnis abhängig ist. Die Mobilisation eines Nachbarsegments (kranial oder kaudal) ist bei Bedarf ebenfalls möglich.
- Falls die Patientin die symptomauslösende Bewegung nicht schmerzfrei ausführen kann, so ist als aktive Bewegung auch eine (mechanisch) ähnliche Bewegung möglich (statt Flexion z. B. Rotation kontralateral).
- Der SNAG kann auch bilateral ausgeführt werden, z. B. wenn der Kontakt am Dornfortsatz schmerzhaft ist oder der Knochenkontakt bei endgradiger FLEX und EXT verloren geht. Dabei legt der Therapeut einen Daumen rechts und links auf Höhe der Lamina (Wirbelbogen) an, um das Segment zu mobilisieren (siehe ► Abb. 5.13).
- Handelt es sich um ein unilaterales Problem in Flexion oder Extension, so kann der SNAG auch unilateral ausgeführt werden.
- Die Technik kann auch bei Problemen in Extension durchgeführt werden. Dabei folgt der Therapeut der Extensionsbewegung, z. B. über eine Beugung der Knie.

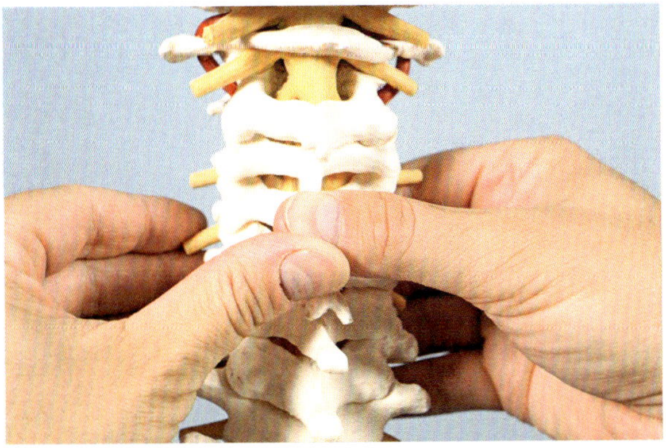

Abb. 5.12 Skelett – HWS-SNAG zentral

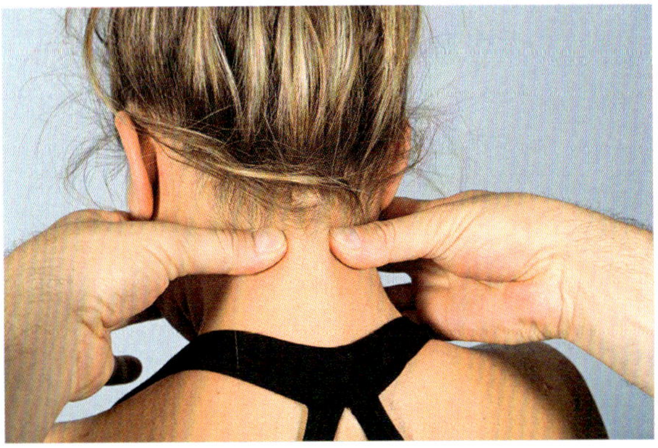

Abb. 5.13 ASTE – HWS-SNAG, bilateraler Griff

5.1.8 HWS-Self-SNAG: zentral mit Gurt/Handtuch

► **Indikation.** Zentrale oder bilaterale Nackenschmerzen und/oder eingeschränkte Extension der HWS, positive Reaktion auf HWS-SNAG in der Therapie.

► **ASTE.** Aufrechter Sitz, angelehnt an Stuhllehne, HWS in Neutralposition.

► **Kontaktposition.** Die Patientin legt einen Selbstbehandlungsgurt oder die Kante eines Handtuchs unter den Dornfortsatz des zu behandelnden Segments an.

► **Mobilisation.** Die Patientin zieht den Gurt oder die Handtuchkante mit beiden Händen nach ventro-kranial in Richtung Auge. Unter dieser Mobilisation bewegt die Patientin den Kopf in die eingeschränkte bzw. schmerzhafte Extension, soweit dies möglich ist. Die Wiederholungszahl ist abhängig vom Stand der Therapie und wird vom Therapeuten festgelegt.

► **Praxistipps**

- Falls sich die Bewegung nicht symptomfrei durchführen lässt, kann die Zugrichtung leicht anguliert werden, z. B. mehr in Richtung kranial oder kaudal.
- Auch die Veränderung der Dosierung (Stärke des Zugs) kann einen Einfluss auf eine erfolgreiche Behandlung haben.
- Die Mobilisation über den Gurt oder das Handtuch muss während des gesamten Bewegungsausmaßes gehalten werden, ohne die Bewegung zu behindern. Dazu muss die Patientin ihren Kopf und den Mobilisationsarm im gleichen Tempo in die Extension bewegen.

► **Varianten.** Diese Technik kann auch in Flexion als Alternative zur „Faust-Traktion“ durchgeführt werden.

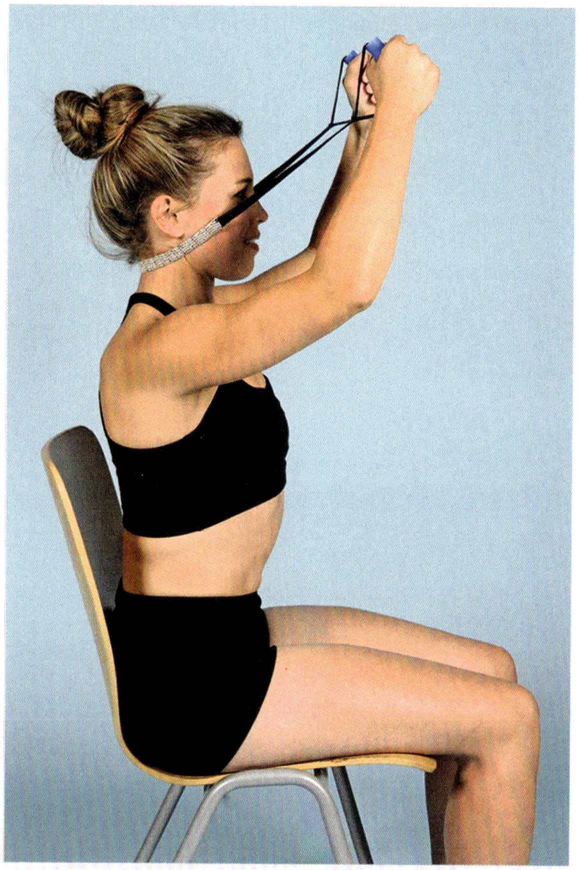

Abb. 5.14 ASTE – HWS-Self-SNAG

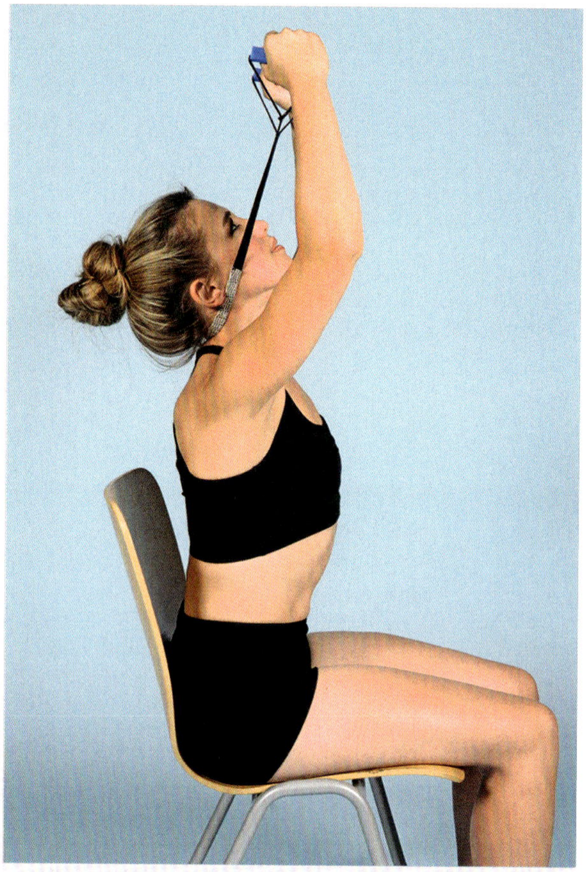

Abb. 5.15 ESTE – HWS-Self-SNAG, Extension

5.1.9 HWS-SNAG: unilateral in Rotation

▸ **Indikation.** Unilaterale Nackenschmerzen und/oder eingeschränkte Rotation HWS im Segment C 2/3 bis C 7/ Th 1 (hier: Schmerzen rechts bei Rotation links).

▸ ASTE
- Patientin: aufrechter Sitz, angelehnt an Stuhllehne, HWS in Neutralposition,
- Therapeut: Stand hinter der Patientin.

▸ **Kontaktposition.** Bei einem SNAG an C 4/5 rechts legt der Therapeut die mediale Kante seines rechten Daumens an der Lamina (Wirbelbogen) von C 4 rechts an (ca. 2 Querfinger lateral vom kranialen Dornfortsatz des Segments). Zeige- und Mittelfinger der rechten Hand nehmen Kontakt zum rechten Jochbein der Patientin auf. Der linke Daumen wird von kaudal an den rechten gelegt, und der Zeige- und Mittelfinger der linken Hand nehmen Kontakt zum linken Jochbein bzw. Okziput links auf. Die beiden Daumen liegen senkrecht zueinander.

▸ **Mobilisation.** Über einen Druck vom linken Daumen wird der rechte Daumen und die Lamina (inklusive aller Weichteile) von C 4 rechts nach ventro-kranial (Richtung Augen der Patientin) mobilisiert. Die Zeige- und Mittelfinger greifen lumbrikal als Gegenhalt am Kopf. Unter dieser Mobilisation bewegt die Patientin den Kopf in die eingeschränkte bzw. schmerzhafte Rotation (hier: links), soweit dies möglich ist. Am Ende der aktiven Bewegung führt die Patientin den Überdruck mit dem Handrücken der abgewandten Seite der passiven Mobilisation (hier: links) an der Schläfe in die Rotation aus, soweit dies möglich ist. In der ersten Behandlung werden 3–6 Wdh. ausgeführt.

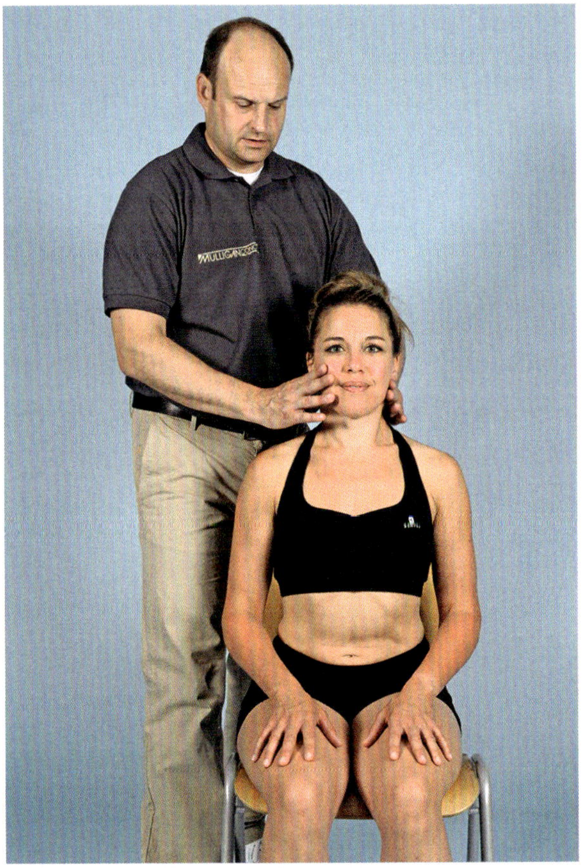

Abb. 5.16 ASTE – HWS-SNAG – unilateral

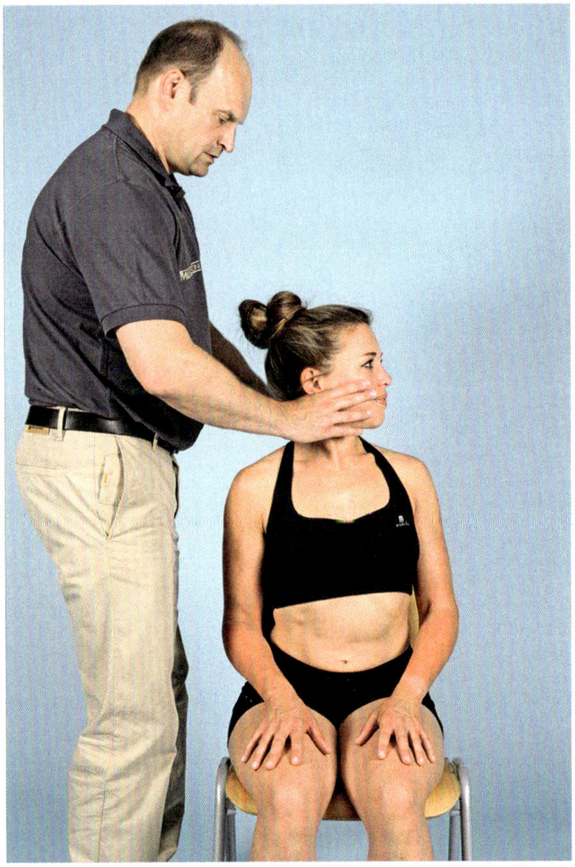

Abb. 5.17 ESTE – HWS-SNAG – unilateral, Rotation

► **Praxistipps**

- Auf der rechten Seite der HWS liegt immer der rechte Daumen des Therapeuten zuerst, auf der linken Seite dementsprechend der linke Daumen zuerst.
- Oft ist zum besseren Kontakt des Daumens am Gelenkfortsatz eine leichte Änderung der Position des Kontaktdaumens notwendig, z. B. mehr medial oder lateral (neben der paravertebralen Muskulatur), Daumen etwas nach kaudal rollen und/oder ein Stück Schaumstoff verwenden.
- Falls sich die Bewegung nicht symptomfrei durchführen lässt, kann auch die Schubrichtung leicht anguliert werden, z. B. mehr in Richtung lateral, kaudal oder kranial.
- Auch die Veränderung der Dosierung (Stärke des Schubs) kann einen Einfluss auf eine erfolgreiche Behandlung haben.
- Die Mobilisation des Therapeuten muss während des gesamten Bewegungsausmaßes gehalten werden, ohne die Patientin in der Rotationsbewegung zu behindern. Dazu muss der Therapeut einen Schritt im Raum machen, um so der Rotation zu folgen.

► **Varianten**

- Wenn möglich, behandelt man das betroffene (schmerzhafte oder eingeschränkte/steife) Segment und die schmerzhafte Seite der HWS und lässt die Patientin sich immer in die zuvor eingeschränkte bzw. schmerzhafte Richtung bewegen, wobei die Wahl der Mobilisationsseite und Segmenthöhe immer vom klinischen Ergebnis abhängig ist.
- Die Mobilisation eines Nachbarsegments (kranial oder kaudal) sowie eine indirekte Behandlung auf der nicht schmerzhaften Seite sind bei Bedarf ebenfalls möglich.
- Falls die Patientin die symptomauslösenden Bewegung nicht schmerzfrei ausführen kann, so ist als aktive Bewegung auch eine (mechanisch) ähnliche Bewegung möglich (statt Rotation links z. B. Seitneigung links oder Flexion).

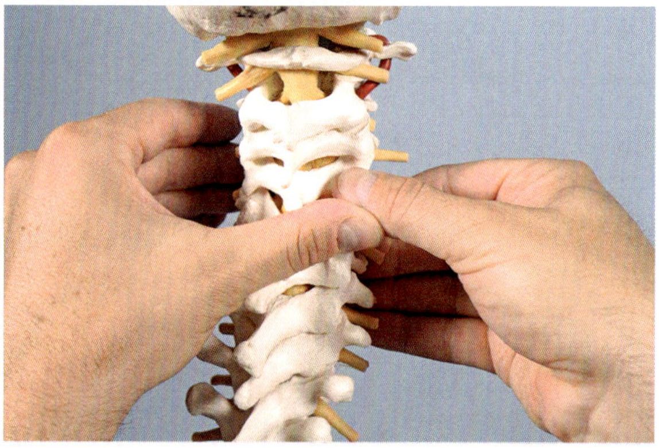

Abb. 5.18 Skelett – HWS-SNAG – unilateral

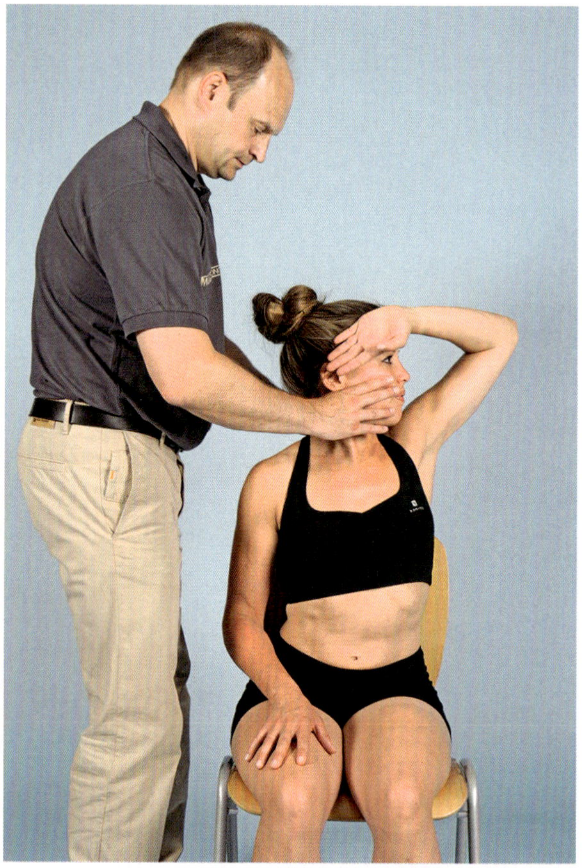

Abb. 5.19 ESTE – HWS-SNAG – unilateral, mit Überdruck

- Im Bereich der unteren HWS können die Hände des Therapeuten auch beidseitig an der Klavikula gegenhalten (siehe ▶ Abb. 5.20). Bei starker Nackenkyphose verändert sich die Schubrichtung ggf. mehr nach ventral.
- Der SNAG kann auch bei isolierter Seitneigung oder bei dreidimensionalen Bewegungen ausgeführt werden: FLEX/ROT/SN (die Patientin bewegt den Kopf zu einer Seite nach unten) oder EXT/ROT/SN (die Patientin bewegt den Kopf zu einer Seite nach oben). Bei diesen kombinierten Bewegungen muss der Therapeut besonders darauf achten, dem Kopf der Patientin im Raum zu folgen.

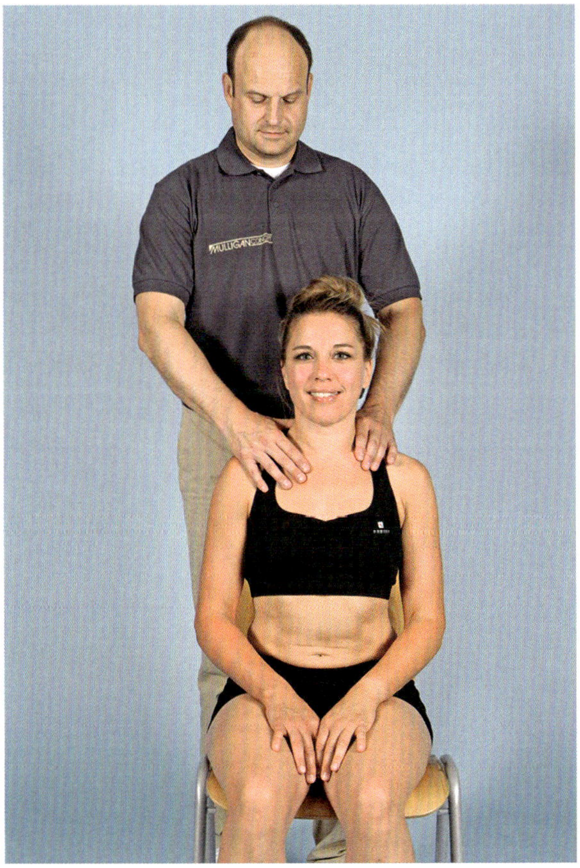

Abb. 5.20 ASTE – HWS-SNAG – unilateral in Rotation, Alternativgriff

5.1.10 HWS-Self-SNAG: unilateral mit Gurt/Handtuch

▸ **Indikation.** Unilaterale Nackenschmerzen und/oder eingeschränkte Rotation oder Seitneigung der HWS, positive Reaktion auf HWS-SNAG in der Therapie.

▸ **ASTE.** Aufrechter Sitz, angelehnt an Stuhllehne, HWS in Neutralposition.

▸ **Kontaktposition.** Die Patientin legt einen Selbstbehandlungsgurt oder die Kante eines Handtuchs auf Höhe des zu behandelnden Segments an (hier: rechts) und zieht den Gurt oder die Handtuchkante auf der rechten Seite mit der linken Hand nach ventro-kranial in Richtung Auge. Mit der rechten Hand zieht sie das andere Ende nach unten zur Stabilisation. Die Hände sind also überkreuz, wobei die Hand der Rotationsseite oben greift (hier: links).

▸ **Mobilisation.** Unter dieser Mobilisation bewegt die Patientin den Kopf in die eingeschränkte bzw. schmerzhafte Bewegung (hier: Rotation links), soweit dies möglich ist. Die Wiederholungszahl ist abhängig vom Stand der Therapie und wird vom Therapeuten festgelegt.

▸ **Praxistipps**

- Mit dem Selbstbehandlungsgurt oder Handtuch kann die Rotation und Seitneigung (überkreuzt gefasst) nur direkt auf einer Seite angewandt werden.
- Falls sich die Bewegung nicht schmerzfrei durchführen lässt, kann die Zugrichtung leicht anguliert werden, z. B. mehr in Richtung kranial oder kaudal.
- Auch die Veränderung der Dosierung (Stärke des Zugs) kann einen Einfluss auf eine erfolgreiche Behandlung haben.

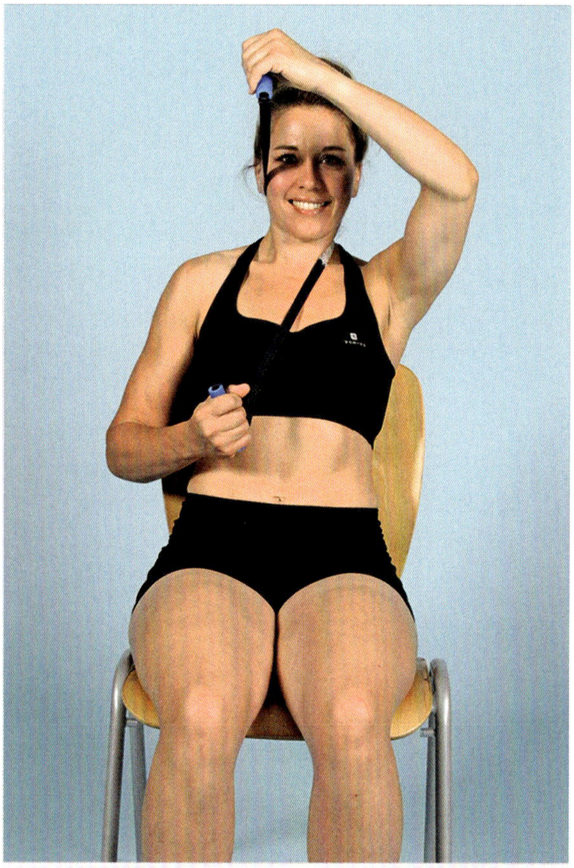

Abb. 5.21 ASTE – HWS-Self-SNAG – unilateral

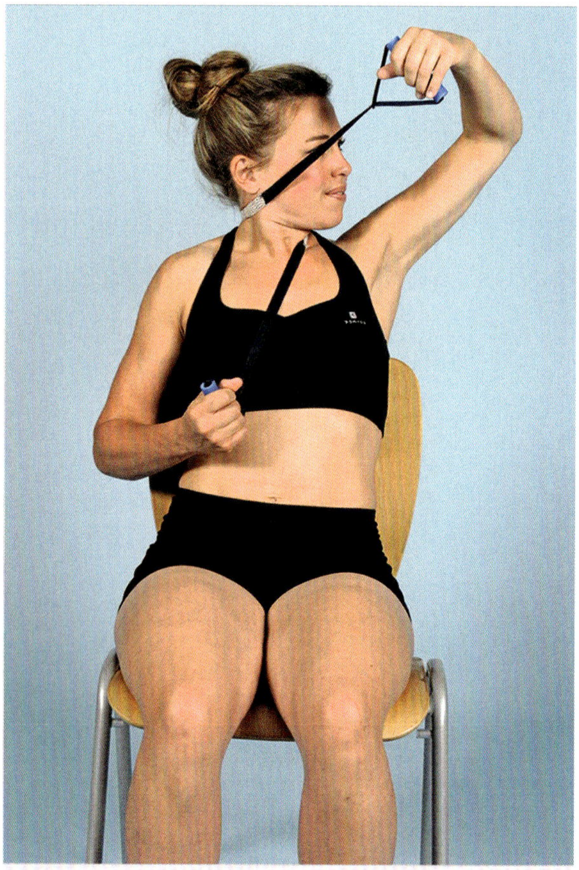

Abb. 5.22 ESTE – HWS-Self-SNAG – unilateral, Rotation

- Die Mobilisation über den Gurt oder das Handtuch muss während des gesamten Bewegungsausmaßes gehalten werden, ohne die Bewegung zu behindern. Dazu muss die Patientin ihren Kopf und den Mobilisationsarm im gleichen Tempo in die Rotation bewegen.
- Der Überdruck in die Rotation muss durch eine andere Person erfolgen und wird nur ausgeführt, falls dabei keine Schmerzen auftreten.

► **Varianten**

- Die Mobilisation kann auch mit dem Zeige- oder Mittelfinger von ventral durchgeführt werden, wobei der Mobilisationsfinger dabei flächigen Kontakt zum Wirbelbogen des kranialen Wirbelkörpers des zu behandelten Segments hat. Diese Variante eignet sich v. a. zur direkten Mobilisation ipsilateral zur Rotation oder Seitneigung, wobei die Wahl der Mobilisationsseite immer vom klinischen Ergebnis abhängig ist.
- Bei der Seitneigung kann die Patientin den Selbstbehandlungsgurt oder die Handtuchkante auch zentral (nicht überkreuzt) anlegen (siehe ► Abb. 5.24).
- Der Self-SNAG kann auch in dreidimensionalen Bewegungen ausgeführt werden: FLEX/ROT/SN (die Patientin bewegt den Kopf zu einer Seite nach unten) oder EXT/ROT/SN (die Patientin bewegt den Kopf zu einer Seite nach oben).

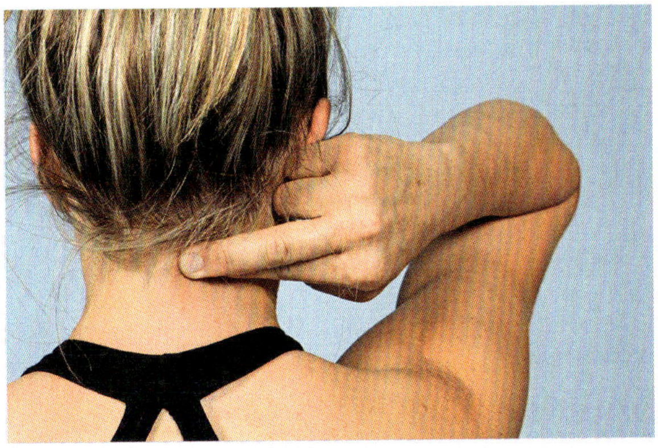

Abb. 5.23 ASTE – HWS-Self-SNAG – unilateral, Alternativgriff

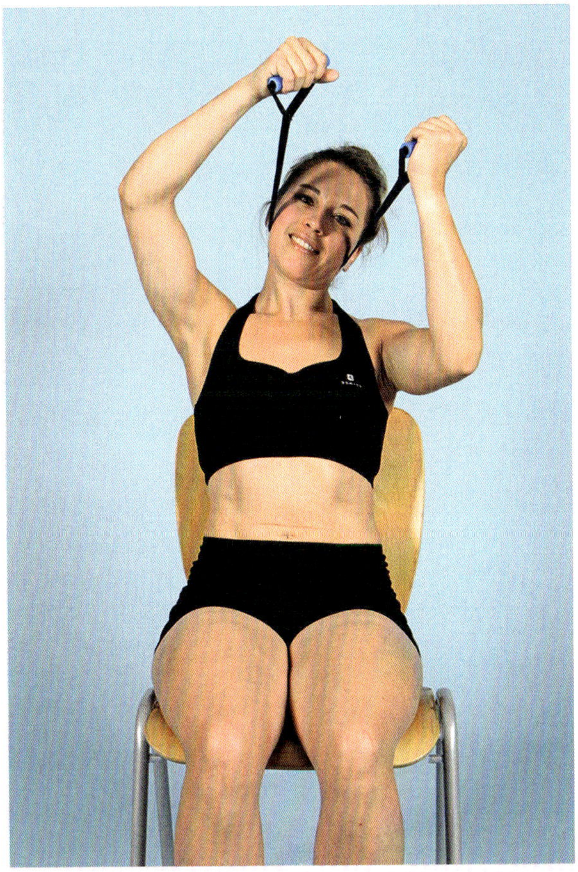

Abb. 5.24 ESTE – HWS-Self-SNAG – zentral, Seitneigung

5.1.11 C 1-SNAG: unilateral

▶ **Indikation.** Zervikogener Kopfschmerz mit eingeschränkter Rotation im Segment C 1/2, rotationsabhängige Symptome wie Schwindel, vegetative Symptome und andere Zeichen einer A.-vertebralis-Dysfunktion.

▶ **ASTE**
- Patientin: aufrechter Sitz, angelehnt an Stuhllehne, HWS in Neutralposition,
- Therapeut: Stand hinter der Patientin.

▶ **Kontaktposition.** Bei einem SNAG an C 1 rechts legt der Therapeut seinen rechten Daumen am Querfortsatz von C 1 rechts an. Zeige- und Mittelfinger der rechten Hand nehmen Kontakt zum rechten Jochbein (auf Höhe der Oberkieferzahnreihe) der Patientin auf. Der linke Daumen wird über den rechten gelegt, und der Zeige- und Mittelfinger der linken Hand nehmen Kontakt zum linken Jochbein bzw. Okziput links auf.

▶ **Mobilisation.** Über einen Druck vom linken Daumen werden der rechte Daumen und der Querfortsatz von C 1 rechts nach ventral (Richtung Oberlippe der Patientin) mobilisiert. Die Zeige- und Mittelfinger beider Hände halten gleichzeitig lumbrikal am Kopf dagegen. Unter dieser Mobilisation bewegt die Patientin den Kopf in die eingeschränkte bzw. symptomauslösende Rotation, soweit dies möglich ist. Am Ende der aktiven Bewegung führt die Patientin den Überdruck mit dem Handrücken der mobilisationsabgewandten Seite an der Schläfe in die Rotation aus, soweit dies ohne Symptome möglich ist. Bei Schwindel und vegetativen Beschwerden wird auf den Überdruck verzichtet. In der ersten Behandlung werden 1–3 Wdh. ausgeführt.

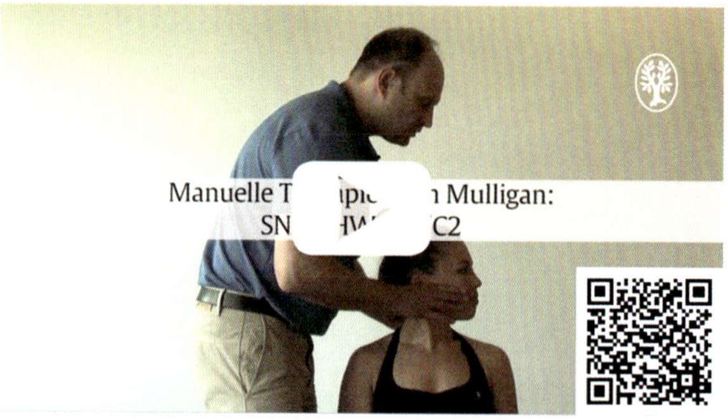

Video 5.1 SNAG HWS C 1/C 2

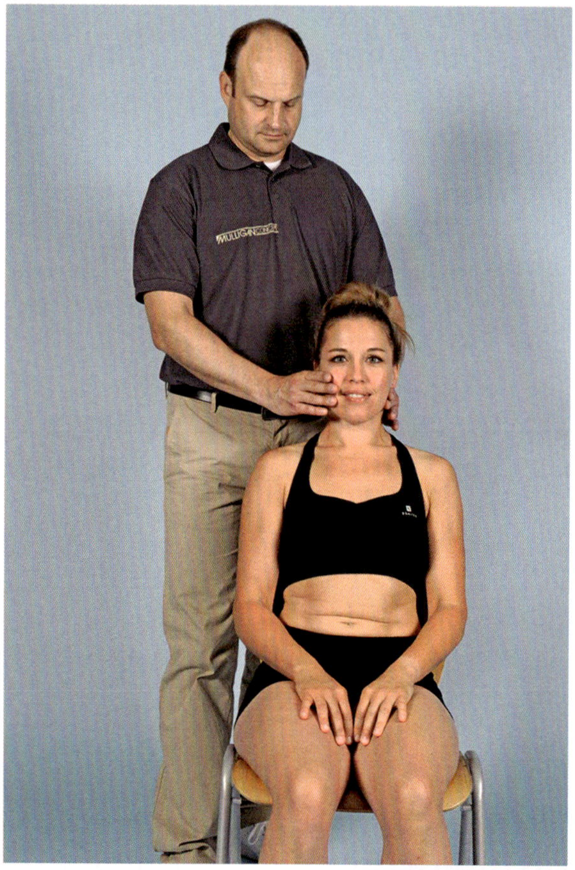

Abb. 5.25 ASTE – C 1-SNAG – unilateral

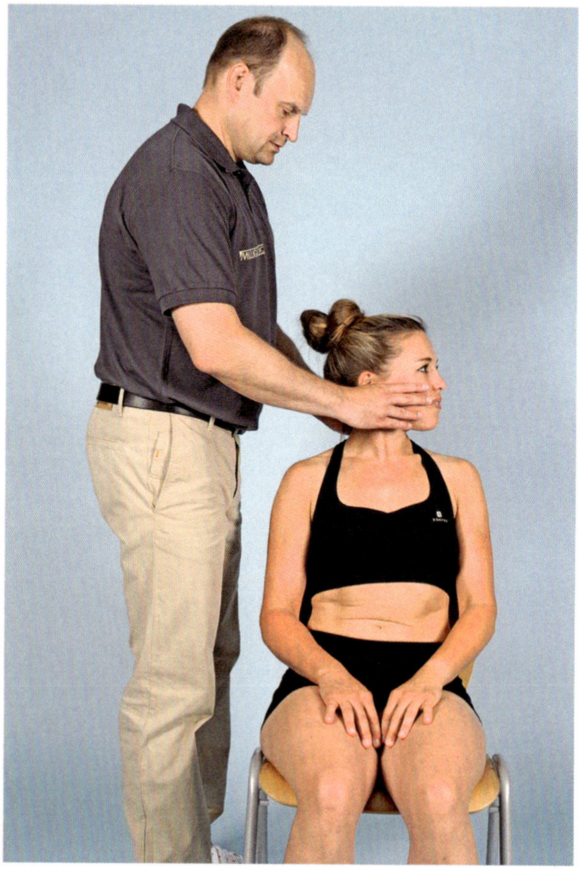

Abb. 5.26 ESTE – C 1-SNAG – unilateral, Rotation

▶ **Praxistipps**

- Oft ist zum besseren Kontakt des Daumens am Querfortsatz von C 1 eine leichte Angulation der Position des Kontaktdaumens notwendig, z. B. mehr medial oder lateral, Daumen etwas nach kranial rollen und/oder ein Stück Schaumstoff verwenden.
- Falls sich die Bewegung nicht symptomfrei durchfuhren lässt, kann die Schubrichtung leicht anguliert werden, z. B. mehr in Richtung lateral.
- Auch die Veränderung der Dosierung (Stärke des Schubs) kann einen Einfluss auf eine erfolgreiche Behandlung haben.
- Die Mobilisation des Therapeuten muss während des gesamten Bewegungsausmaßes gehalten werden, ohne die Patientin in der Rotationsbewegung zu behindern. Dazu muss der Therapeut einen Schritt im Raum machen, um so der Rotation zu folgen.
- Die Behandlung beginnt in der Regel auf der Seite, auf der die Patientin ihre Schmerzen angibt, wobei die Wahl der Mobilisationsseite immer vom klinischen Ergebnis abhängig ist.

▶ **Varianten.** Der Griff kann auch von ventral durchgeführt werden, wobei der Mobilisationsfinger dabei flächigen Kontakt zum Wirbelbogen der behandelten Seite hat und die Stirn der Patientin gegengehalten wird. Diese Variante eignet sich v. a. bei Beschwerden in Funktion wie z. B. Schwindel beim Aufstehen/Hinlegen (siehe ▶ Abb. 5.29 am Skelett) und kann auch als Self-SNAG durchgeführt werden.

▶ **Anmerkungen.** Zum Testen der Rotation von C 1/2 empfiehlt sich der Flexions-Rotations-Test (FRT) (siehe ▶ Abb. 5.30).

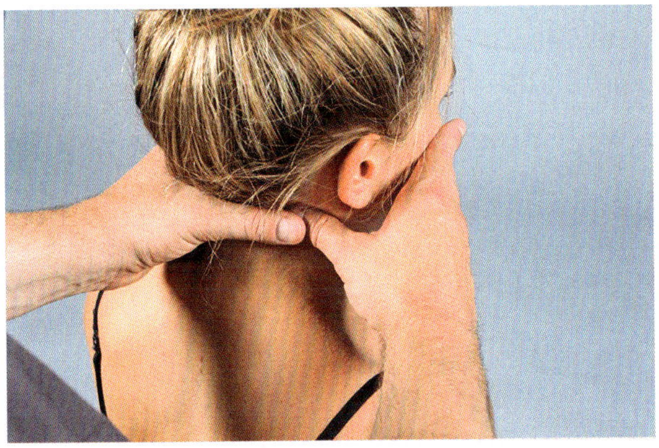

Abb. 5.27 ASTE – C 1-SNAG – unilateral, Detailaufnahme

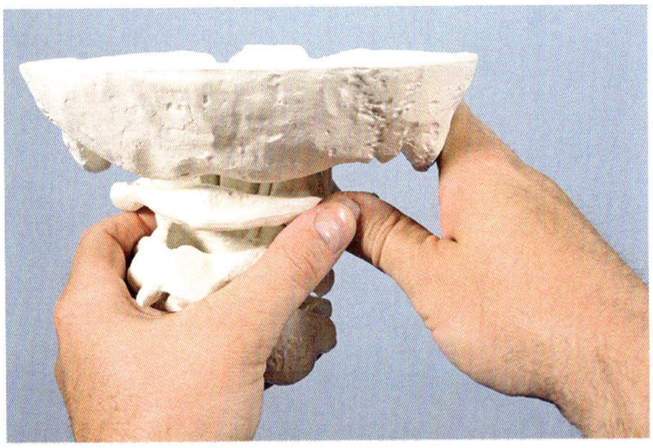

Abb. 5.28 Skelett – C 1-SNAG – unilateral

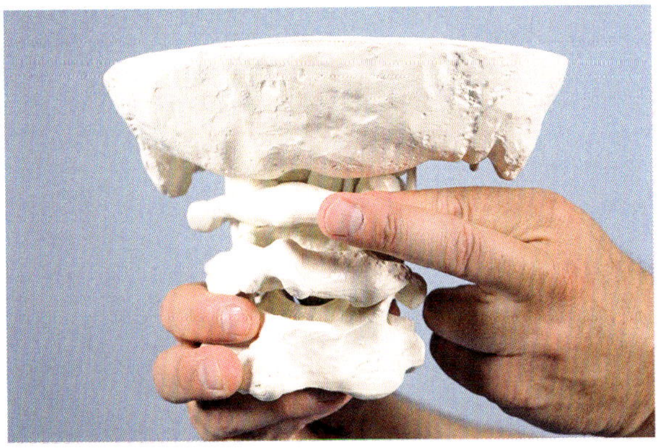

Abb. 5.29 ASTE – C 1-SNAG – unilateral, Alternativgriff von vorn (am Skelett)

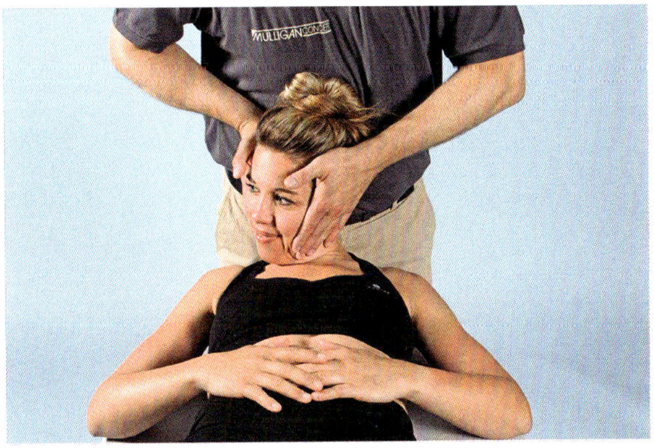

Abb. 5.30 Mobilitätstest C 1/2 – Flexions-Rotations-Test (FRT)

5.1.12 C 1-Self-SNAG: unilateral mit Gurt/Handtuch

► **Indikation.** Zervikogene Kopfschmerz mit eingeschränkter Rotation im Segment C 1/2, rotationsabhängige Symptome wie Schwindel, vegetative Symptome und andere Zeichen einer A.-vertebralis-Dysfunktion, positive Reaktion auf C 1-SNAG in der Therapie.

► **ASTE.** Aufrechter Sitz, angelehnt an Stuhllehne, HWS in Neutralposition.

► **Kontaktposition.** Die Patientin legt einen Selbstbehandlungsgurt oder die Kante eines Handtuchs auf Höhe des Querfortsatzes von C 1 an (unterhalb des Ohrläppchens/auf Höhe der Oberkieferzähne) (hier rechts) und zieht den Gurt oder die Handtuchkante mit der linken Hand nach ventral in Richtung Oberlippe. Mit der rechten Hand zieht sie das andere Ende nach unten zur Stabilisation.

► **Mobilisation.** Unter dieser Mobilisation bewegt die Patientin den Kopf in die eingeschränkte bzw. symptomauslösende Rotation (hier nach links), soweit dies möglich ist. Die Wiederholungszahl ist abhängig vom Stand der Therapie und wird vom Therapeuten festgelegt.

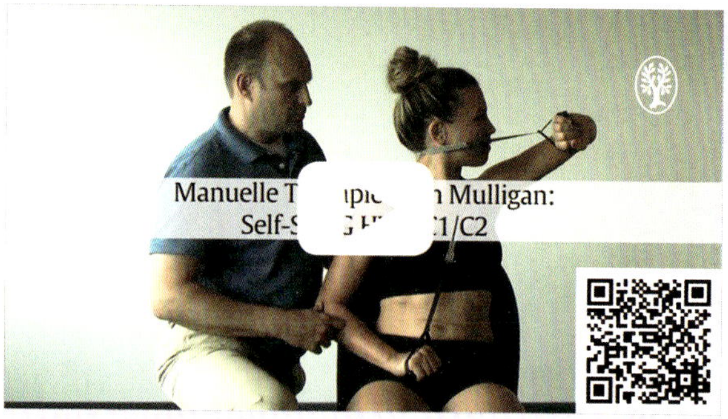

Video 5.2 Self-SNAG HWS C 1/C 2

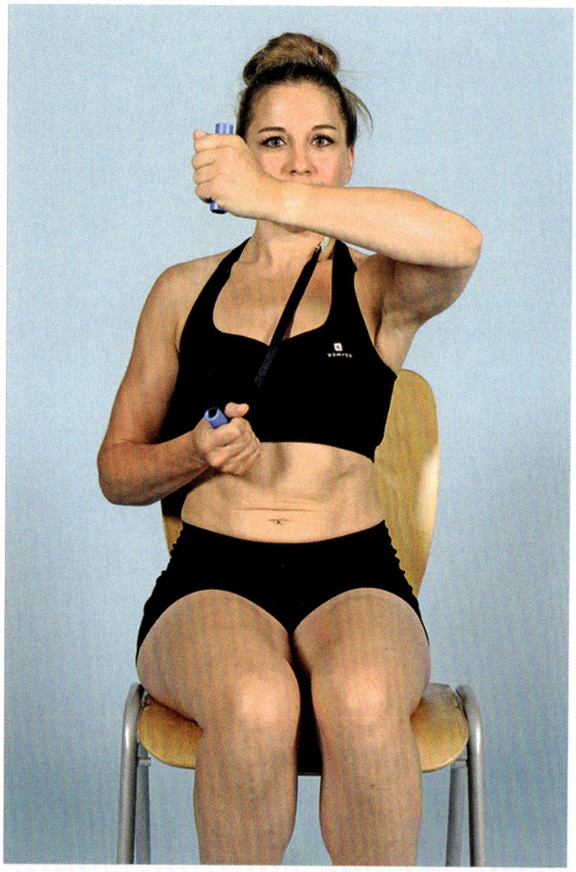

Abb. 5.31 ASTE – C 1-Self-SNAG – unilateral

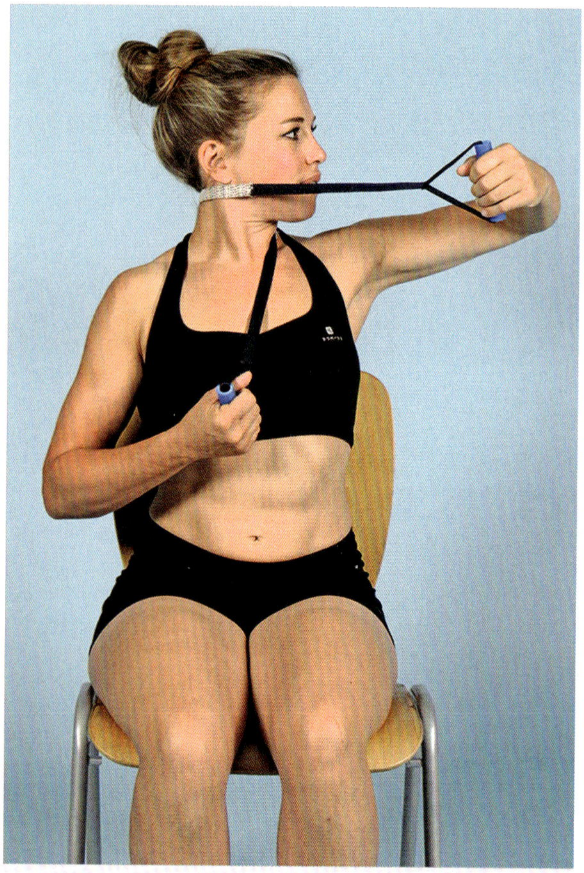

Abb. 5.32 ESTE – C 1-Self-SNAG – unilateral, Rotation

▸ Praxistipps

- Falls sich die Bewegung nicht symptomfrei durchführen lässt, kann die Zugrichtung leicht anguliert werden, z. B. mehr in Richtung kranial.
- Auch die Veränderung der Dosierung (Stärke des Zugs) kann einen Einfluss auf eine erfolgreiche Behandlung haben.
- Die Mobilisation über den Gurt oder das Handtuch muss während des gesamten Bewegungsausmaßes gehalten werden, ohne die Rotationsbewegung zu behindern. Dazu muss die Patientin ihren Kopf und den Mobilisationsarm im gleichen Tempo in die Rotation bewegen.
- Der Überdruck in die Rotation muss durch eine andere Person erfolgen und wird nur ausgeführt, falls dabei keine Symptome auftreten.

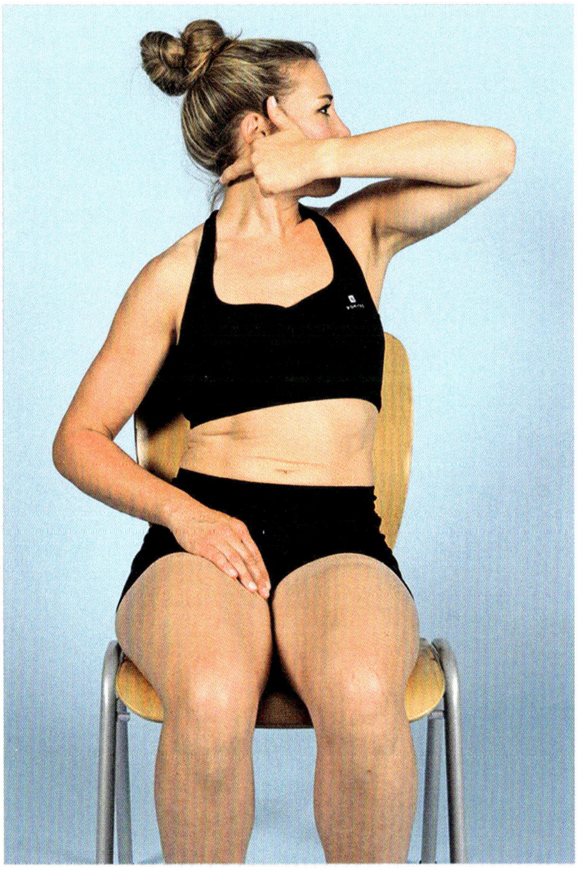

Abb. 5.33 ESTE – C 1-Self-SNAG – unilateral, Alternativgriff

▸ Varianten. Die Mobilisation kann auch mit dem Zeige- oder Mittelfinger von ventral durchgeführt werden, wobei der Mobilisationsfinger dabei flächigen Kontakt zum Wirbelbogen der behandelten Seite hat. Diese Variante eignet sich v. a. bei einer Eigenmobilisation von C 1 ipsilateral zur Rotation, wobei die Wahl der Mobilisationsseite immer vom klinischen Ergebnis abhängig ist.

5.1.13 C 2-SNAG: zentral

► **Indikation.** Bewegungsabhängige Symptome wie Schwindel, vegetative Symptome und andere Zeichen einer A.-vertebralis-Dysfunktion bei Extension.

► **ASTE**
- Patientin: aufrechter Sitz, angelehnt an Stuhllehne, HWS in Neutralposition,
- Therapeut: Stand hinter der Patientin.

► **Kontaktposition.** Der Therapeut legt seine gedoppelten Daumen auf den Dornfortsatz von C 2 an. Zeige- und Mittelfinger beider Hände nehmen Kontakt zum gleichseitigen Jochbein (auf Höhe der Oberkieferzahnreihe) des Patienten auf.

► **Mobilisation.** Über einen Druck von beiden Daumen nach ventral (Richtung Oberlippe der Patientin) wird das Segment C 1/2 mobilisiert. Die Zeige- und Mittelfinger beider Hände halten gleichzeitig lumbrikal am Kopf dagegen. Unter dieser gehaltenen Mobilisation bewegt die Patientin den Kopf in die symptomauslösende Extension, soweit dies möglich ist. In der ersten Behandlung werden 1–3 Wdh. ausgeführt.

► **Praxistipps**
- Oft ist zum besseren Kontakt des Daumens am Dornfortsatz von C 2 eine Änderung des Kontaktdaumens notwendig und/oder Verwendung eines Stücks Schaumstoff.
- Falls sich die Bewegung nicht symptomfrei durchführen lässt, kann die Schubrichtung leicht anguliert werden, z. B. mehr in Richtung kranial.
- Auch die Veränderung der Dosierung (Stärke des Schubs) kann einen Einfluss auf eine erfolgreiche Behandlung haben.
- Die Mobilisation des Therapeuten muss während des gesamten Bewegungsausmaßes gehalten werden, ohne die Patientin in der Bewegung zu behindern.
- Bei der Extension muss der Therapeut seine Knie beugen.
- Ein externer Überdruck ist hier selten notwendig, da das Kopfgewicht in den meisten Fällen als Überdruck ausreicht.

► **Varianten.** Diese Technik kann auch bei Flexion durchgeführt werden, wobei der Therapeut dabei seine Arme abduziert und so der Bewegung durch eine Pronation und Supination seiner Unterarme folgen kann.

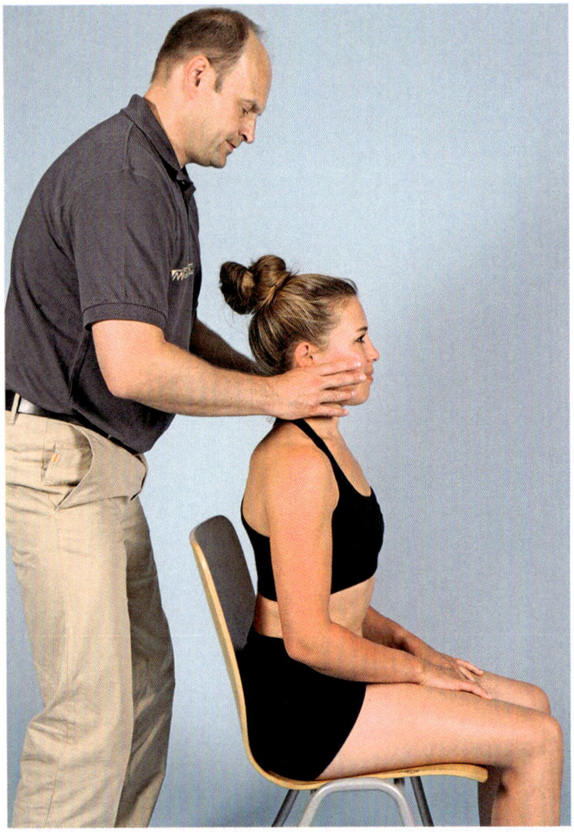

Abb. 5.34 ASTE – C 2-SNAG – zentral

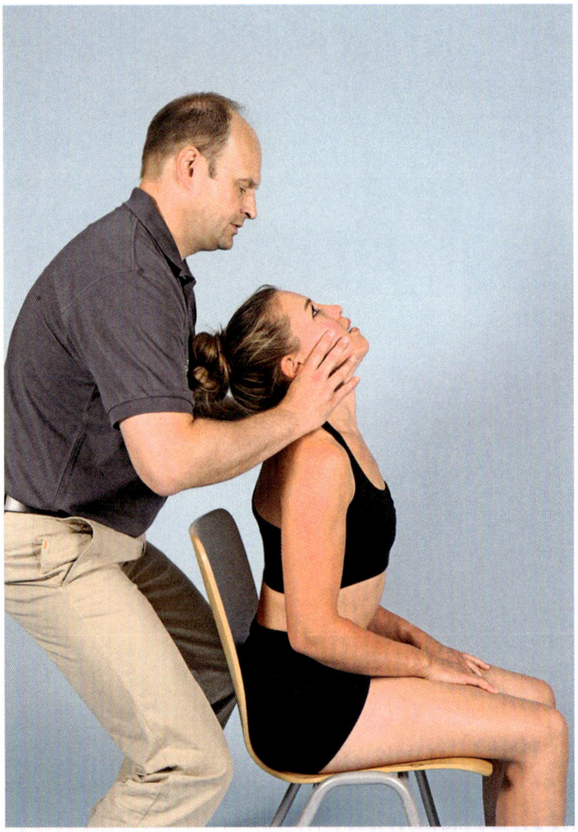

Abb. 5.35 ESTE – C 2-SNAG – zentral, Extension

5.1.14 C2-Self-SNAG: zentral mit Gurt/Handtuch

▸ **Indikation.** Bewegungsabhängige Symptome wie Schwindel, vegetative Symptome und andere Zeichen einer A.-vertebralis-Dysfunktion bei Extension, positive Reaktion auf HWS-SNAG, positive Reaktion auf C2-SNAG in der Therapie.

▸ **ASTE.** Aufrechter Sitz, angelehnt an Stuhllehne, HWS in Neutralposition.

▸ **Kontaktposition.** Die Patientin legt einen Selbstbehandlungsgurt oder die Kante eines Handtuchs auf den Dornfortsatz von C2 an und zieht den Gurt oder die Handtuchkante auf beiden Seiten nach ventral in Richtung Oberlippe.

▸ **Mobilisation.** Unter dieser Mobilisation bewegt die Patientin den Kopf in die symptomauslösende Extension, soweit dies ohne Symptome möglich ist. Dabei folgen beide Arme in die Bewegung. Die Wiederholungszahl ist abhängig vom Stand der Therapie und wird vom Therapeuten festgelegt.

▸ **Praxistipps**

- Falls sich die Bewegung nicht symptomfrei durchführen lässt, kann die Zugrichtung leicht anguliert werden, z. B. mehr in Richtung kranial.
- Auch die Veränderung der Dosierung (Stärke des Zugs) kann einen Einfluss auf eine erfolgreiche Behandlung haben.
- Die Mobilisation über den Gurt oder das Handtuch muss während des gesamten Bewegungsausmaßes gehalten werden, ohne die Bewegung zu behindern. Dazu muss die Patientin ihren Kopf und die Arme im gleichen Tempo bewegen.
- Ein externer Überdruck ist hier selten notwendig, da das Kopfgewicht in den meisten Fällen als Überdruck ausreicht.

▸ **Varianten.** Diese Technik kann auch bei Flexion angewandt werden.

- Der C2-Self-SNAG kann auch als „Rescue-Manöver" von der Patientin eingesetzt werden (Ausführung siehe Headache-SNAG).

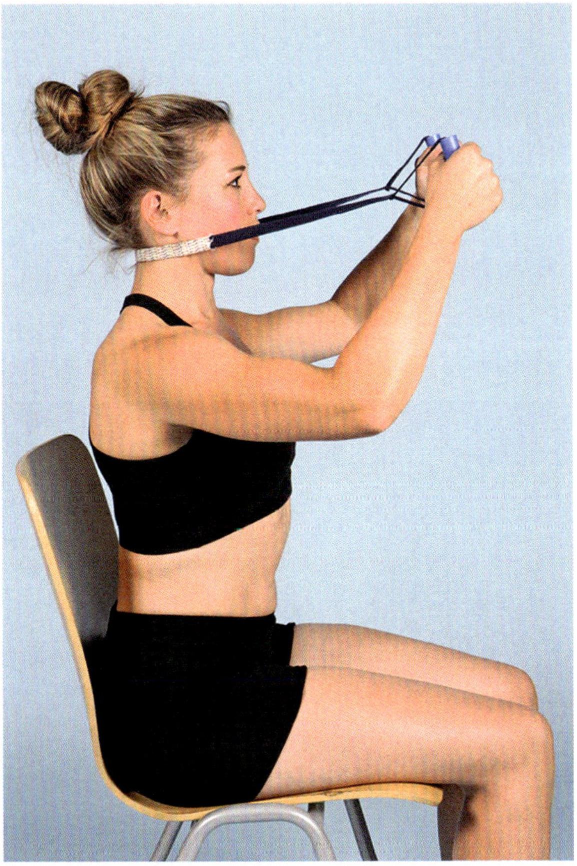

Abb. 5.36 ASTE – C2-Self-SNAG – zentral

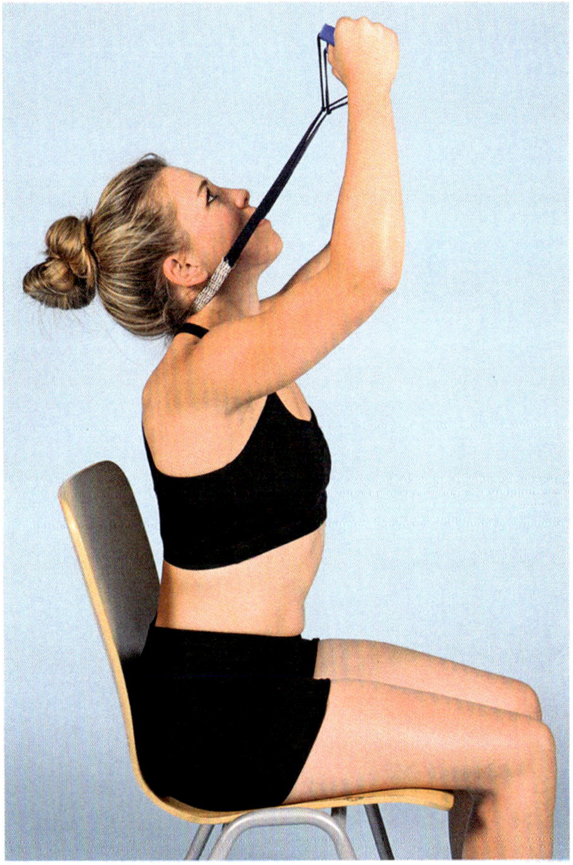

Abb. 5.37 ESTE – C2-Self-SNAG – zentral, Extension

5.1.15 Transversaler SNAG

▸ **Indikation.** Unilaterale Nackenschmerzen und/oder eingeschränkte HWS-Bewegungen im CTÜ (hier: HWS-Rotation rechts).

▸ **ASTE**
- Patientin: aufrechter Sitz, angelehnt an Stuhllehne, HWS in Neutralposition,
- Therapeut: Stand dicht hinter der Patientin.

▸ **Kontaktposition.** Bei einem transversalen SNAG an C 5/6 rechts legt der Therapeut seinen rechten Daumen flächig durch die Weichteile lateral auf Höhe des Dornfortsatzes von C 5 (ca. 3 Querfinger lateral vom Dornfortsatz starten) und den linken Daumen in gleicher Art lateral auf Höhe des Dornfortsatzes von C 6 links an. Die beiden Ellenbogen des Therapeuten stehen sich gegenüber.

▸ **Mobilisation.** Über einen gleichmäßigen Druck beider Daumen nach medial erfolgt die Mobilisation des kranialen gegenüber dem kaudalen Wirbel. Unter dieser Mobilisation bewegt die Patientin den Kopf in Rechtsrotation, soweit dies möglich ist. Am Ende der aktiven Bewegung führt die Patientin einen Überdruck mit dem rechten Handrücken an der linken Schläfe in die Rechtsrotation aus, soweit dies möglich ist. In der ersten Behandlung werden 6–10 Wdh. ausgeführt.

▸ **Praxistipps**
- Der obenliegende Daumen des Therapeuten liegt immer auf der schmerzhaften Seite der Patientin, unabhängig von der problematischen Bewegung.
- Zur möglichst schmerzfreien Applikation kann ein Stück Schaumstoff unter den Daumen hilfreich sein.
- Falls sich die Bewegung nicht symptomfrei durchführen lässt, kann das Segment der Mobilisation geändert werden, wobei die Wahl der Segmenthöhe immer vom klinischen Effekt abhängig ist.
- Auch die Veränderung der Dosierung (Stärke des Schubs) kann einen Einfluss auf eine erfolgreiche Behandlung haben, wobei die transversalen SNAGs oft eine stärkere, aber trotzdem schmerzfreie passive Mobilisation erfordern.
- Die Mobilisation des Therapeuten muss während des gesamten Bewegungsausmaßes gehalten werden, ohne der Bewegung der Wirbelkörper im Raum zu folgen.

▸ **Varianten.** Der transversale SNAG kann mit allen HWS-Bewegungen angewandt werden (inkl. dreidimensionaler Bewegungen).

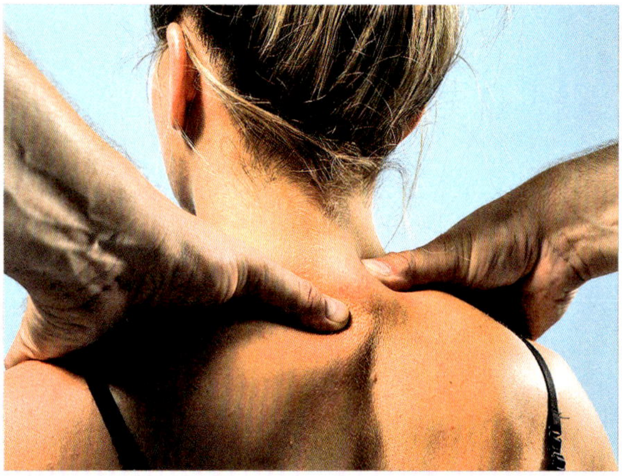

Abb. 5.38 ASTE – Transversaler SNAG – bilateral

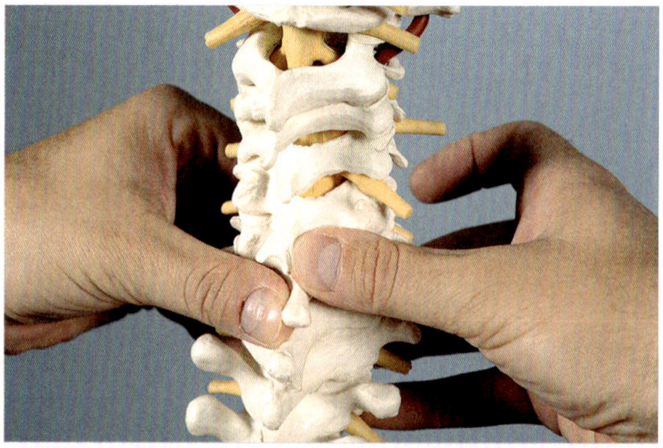

Abb. 5.39 Skelett – Transversaler SNAG – bilateral

5.1.16 Spinal Mobilisation with Arm Movement (SMWAM)

► **Indikation.** Schmerzen in HWS, Schulter, Arm oder interskapulär bei (endgradigen) Armbewegungen mit HWS-Beteiligung, neurale Beschwerden (hier: rechtsseitige Schmerzen bei Flexion des Armes).

► **ASTE**
- Patientin: aufrechter Sitz, angelehnt an Stuhllehne, HWS in Neutralposition,
- Therapeut: Stand hinter der Patientin, mehr auf der kontralateralen Seite (hier links).

► **Kontaktposition.** Der Therapeut legt die mediale Kante seines linken Daumens flächig durch die Weichteile am Wirbelbogen von C6 rechts an (ca. 3–4 Querfinger lateral vom Dornfortsatz starten).

► **Mobilisation.** Bei einer SMWAM am Segment C6/7 rechts schiebt der Therapeut mit dem Zeigefinger und/oder Mittelfinger der rechten Hand den linken Daumen und somit den Wirbelkörper von C6 transversal nach links (weg von der betroffenen Seite). Unter dieser gehaltenen Mobilisation bewegt die Patientin den rechten Arm in Flexion, soweit dies möglich ist. Am Ende der aktiven Bewegung führt die Patientin den Überdruck am Arm aus, soweit dies ohne Schmerzen möglich ist. In der ersten Behandlung werden 6–10 Wdh. ausgeführt.

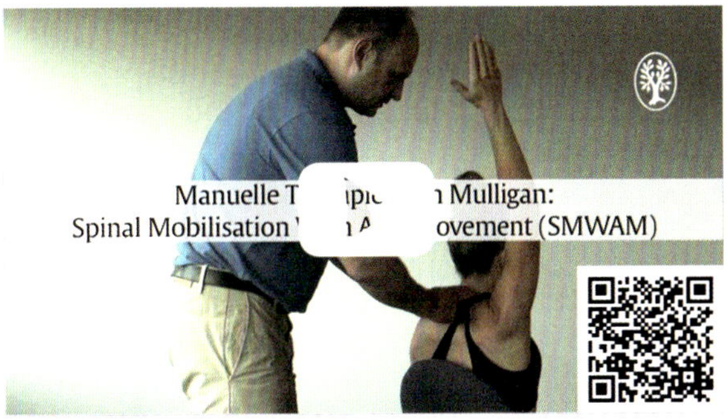

Video 5.3 Spinal Mobilisation With Arm Movement (SMWAM)

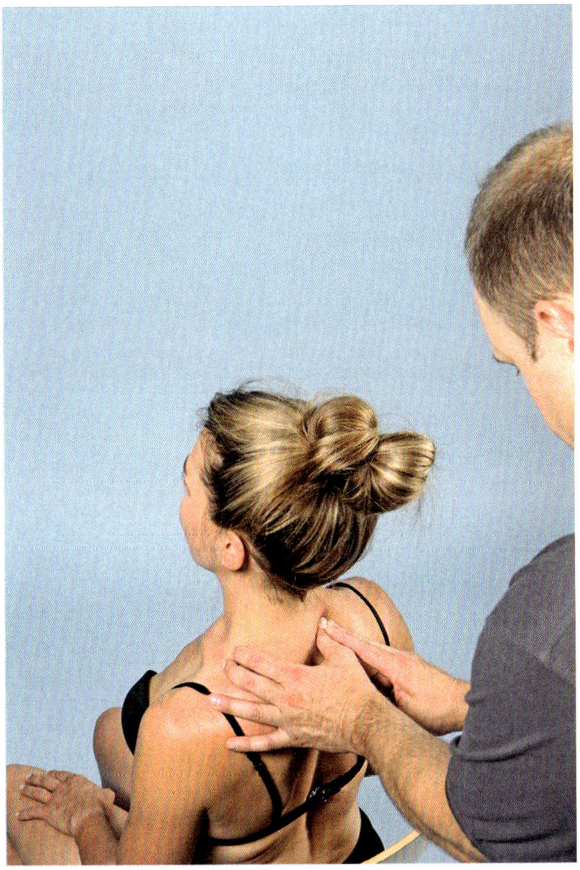

Abb. 5.40 ASTE – SMWAM – unilateral

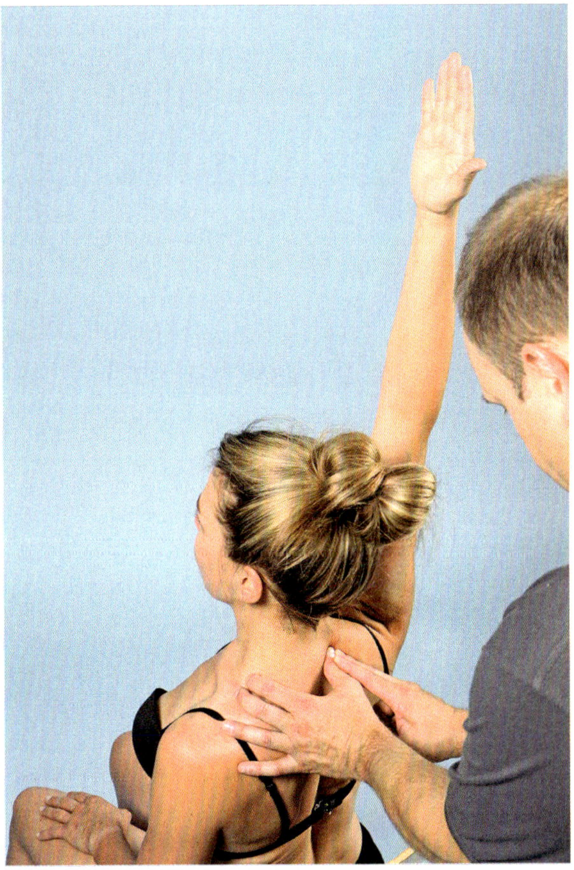

Abb. 5.41 ESTE – SMWAM – unilateral, Flexion

► **Praxistipps**

- Der Daumen des Therapeuten liegt immer auf der schmerzhaften Seite der Patientin, unabhängig von der problematischen Bewegung.
- Der Daumen schmiegt sich flächig durch die Weichteile am Wirbelbogen mit der medialen Kante an.
- Zur möglichst schmerzfreien Applikation kann ein Stück Schaumstoff unter dem Daumen hilfreich sein.
- Falls sich die Bewegung nicht symptomfrei durchführen lässt, kann das Segment der Mobilisation geändert werden, wobei die Wahl der Segmenthöhe immer vom klinischen Effekt abhängig ist (die Wahl des Segments ist hier oft bestimmt durch das zugehörige Dermatom der Beschwerden).
- Auch die Veränderung der Dosierung (Stärke des Schubs) kann einen Einfluss auf eine erfolgreiche Behandlung haben.
- Die Mobilisation des Therapeuten muss während des gesamten Bewegungsausmaßes gehalten werden, ohne der Bewegung des Wirbelkörpers im Raum zu folgen.

► **Varianten.** Die SMWAMs können zur Verstärkung auch mit zwei Daumen durchgeführt werden (siehe ► Abb. 5.38), soweit die Armbewegung der Patientin dabei nicht behindert wird. Dies kommt beispielsweise bei der Therapie neurodynamischer Dysfunktionen zum Einsatz (siehe ► Abb. 5.43).

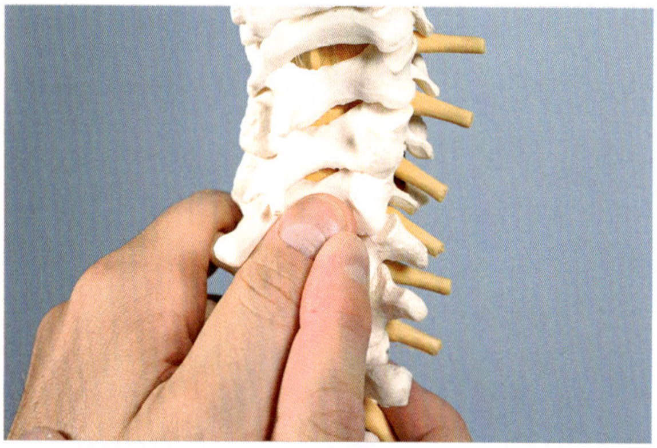

Abb. 5.42 Skelett – SMWAM – unilateral

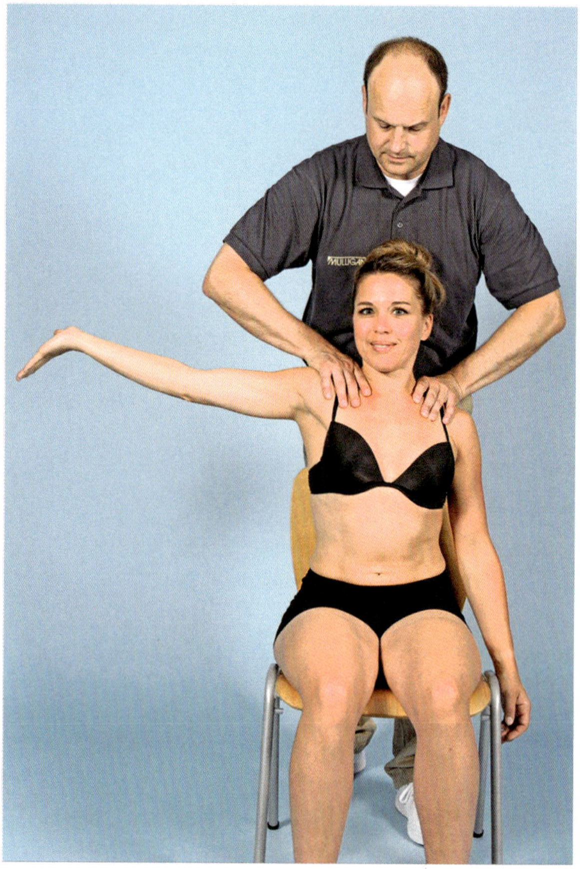

Abb. 5.43 ESTE – SMWAM – bilateral, mit Armbewegung (z. B. ULNT 1)

5.1.17 Self-Spinal Mobilisation with Arm Movement (Self-SMWAM)

▶ **Indikation.** Schmerzen in HWS, Schulter, Arm oder interskapulär bei (endgradigen) Armbewegungen mit HWS-Beteiligung, neuralen Beschwerden, positive Reaktion auf SMWAMs in der Therapie (hier: rechtsseitige Schmerzen bei Flexion des Armes).

▶ **ASTE.** Patientin: Aufrechter Sitz, angelehnt an Stuhllehne, HWS in Neutralposition.

▶ **Kontaktposition.** Bei einer Self-SMWAM am Segment C 6/7 rechts legt die Patientin ihren linken Zeige- oder Mittelfinger flächig durch die Weichteile am Wirbelbogen von C 6 rechts an (ca. 3–4 Querfinger lateral vom Dornfortsatz starten).

▶ **Mobilisation.** Mit dem Zeigefinger oder Mittelfinger der linken Hand zieht die Patientin den Wirbelkörper von C 6 transversal nach links (weg von der betroffenen Seite). Unter dieser gehaltenen Mobilisation bewegt die Patientin den rechten Arm in Flexion, soweit dies schmerzfrei möglich ist. Die Anzahl der Wdh. richtet sich nach dem Stand der Therapie.

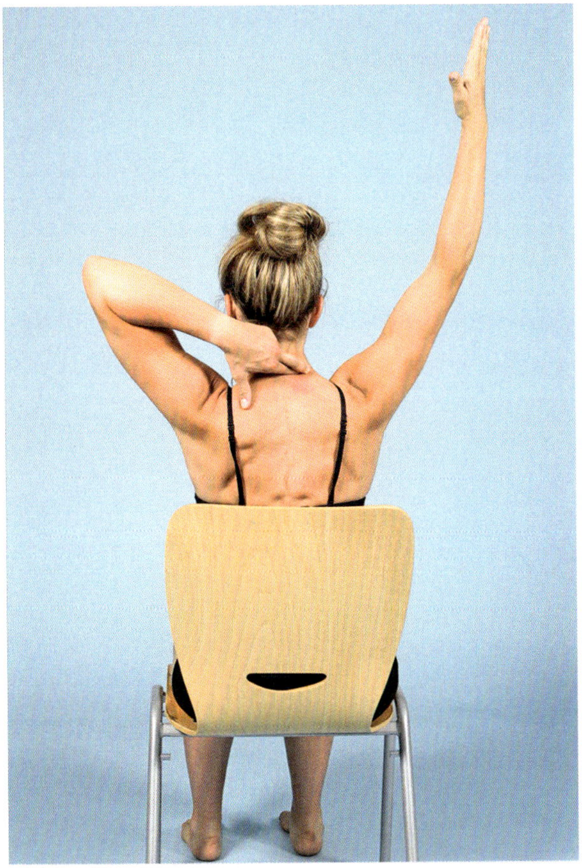

Abb. 5.44 ESTE – Self-SMWAM

▶ **Praxistipps**

- Der Finger der Patientin liegt immer auf der schmerzhaften Seite, unabhängig von der problematischen Bewegung.
- Der Finger schmiegt sich flächig durch die Weichteile am Wirbelbogen an.
- Zur möglichst schmerzfreien Applikation kann ein Stück Schaumstoff unter dem Finger hilfreich sein.
- Falls sich die Bewegung nicht symptomfrei durchführen lässt, kann das Segment der Mobilisation geändert werden, wobei die Wahl der Segmenthöhe immer vom klinischen Effekt abhängig ist.
- Auch die Veränderung der Dosierung (Stärke des Schubs) kann einen Einfluss auf eine erfolgreiche Behandlung haben.
- Die Mobilisation muss während des gesamten Bewegungsausmaßes gehalten werden.

5.1.18 Traktion obere HWS

► **Indikation.** Kopfschmerz, Dysfunktion obere HWS.

► **ASTE**
- Patientin: Rückenlage auf der Therapieliege, HWS in Neutralposition,
- Therapeut: Sitz seitlich vom oder am Kopf der Patientin.

► **Kontaktposition.** Der Therapeut legt den distalen Teil des Radius an das Okziput der Patientin an. Die Handfläche zeigt nach kranial, und der Unterarm steht in ca. 45° im Raum. Mit der anderen Hand hat der Therapeut Kontakt mit den Fingern am Kinn der Patientin.

► **Mobilisation.** Durch eine Bewegung des Unterarms in Richtung Pronation erfolgt eine Traktion am Okziput. Zur Gewährleistung der richtigen Behandlungsebene für die Traktion erfolgt gleichzeitig ein Zug mit zwei Fingern in gleicher Stärke am Kinn der Patientin nach dorso-kranial.

► **Praxistipps**
- Die Traktion kann gehalten oder intermittierend ausgeführt werden.
- Der Kontakt muss mit dem knöchernen distalen Teil des Radius direkt am Okziput erfolgen.
- Es empfiehlt sich, am Mobilisationsarm eine Faust zu machen.
- Bei Bedarf kann der Unterarm des Therapeuten mit einem gefalteten Handtuch unterlegt werden, um so den Kontakt am Okziput zu verbessern.
- Bei der Pronationsbewegung sollte die Unterarmposition von 90° im Raum nicht überschreiten, da sonst der Kontakt am Okziput verloren geht.

► **Varianten.** Anstatt des Kontakts am Kinn kann die zweite Hand auch mit zwei Fingern bilateral an der medialen Augenhöhle oder flächig am Haaransatz angelegt werden.

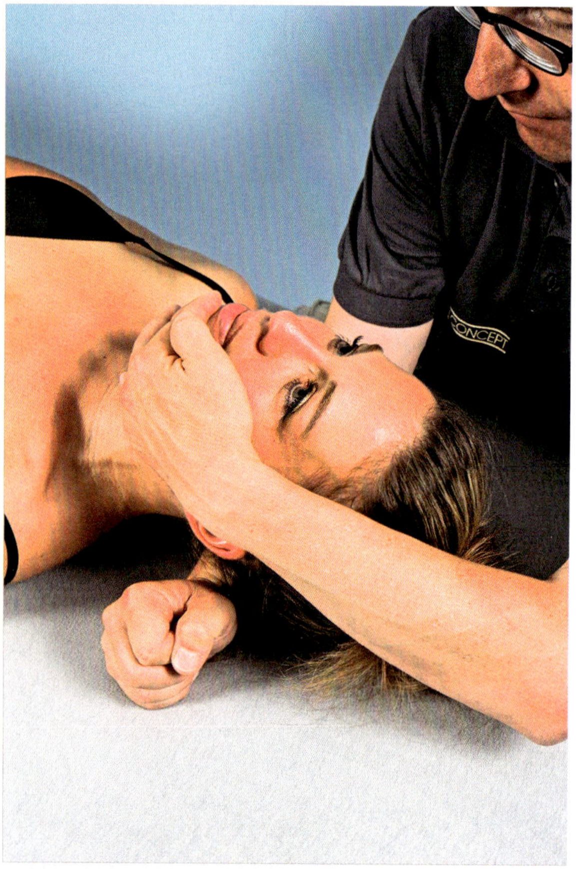

Abb. 5.45 ESTE – Traktion obere HWS

5.1.19 MWM Kiefer: Gleiten medial

► **Indikation.** Schmerzen und/oder Bewegungseinschränkung bei Kieferbewegungen (z. B. Mundöffnung).

► **ASTE**
- Patientin: Aufrechter Sitz, angelehnt an Stuhllehne, HWS in Neutralposition, vor Spiegel (zur optischen Kontrolle der Kieferbewegungen),
- Therapeut: Stand hinter der Patientin, Kontakt des Hinterkopfes der Patientin am Sternum des Therapeuten.

► **Kontaktposition.** Bei einem MWM am rechten Kiefergelenk legt der Therapeut das Grundgelenk des Zeigefingers seiner rechten Hand am Caput mandibulae rechts an, wobei sich der Zeigefinger flächig im Verlauf des Unterkiefers liegt. Mit der linken Hand stabilisiert der Therapeut den Kopf der Patientin, ohne die HWS zu komprimieren.

► **Mobilisation.** Über einen leichten Druck der rechten Hand nach medial wird ein translatorisches Gleiten des rechten Kiefergelenkes nach medial erreicht. Unter dieser Mobilisation bewegt die Patientin den Kiefer in die zuvor eingeschränkte bzw. schmerzhafte Bewegung, soweit dies möglich ist. Bei endgradigen Bewegungsproblemen führt die Patientin am Ende der aktiven Bewegung den Überdruck in die aktive Bewegung aus, soweit dies schmerzfrei möglich ist. In der ersten Behandlung werden 3 Serien × 10 Wdh. ausgeführt.

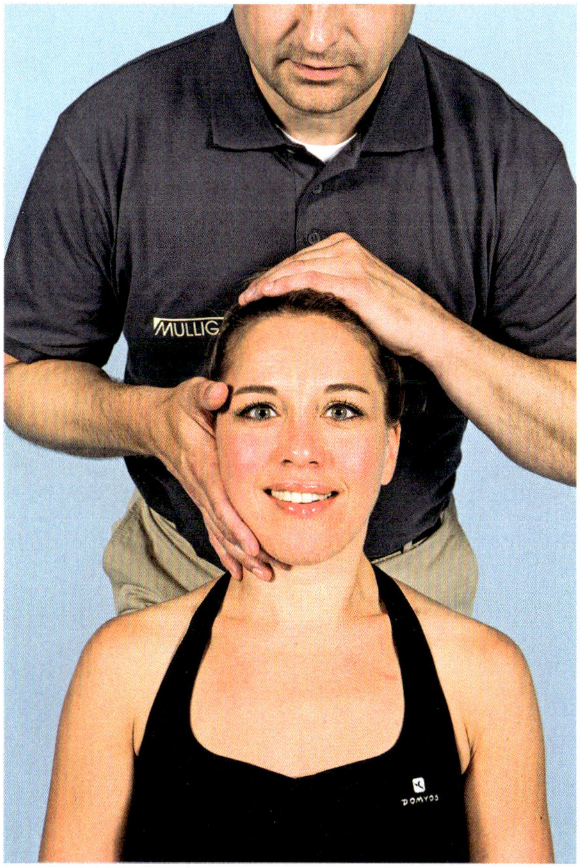

Abb. 5.46 ASTE – MWM Kiefer – Gleiten medial

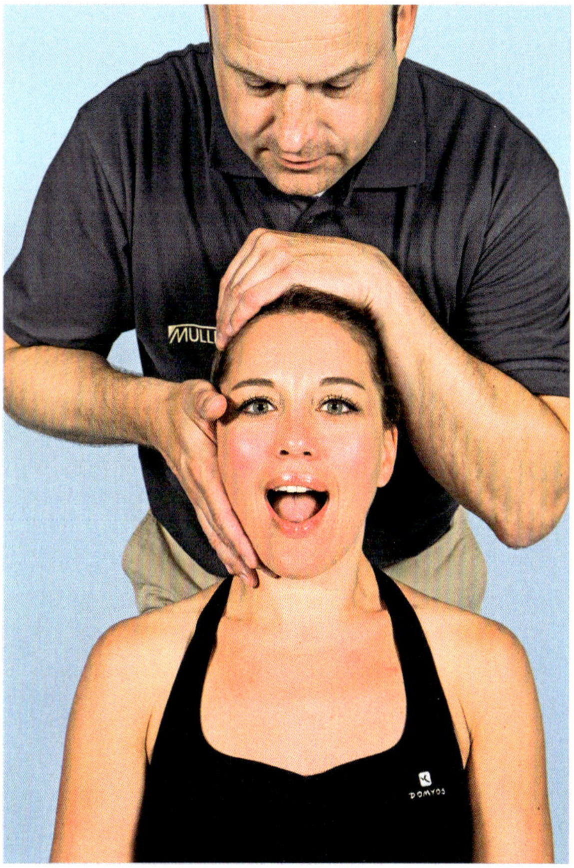

Abb. 5.47 ESTE – MWM Kiefer – Gleiten medial, Mundöffnung

► **Praxistipps**
- Die beschriebenen Mobilisationen können bei allen aktiven Kieferbewegungen eingesetzt werden.
- Die Mobilisation am Kiefer fällt in der Regel sehr gering aus, um nicht über die translatorische Bewegung des Gleitens hinauszugehen.
- Falls sich die Bewegung nicht symptomfrei durchführen lässt, kann die Schubrichtung leicht anguliert werden, z. B. mehr in Richtung medio-kaudal.
- Auch die Veränderung der Dosierung (Stärke des Schubs) kann einen Einfluss auf eine erfolgreiche Behandlung haben.
- Die Mobilisation des Therapeuten muss während des gesamten Bewegungsausmaßes gehalten werden, ohne die Patientin in der Mundbewegung zu behindern.

► **Varianten**
- Die beschriebenen Techniken können auch in Rückenlage ausgeführt werden.
- Das Gleiten kann auch nach anterior und posterior durchgeführt werden. Bei der Mobilisation nach anterior orientiert sich das Gleiten entlang des unteren Kieferastes, wobei der Daumen des Therapeuten flächig von posterior am oberen Kieferast anliegt. Bei der Mobilisation nach posterior hakt sich der Therapeut mit dem Endglied seines Zeigefingers anterior am unteren Kieferast ein und zieht diesen nach posterior.

► **Anmerkungen.** Alle ipsilateralen Mobilisationen am Kiefer haben immer indirekt eine Auswirkung auf das kontralaterale Kiefergelenk in Gegenrichtung.

5.1.20 MWM Kiefer: Zentrierung bilateral

▸ **Indikation.** Schmerzen und/oder Bewegungseinschränkung bei Mundöffnung (im Sinne einer Hypermobilität).

▸ **ASTE**

- Patientin: Aufrechter Sitz, angelehnt an Stuhllehne, HWS in Neutralposition, vor Spiegel (zur optischen Kontrolle der Kieferbewegungen),
- Therapeut: Stand seitlich von der Patientin.

▸ **Kontaktposition.** Bei einer bilateralen MWM legt der Therapeut seinen Daumen und Zeigefinger der bevorzugten Hand flächig am unteren Kieferast von ventral an. Mit der anderen Hand stabilisiert der Therapeut den Kopf der Patientin, ohne die HWS zu komprimieren.

▸ **Mobilisation.** Über einen leichten Druck der Hand nach dorso-kranial wird eine Zentrierung beider Kiefergelenke erreicht. Unter dieser Mobilisation bewegt die Patientin den Kiefer in die zuvor eingeschränkte bzw. schmerzhafte Mundöffnung, soweit dies möglich ist. In der ersten Behandlung werden 3 Serien × 10 Wdh. ausgeführt.

▸ **Praxistipps**

- Die Mobilisation bleibt nur während der initialen Mundöffnung bestehen und muss im Verlauf der terminalen Bewegung nachgelassen werden, um das physiologische Ventralgleiten der Kieferkondylen nicht zu behindern.
- Die Mobilisation am Kiefer fällt in der Regel sehr gering aus, um nicht über die translatorische Bewegung des Gleitens hinauszugehen.
- Falls sich die Bewegung nicht schmerzfrei durchführen lässt, kann die Schubrichtung leicht anguliert werden, z. B. mehr in Richtung kranial oder dorsal.
- Auch die Veränderung der Dosierung (Stärke des Schubs) kann einen Einfluss auf eine erfolgreiche Behandlung haben.

▸ **Varianten.** Die beschriebene Technik kann auch in Rückenlage ausgeführt werden.

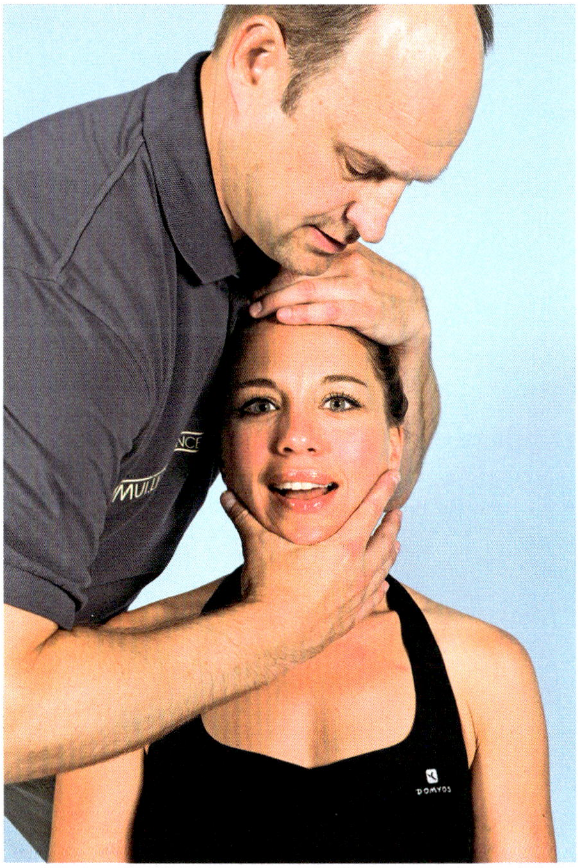

Abb. 5.48 ASTE – MWM Kiefer – Zentrierung bilateral

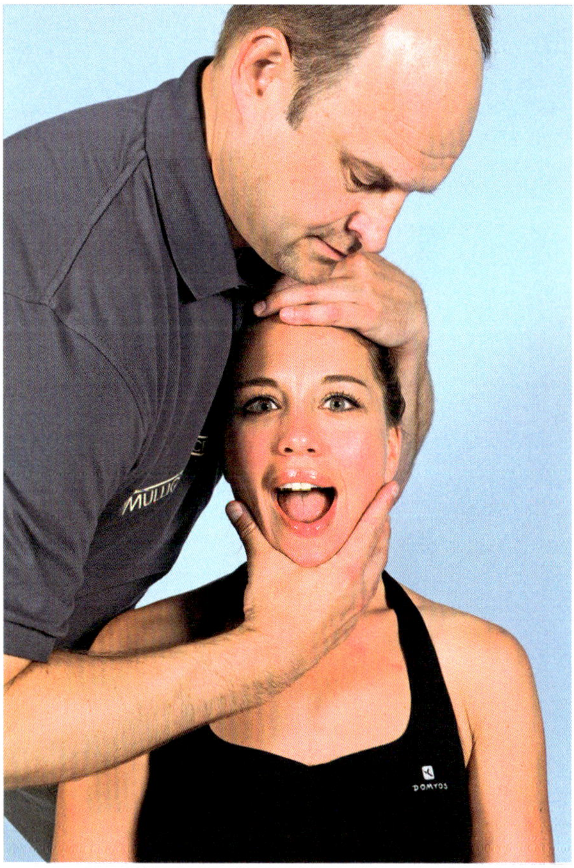

Abb. 5.49 ESTE – MWM Kiefer – Zentrierung bilateral, Mundöffnung

5

5.1.21 MWM Kiefer: Traktion – unilateral

▶ **Indikation.** Einseitige Schmerzen und/oder Bewegungseinschränkung bei Kieferbewegungen (z. B. Mundöffnung).

▶ **ASTE**
- Patientin: Aufrechter Sitz, angelehnt an Stuhllehne, HWS in Neutralposition, vor Spiegel (zur optischen Kontrolle der Kieferbewegungen),
- Therapeut: Stand seitlich neben der Patientin auf der kontralateralen Seite mit Kontakt zum Kopf der Patientin am Sternum, ohne die HWS zu komprimieren.

▶ **Kontaktposition.** Bei einem MWM am rechten Kiefergelenk legt der Therapeut seinen linken Daumen (mit einem Einmalhandschuh) flächig auf die letzten Backenzähne (Molaren) der untere Zahnreihe des rechten Unterkiefers. Die restlichen Finger umgreifen flächig den Unterkiefer von außen. Mit der rechten Hand fixiert der Therapeut den Kopf der Patientin an seinem Sternum, wobei mit dem Zeige- oder Mittelfinger das Kiefergelenk palpiert werden kann.

▶ **Mobilisation.** Über einen leichten Druck mit dem linken Daumen auf die letzten Backenzähne nach kaudal (longitudinal) wird eine Traktion erreicht. Unter dieser Mobilisation bewegt die Patientin den Kiefer in die zuvor eingeschränkte bzw. schmerzhafte Bewegung, soweit dies möglich ist. In der ersten Behandlung werden 3 Serien × 10 Wdh. ausgeführt.

▶ **Praxistipps**
- Die Traktion am Kiefergelenk lässt sich am besten durch eine ulnare Deviation der mobilisierenden Hand erreichen.
- Die beschriebenen Mobilisationen können bei allen aktiven Kieferbewegungen eingesetzt werden.
- Die Mobilisation am Kiefer fällt in der Regel sehr gering aus, um nicht über die translatorische Bewegung des Gleitens hinauszugehen.
- Falls sich die Bewegung nicht schmerzfrei durchführen lässt, kann die Schubrichtung leicht anguliert werden, z. B. mehr in Richtung dorsal oder kaudal.
- Auch die Veränderung der Dosierung (Stärke des Schubs) kann einen Einfluss auf eine erfolgreiche Behandlung haben.

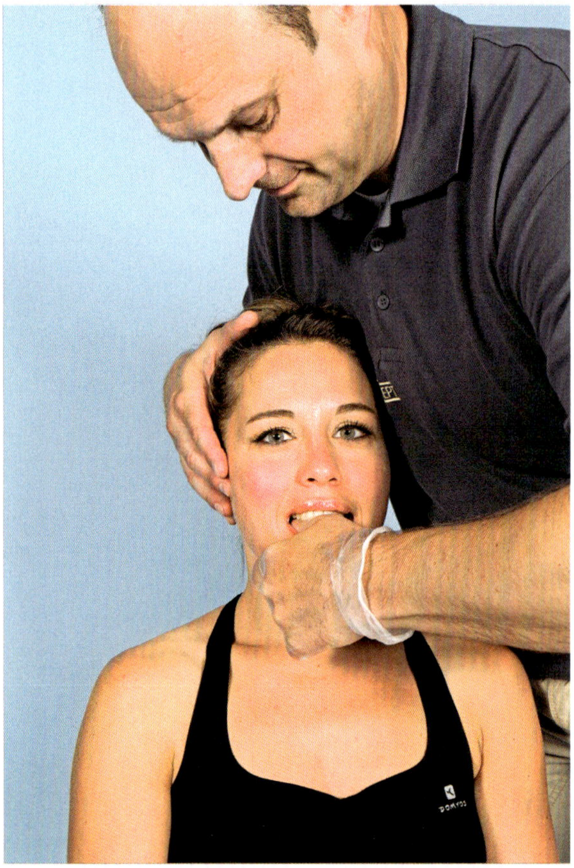

Abb. 5.50 ASTE – MWM Kiefer – Traktion unilateral

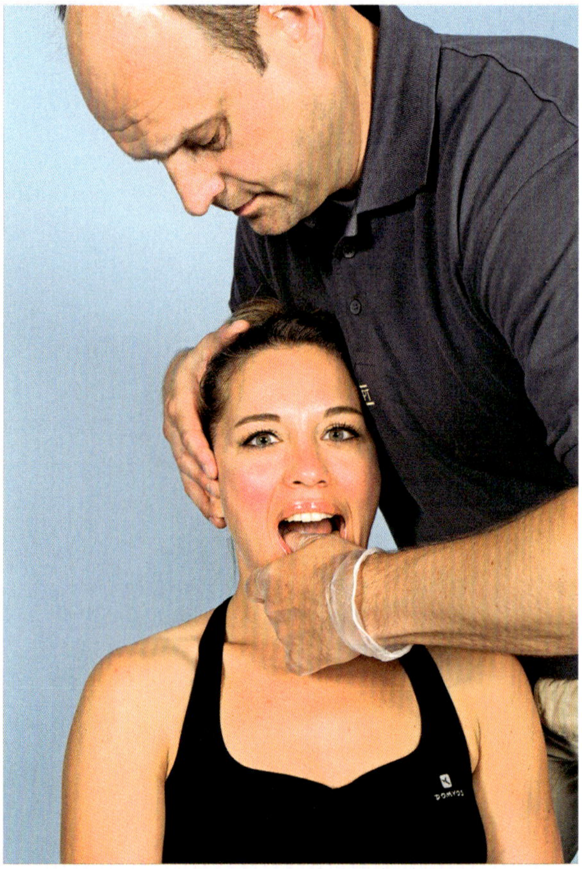

Abb. 5.51 ESTE – MWM Kiefer – Traktion unilateral, Mundöffnung

- Die Mobilisation des Therapeuten muss während des gesamten Bewegungsausmaßes gehalten werden, ohne die Patientin in der Mundbewegung zu behindern.
- Bei endgradigen Bewegungsproblemen kann die Patientin am Ende der aktiven Bewegung den Überdruck am Unterkiefer in die aktive Bewegung ausführen, soweit dies schmerzfrei möglich ist.

▸ **Varianten**

- Die beschriebenen Techniken können auch in Rückenlage ausgeführt werden.
- Das Gleiten kann auch nach lateral durchgeführt werden. Dafür platziert der Therapeut in Abhängigkeit von der Toleranz der Patientin den Daumen intraoral möglichst gelenknah von medial an den oberen Kieferast. Die Mobilisation erfolgt über einen Schub mit dem Daumen nach lateral.

▸ **Anmerkungen**

- Vor dieser Technik muss der Therapeut die (mündliche) Einverständniserklärung der Patientin für eine intraorale Technik einholen. Dem geht eine Aufklärung über die Indikation und Durchführung der intraoralen Mobilisation voraus.
- Intraorale Techniken nur mit Einmalhandschuhen durchführen.
- Für diese Mobilisation ist ein gewisses Maß an Mundöffnung notwendig.
- Alle ipsilateralen Mobilisationen am Kiefer haben immer indirekt eine Auswirkung auf das kontralaterale Kiefergelenk in Gegenrichtung.

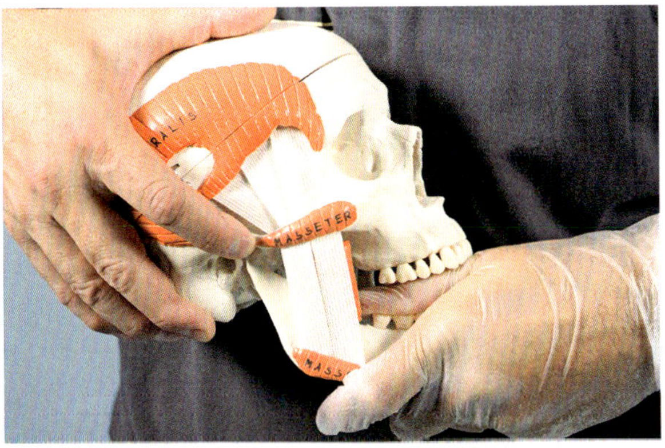

Abb. 5.52 Skelett – MWM Kiefer – Traktion unilateral

5.1.22 Self-MWM Kiefer: Gleiten medial

► **Indikation.** Schmerzen und/oder Bewegungseinschränkung bei Kieferbewegungen (z. B. Mundöffnung).

► **ASTE.** Aufrechter Sitz, angelehnt an Stuhllehne, HWS in Neutralposition, vor Spiegel (zur optischen Kontrolle der Kieferbewegungen).

► **Kontaktposition.** Bei einem Self-MWM am Kiefergelenk legt die Patientin beide Hände flächig an ihrem Kiefer an, wobei die Finger beider Hände nach kranial zeigen. Die Zeige- oder Mittelfinger liegen im Bereich des Kiefergelenkes (Caput mandibulae) am Unterkiefer.

► **Mobilisation.** Bei einem Self-MWM am rechten Kiefergelenk nach medial schiebt die Patientin den rechten Unterkiefer flächig nach links, was einem Medialgleiten entspricht. Mit der linken Hand kann sie das Lateralgleiten am linken Kiefergelenk als weiterlaufende Bewegung spüren. Unter dieser Mobilisation bewegt die Patientin den Kiefer in die zuvor eingeschränkte bzw. schmerzhafte Bewegung, soweit dies möglich ist. Die Wiederholungszahl ist abhängig vom Stand der Therapie und wird vom Therapeuten festgelegt.

► **Praxistipps**

- Die beschriebenen Self-MWMs können bei allen aktiven Kieferbewegungen eingesetzt werden.
- Die Mobilisation am Kiefer fällt in der Regel sehr gering aus, um nicht über die translatorische Bewegung des Gleitens hinauszugehen.
- Falls sich die Bewegung nicht symptomfrei durchführen lässt, kann die Schubrichtung leicht anguliert werden, z. B. mehr in Richtung medio-kaudal.
- Auch die Veränderung der Dosierung (Stärke des Schubs) kann einen Einfluss auf eine erfolgreiche Behandlung haben.
- Die Mobilisation muss während des gesamten Bewegungsausmaßes gehalten werden, ohne die aktive Mundbewegung zu behindern.

► **Varianten**

- Das Gleiten nach lateral erfolgt indirekt über ein Gleiten der Gegenseite nach medial.
- Das Gleiten kann auch nach ventral und dorsal durchgeführt werden, wobei die Kontaktpunkte am Kiefergelenk jeweils angepasst werden müssen.

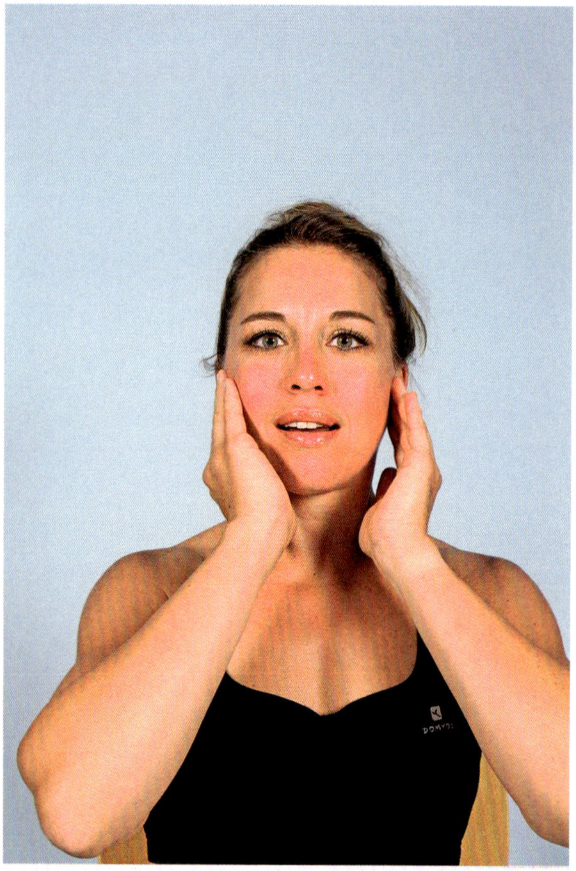

Abb. 5.53 ASTE – Self-MWM Kiefer – Gleiten medial

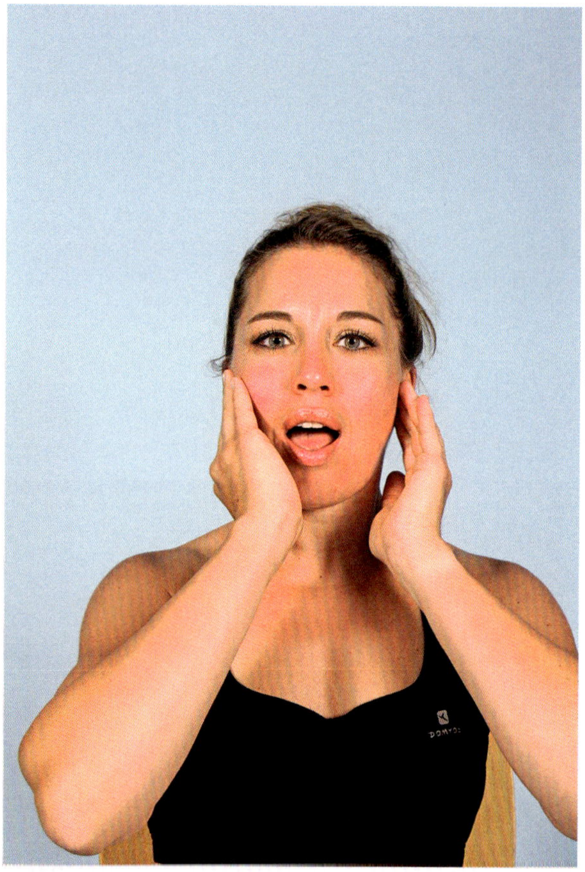

Abb. 5.54 ESTE – Self-MWM Kiefer – Gleiten medial, Mundöffnung

5.2 Brustwirbelsäule

5.2.1 BWS-SNAG: zentral in Extension

► **Indikation.** Zentrale oder bilaterale Schmerzen und/oder eingeschränkte Extension BWS im Segment T 3/4 bis Th 12/L 1 (hier: Schmerzen zentral bei Extension).

► **ASTE**

- Patientin: aufrechter Sitz am Ende der Behandlungsbank, wenn möglich im „Reitersitz", BWS in Neutralposition, Arme vor der Brust gekreuzt oder im Nackengriff,
- Therapeut: Stand seitlich hinter der Patientin rechts oder links.

► **Kontaktposition.** Bei einem SNAG an T 8/9 legt der Therapeut die mediale Kante seiner supinierten linken oder rechten Hand (distal des Os pisiforme) unterhalb des Dornfortsatzes von T 8 an, und der Unterarm zeigt nach kranial. Der andere Unterarm wird ventral am Brustkorb etwas oberhalb von T 8 platziert.

► **Mobilisation.** Über einen Schub nach kranial über beide Arme und unter Zuhilfenahme der Beine mobilisiert der Therapeut den Dornfortsatz von T 8 nach kranial. Unter dieser Mobilisation bewegt die Patientin den Rumpf in die eingeschränkte bzw. schmerzhafte Extension, soweit dies möglich ist. Am Ende der aktiven Bewegung führt der Therapeut den Überdruck mit der ventralen Hand am Brustkorb aus, soweit dies möglich ist. In der ersten Behandlung können bis zu 3 Serien × 10 Wdh. ausgeführt werden.

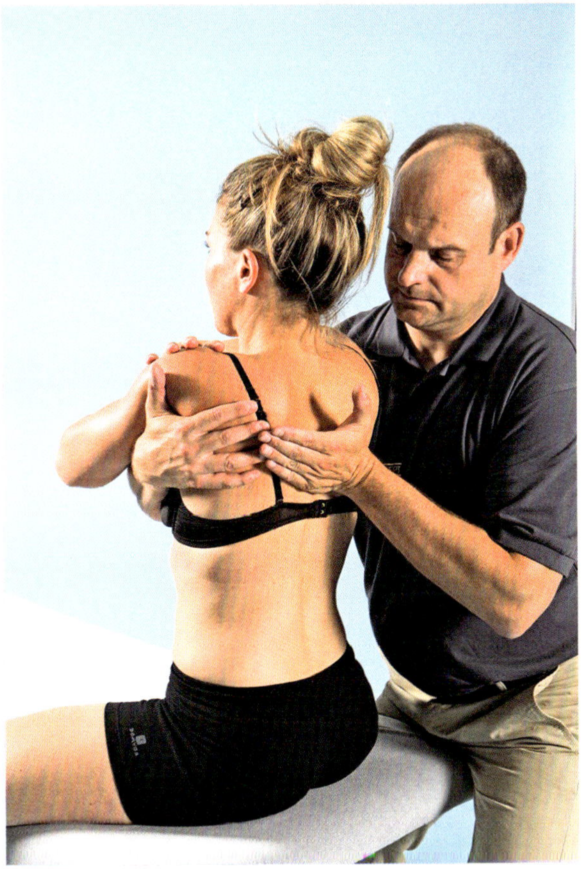

Abb. 5.55 ASTE – BWS-SNAG – zentral

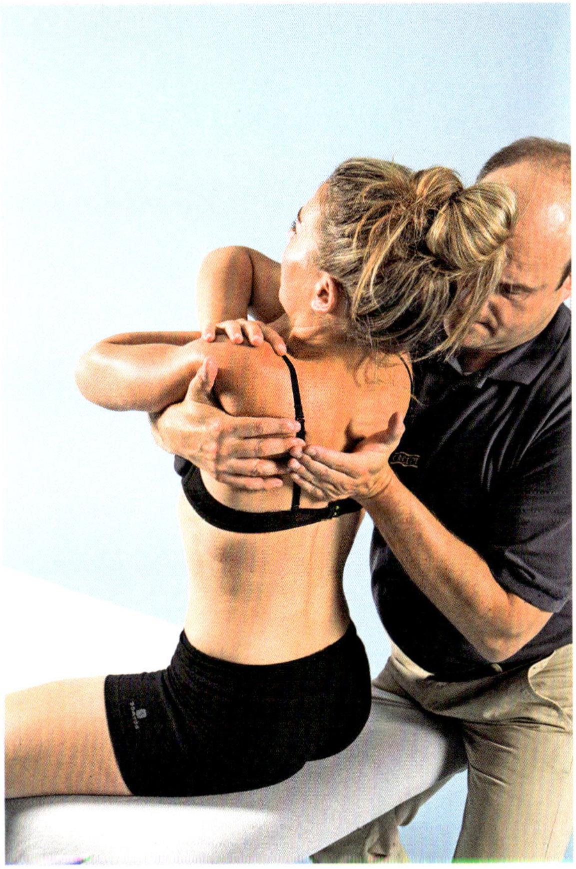

Abb. 5.56 ESTE – BWS-SNAG – zentral, Extension

► **Praxistipps**

- Falls sich die Bewegung nicht symptomfrei durchführen lässt, kann auch die Schubrichtung leicht anguliert werden, z. B. mehr in Richtung kranial oder ventral.
- Auch die Veränderung der Dosierung (Stärke des Schubs) kann einen Einfluss auf eine erfolgreiche Behandlung haben.
- Die Mobilisation des Therapeuten muss während des gesamten Bewegungsausmaßes gehalten werden, ohne die Patientin in der Extensionsbewegung zu behindern. Dazu kann es hilfreich sein, wenn der Therapeut seinen Ellenbogen in seine Leiste stemmt.

► **Varianten**

- Wenn möglich, behandelt man das betroffene (schmerzhafte oder eingeschränkte/steife) Segment der BWS und lässt die Patientin immer in die zuvor eingeschränkte bzw. schmerzhafte Richtung bewegen, wobei die Wahl der Segmenthöhe immer vom klinischen Ergebnis abhängig ist.
- Die Mobilisation eines Nachbarsegments (kranial oder kaudal) sowie eine indirekte Behandlung auf der nicht schmerzhaften Seite ist bei Bedarf ebenfalls möglich.
- Bei unilateralen Schmerzen in Extension kann auch ein unilateraler SNAG angewandt werden.

5.2.2 BWS-Self-SNAG: zentral mit Gurt

► **Indikation.** Zentrale Schmerzen und/oder eingeschränkte Extension BWS im Segment ca. Th 5/6 bis Th 12/L 1.

► **ASTE.** Aufrechter Sitz, BWS in Neutralposition.

► **Kontaktposition.** Der Gurt wird unterhalb des kranialen Dornfortsatzes (Th 9) des zu mobilisierenden Segments platziert, hier Th 9/10. Der Gurt liegt medial der Ellenbogen am Rumpf an und wird von der Patientin mit beiden Händen festgehalten.

► **Mobilisation.** Die Patientin beugt beide Arme maximal an und zieht den Gurt kopfwärts. Während die Patientin die nach oben gerichtete Zugkraft hält, bewegt sie sich in die zuvor schmerzhaft eingeschränkte Richtung – BWS-Extension. Die Wiederholungszahl ist abhängig vom Stand der Therapie und wird vom Therapeuten festgelegt.

► **Praxistipps**
- Falls sich die Bewegung nicht schmerzfrei durchführen lässt, kann die Zugrichtung leicht anguliert werden, z. B. mehr in Richtung kranial oder ventral.
- Auch die Veränderung der Dosierung (Stärke des Zugs) kann einen Einfluss auf eine erfolgreiche Behandlung haben.
- Die Mobilisation über den Gurt oder das Handtuch muss während des gesamten Bewegungsausmaßes gehalten werden, ohne die Bewegung zu behindern.
- Im Bereich der Schulterblätter kann ein gerolltes Handtuch mit der Oberkante an das zu behandelnde Segment gelegt werden, um den Kontakt zum Dornfortsatz zu ermöglichen.

► **Varianten.** Der Self-SNAG kann bei allen Einschränkungen in der BWS durchgeführt werden und ist auch bei unilateralen Beschwerden effektiv.

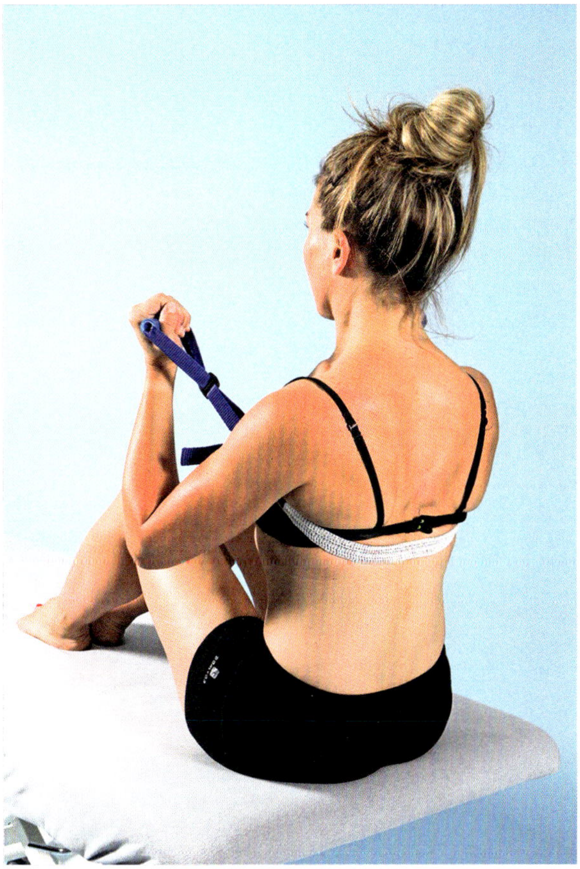

Abb. 5.57 ASTE – BWS-Self-SNAG – zentral

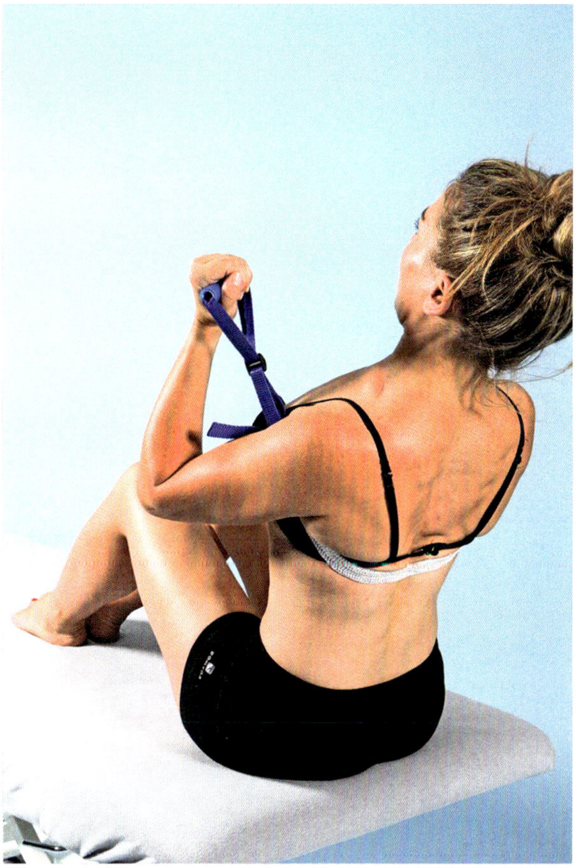

Abb. 5.58 ESTE – BWS-Self-SNAG – zentral, Extension

5.2.3 BWS-SNAG: unilateral in Rotation

► **Indikation.** Unilaterale Schmerzen und/oder eingeschränkte Rotation BWS im Segment T 3/4 bis Th 12/L 1 (hier: Schmerzen links bei Rotation rechts).

► **ASTE**

- Patientin: Aufrechter Sitz am Ende der Behandlungsbank, wenn möglich im „Reitersitz", BWS in Neutralposition, Arme vor der Brust gekreuzt oder im Nackengriff,
- Therapeut: Stand seitlich hinter der Patientin auf der rechten Seite.

► **Kontaktposition.** Bei einem SNAG an T 5/6 links legt der Therapeut die mediale Kante seiner supinierten linken Hand (distal des Os pisiforme) an der Lamina (Wirbelbogen) von T 5 links an (ca. 2–3 Querfinger lateral und kranial vom Dornfortsatz T 5). Die Handkante ist dabei im Rippenverlauf eingestellt, und der Unterarm zeigt nach kranial. Der rechte Unterarm wird ventral am Brustkorb etwas oberhalb von T 5 platziert (hier: links).

► **Mobilisation.** Durch einen Schub nach kranial über beide Arme und unter Zuhilfenahme der Beine mobilisiert der Therapeut T 5 nach kranial. Unter dieser Mobilisation bewegt die Patientin den Rumpf in die eingeschränkte bzw. schmerzhafte Rotation (hier: rechts), soweit dies möglich ist. Am Ende der aktiven Bewegung führt der Therapeut den Überdruck mit der rechten Hand an der Skapula aus, soweit dies möglich ist. In der ersten Behandlung können bis zu 3 Serien × 10 Wdh. Ausgeführt werden.

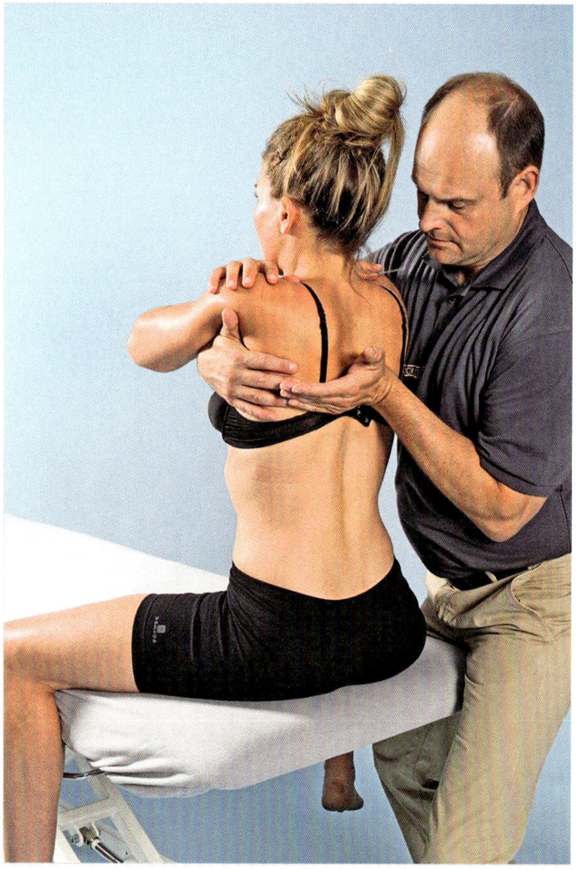

Abb. 5.59 ASTE – BWS-SNAG – unilateral

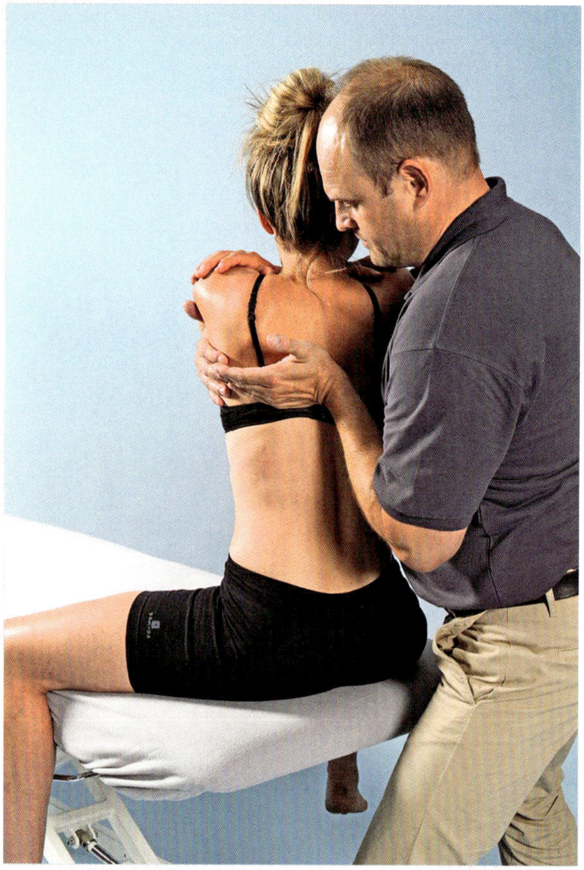

Abb. 5.60 ESTE – BWS-SNAG – unilateral, Rotation

► **Praxistipps**

- Falls sich die Bewegung nicht symptomfrei durchführen lässt, kann auch die Schubrichtung leicht anguliert werden, z. B. mehr in Richtung kranial oder ventral.
- Auch die Veränderung der Dosierung (Stärke des Schubs) kann einen Einfluss auf eine erfolgreiche Behandlung haben.
- Die Mobilisation des Therapeuten muss während des gesamten Bewegungsausmaßes gehalten werden, ohne die Patientin in der Rotationsbewegung zu behindern.

► **Varianten**

- Wenn möglich, behandelt man das betroffene (schmerzhafte oder eingeschränkte) Segment der BWS und lässt die Patientin immer in die zuvor eingeschränkte bzw. schmerzhafte Richtung bewegen, wobei die Wahl der Mobilisationsseite und Segmenthöhe immer vom klinischen Ergebnis abhängig ist.
- Die Mobilisation eines Nachbarsegments (kranial oder kaudal) sowie eine indirekte Behandlung auf der nicht schmerzhaften Seite ist bei Bedarf ebenfalls möglich.
- Der SNAG kann auch bei isolierter Seitneigung (hier ist ein Alternativgriff der vorderen Hand von oben durch die verschränkten Arme der Patientin möglich (siehe ► Abb. 5.62) oder bei dreidimensionalen Bewegungen ausgeführt werden.

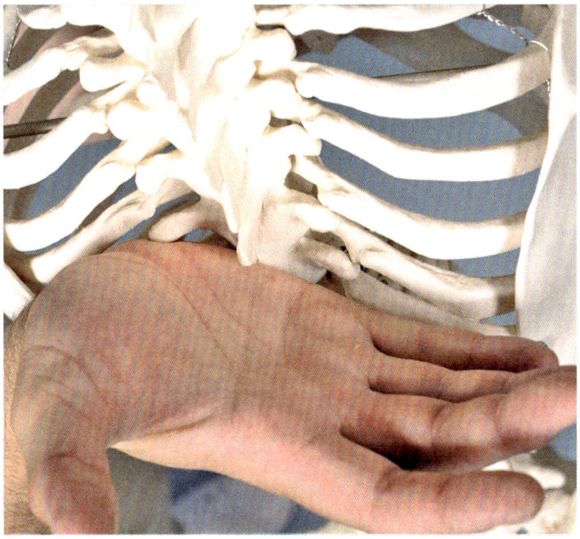

Abb. 5.61 Skelett – BWS-SNAG – unilateral (hier rechte Hand)

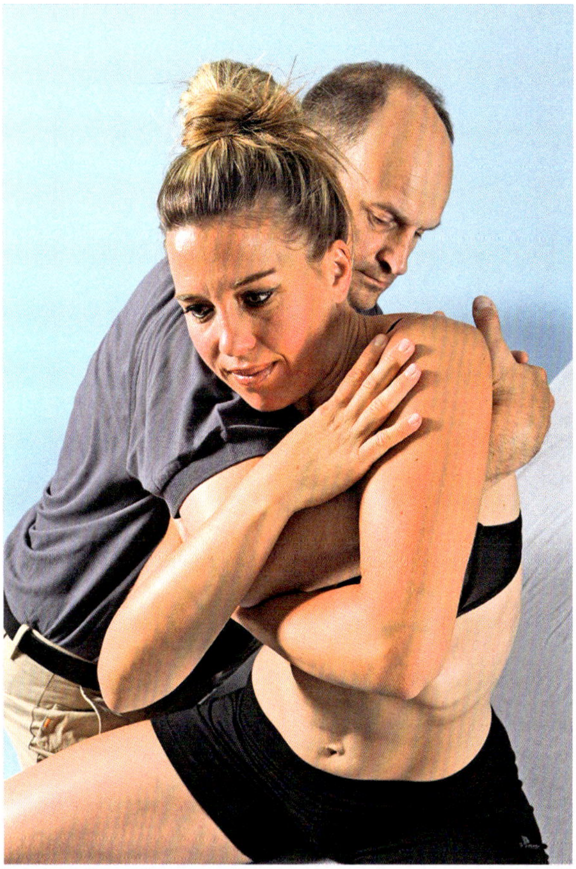

Abb. 5.62 ESTE – BWS-SNAG – unilateral, Alternativgriff Seitneigung

5.2.4 Traktion mittlere/untere BWS mit Gurt

► **Indikation.** Dysfunktion und/oder Schmerzen mittlere/untere BWS, Schmerzen in der Leiste und/oder am ventralen Oberschenkel.

► **ASTE**
- Patientin: Rückenlage auf der Therapieliege,
- Therapeut: Stand am Kopf der Patientin.

► **Kontaktposition.** Der Therapeut legt den Gurt unter den Dornfortsatz des kranialen Wirbelkörpers des zu behandelnden Segments bei der Patientin und um ihre Schultern an. Der Therapeut stützt sich mit gebeugten Ellenbogen mit den Fäusten/Händen auf der Therapieliege auf.

► **Mobilisation.** Durch eine Streckung der Ellenbogen und gleichzeitiger Rückverlagerung des Körpergewichts erfolgt eine Traktion an der Wirbelsäule.

► **Praxistipps**
- Die Traktion kann gehalten oder intermittierend ausgeführt werden.
- Die Patientin sollte möglichst wenig bekleidet direkt auf der Bank liegen, um nicht nach kranial gezogen zu werden.
- Die Bank ist eher niedrig eingestellt.
- In der mittleren BWS legt die Patientin ihre Arme um die Hüften des Therapeuten, um beide Schulterblätter nach lateral zu bewegen. So ist ein besserer Kontakt des Gurtes zu erreichen.

► **Varianten.** Die Traktion kann auch im oberen LWS-Bereich angewandt werden.

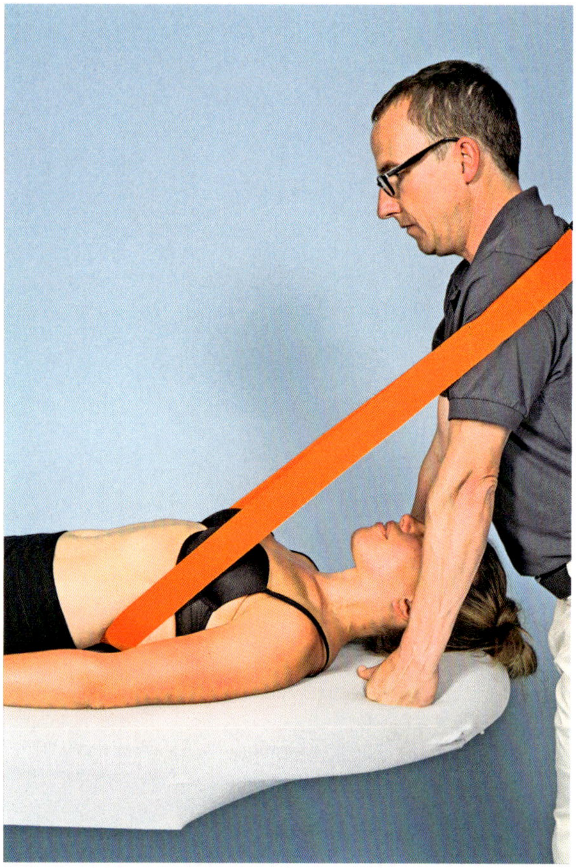

Abb. 5.63 ESTE – Traktion mittlere bzw. untere BWS mit Gurt

5.2.5 MWM Rippen: unilateral

▸ **Indikation.** Unilaterale Schmerzen und/oder eingeschränkte Mobilität Rippen, Schmerzen bei Atmung (der Rippen 3–12) (hier: Schmerzen rechts in Extension in Höhe der 6. Rippe).

▸ **ASTE**

- Patientin: aufrechter Sitz am Ende der Behandlungsbank, wenn möglich im „Reitersitz", BWS in Neutralposition, Arme im Nackengriff,
- Therapeut: Stand seitlich von der Patientin auf der rechten Seite.

▸ **Kontaktposition.** Bei einer MWM an der 6. Rippe rechts legt der Therapeut die mediale Kante seiner supinierten linken Hand unter die 6. Rippe. Die Handkante ist dabei im Rippenverlauf eingestellt, und der Unterarm zeigt nach kranial. Die mediale Kante seiner supinierten rechten Hand liegt ventro-lateral unter derselben Rippe, und der rechte Unterarm zeigt ebenfalls nach kranial (s. ▸ Abb. 5.65).

▸ **Mobilisation.** Durch einen Schub nach kranial über beide Arme mobilisiert der Therapeut die 6. Rippe auf der rechten Seite nach kranial. Unter dieser Mobilisation bewegt die Patientin den Rumpf in die Extension, soweit dies möglich ist. In der ersten Behandlung können bis zu 3 Serien × 10 Wdh. ausgeführt werden.

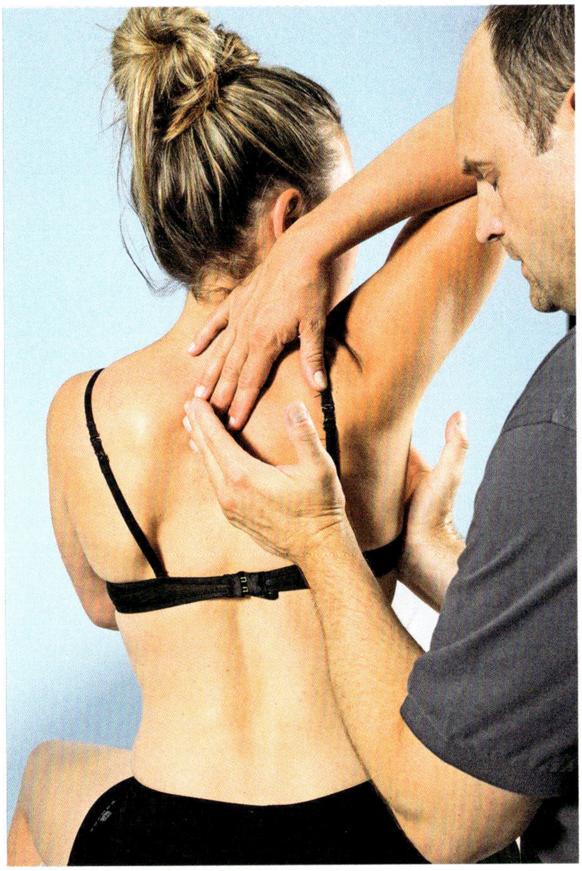

Abb. 5.64 ASTE – MWM Rippen – unilateral

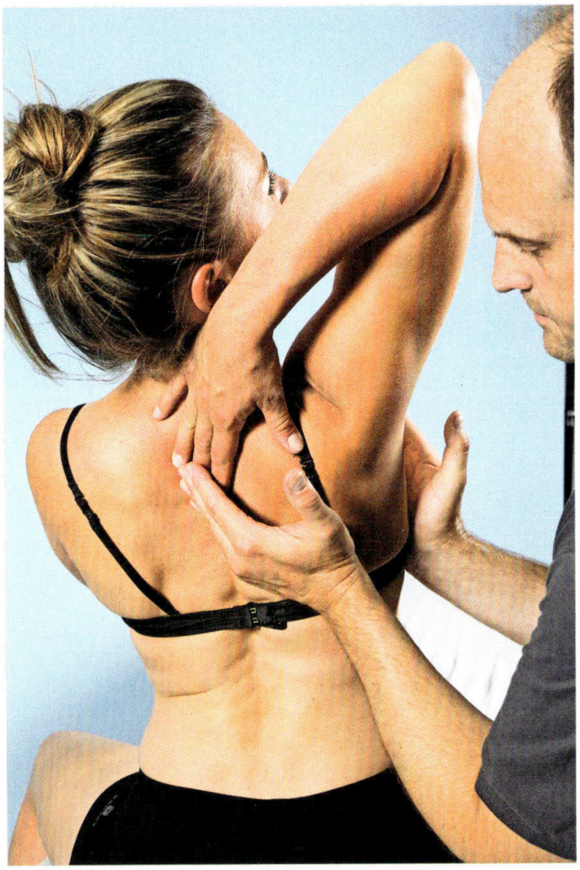

Abb. 5.65 ESTE – MWM Rippen – unilateral, Extension

► **Praxistipps**

- Falls sich die Bewegung nicht symptomfrei durchführen lässt, kann die Technik an einer Nachbarrippe durchgeführt werden.
- Auch die Veränderung der Dosierung (Stärke des Schubs) kann einen Einfluss auf eine erfolgreiche Behandlung haben.
- Die Mobilisation des Therapeuten muss während des gesamten Bewegungsausmaßes gehalten werden, ohne die Patientin zu behindern.
- Die MWM lässt sich für den Therapeuten einfacher durchführen, wenn der Schub nach kranial durch eine Extension aus den Beinen heraus erfolgt.
- Auf Höhe der Brust kann diese durch die Patientin mit der kontralateralen Hand nach kranial gezogen werden. Auch der Einsatz eines Schwamms kann neben einer besseren Anwendung des Griffs für eine professionelle Therapie durch einen suffizienten Abstand zur Brust sorgen.

► **Varianten**

- Diese Technik kann auch bei anderen symptomatischen BWS-Bewegungen und/oder Armbewegungen durchgeführt werden (z. B. kann der Therapeut bei eingeschränkter Armhebung in Rückenlage einen Schub an der betroffenen Rippe nach kranial geben, während die Patientin den Arm in die Elevation bewegt).
- Bei kostosternalen Beschwerden kann die ventrale Hand oder ein Finger des Therapeuten sternal unter der betroffenen Rippe angelegt werden.

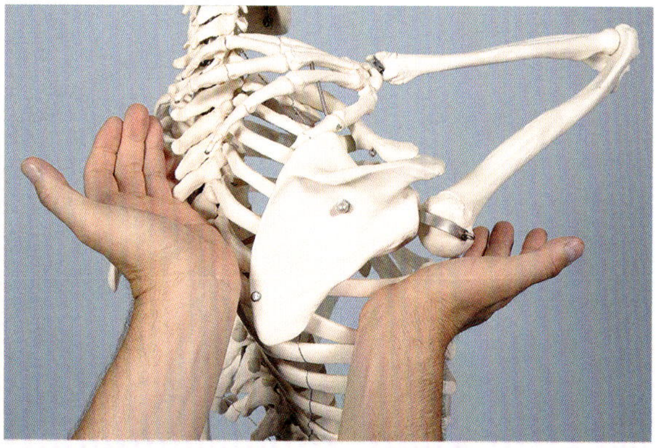

Abb. 5.66 Skelett – MWM Rippen – unilateral

5.2.6 MWM 1. Rippe: unilateral

► **Indikation.** Unilaterale Schmerzen und/oder eingeschränkte Mobilität HWS und/oder Armbewegungen (hier: Schmerzen rechts bei HWS-Seitneigung links).

► **ASTE**

- Patientin: aufrechter Sitz, angelehnt an Stuhllehne, HWS in Neutralposition,
- Therapeut: Stand hinter der Patientin.

► **Kontaktposition.** Bei einer MWM an der 1. Rippe rechts legt der Therapeut das Grundgelenk des rechten Zeigefingers in Pronation des Unterarmes auf die erste Rippe vor den Rand des Trapezius. Der Ellenbogen des Therapeuten zeigt nach kranial. Die linke Hand des Therapeuten liegt an der linken Schulter der Patientin.

► **Mobilisation.** Über einen Schub der rechten Hand nach kaudo-medial mobilisiert der Therapeut die erste Rippe. Sofern diese Mobilisation schmerzfrei durchgeführt werden kann, bewegt die Patientin die HWS in Seitneigung links. In der ersten Behandlung werden 6–10 Wdh. ausgeführt.

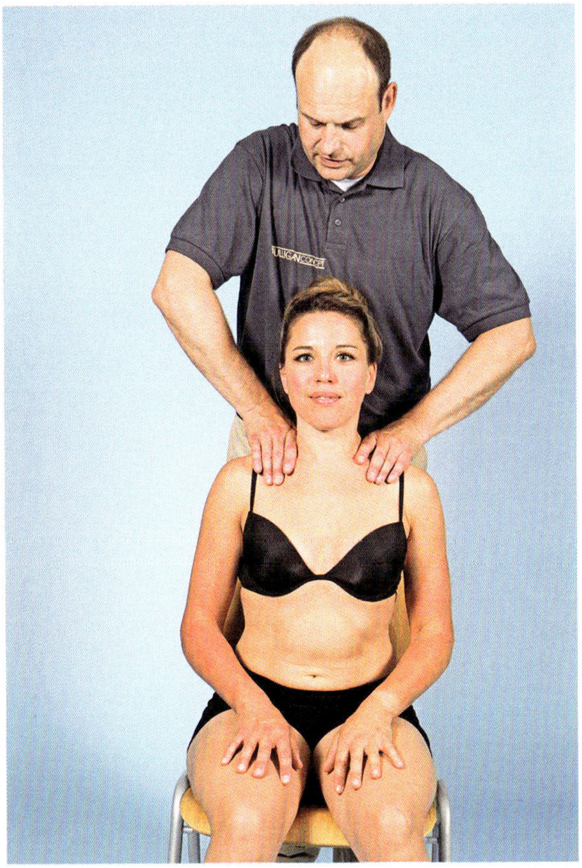

Abb. 5.67 ASTE – MWM 1. Rippe – unilateral

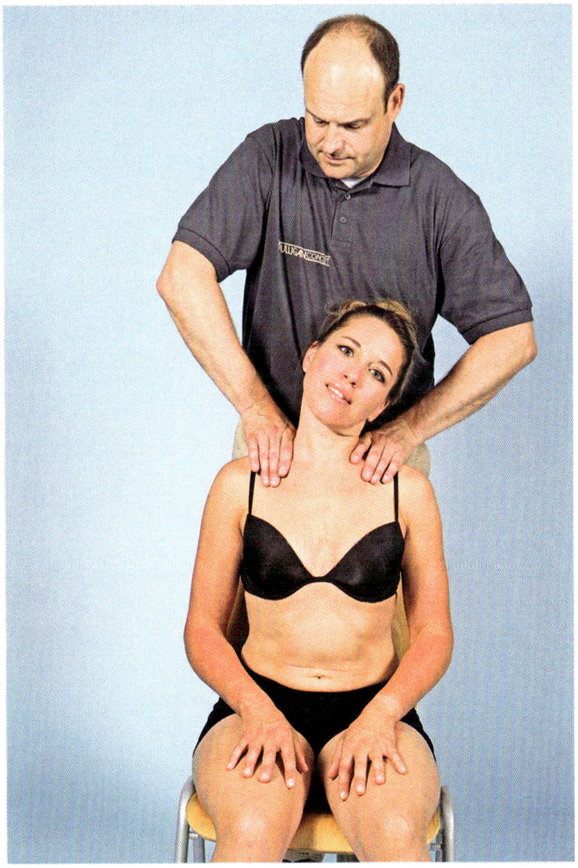

Abb. 5.68 ESTE – MWM 1. Rippe – unilateral, Seitneigung HWS

► **Praxistipps**

- Zum besseren Auffinden der ersten Rippe führt der Therapeut eine passive Seitneigung der HWS der Patientin nach rechts durch und zieht den Rand des Trapezius mit der Mobilisationshand nach dorsal.
- Falls sich die Bewegung nicht schmerzfrei durchführen lässt, kann die Gleitrichtung leicht anguliert werden, z. B. mehr in Richtung kaudal. Auch der Einsatz eines Schwamms kann zu einer besseren Toleranz des Griffes führen.
- Auch die Veränderung der Dosierung (Stärke des Schubs) kann einen Einfluss auf eine erfolgreiche Behandlung haben.
- Bei Bedarf kann die Patientin einen Überdruck am Kopf in die Seitneigung nach links durchführen.

► **Varianten**

- Diese Technik kann auch bei anderen symptomatischen HWS- oder Armbewegungen durchgeführt werden.
- Bei Bedarf kann diese Technik auch an der zweiten Rippe durchgeführt werden. Dabei hat der Therapeut den Kontakt an der zweiten Rippe mehr dorso-lateral am Hals der Patientin.

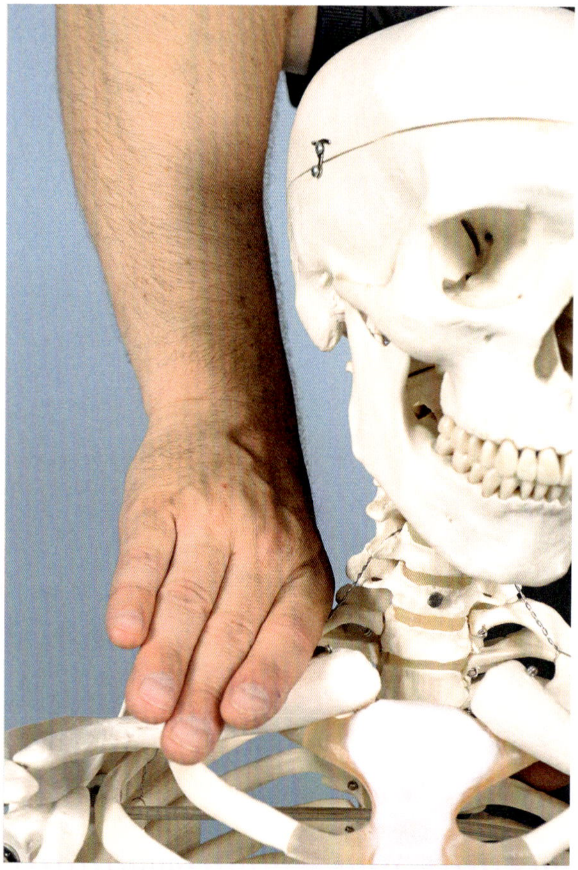

Abb. 5.69 Skelett – MWM 1. Rippe – unilateral

5.2.7 Self-MWM 1. Rippe: unilateral mit Gurt

▶ **Indikation.** Unilaterale Schmerzen und/oder eingeschränkte Mobilität HWS und/oder Armbewegungen (hier: Schmerzen rechts bei HWS-Seitneigung links), positive Reaktion auf MWMs kaudo-medial in der Therapie.

▶ **ASTE.** Aufrechter Sitz, angelehnt an Stuhllehne, HWS in Neutralposition.

▶ **Kontaktposition.** Bei einer MWM an der 1. Rippe rechts legt die Patientin einen offenen Therapiegurt auf die erste Rippe rechts. Mit der linken Gesäßhälfte setzt sich die Patientin auf das hintere Gurtende zur Fixation des Gurtes.

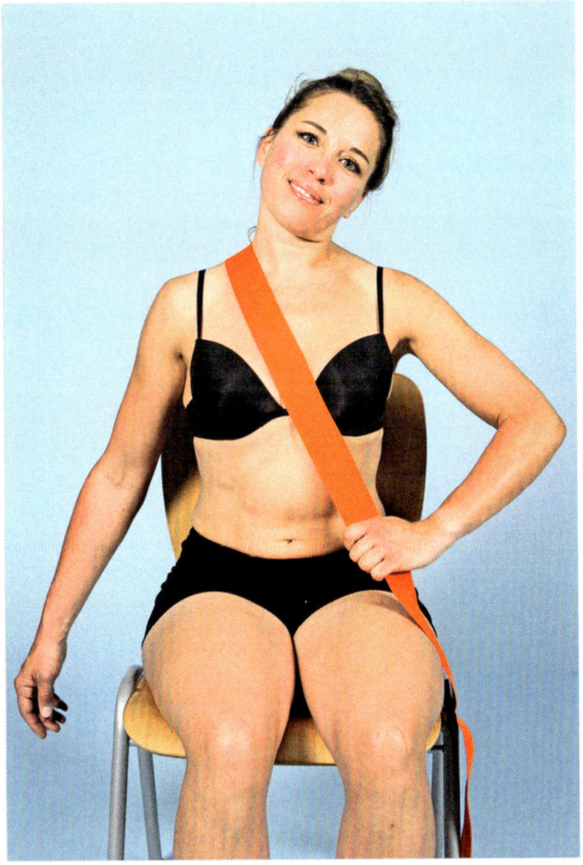

Abb. 5.70 ESTE – Self-MWM 1. Rippe mit Gurt, Seitneigung HWS

▶ **Mobilisation.** Die Mobilisation erfolgt über einen Zug mit der linken Hand am vorderen Ende des Therapiegurtes in Richtung der linken Hüfte. Sofern diese Zusatzbewegung schmerzfrei durchführbar ist, bewegt die Patientin ihre HWS in Seitneigung links. Die Wiederholungszahl ist abhängig vom Stand der Therapie und wird vom Therapeuten festgelegt.

▶ **Praxistipps**
- Zum besseren Auffinden der ersten Rippe führt die Patientin eine aktive Seitneigung der HWS rechts durch.
- Falls sich die Bewegung nicht schmerzfrei durchführen lässt, kann die Gleitrichtung leicht anguliert werden, z. B. mehr in Richtung kaudal. Auch der Einsatz eines Schwamms unter dem Gurt kann zu einer besseren Toleranz des Gurtes führen.
- Auch die Veränderung der Dosierung (Stärke des Schubs) kann einen Einfluss auf eine erfolgreiche Behandlung haben.

▶ **Varianten**
- Diese Technik kann auch bei anderen symptomatischen HWS- oder Armbewegungen durchgeführt werden.
- Alternativ zu einem Therapiegurt kann auch ein Gürtel (z. B. eines Bademantels) benutzt werden.

5.3 Lendenwirbelsäule

5.3.1 SNAG LWS: zentral in Extension – Bauchlage

▸ **Indikation.** Zentraler Schmerz und/oder Bewegungseinschränkung bei Extension der LWS.

▸ **ASTE**

- Patientin: Bauchlage auf der Behandlungsbank, Hände der Patientin stützen schulterbreit seitlich auf Höhe des Kopfes,
- Therapeut: Schrittstellung in stabiler Ausgangsstellung, auf Höhe des Beckens der Patientin.

▸ **Kontaktposition.** Die mediale Kante (distal des Os pisiforme) der mobilisierenden Hand nimmt Kontakt mit dem unteren Aspekt des Dornfortsatzes (z. B. L4) des betroffenen Wirbelsäulenabschnitts auf. Die andere Hand greift zur Widerlagerung von ventral um den Bauch der Patientin, wobei der Unterarm des Therapeuten nach Möglichkeit unterhalb des Rippenbogens liegt.

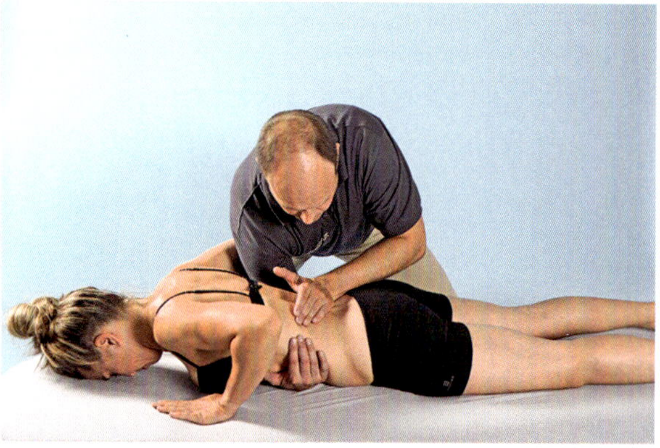

Abb. 5.71 ASTE – SNAG LWS – zentral

▸ **Mobilisation.** Die Mobilisation erfolgt durch einen Schub des Dornfortsatzes (Proc. spinosus) nach kranial (in Richtung des Kopfes der Patientin). Während der Therapeut den Schub nach kranial hält, führt die Patientin eine schmerzfreie Extension des Oberkörpers im Liegen durch, indem sie beide Ellenbogen gleichzeitig extendiert. Der Therapeut begleitet die Bewegung der Patientin, wobei sich die Stellung des Unterarms während der Bewegung verändert. In der ersten Behandlung werden zunächst nur 3–6 Wdh. durchgeführt.

▸ **Praxistipps**

- Falls sich die Bewegung nicht schmerzfrei durchführen lässt, kann die Schubrichtung leicht anguliert werden, z. B. mehr in Richtung kranial bzw. ventral. Achten Sie insbesondere darauf, dass der Unterarm in Schubrichtung zeigt.
- Auch die Veränderung der Dosierung (Stärke des Schubs) kann einen Einfluss auf eine erfolgreiche Behandlung haben.
- Um den Hautkontakt zu verbessern, können Sie ein Stück Schwamm unter Ihrer mobilisierenden Hand verwenden.
- Um genügend Schub nach kranial geben zu können, wird empfohlen, den SNAG mit der dominanten Hand durchzuführen und über eine Streckung aus den Beinen zu unterstützen.
- Es ist darauf zu achten, dass die Patientin die Bewegung passiv über ihre Arme ausführt. Die Rücken- und Gesäßmuskulatur sollten entspannt sein.

▸ **Varianten.** Bei unilateralen Schmerzen im Rücken kann die Technik auch als unilateraler SNAG durchgeführt werden. Diese Technik ist in ▸ Abb. 5.73 dargestellt.

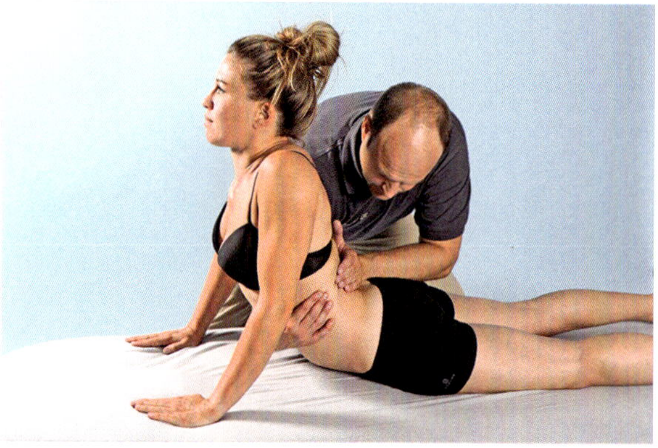

Abb. 5.72 ESTE – SNAG LWS – zentral, Extension

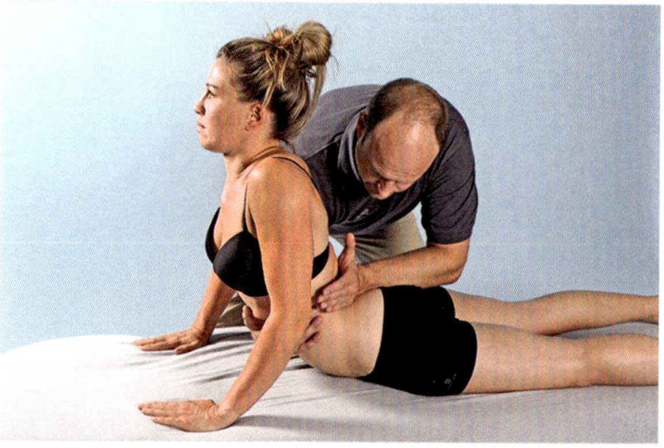

Abb. 5.73 ESTE – SNAG LWS – unilateral, Extension

► **Praxistipps**

- Bei dieser Technik muss die Behandlungsbank weit nach unten gefahren werden.
- Der Kontaktpunkt liegt ca. 2–3 Patientenquerfinger lateral des Proc. spinosus L 5 auf dem Muskelbauch der langen Rückenstrecker. Der Kontaktpunkt ist knöchern nicht zu spüren!
- Falls sich die Bewegung nicht schmerzfrei durchführen lässt, kann die Schubrichtung leicht anguliert werden, z. B. mehr in Richtung kranial bzw. lateral.
- Auch die Veränderung der Dosierung (Stärke des Schubs) kann einen Einfluss auf eine erfolgreiche Behandlung haben.
- Um den Hautkontakt zu erhöhen oder den Hautreiz zu minimieren, können Sie ein Stück Schwamm oder ein altes Stück Theraband unter Ihrer mobilisierenden Hand verwenden.

► **Varianten.** Bei zentralen bzw. mittigen Kreuzschmerzen ist die Daumentechnik unterhalb eines Proc. spinosus zwar möglich, häufig aber für die Patientin sehr unangenehm. Stattdessen lässt sich die Technik als bilateraler zentraler SNAG durchführen. Hierbei befinden sich die Daumen des Therapeuten jeweils links und rechts neben dem Proc. spinosus auf der Lamina (vgl. ► Abb. 5.91).

5.3.5 SNAG LWS: zentral in Flexion – Sitz

► **Indikation**

- Schmerzen und/oder Bewegungseinschränkung bei Flexion der LWS,
- zentrale Rückenschmerzen.

► **ASTE**

- Patientin: Sitz auf der Behandlungsbank, Rücken der Patientin ist dem Therapeuten zugewandt,
- Therapeut: Stand in stabiler Ausgangsstellung, seitlich hinter der Patientin.

► **Kontaktposition.** Der Gurt läuft nach hinten unten unterhalb der Spina iliaca anterior superior um das Becken der Patientin sowie um die Hüften des Therapeuten, seine Knie sind leicht gebeugt. Die mediale Kante (distal des Os pisiforme) der mobilisierenden Hand nimmt Kontakt mit dem unteren Aspekt des Dornfortsatzes (z. B. L4) des betroffenen Wirbelsäulenabschnitts auf. Die andere Hand stabilisiert das Becken der Patientin.

► **Mobilisation.** Die Mobilisation erfolgt durch einen Schub des Dornfortsatzes (Proc. spinosus) nach kranial (in Richtung des Kopfes der Patientin). Während der Therapeut den Schub nach kranial hält, führt die Patientin eine schmerzfreie Bewegung des Oberkörpers nach vorn durch. Der Therapeut begleitet die Bewegung der Patientin, indem er seine Knie streckt und der Gurt dabei am Ende horizontal verläuft, wobei sich die Stellung des Unterarms während der Bewegung verändert. In der ersten Behandlung werden zunächst nur 3–6 Wdh. durchgeführt.

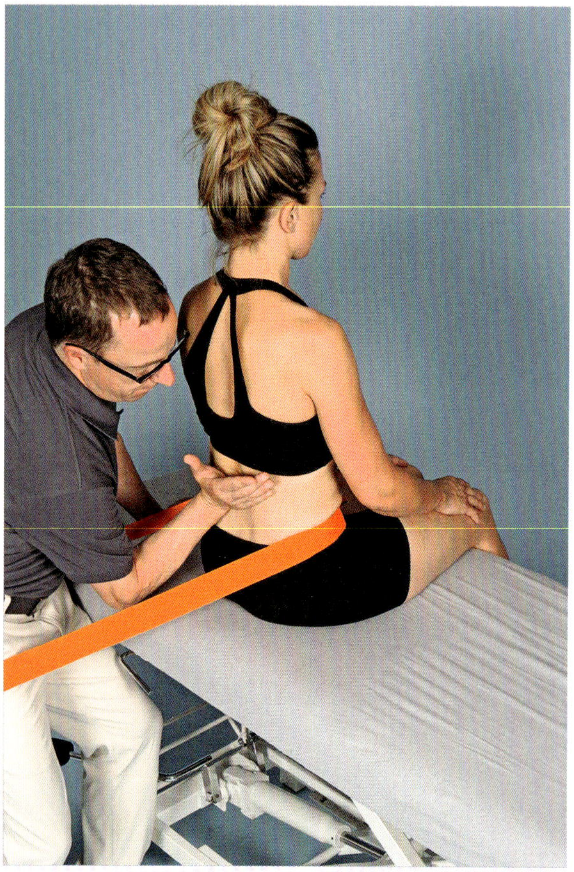

Abb. 5.80 ASTE – SNAG LWS – zentral

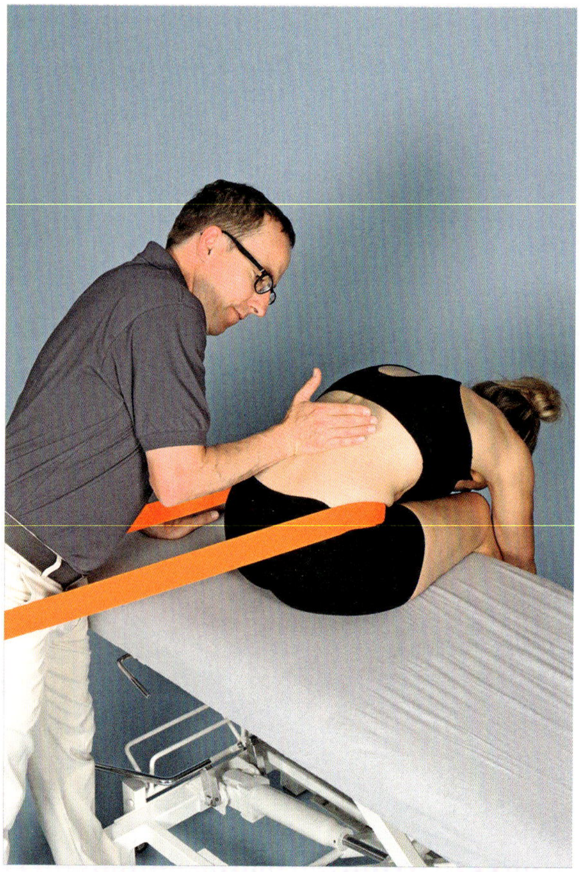

Abb. 5.81 ESTE – SNAG LWS – zentral, Flexion

► **Praxistipps**

- Falls sich die Bewegung nicht schmerzfrei durchführen lässt, kann die Schubrichtung leicht anguliert werden, z. B. mehr in Richtung kranial bzw. lateral. Achten Sie insbesondere darauf, dass der Ellenbogen bei der Bewegung „tief" bleibt.
- Auch die Veränderung der Dosierung (Stärke des Schubs) kann einen Einfluss auf eine erfolgreiche Behandlung haben.
- Bei Bedarf kann ein Handtuch bzw. Polster unter dem Gurt verwendet werden, um die Weichteile in der Hüftbeuge zu schonen.
- Um den Hautkontakt zu erhöhen bzw. den Hautreiz zu minimieren, können Sie ein Stück Schwamm oder ein altes Stück Theraband unter Ihrer mobilisierenden Hand verwenden.
- Zur Erhöhung der Sicherheit kann man der Patientin einen Stuhl oder Hocker unter die Füße stellen.
- Um genügend Schub nach kranial geben zu können, wird empfohlen, den SNAG mit der dominanten Hand durchzuführen.

► **Varianten.** Der zentrale SNAG kann auch bei schmerzhaft eingeschränkter Extension der Wirbelsäule durchgeführt werden. Hierbei ist darauf zu achten, dass der Therapeut die Knie beugt, sobald die Patientin mit der Bewegung beginnt, und dass der Therapeut den Ellenbogen seitlich an der Patientin vorbeibewegt, um die Bewegung zuzulassen. Zur besseren Durchführung kann der Therapeut auch seitlich neben der Patientin stehen. Bei Patienten, die Angst haben, den Oberkörper nach vorn zu neigen, kann die Bewegung auch über das Becken eingeleitet werden (Beckenaufrichtung/Beckenkippung nach dorsal). Das Bewegungsausmaß ist dann dementsprechend geringer, aber die Effektivität der Bewegung vergrößert sich.

5.3.6 SNAG LWS: unilateral in Flexion – Sitz

► **Indikation**

- Schmerzen und/oder Bewegungseinschränkung bei Flexion der LWS,
- unilaterale Rückenschmerzen.

► **ASTE**

- Patientin: Sitz auf der Behandlungsbank, Rücken der Patientin ist dem Therapeuten zugewandt,
- Therapeut: Stand in stabiler Ausgangsstellung, seitlich hinter der Patientin.

► **Kontaktposition.** Der Gurt läuft nach hinten unten unterhalb der Spina iliaca anterior superior um das Becken der Patientin sowie um die Hüften des Therapeuten, seine Knie sind leicht gebeugt. Die mediale Kante (distal des Os pisiforme) der mobilisierenden Hand nimmt seitlich neben der Wirbelsäule Kontakt unterhalb des kranialen Querfortsatzes (z. B. L3/L4) des betroffenen Wirbelsäulenabschnitts auf. Die andere Hand stützt sich neben der Patientin auf der Bank ab.

► **Mobilisation.** Die Mobilisation erfolgt durch einen Schub auf Höhe des Querfortsatzes auf der betroffenen Seite nach kranial (in Richtung des Kopfes der Patientin). Während der Therapeut den Schub nach kranial hält, führt die Patientin eine schmerzfreie Beugung des Oberkörpers nach vorn durch. Der Therapeut begleitet die Bewegung der Patientin, wobei sich die Stellung des Unterarms während der Bewegung verändert und der Therapeut seine Knie streckt. In der ersten Behandlung werden zunächst nur 3–6 Wdh. durchgeführt.

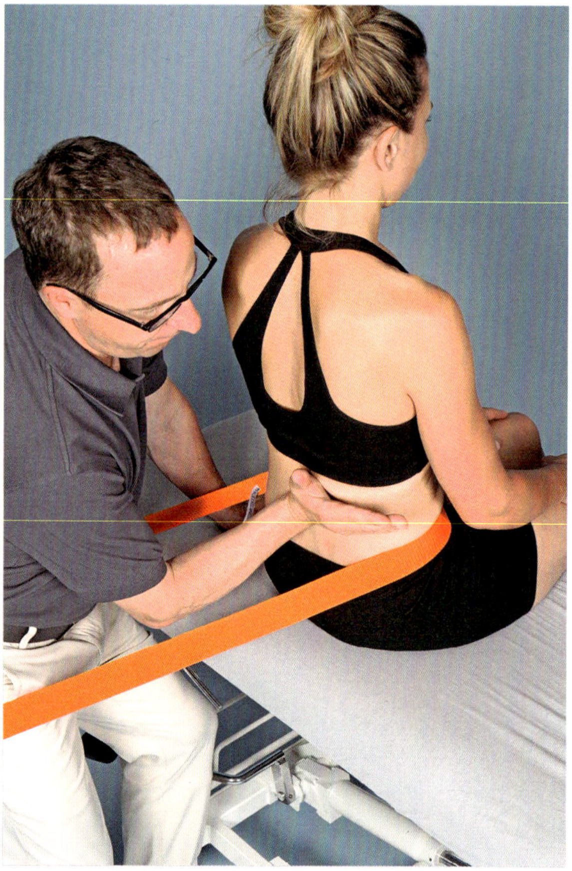

Abb. 5.82 ASTE – SNAG LWS – unilateral

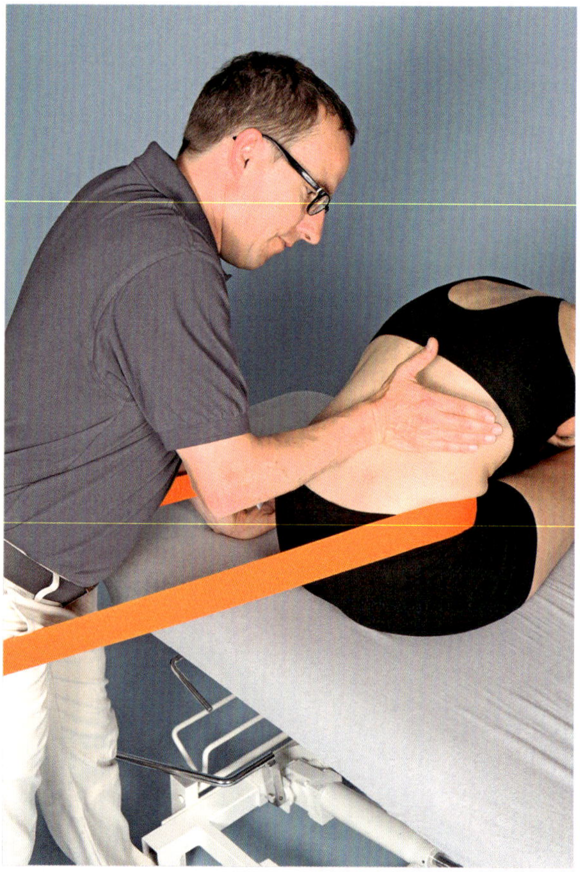

Abb. 5.83 ESTE – SNAG LWS – unilateral, Flexion

▶ **Praxistipps**

- Der Kontaktpunkt liegt ca. 2–3 Patientenquerfinger lateral des Proc. spinosus auf dem Muskelbauch der langen Rückenstrecker. Der Kontaktpunkt ist knöchern nicht zu spüren!
- Falls sich die Bewegung nicht schmerzfrei durchführen lässt, kann die Schubrichtung leicht anguliert werden, z. B. mehr in Richtung kranial bzw. lateral. Achten Sie insbesondere darauf, dass der Ellenbogen bei der Bewegung „tief" bleibt.
- Auch die Veränderung der Dosierung (Stärke des Schubs) kann einen Einfluss auf eine erfolgreiche Behandlung haben.
- Bitte unbedingt ein Handtuch bzw. Polster unter dem Gurt verwenden, um die Weichteile in der Hüftbeuge zu schonen.
- Um den Hautkontakt zu erhöhen, können Sie ein Stück Schwamm oder ein altes Stück Theraband unter Ihrer mobilisierenden Hand verwenden.
- Zur Erhöhung der Sicherheit kann man der Patientin einen Stuhl oder Hocker unter die Füße stellen.
- Um genügend Schub nach kranial geben zu können, wird empfohlen den SNAG mit der dominanten Hand durchzuführen.

▶ **Varianten.** Manche Patienten haben Angst bzw. zu große Schmerzen bei einer Flexion des Rumpfes. Anstatt die Bewegung über den Oberkörper einzuleiten, gibt man der Patientin den Auftrag, ihr Becken nach hinten (Flexion LWS/Beckenaufrichtung) zu bewegen, und führt bei dieser Bewegung einen SNAG durch. Zwar verkleinert sich der Bewegungsweg, aber die Effektivität der Bewegung erhöht sich.

Der unilaterale SNAG kann auch bei schmerzhaft eingeschränkter Extension der Wirbelsäule durchgeführt werden.

5.3.7 SNAG LWS: unilateral in Seitneigung – Sitz

► **Indikation**
- Schmerzen und/oder Bewegungseinschränkung bei Lateralflexion der LWS,
- unilaterale Rückenschmerzen (hier: auf der rechten Seite).

► **ASTE**
- Patientin: Sitz auf der Behandlungsbank, Rücken der Patientin ist dem Therapeuten zugewandt,
- Therapeut: Stand in stabiler Ausgangsstellung, seitlich links hinter der Patientin.

► **Kontaktposition.** Der Gurt läuft nach hinten unten unterhalb der Spina iliaca anterior superior um das Becken der Patientin sowie um die Hüften des Therapeuten, seine Knie sind leicht gebeugt. Die mediale Kante (distal des Os pisiforme) der mobilisierenden rechten Hand nimmt seitlich neben der Wirbelsäule Kontakt unterhalb des kranialen Querfortsatzes (z. B. an L3 für das Segment L3/L4) des betroffenen Wirbelsäulenabschnitts auf. Die linke Hand stützt sich neben der Patientin auf der Bank ab.

► **Mobilisation.** Die Mobilisation erfolgt durch einen Schub unterhalb des Querfortsatzes auf der betroffenen Seite nach kranial (in Richtung des Kopfes der Patientin). Während der Therapeut den Schub nach kranial hält, führt die Patientin eine schmerzfreie Seitneigung des Oberkörpers nach rechts durch. Der Therapeut begleitet die Bewegung der Patientin, indem er seine Knie streckt, wobei sich die Stellung des Unterarms während der Bewegung verändert. In der ersten Behandlung werden zunächst nur 3–6 Wdh. durchgeführt.

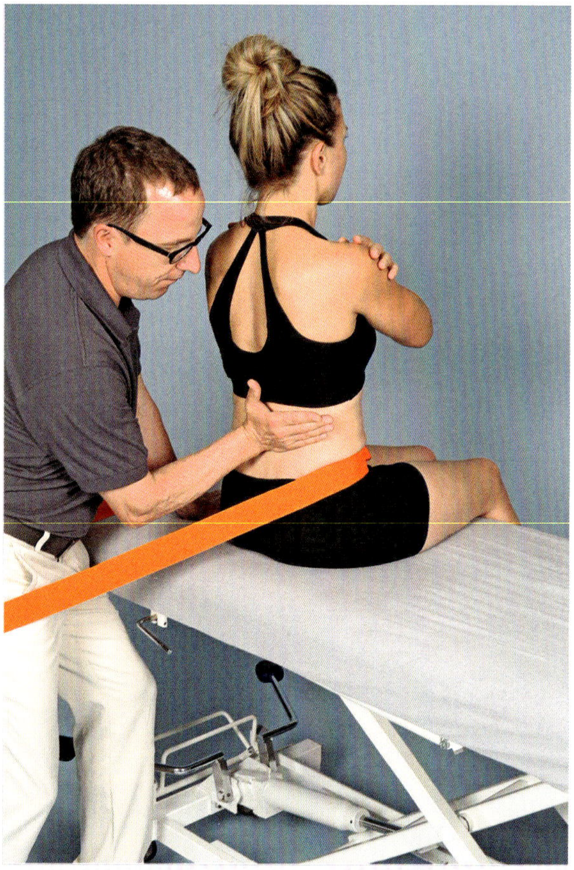

Abb. 5.84 ASTE – SNAG LWS – unilateral

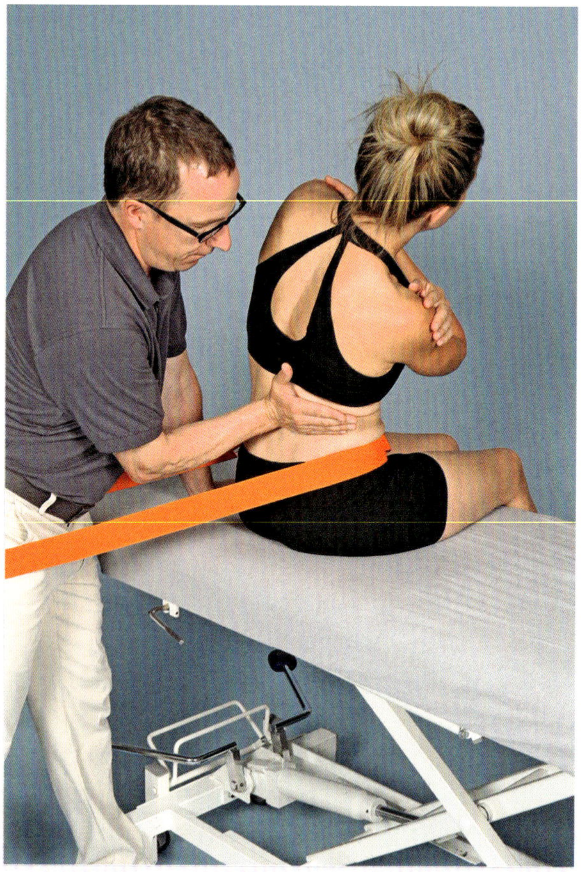

Abb. 5.85 ESTE – SNAG LWS – unilateral, Seitneigung

► **Praxistipps**

- Der Kontaktpunkt liegt ca. 2–3 Patientenquerfinger lateral des Proc. spinosus auf dem rechten Muskelbauch der langen Rückenstrecker. Der Kontaktpunkt ist knöchern nicht zu spüren!
- Falls sich die Bewegung nicht schmerzfrei durchführen lässt, kann die Schubrichtung leicht anguliert werden, z. B. mehr in Richtung kranial bzw. lateral. Achten Sie insbesondere darauf, dass der Ellenbogen bei der Bewegung „tief" bleibt.
- Auch die Veränderung der Dosierung (Stärke des Schubs) kann einen Einfluss auf eine erfolgreiche Behandlung haben.
- Bei Bedarf kann ein Handtuch bzw. Polster unter dem Gurt verwendet werden, um die Weichteile in der Hüftbeuge zu schonen.
- Um den Hautkontakt zu erhöhen, können Sie ein Stück Schwamm oder ein altes Stück Theraband unter Ihrer mobilisierenden Hand verwenden.

► **Varianten.** Manche Patienten haben Angst bzw. zu große Schmerzen bei einer Seitneigung des Rumpfes. Anstatt die Bewegung über den Oberkörper einzuleiten, gibt man der Patientin den Auftrag, ihr Becken auf der betroffenen rechten Seite nach oben (= laterale Flexion LWS) anzuheben, und führt bei dieser Bewegung einen SNAG durch. Hierfür ist eine gute Koordinationsfähigkeit der Patientin notwendig.

5.3.8 SNAG LWS: unilateral in kombinierter Bewegung – Sitz

► **Indikation**

- Schmerzen und/oder Bewegungseinschränkung bei kombinierten Bewegungen der LWS,
- unilaterale Rückenschmerzen (hier: auf der rechten Seite).

► **ASTE**

- Patientin: Sitz auf der Behandlungsbank, Rücken der Patientin ist dem Therapeuten zugewandt,
- Therapeut: Stand in stabiler Ausgangsstellung, seitlich hinter der Patientin (auf der linken Seite).

► **Kontaktposition.** Der Gurt läuft nach hinten unten unterhalb der Spina iliaca anterior superior um das Becken der Patientin sowie um die Hüften des Therapeuten. Die mediale Kante (distal des Os pisiforme) der mobilisierenden Hand nimmt seitlich neben der Wirbelsäule Kontakt unterhalb des kranialen Querfortsatzes (z. B. L3/L4) des betroffenen Wirbelsäulenabschnitts auf. Die andere Hand stützt sich neben der Patientin auf der Bank ab.

► **Mobilisation.** Die Mobilisation erfolgt durch einen Schub auf Höhe des rechten Querfortsatzes auf der betroffenen Seite nach kranial (in Richtung des Kopfes des Patienten). Während der Therapeut den Schub nach kranial hält, führt die Patientin eine schmerzfreie Bewegung des Oberkörpers durch (hier: Flexion/Seitneigung links/Rotation links). Der Therapeut begleitet die Bewegung der Patientin, indem er seine Knie streckt, wobei sich die Stellung des Unterarms während der Bewegung verändert. In der ersten Behandlung werden zunächst nur 3–6 Wdh. durchgeführt.

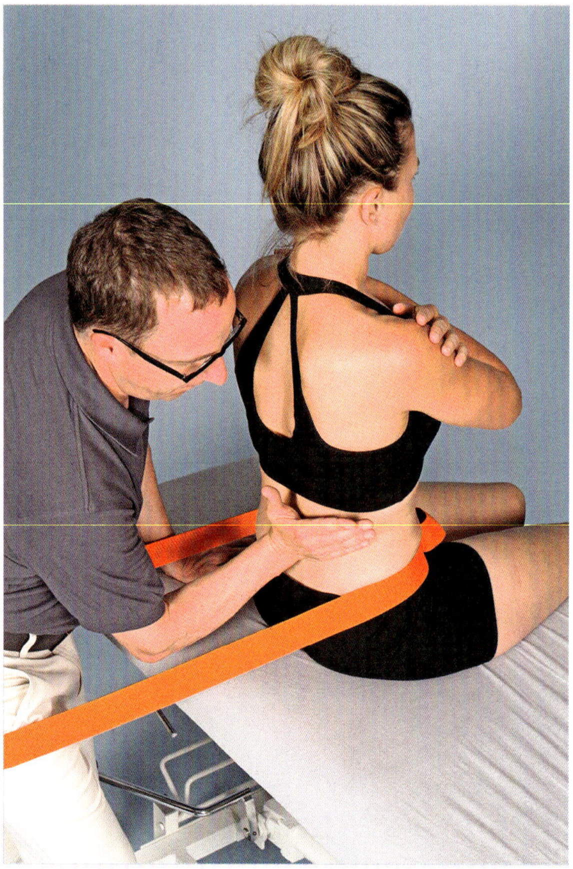

Abb. 5.86 ASTE – SNAG LWS – unilateral

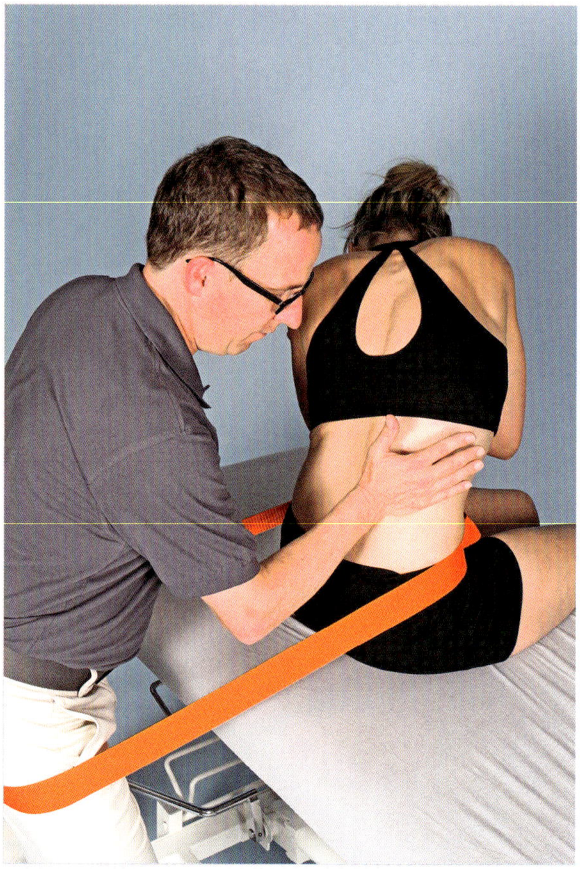

Abb. 5.87 ESTE – SNAG LWS – unilateral, kombinierte Bewegung in Flexion

► **Praxistipps**

- Diese Technik kommt insbesondere dann zur Anwendung, wenn Patienten bei typischen funktionellen Bewegungen im Alltag (z. B. beim Schuhebinden) oder bei kombinierten Bewegungen Beschwerden haben.
- Falls sich die Bewegung nicht schmerzfrei durchführen lässt, kann die Schubrichtung leicht anguliert werden, z. B. mehr in Richtung kranial bzw. lateral. Achten Sie insbesondere darauf, dass der Ellenbogen bei der Bewegung „tief“ bleibt.
- Auch die Veränderung der Dosierung (Stärke des Schubs) kann einen Einfluss auf eine erfolgreiche Behandlung haben.
- Bei Bedarf wird ein Handtuch bzw. Polster unter dem Gurt verwendet, um die Weichteile in der Hüftbeuge zu schonen.
- Um den Hautkontakt zu erhöhen bzw. den Hautreiz zu minimieren, können Sie ein Stück Schwamm oder ein altes Stück Theraband unter Ihrer mobilisierenden Hand verwenden.
- Zur Erhöhung der Sicherheit kann man der Patientin einen Stuhl oder Hocker unter die Füße stellen.
- Um genügend Schub nach kranial geben zu können, wird empfohlen, den SNAG mit der dominanten Hand durchzuführen.

► **Varianten.** Der unilaterale SNAG kann auch bei schmerzhaft eingeschränkten kombinierten Bewegungen in Extension der Wirbelsäule durchgeführt werden (z. B. EXT/SN links/ROT rechts) oder im Bereich L 5/S 1 als unilateraler SNAG mit den Daumen (► Abb. 5.88, ► Abb. 5.89).

5

5.3.9 SNAG LWS L 5/S 1: unilateral in Flexion – Sitz

► **Indikation**

- Schmerzen und/oder Bewegungseinschränkung bei Flexion der LWS,
- unilaterale Rückenschmerzen (hier: auf der rechten Seite).

► **ASTE**

- Patientin: Sitz auf der Behandlungsbank, Rücken der Patientin ist dem Therapeuten zugewandt,
- Therapeut: Stand in stabiler Ausgangsstellung, hinter der Patientin.

► **Kontaktposition.** Der Gurt läuft horizontal unterhalb der Spina iliaca anterior superior um das Becken der Patientin sowie um die Hüften des Therapeuten. Die mediale Kante des rechten Daumens wird auf Höhe der rechten Lamina von L 5 platziert (ggf. unterhalb des rechten Querfortsatzes von L 5). Der linke Daumen wird zur Verstärkung unter den rechten Daumen gelegt.

► **Mobilisation.** Die Mobilisation erfolgt durch einen Schub beider Daumen auf Höhe der Lamina L 5/des Querfortsatzes L 5 auf der betroffenen Seite nach kranial (in Richtung des Kopfes der Patientin). Während der Therapeut den Schub nach kranial hält, führt die Patientin eine schmerzfreie Beugung des Oberkörpers nach vorn durch. Der Therapeut begleitet die Bewegung der Patientin, wobei die Unterarme des Therapeuten nach außen zeigen und der Therapeut seine Knie streckt. In der ersten Behandlung werden zunächst nur 3–6 Wdh. durchgeführt.

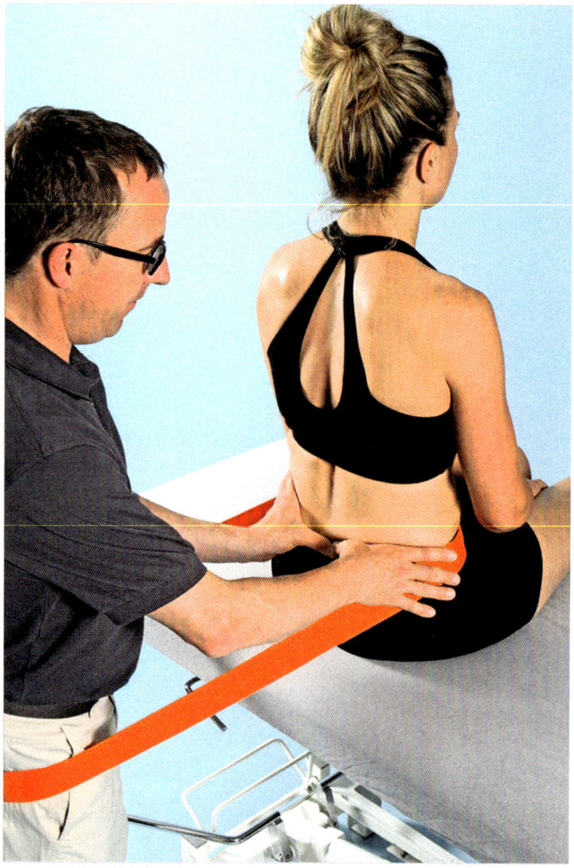

Abb. 5.88 ASTE – SNAG LWS L 5/S 1 – unilateral

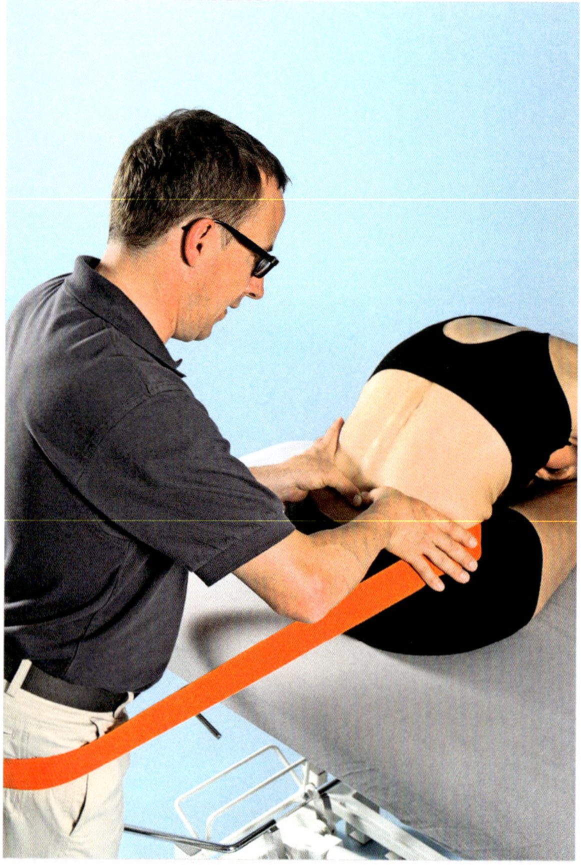

Abb. 5.89 ESTE – SNAG LWS L 5/S 1 – unilateral, Flexion

► **Praxistipps**

- Der Kontaktpunkt liegt ca. 2–3 Patientenquerfinger lateral des Proc. spinosus L 5 auf dem Muskelbauch der langen Rückenstrecker. Der Kontaktpunkt ist knöchern nicht zu spüren!
- Falls sich die Bewegung nicht schmerzfrei durchführen lässt, kann die Schubrichtung leicht anguliert werden, z. B. mehr in Richtung kranial bzw. lateral.
- Auch die Veränderung der Dosierung (Stärke des Schubs) kann einen Einfluss auf eine erfolgreiche Behandlung haben.
- Bei Bedarf kann ein Handtuch bzw. Polster unter dem Gurt verwendet werden, um die Weichteile in der Hüftbeuge zu schonen.
- Um den Hautkontakt zu erhöhen oder den Hautreiz zu minimieren, können Sie ein Stück Schwamm oder ein altes Stück Theraband unter Ihren mobilisierenden Fingern verwenden.
- Zur Erhöhung der Sicherheit kann man der Patientin einen Stuhl oder Hocker unter die Füße stellen.

► **Varianten**

- Manche Patienten haben Angst bzw. zu große Schmerzen bei einer Flexion des Rumpfes. Anstatt die Bewegung über den Oberkörper einzuleiten, gibt man der Patientin den Auftrag, ihr Becken nach hinten (Flexion LWS/Beckenaufrichtung) zu bewegen, und führt bei dieser Bewegung einen SNAG durch. Zwar verkleinert sich der Bewegungsweg, aber die Effektivität der Bewegung erhöht sich.
- Der unilaterale SNAG kann auch bei schmerzhaft eingeschränkter Extension oder Lateralflexion der Wirbelsäule durchgeführt werden.
- Bei zentralen bzw. mittigen Kreuzschmerzen ist die Daumentechnik unterhalb des Proc. spinosus von L 5 zwar möglich, teilweise aber für die Patientin unangenehm. Stattdessen lässt sich die Technik dann als bilateraler zentraler SNAG durchführen. Hierbei befinden sich die Daumen des Therapeuten jeweils links und rechts neben dem Proc. spinosus auf der Lamina. Der Kontaktpunkt ist in ► Abb. 5.91 dargestellt.

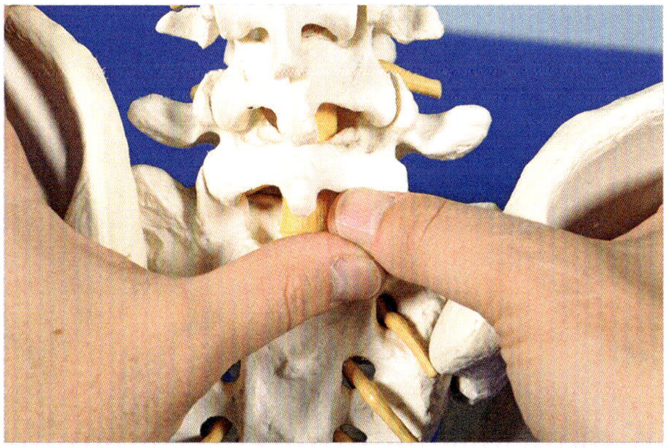

Abb. 5.90 Skelett – SNAG LWS L 5/S 1 – unilateral

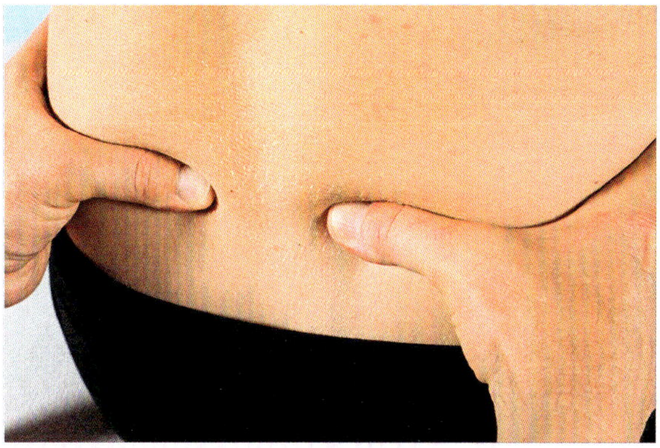

Abb. 5.91 ASTE – SNAG LWS L 5/S 1 – bilateral, Alternativgriff

5.3.10 SNAG LWS: zentral in Extension – Stand

► **Indikation**
- Schmerzen und/oder Bewegungseinschränkung bei Extension der LWS,
- zentrale Rückenschmerzen.

► **ASTE**
- Patientin: Stand neben der Behandlungsbank, Rücken der Patientin ist dem Therapeuten zugewandt,
- Therapeut: Stand in stabiler Ausgangsstellung (z. B. angelehnt an einer Behandlungsbank), seitlich hinter der Patientin.

► **Kontaktposition.** Die mediale Kante (distal des Os pisiforme) der mobilisierenden Hand nimmt Kontakt mit dem unteren Aspekt des Dornfortsatzes (z. B. L 4) des betroffenen Wirbelsäulenabschnitts auf. Der andere Arm stabilisiert das Becken der Patientin.

► **Mobilisation.** Die Mobilisation erfolgt durch einen Schub des Dornfortsatzes (Proc. spinosus) nach kranial (in Richtung des Kopfes der Patientin). Während der Therapeut den Schub nach kranial hält, führt die Patientin eine schmerzfreie Extension des Oberkörpers nach hinten durch. Hierbei ist darauf zu achten, dass der Therapeut den Ellenbogen seitlich an der Patientin vorbeibewegt, um die Bewegung zuzulassen. In der ersten Behandlung werden zunächst nur 3–6 Wdh. durchgeführt.

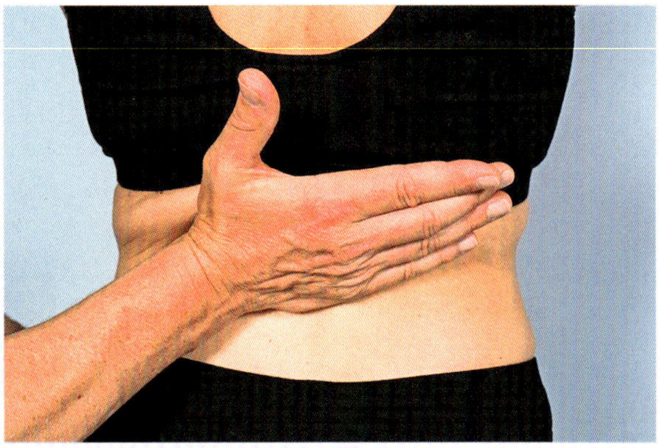

Abb. 5.92 ASTE – SNAG LWS – zentral, Griffhaltung

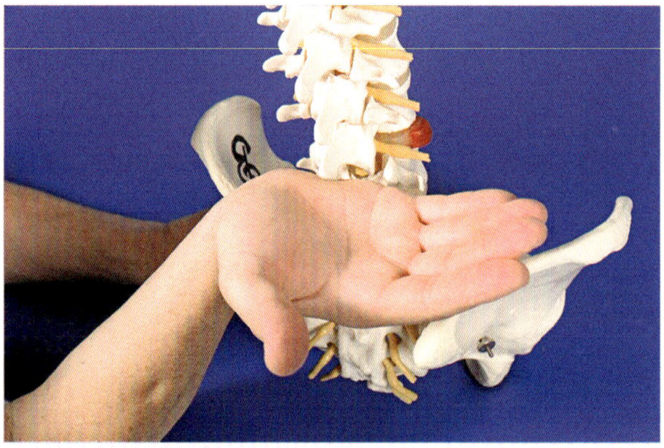

Abb. 5.93 Skelett – SNAG LWS – zentral

▶ **Praxistipps**

- Falls sich die Bewegung nicht schmerzfrei durchführen lässt, kann die Schubrichtung leicht anguliert werden, z. B. mehr in Richtung kranial bzw. lateral. Achten Sie insbesondere darauf, dass der Ellenbogen bei der Bewegung „tief" bleibt.
- Auch die Veränderung der Dosierung (Stärke des Schubs) kann einen Einfluss auf eine erfolgreiche Behandlung haben.
- Um den Hautkontakt zu erhöhen, können Sie ein Stück Schwamm oder ein altes Stück Theraband unter Ihrer mobilisierenden Hand verwenden.
- Zur Erhöhung der Sicherheit kann sich die Patientin auf der Behandlungsbank bzw. an einem Stuhl festhalten.
- Es ist darauf zu achten, dass die Knie der Patientin bei Extension gestreckt sind und die Patientin ihr Gewicht gleichmäßig auf die Fußsohle verteilt hat.

▶ **Varianten**

- Der zentrale SNAG kann auch bei schmerzhaft eingeschränkter Flexion der Wirbelsäule durchgeführt werden. Hierbei beugt die Patientin die Knie während der Durchführung leicht an.
- Der SNAG kann bei eingeschränkter Extension auch mit Gurt ausgeführt werden. Dies ist in ▶ Abb. 5.97 und ▶ Abb. 5.98 dargestellt.

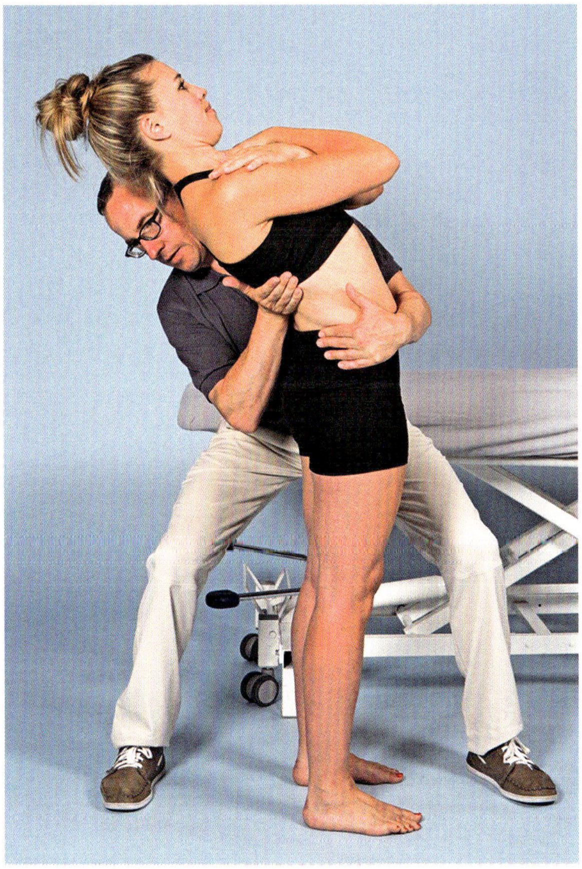

Abb. 5.94 ESTE – SNAG LWS – zentral, Extension ohne Gurt

5.3.11 Self-SNAG LWS: zentral in Extension mit Gurt

► **Indikation**

- Schmerzen und/oder Bewegungseinschränkung bei Extension der LWS im Bereich L 3/L 4,
- zentrale Rückenschmerzen.

► **ASTE.** Hüftbreiter Stand.

► **Kontaktposition.** Der Gurt wird unterhalb des kranialen Proc. spinosi (L 3) des zu mobilisierenden Segments platziert. Der Gurt liegt medial der Ellenbogen am Rumpf an und wird von der Patientin mit beiden Händen festgehalten.

► **Mobilisation.** Die Patientin beugt beide Arme maximal an und zieht den Gurt kopfwärts. Während die Patientin die nach oben gerichtete Zugkraft hält, bewegt sie in die zuvor schmerzhaft eingeschränkte Richtung (hier: Extension). Die Wiederholungszahl richtet sich nach dem Stand der jeweiligen Therapie.

► **Praxistipps**

- Falls sich die Bewegung nicht schmerzfrei durchführen lässt, kann die Position des Gurtes verändert werden, indem die Patientin den Gurt 2 cm weiter oben bzw. unten platziert. Kann die Heimübung nicht schmerzfrei durchgeführt werden, muss sie abgebrochen werden.
- Es ist darauf zu achten, dass die Knie der Patientin während der Heimübung gestreckt bleiben, um Ausweichbewegungen zu vermeiden.
- Auch die Veränderung der Dosierung (Stärke des Zugs) kann einen Einfluss auf eine erfolgreiche Behandlung haben.

► **Varianten**

- Die Heimübung kann auch bei schmerzhaft eingeschränkter Flexion und Seitneigung der Wirbelsäule durchgeführt werden. Bei Flexion ist darauf zu achten, dass die Patientin die Knie leicht beugt, um die neurale Spannung zu minimieren.
- Eine alternative Ausgangsstellung für das Heimprogramm ist der Sitz.

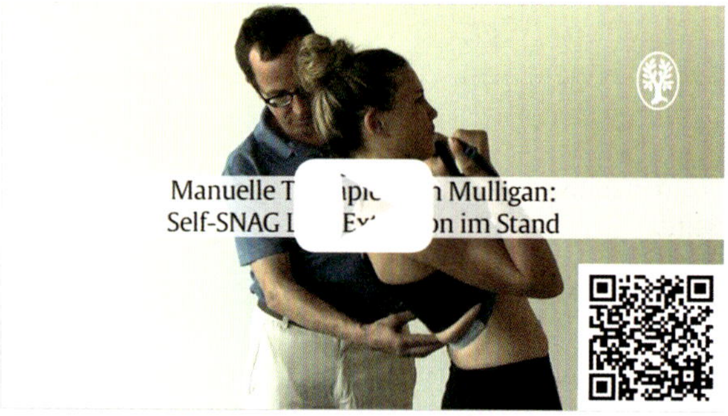

Video 5.4 Self-SNAG LWS Extension im Stand

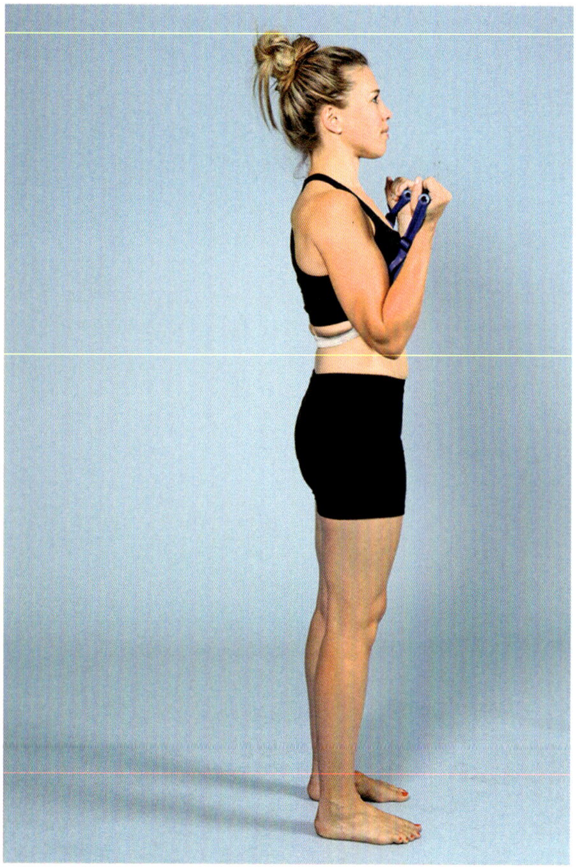

Abb. 5.95 ASTE – Self-SNAG LWS – zentral

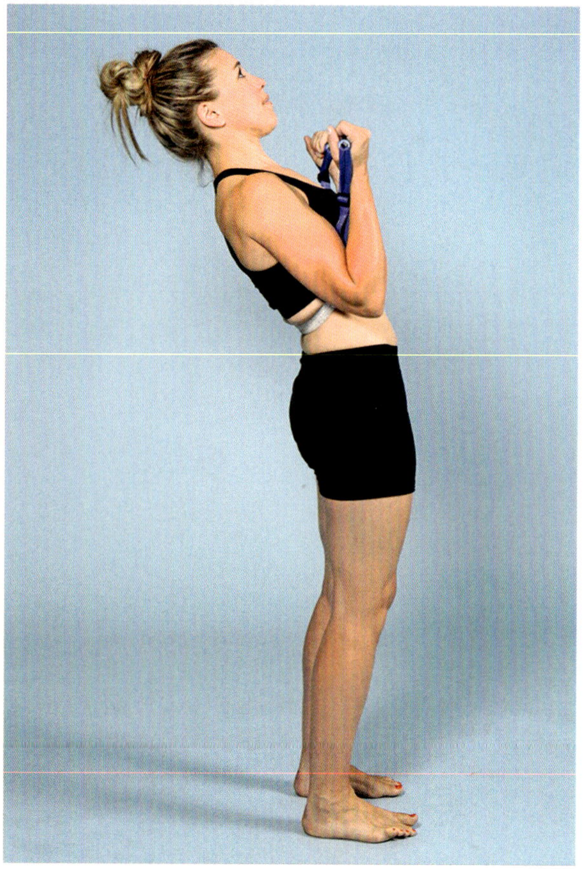

Abb. 5.96 ESTE – Self-SNAG LWS – zentral, Extension

5.3.12 SNAG LWS: unilateral in Extension – Stand

▶ **Indikation**

- Schmerzen und/oder Bewegungseinschränkung bei Extension der LWS,
- unilaterale Rückenschmerzen (hier: auf der rechten Seite).

▶ **ASTE**

- Patientin: Stand neben der Behandlungsbank, Rücken der Patientin ist dem Therapeuten zugewandt,
- Therapeut: Stand in stabiler Ausgangsstellung, seitlich links hinter der Patientin.

▶ **Kontaktposition.** Der Gurt läuft horizontal unterhalb der Spina iliaca anterior superior um das Becken der Patientin sowie um die Hüften des Therapeuten. Die mediale Kante (distal des Os pisiforme) der mobilisierenden rechten Hand nimmt seitlich neben der Wirbelsäule Kontakt unterhalb des kranialen Querfortsatzes (z. B. L3/L4) des betroffenen Wirbelsäulenabschnitts auf. Die linke Hand stabilisiert das Becken der Patientin auf der linken Seite.

▶ **Mobilisation.** Die Mobilisation erfolgt durch einen Schub unterhalb des Querfortsatzes auf der betroffenen Seite nach kranial (in Richtung des Kopfes der Patientin). Während der Therapeut den Schub nach kranial hält, führt die Patientin eine schmerzfreie Extension des Oberkörpers nach hinten durch. Hierbei ist darauf zu achten, dass der Therapeut die Knie beugt, sobald die Patientin mit der Bewegung beginnt, und dass der Therapeut den Ellenbogen seitlich an der Patientin vorbeibewegt, um die Bewegung zuzulassen. Zur besseren Durchführung kann der Therapeut auch seitlich neben der Patientin stehen. In der ersten Behandlung werden zunächst nur 3–6 Wdh. durchgeführt.

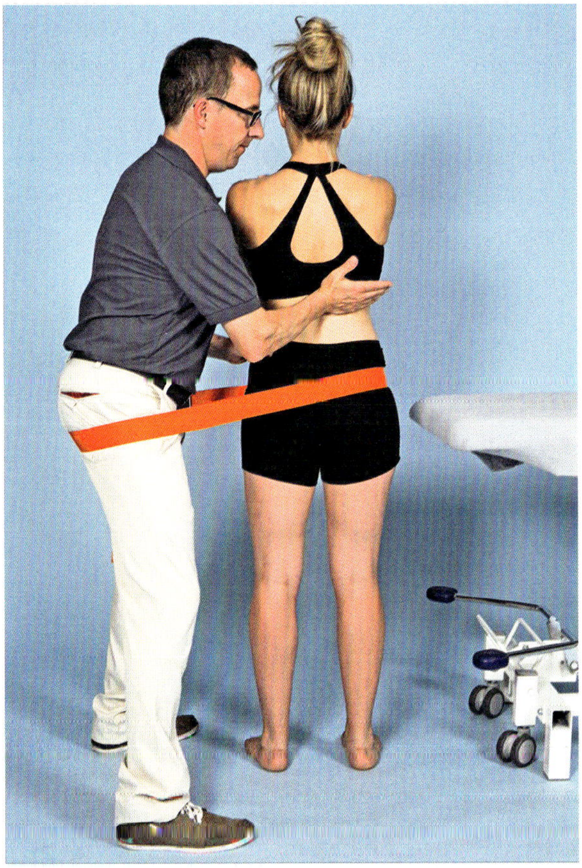

Abb. 5.97 ASTE – SNAG LWS – unilateral

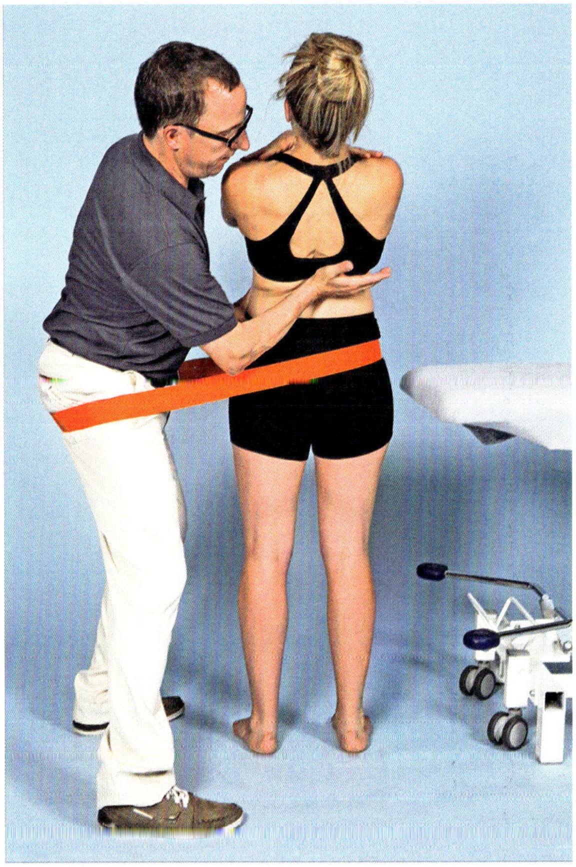

Abb. 5.98 ESTE – SNAG LWS – unilateral, Extension

► **Praxistipps**

- Falls sich die Bewegung nicht schmerzfrei durchführen lässt, kann die Schubrichtung leicht anguliert werden, z. B. mehr in Richtung kranial bzw. lateral. Achten Sie insbesondere darauf, dass der Ellenbogen bei der Bewegung „tief" bleibt.
- Auch die Veränderung der Dosierung (Stärke des Schubs) kann einen Einfluss auf eine erfolgreiche Behandlung haben.
- Um den Hautkontakt zu erhöhen, können Sie ein Stück Schwamm oder ein altes Stück Theraband unter Ihrer mobilisierenden Hand verwenden.

► **Varianten**

- Der unilaterale SNAG kann auch bei schmerzhaft eingeschränkter Flexion der Wirbelsäule durchgeführt werden. Hierbei beugt die Patientin die Knie während der Durchführung leicht an.
- Der SNAG kann bei eingeschränkter Extension auch ohne den Gurt ausgeführt werden (siehe ► Abb. 5.94).

5.3.13 Self-SNAG LWS: unilateral in Extension – Stand

▶ **Indikation**
- Schmerzen und/oder Bewegungseinschränkung bei Extension der LWS im Bereich L 3/L 4,
- unilaterale Rückenschmerzen (hier: rechts).

▶ **ASTE.** Hüftbreiter Stand.

▶ **Kontaktposition.** Die Lateralseite des Zeigefingers (Bereich metakarpophalangiales Gelenk) der rechten Hand wird in Höhe des rechten Proc. transversus von L 3 platziert. Die linke Hand liegt zur Verstärkung unter der rechten Hand (Faust).

▶ **Mobilisation.** Beide Hände führen gemeinsam einen starken nach kopfwärts gerichteten Schub aus, der aber nicht schmerzhaft sein soll. Während die Patientin die nach oben gerichtete Schubkraft hält, bewegt sie in die zuvor schmerzhaft eingeschränkte Richtung (hier: Extension). In der ersten Behandlung werden zunächst nur 3–6 Wdh. durchgeführt.

▶ **Praxistipps**
- Falls sich die Bewegung nicht schmerzfrei durchführen lässt, kann die Position der Hand verändert werden, indem die Patientin die Hand 2 cm weiter oben bzw. unten platziert. Kann die Heimübung nicht schmerzfrei durchgeführt werden, muss sie abgebrochen werden.
- Es ist darauf zu achten, dass die Knie der Patientin während der Heimübung gestreckt bleiben, um Ausweichbewegungen zu vermeiden.
- Auch die Veränderung der Dosierung (Stärke des Schubs) kann einen Einfluss auf eine erfolgreiche Behandlung haben.

▶ **Varianten**
- Die Heimübung kann auch bei schmerzhaft eingeschränkter Flexion und Seitneigung der Wirbelsäule durchgeführt werden. Bei Flexion ist darauf zu achten, dass die Patientin die Knie leicht beugt, um die neurale Spannung zu minimieren.
- Eine alternative Ausgangsstellung für das Heimprogramm ist der Sitz.

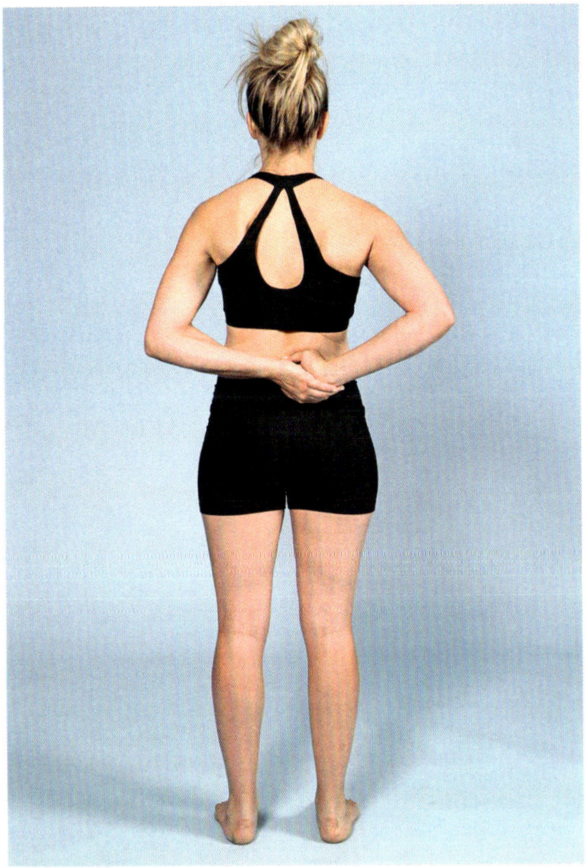

Abb. 5.99 ASTE – Self-SNAG LWS – unilateral

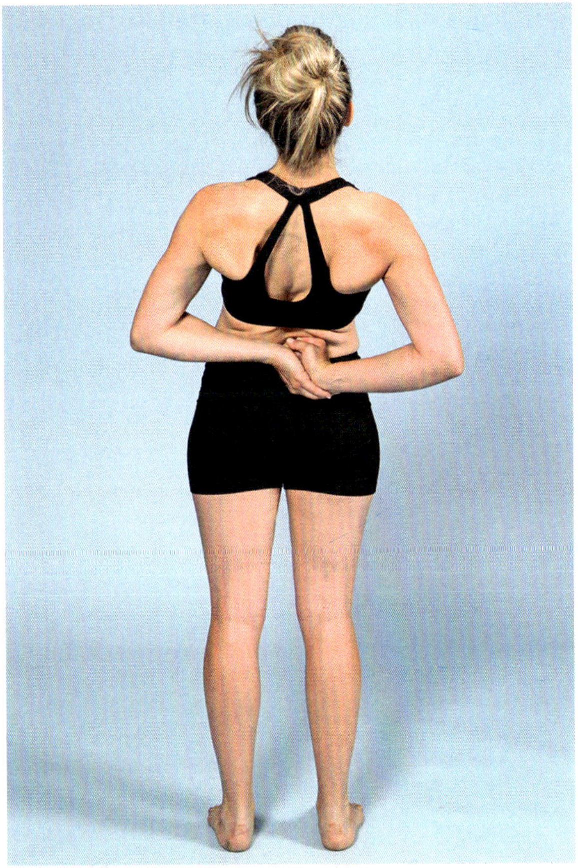

Abb. 5.100 ESTE – Self-SNAG LWS – unilateral, Extension

5.3.14 Two leg rotation („Gate-Technik“)

► **Indikation**
- Eingeschränkter/schmerzhafter Straight Leg Raise (SLR),
- unilaterale Rückenschmerzen mit/ohne Ausstrahlung bis ins Gesäß.

► **ASTE**
- Patientin: Rückenlage an der Bankkante (hier: rechte Seite der Patientin), Patientin hält sich mit der linken Hand an der Bankkante fest. Die Beine der Patientin sind angestellt,
- Therapeut: stabile Ausgangsstellung, auf der betroffenen Seite, seitlich zur Behandlungsbank auf Höhe der Knie der Patientin.

► **Kontaktposition.** Der Therapeut umgreift die Unterschenkel der Patientin von ventro-distal des Kniegelenkspaltes.

► **Mobilisation.** Der Therapeut führt die Beine der Patientin passiv auf ca. 90° Flexion im Hüftgelenk. Anschließend bewegt der Therapeut die Beine gemeinsam aktiv-assistiv schmerzfrei zur betroffenen Seite (Rotation des Beckens). Der Endpunkt der Bewegung ist dann erreicht, wenn keine weitere schmerzfreie Rotation möglich ist (i. d. R. wenn sich die Knie horizontal zur Behandlungsbank oder leicht unterhalb befinden). In dieser Position wird einige Sekunden verweilt. Danach werden beide Beine wieder passiv in die Ausgangsstellung zurückgeführt. In der ersten Behandlung werden lediglich 3 Wdh. durchgeführt.

► **Praxistipps**
- Da die Patienten häufig Angst vor dieser Bewegung haben oder eine Abwehrspannung zeigen, ist auf eine absolut schmerzfreie Durchführung zu achten.
- Falls sich die Bewegung nicht schmerzfrei durchführen lässt, können beide Beine während der Mobilisation in mehr oder weniger Hüftflexion oder Extension gebracht werden.
- Vorsicht: Bei Patienten mit bekannten Schmerzen im Kniegelenk ist eine endgradige Knieflexion zu vermeiden. Hier kann der Therapeut die Unterschenkel der Patientin von dorsal halten.
- Vor bzw. nach der Behandlung sollte als Test der SLR durchgeführt werden, um den Effekt der Behandlung zu überprüfen.
- Während der Mobilisation sollten die Schultern der Patientin auf der Behandlungsbank aufliegen, ebenso sollte der Trochanter der Patientin auf der Bank liegen bleiben.

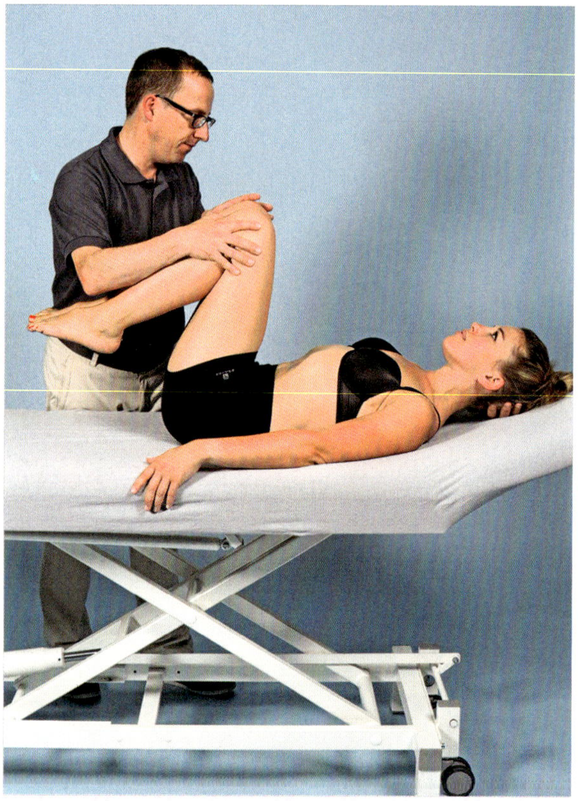

Abb. 5.101 ASTE – „Gate-Technik“

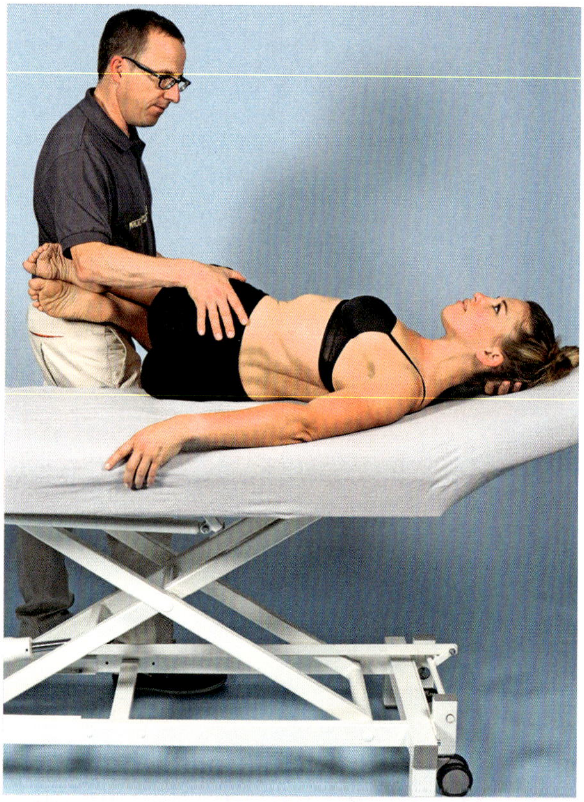

Abb. 5.102 ESTE – „Gate-Technik“, Rotation

5.3.15 Heimprogramm Two leg rotation („Gate-Technik")

▶ **Indikation**

- Eingeschränkter/schmerzhafter Straight Leg Raise (SLR),
- unilaterale Rückenschmerzen mit/ohne Ausstrahlung bis ins Gesäß.

▶ **ASTE.** RL auf einem stabilen Tisch bzw. Bett. Unter den Rücken legt die Patientin 2–3 Kissen oder eine gerollte Bettdecke. Die Beine der Patientin sind angestellt. Bei rechtsseitigen Schmerzen in Rücken/Gesäß und limitiertem SLR auf der rechten Seite legt sich die Patientin so weit wie möglich an die rechte Bett- bzw. Tischkante. Mit ihrer linken Hand hält sie sich an der linken Bett- bzw. Tischkante fest.

▶ **Mobilisation.** Die Patientin beugt die Beine an, indem sie beide Knie zum Rumpf bewegt. Anschließend rotiert die Patientin beide Beine gemeinsam nach rechts (zur schmerzhaften Seite). Bei schmerzfreier Durchführung bewegt die Patientin die Beine so weit zur Seite, bis ein Bewegungsende erreicht ist (i. d. R. Knie horizontal zur Hüfte). Dort verweilt die Patientin einige Sekunden und kehrt dann wieder in die Ausgangsstellung zurück. Die Mobilisation wird zunächst 3 × wiederholt. Treten keine Irritationen bzw. latente Reaktionen auf, kann die Wiederholungszahl in Absprache mit dem Therapeuten gesteigert werden.

▶ **Praxistipp**

- Ein Dehngefühl in der gegenüberliegenden seitlichen Rumpfmuskulatur ist möglich und normal, aber bei ausstrahlenden Schmerzen ins Bein während der Übung sollte die Hausaufgabe beendet werden.
- Patienten sollten vor und nach der Eigenmobilisation aktiv ihre gestreckte Beinhebung testen, um die Effektivität der Hausaufgabe zu überprüfen.

▶ **Variante.** Beim Rotieren der Knie zur Seite kann es zu den typischen Schmerzen der Patientin kommen. Durch eine vermehrte Beugung/Streckung der Oberschenkel in der Hüfte können die Schmerzen wieder eliminiert werden. Das ermöglicht häufig eine Erweiterung des Bewegungsausmaßes in Richtung Rotation.

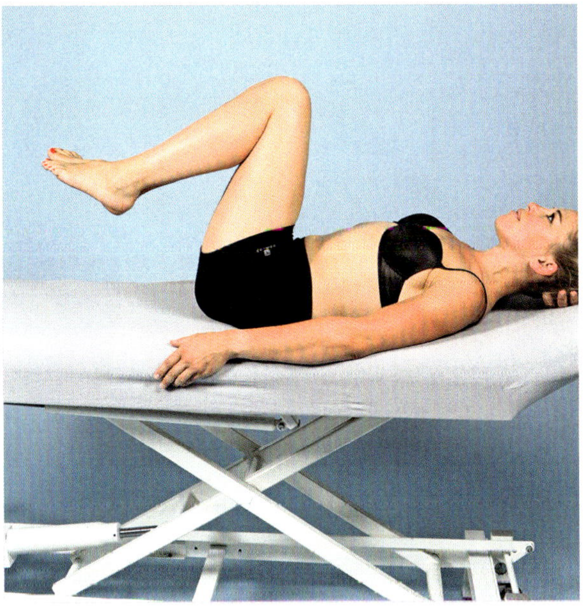

Abb. 5.103 Heimprogramm: ASTE – „Gate-Technik"

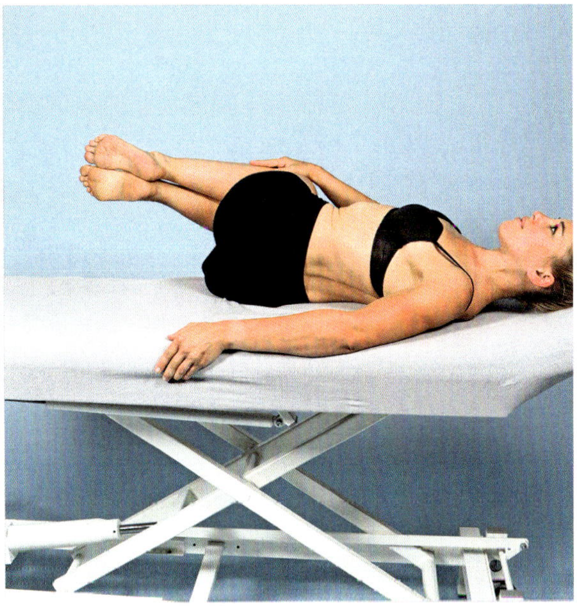

Abb. 5.104 Heimprogramm: ESTE – „Gate-Technik", Rotation

5.3.16 Bent Leg Raise (BLR)

▶ **Indikation**

- Eingeschränkter/schmerzhafter Straight Leg Raise (SLR),
- Schmerzen im proximalen Oberschenkel/Gesäß mit/ohne unilaterale Rückenschmerzen.

▶ **ASTE**

- Patientin: Rückenlage an der Bankkante (hier: rechte Seite der Patientin), das linke Bein der Patientin ist gestreckt,
- Therapeut: stabile Ausgangsstellung auf der betroffenen Seite, seitlich zur Behandlungsbank auf Höhe der Hüfte der Patientin.

▶ **Kontaktposition.** Der Therapeut legt den Unterschenkel der Patientin kniegelenksnah über seine rechte Schulter. Die rechte Hand liegt am Oberschenkel der Patientin in der Nähe der Leiste, die linke Hand stützt sich auf der Behandlungsbank ab.

▶ **Mobilisation.** Aus einer Ausgangstellung von ca. 90° im Hüftgelenk führt der Therapeut eine longitudinale Traktion entlang des Femurs aus. Unter Beibehaltung der Traktion wird der Oberschenkel passiv und schmerzfrei in Hüftflexion bewegt (Richtung rechte Schulter der Patientin). Der Endpunkt der Bewegung ist dann erreicht, wenn keine weitere schmerzfreie Flexion möglich ist. In dieser Position wird einige Sekunden verweilt. Danach wird das Bein wieder passiv in die Ausgangsstellung zurückgeführt. In der ersten Behandlung werden lediglich 3 Wdh. durchgeführt.

▶ **Praxistipps**

- Es ist darauf zu achten, dass die Traktion auf dem gesamten Bewegungsweg gehalten wird (Hin- und Rückweg).
- Falls sich die Bewegung nicht schmerzfrei durchführen lässt, kann das Bein während der Mobilisation mehr nach lateral oder in Rotation eingestellt werden.
- Vor bzw. nach der Behandlung sollte als Test der SLR durchgeführt werden, um den Effekt der Behandlung zu überprüfen.
- Wichtig: Knieextension während der Behandlung muss vermieden werden.

▶ **Varianten.** Bei einer Abwehrspannung der Patientin bzw. einer schmerzhaften endgradigen Bewegungseinschränkung kann die Technik auch als postisometrische Relaxation (PIR) durchgeführt werden. Hierbei drückt die Patientin das betroffene Bein isometrisch einige Sekunden gegen die Schulter des Therapeuten. In der Entspannungsphase wird das Bein nun weiter in Richtung Flexion bewegt. Dieses Vorgehen wird 3–5 × wiederholt, bis die Endstellung erreicht ist.

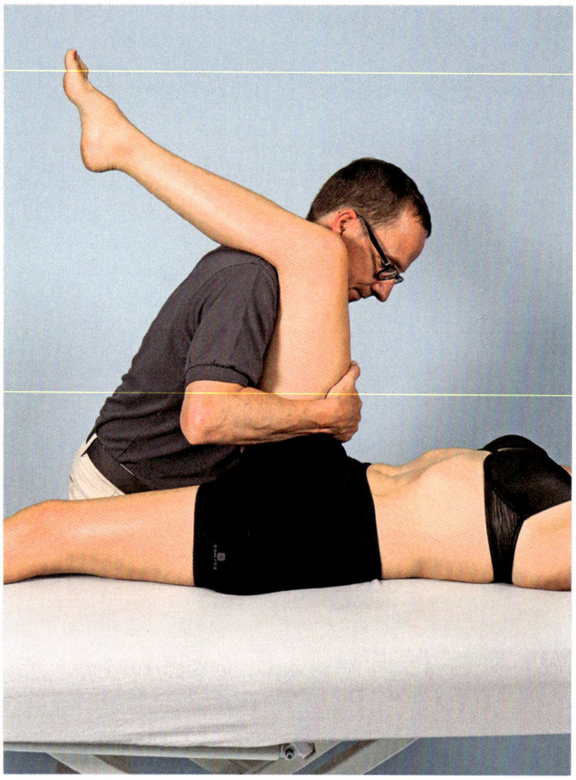

Abb. 5.105 ASTE – „Bent Leg Raise“

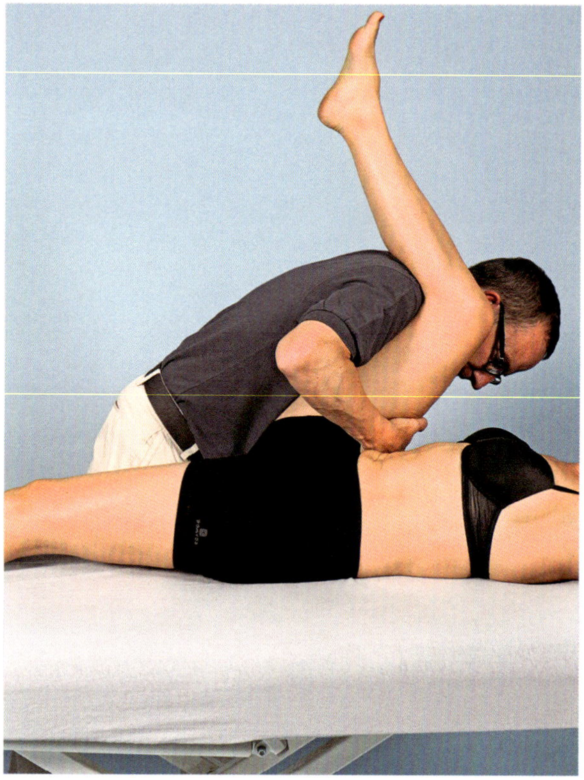

Abb. 5.106 ESTE – „Bent Leg Raise“, Flexion

5.3.17 Heimprogramm Bent Leg Raise (BLR)

▶ **Indikation**

- Eingeschränkter/schmerzhafter Straight Leg Raise (SLR),
- unilaterale Rückenschmerzen mit/ohne Ausstrahlung bis in den proximalen Oberschenkel.

▶ **ASTE.** RL auf der Bank.

▶ **Mobilisation.** Patientin umgreift die Rückseite ihres Oberschenkels in der Nähe der Kniekehle, dabei ist das Bein im Kniegelenk gebeugt. Anschließend zieht die Patientin ihren Oberschenkel so weit wie möglich zum Rumpf (Beugung im Hüftgelenk).

Die Mobilisation wird zunächst 3–6 × wiederholt. Treten keine Irritationen bzw. latenten Reaktionen auf, kann die Wiederholungszahl in Absprache mit dem Therapeuten gesteigert werden.

▶ **Praxistipp**

- Ein Dehngefühl auf der Rückseite des Oberschenkels ist möglich und normal, aber bei ausstrahlenden Schmerzen ins Bein während der Übung sollte die Hausaufgabe beendet werden.
- Patienten sollten vor und nach der Eigenmobilisation aktiv ihre gestreckte Beinhebung testen, um die Effektivität der Hausaufgabe zu überprüfen.

▶ **Variante**

- Beim Heranziehen des Oberschenkels kann das Knie nach außen genommen werden. Das ermöglicht eine Erweiterung des Bewegungsausmaßes in Richtung Beugung, wenn möglich mit Zug am Oberschenkel.
- Die Hausaufgabe kann mit einer isometrischen Kontraktion kombiniert werden. Am Bewegungsende spannt die Patientin isometrisch für 6–8 Sekunden an. Gegen ihre Hände in Richtung Bank. Nach der Anspannung zieht die Patientin den Oberschenkel weiter Richtung Rumpf. Diese Übung wird 3–4 × wiederholt.

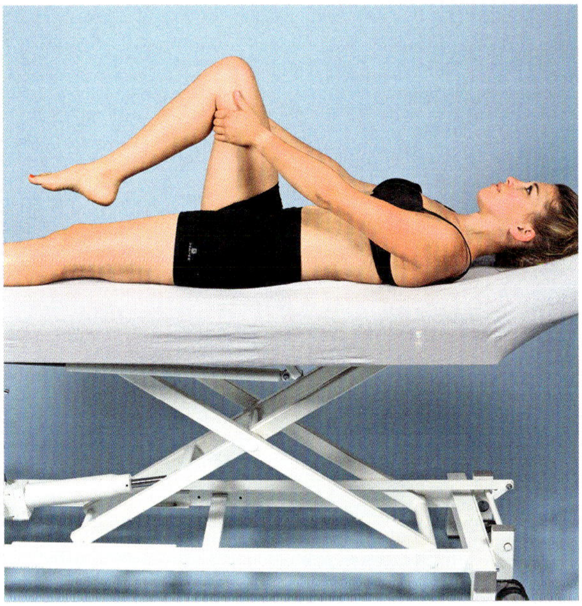

Abb. 5.107 Heimprogramm: ASTE – „Bent Leg Raise"

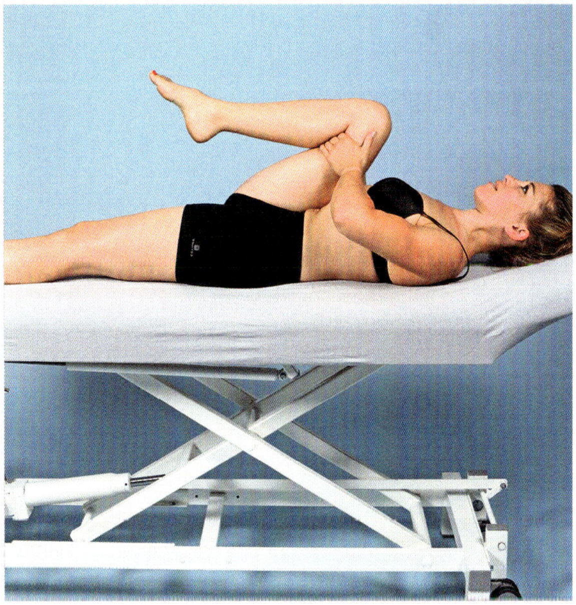

Abb. 5.108 Heimprogramm: ESTE – „Bent Leg Raise", Flexion

5.3.18 Mulligan Traction Straight Leg Raise (MTSLR)

► **Indikation**
- Eingeschränkter/schmerzhafter Straight Leg Raise (SLR),
- Schmerzen an der Rückseite des Oberschenkels bis zum Knie mit/ohne unilateralen Rückenschmerzen.

► **ASTE**
- Patientin: Rückenlage an der Bankkante (hier: rechte Seite der Patientin), beide Beine der Patientin sind gestreckt,
- Therapeut: stabile Ausgangsstellung auf der betroffenen Seite, frontal zur Behandlungsbank auf Höhe des OSG der Patientin, Knie sind gebeugt.

► **Kontaktposition.** Der Therapeut umgreift den Unterschenkel der Patientin mit seiner rechten Ellenbeuge proximal beider Malleoli. Die linke Hand liegt proximal der rechten Ellenbeuge am ventralen Unterschenkel der Patientin.

► **Mobilisation.** Aus einer Ausgangstellung von ca. 0–20° Flexion im Hüftgelenk führt der Therapeut mit beiden Armen eine signifikante longitudinale Traktion entlang des Femurs aus, indem er sein Gewicht auf das rechte Bein verlagert und seine Knie streckt. Unter Beibehaltung der Traktion wird das gestreckte Bein passiv und schmerzfrei in Hüftflexion bewegt. Der Endpunkt der Bewegung ist dann erreicht, wenn keine weitere schmerzfreie Flexion möglich ist. In dieser Position wird kurz verweilt. Danach wird das Bein wieder passiv in die Ausgangsstellung zurückgeführt. In der ersten Behandlung werden lediglich 3 Wdh. durchgeführt.

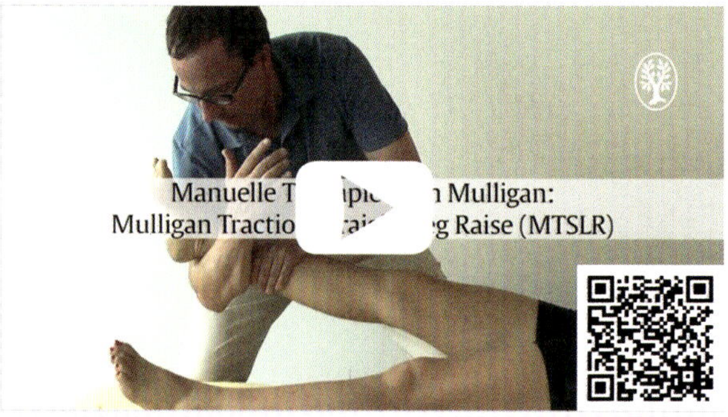

Video 5.5 Mulligan Traction Straight Leg Raise (MTSLR)

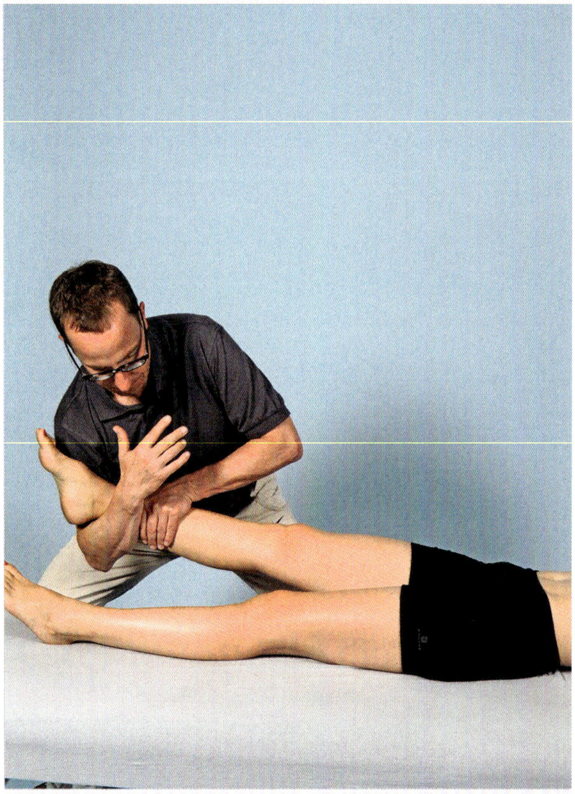

Abb. 5.109 ASTE – Mulligan Traction Straight Leg Raise

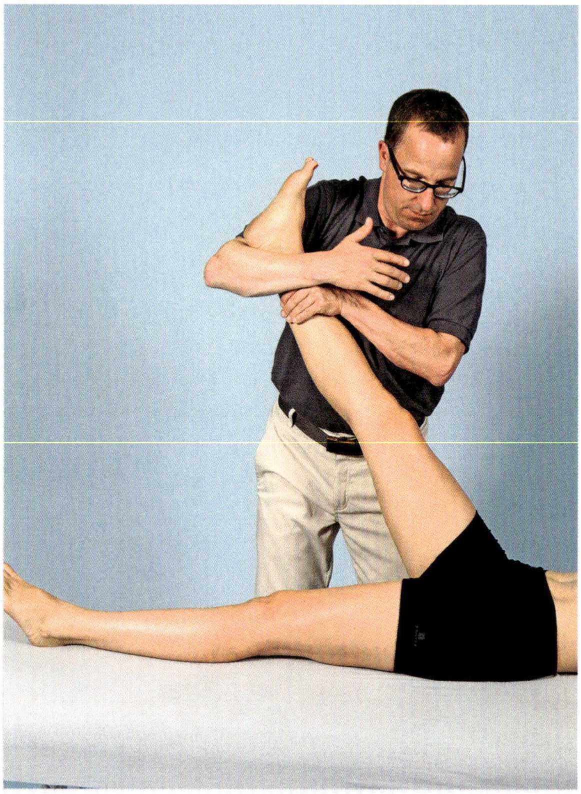

Abb. 5.110 ESTE – Mulligan Traction Straight Leg Raise, Flexion

▶ **Praxistipps**

- Es ist darauf zu achten, dass die Traktion auf dem gesamten Bewegungsweg gehalten wird (Hin- und Rückweg).
- Wichtig: eigene Körperhaltung beachten! Therapeut benutzt für die Traktion seinen ganzen Körper. Die Traktion kommt primär durch eine Streckung der Knie des Therapeuten zustande.
- Die Behandlungsbank muss für die Behandlung so tief wie möglich gestellt werden.
- Falls sich die Bewegung nicht schmerzfrei durchführen lässt, kann das Bein am Ende der Mobilisation einmalig mehr in Richtung Abduktion und/oder ARO bewegt werden.
- Einige Patienten mit Rückenschmerzen berichten auch über eine „vermeintliche" Verkürzung ihrer ischiocruralen Muskulatur. Auch hier kann die Technik mit Erfolg angewandt werden.
- Es gibt Hinweise darauf, dass diese Technik auch positiven Einfluss auf das Restless Leg Syndrom (RLS) haben kann.
- Vor bzw. nach der Behandlung sollte als Test der SLR durchgeführt werden, um den Effekt der Behandlung zu überprüfen.

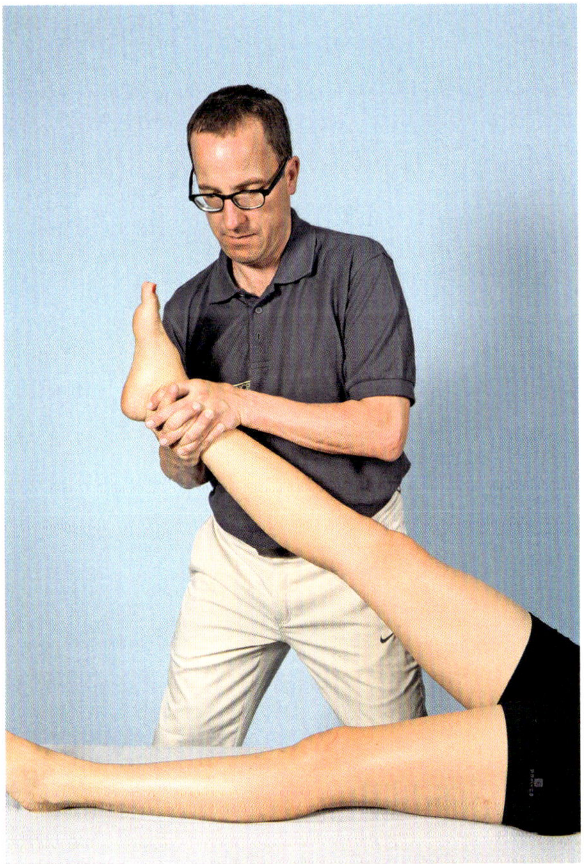

Abb. 5.111 ESTE – Mulligan Traction Straight Leg Raise, Alternativgriff

▶ **Varianten**

- Änderung von Kontaktposition/Griff durch den Therapeuten, z. B. indem beide Hände des Therapeuten den Unterschenkel der Patientin proximal der Malleoli umgreifen, wie in ▶ Abb. 5.111 dargestellt.
- Für eine bessere Ausführung der Technik kann der MTSLR bei sehr großen Patienten auch auf eine Matte auf dem Boden ausgeführt werden.
- Wenn eine schmerzfreie Traktion nicht durchgeführt werden kann, versuchen Sie die gleiche Technik mit Kompression.

5.3.19 Spinal Mobilisation with Leg Movement (SMWLM): untere LWS

Anmerkung: Bei dieser Technik ist ein Assistent zur besseren Ausführung der Technik notwendig.

► **Indikation**
- Eingeschränkter/schmerzhafter Straight Leg Raise (SLR),
- Schmerzen auf der Rückseite des Oberschenkels bis zum Unterschenkel/Fuß mit/ohne unilaterale Rückenschmerzen.

► **ASTE**
- Patientin: Seitlage an der Bankkante (hier: Seitlage rechts), betroffene Seite der Patientin liegt oben (hier: linke Seite),
- Therapeut: stabile Ausgangsstellung vor der Patientin, frontal zur Behandlungsbank auf Höhe der unteren Lendenwirbelsäule,
- Assistent: stabile Ausgangsstellung vor der Patientin, frontal zur Behandlungsbank auf Höhe des Unterschenkels der Patientin.

► **Kontaktposition.** Der Therapeut legt seinen Daumen flächig seitlich an den Dornfortsatz von L4. Der andere Daumen des Therapeuten wird zur Verstärkung über den ersten Daumen platziert. Der Assistent umgreift das linke Bein der Patientin und hält das Kniegelenk der Patientin nach Möglichkeit in Extension.

► **Mobilisation.** Zunächst führt der Therapeut einen konstanten transversalen Schub des Dornfortsatzes nach rechts durch (zur Bank bzw. „weg von der schmerzhaften Seite"). Unter Beibehaltung des passiven Gleitens bewegt die Patientin ihr linkes Bein aktiv in Flexion der Hüfte. Hierbei gibt die Patientin das Gewicht des Beins vollständig an den Assistenten ab. Lässt sich die Bewegung schmerzfrei durchführen, wird sie in der ersten Behandlung 3 × aktiv von der Patientin bis zum Bewegungsende wiederholt. Der Rückweg zur Ausgangsposition wird passiv vom Assistenten ausgeführt, um eine übermäßige Anspannung der Rückenstrecker zu vermeiden (Gefahr des Kontaktverlustes der Mobilisation am Dornfortsatz).

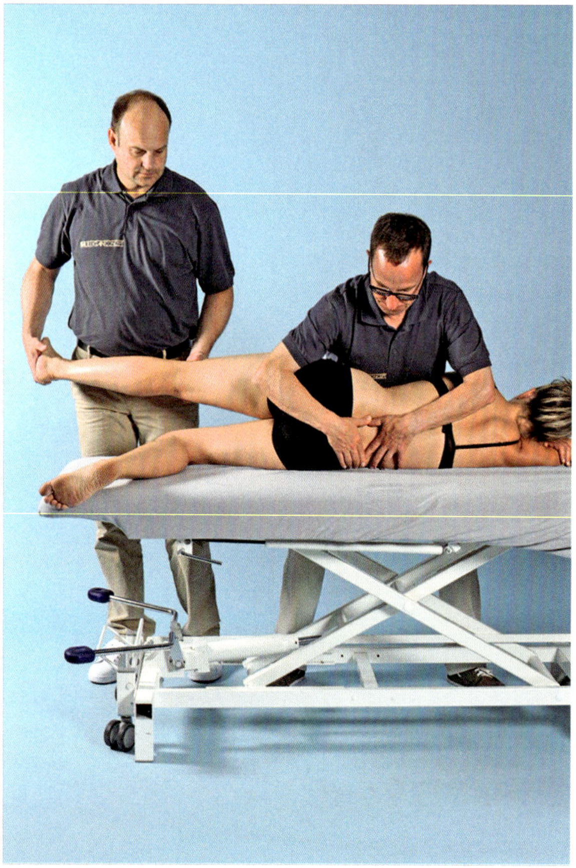

Abb. 5.112 ASTE – Spinal Mobilisation with Leg Movement

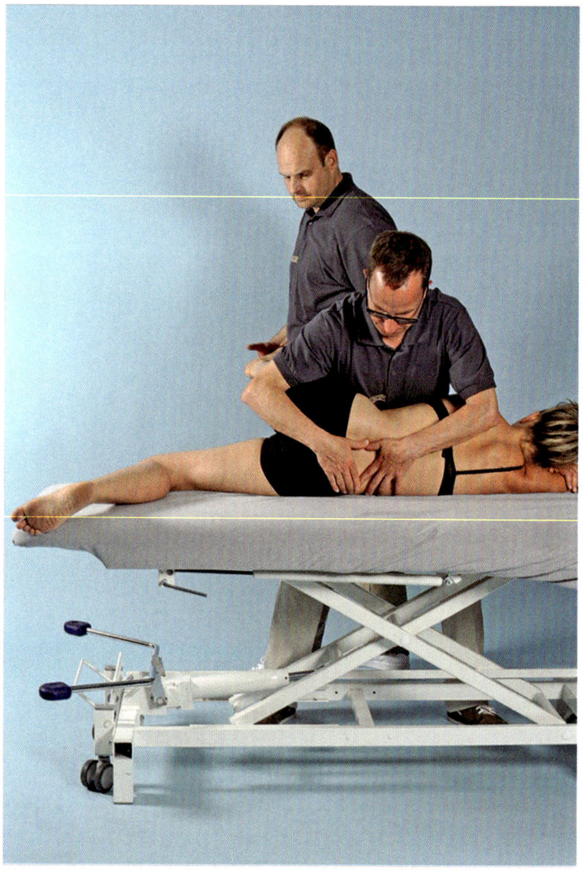

Abb. 5.113 ESTE – Spinal Mobilisation with Leg Movement, Flexion

► **Praxistipps**

- Es ist darauf zu achten, dass die Patientin während der aktiven Bewegung das Gewicht des Beins vollständig an den Assistenten abgibt.
- Falls sich die Bewegung nicht schmerzfrei durchführen lässt, wechselt der Therapeut die Segmenthöhe und führt die Mobilisation beispielsweise auf Höhe L 5 durch.
- Bei lokalem Druckschmerz am Dornfortsatz kann der Therapeut ein Polster, z. B. ein kleines Schwämmchen, verwenden.
- Vor bzw. nach der Behandlung sollte als Test der SLR durchgeführt werden, um den Effekt der Behandlung zu überprüfen.

► **Varianten**

- Therapeuten, die einen Schlingentisch zur Verfügung haben, können die Mobilisationstechnik auch ohne Assistenten durchführen. Dabei wird das Bein der betroffenen Seite über dem Drehpunkt Hüfte in zwei Schlingen aufgehängt.
- Alternativ kann der Therapeut das Bein der Patientin auch selbst halten, wobei er dabei nur einen Daumen zur Mobilisation zur Verfügung hat oder das Bein in einem Gurt über seine kontralaterale Schulter lagern muss (siehe ► Abb. 5.116).

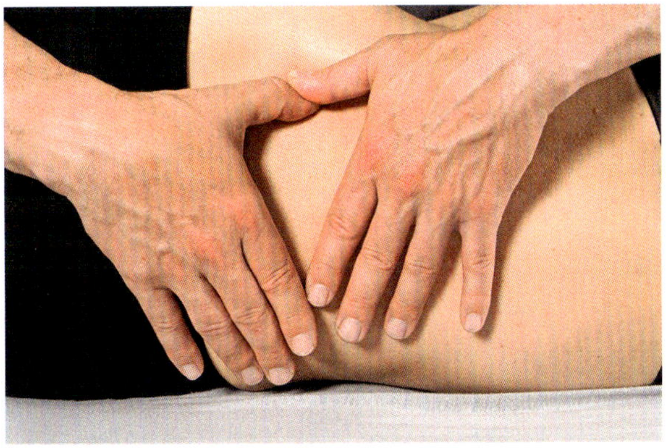

Abb. 5.114 ASTE – Spinal Mobilisation with Leg Movement, Detailaufnahme

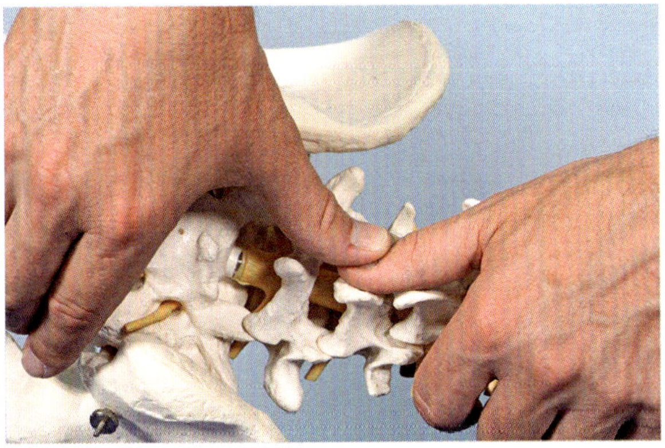

Abb. 5.115 Skelett – Spinal Mobilisation with Leg Movement

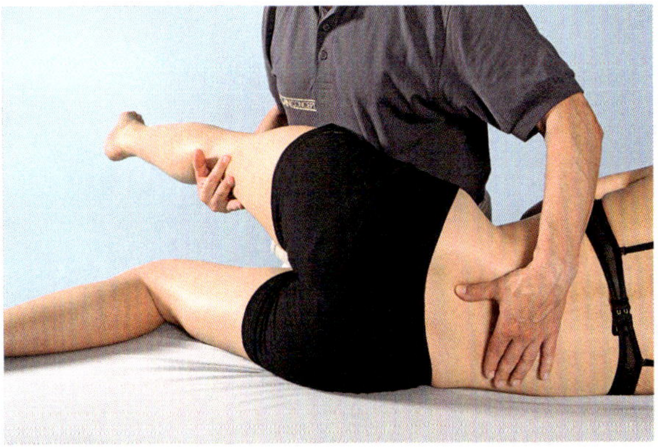

Abb. 5.116 ASTE – Spinal Mobilisation with Leg Movement, Alternativgriff (ein Therapeut)

5.3.20 Spinal Mobilisation with Leg Movement (SMWLM): obere LWS

Anmerkung: Bei dieser Technik ist ein Assistent zur besseren Ausführung der Technik notwendig.

▶ **Indikation**

- Eingeschränkter/schmerzhafter Prone Knee Bend (PKB),
- Schmerzen auf der Vorderseite des Oberschenkels/in die Leistenregion mit/ohne unilateralen Rückenschmerzen.

▶ **ASTE**

- Patientin: Seitlage an der Bankkante (hier: Seitlage rechts), betroffene Seite der Patientin liegt oben (hier: linke Seite),
- Therapeut: stabile Ausgangsstellung vor der Patientin, frontal zur Behandlungsbank auf Höhe der oberen Lendenwirbelsäule,
- Assistent: stabile Ausgangsstellung hinter der Patientin, frontal zur Behandlungsbank auf Höhe der Hüfte der Patientin.

▶ **Kontaktposition.** Der Therapeut legt seinen Daumen flächig seitlich an den Dornfortsatz von L1. Der andere Daumen des Therapeuten wird zur Verstärkung über den ersten Daumen platziert. Der Assistent umgreift das linke Bein der Patientin und hält das Kniegelenk der Patientin nach Möglichkeit in ca. 90° Flexion.

▶ **Mobilisation.** Zunächst führt der Therapeut einen konstanten transversalen Schub des Dornfortsatzes nach rechts durch (zur Bank bzw. „weg von der schmerzhaften Seite“). Unter Beibehaltung des passiven Gleitens bewegt die Patientin ihr linkes Bein aktiv in Extension in der Hüfte. Hierbei gibt die Patientin das Gewicht des Beins vollständig an den Assistenten ab. Lässt sich die Bewegung schmerzfrei durchführen, wird sie in der ersten Behandlung 3 × bis zum Bewegungsende wiederholt. Kommt es zu einer übermäßige Anspannung der Rückenstrecker bei der aktiven Bewegung der Patientin (Gefahr des Kontaktverlustes der Mobilisation am Dornfortsatz), so kann der Assistent die Bewegung assistiv unterstützen.

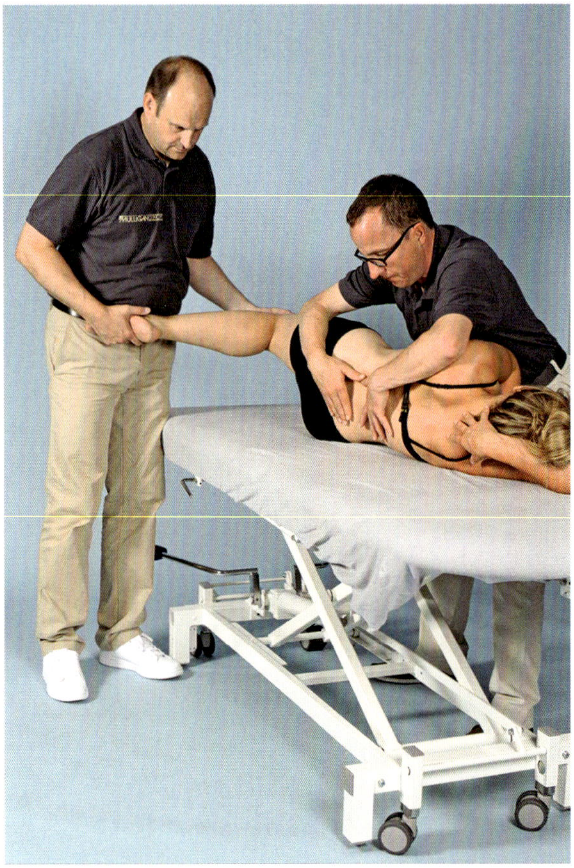

Abb. 5.117 ASTE – Spinal Mobilisation with Leg Movement

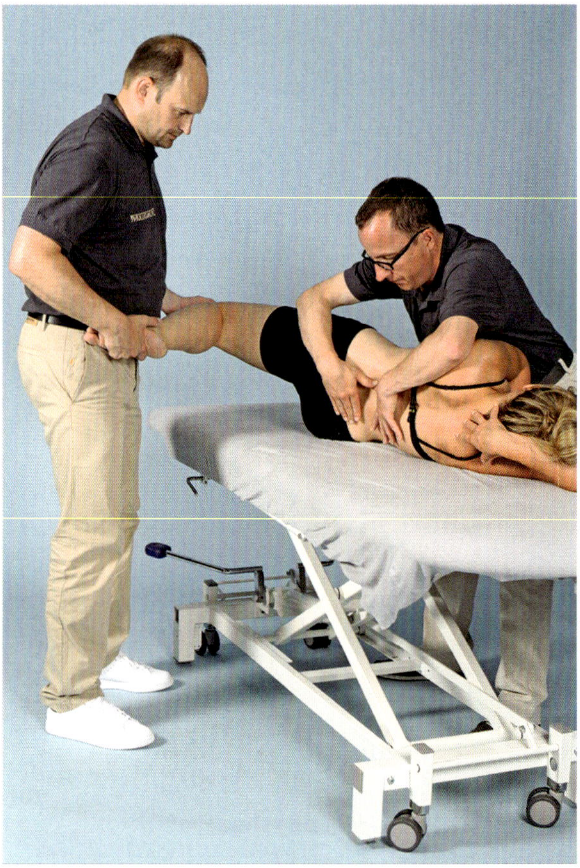

Abb. 5.118 ESTE – Spinal Mobilisation with Leg Movement, Extension

► **Praxistipps**

- Es ist darauf zu achten, dass die Patientin während der aktiven Bewegung das Gewicht des Beins vollständig an den Assistenten abgibt.
- Falls sich die Bewegung nicht schmerzfrei durchführen lässt, wechselt der Therapeut die Segmenthöhe und führt die Mobilisation beispielsweise auf Höhe L 2 oder L 3 durch.
- Bei lokalem Druckschmerz am Dornfortsatz kann der Therapeut ein Polster, z. B. ein kleines Schwämmchen, verwenden.
- Bei Ausweichbewegungen (Hyperlordose) während der Bewegung kann die Patientin das untere Bein im Hüftgelenk anbeugen.
- Vor bzw. nach der Behandlung sollte als Test der PNB bzw. der femorale SLUMP oder die Extension in der Hüfte durchgeführt werden, um den Effekt der Behandlung zu überprüfen.

► **Varianten.** Wenn bei der Technik kein Assistent zur Verfügung steht, kann die Behandlung, wie in ► Abb. 5.119 bzw. ► Abb. 5.120 dargestellt, auch in Bauchlage durchgeführt werden. Bei linksseitigen Schmerzen aus dem Bereich L 1/2 schiebt der kraniale Daumen des Therapeuten den Dornfortsatz von L 1 transversal nach rechts, während der kaudale Daumen den Dornfortsatz von L 2 nach links gegenhält. Unter Beibehaltung des Gleitens wird die Patientin aufgefordert, das linke Bein im Kniegelenk zu beugen. Bei Schmerzfreiheit wird die Behandlung 3 × durchgeführt.

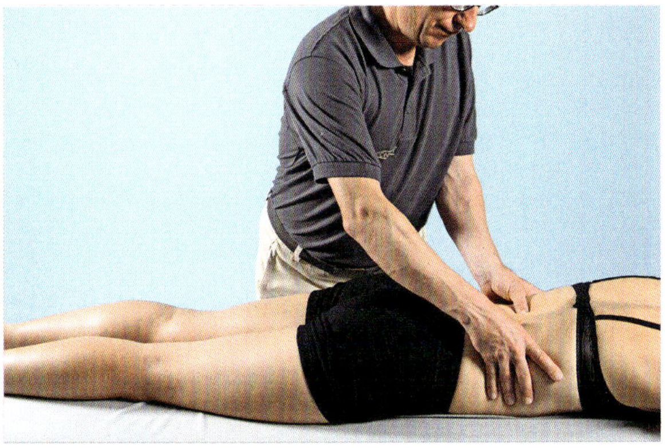

Abb. 5.119 ASTE – Spinal Mobilisation with Leg Movement in Bauchlage

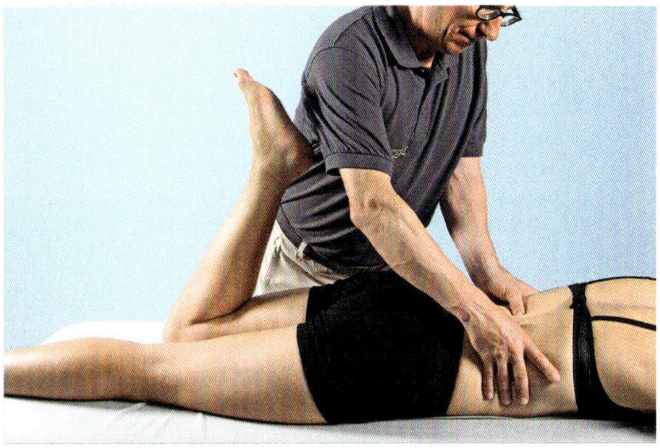

Abb. 5.120 ESTE – Spinal Mobilisation with Leg Movement in Bauchlage, Flexion Knie

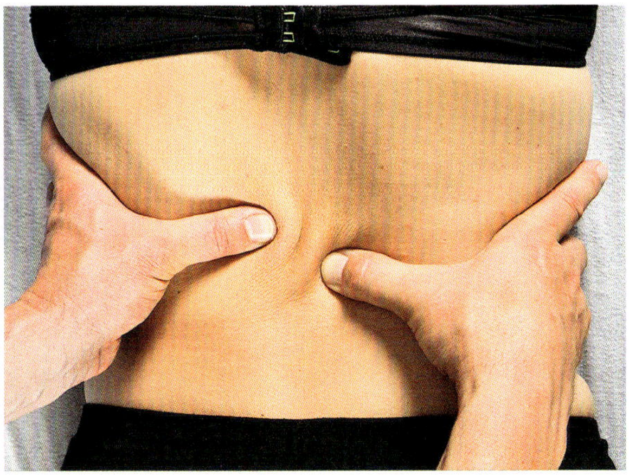

Abb. 5.121 ASTE – Spinal Mobilisation with Leg Movement in Bauchlage, Detailaufnahme

5.4 Sakroiliakalgelenk

5.4.1 MWM Sakroiliakalgelenk (SIG): Ilium ventral – Bauchlage

▸ **Indikation.** Unilaterale Schmerzen und/oder Bewegungseinschränkung bei Extension in der LWS mit SIG-Beteiligung (hier: linksseitige Schmerzen).

▸ **ASTE**
- Patientin: Bauchlage auf der Behandlungsbank, Hände der Patientin stützen schulterbreit seitlich auf Höhe des Kopfes,
- Therapeut: kontralateral, auf Höhe des Beckens des Patienten.

▸ **Kontaktposition.** Die mediale Kante und der Kleinfinger der mobilisierenden rechten Hand nehmen Kontakt mit der linken Spina iliaca posterior superior und dem linken Beckenkamm der Patientin auf. Die andere Hand fixiert das Sakrum flächig auf der rechten Seite.

▸ **Mobilisation.** Die Mobilisation erfolgt durch einen Schub der Mobilisationshand nach ventro-lateral (Ventralgleiten des Iliums) bei gleichzeitiger Fixation des Sakrums mit der anderen Hand. Während der Therapeut den Schub hält, führt die Patientin eine schmerzfreie Extension des Oberkörpers im Liegen durch, indem sie beide Ellenbogen gleichzeitig extendiert. In der ersten Behandlung werden 3 Serien × 10 Wdh. durchgeführt.

▸ **Praxistipps**
- Falls sich die Bewegung nicht schmerzfrei durchführen lässt, kann die Schubrichtung leicht anguliert werden. Achten Sie insbesondere darauf, dass der Unterarm in Schubrichtung zeigt.
- Auch die Veränderung der Dosierung (Stärke des Schubs) kann einen Einfluss auf eine erfolgreiche Behandlung haben.
- Es ist darauf zu achten, dass die Patientin die Extensionsbewegung nur über die Arme ausführt (Rücken und Gesäßmuskulatur sollten nach Möglichkeit entspannt sein!).

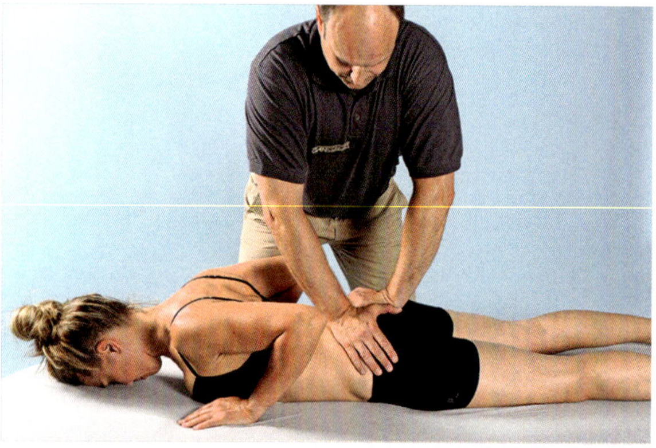

Abb. 5.122 ASTE – MWM Sakroiliakalgelenk – Ilium ventral

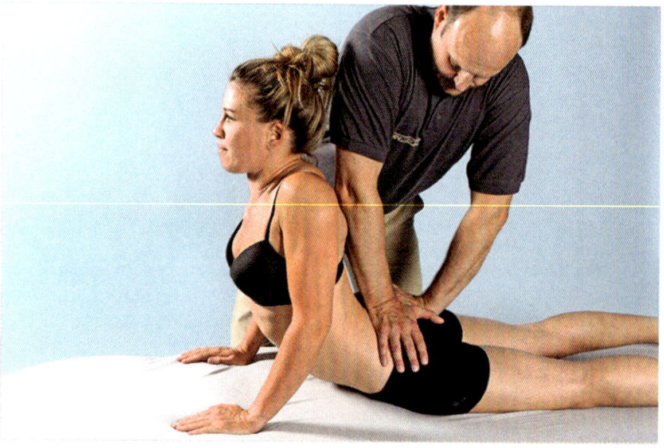

Abb. 5.123 ESTE – MWM Sakroiliakalgelenk – Ilium ventral, Extension

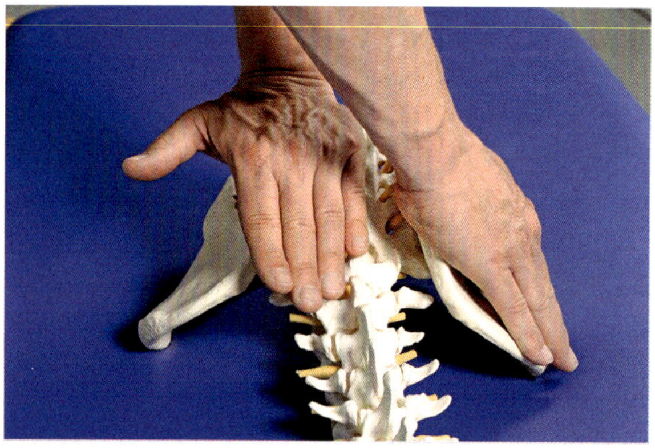

Abb. 5.124 Skelett – MWM Sakroiliakalgelenk – Ilium ventral

5.4.2 MWM Sakroiliakalgelenk (SIG): Ilium dorsal – Bauchlage

► **Indikation.** Unilaterale Schmerzen und/oder Bewegungseinschränkung bei Extension in der LWS mit SIG-Beteiligung (hier linksseitige Schmerzen).

► **ASTE**

- Patientin: Bauchlage auf der Behandlungsbank, Hände der Patientin stützen schulterbreit seitlich auf Höhe des Kopfes,
- Therapeut: kontralateral, auf Höhe des Beckens der Patientin.

► **Kontaktposition.** Die Finger der rechten Hand umgreifen flächig die linke Spina iliaca anterior superior der Patientin. Die andere Hand fixiert das Sakrum flächig auf der linken Seite.

► **Mobilisation.** Die Mobilisation erfolgt durch einen Zug der Mobilisationshand nach dorso-medial (Dorsalgleiten des Iliums) bei gleichzeitiger Fixation des Sakrums mit der anderen Hand. Während der Therapeut den Zug hält, führt die Patientin eine schmerzfreie Extension des Oberkörpers im Liegen durch, indem sie beide Ellenbogen gleichzeitig extendiert. In der ersten Behandlung werden 3 Serien × 10 Wdh. durchgeführt.

► **Praxistipps**

- Falls sich die Bewegung nicht schmerzfrei durchführen lässt, kann die Schubrichtung leicht anguliert werden. Achten Sie insbesondere darauf, dass der Unterarm in Zugrichtung zeigt.
- Auch die Veränderung der Dosierung (Stärke des Schubs) kann einen Einfluss auf eine erfolgreiche Behandlung haben.
- Es ist darauf zu achten, dass die Patientin die Extensionsbewegung nur über die Arme ausführt (Rücken- und Gesäßmuskulatur sollten nach Möglichkeit entspannt sein!).

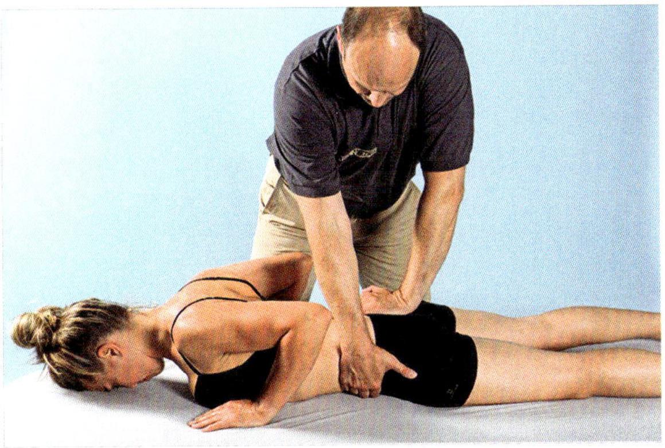

Abb. 5.125 ASTE – MWM Sakroiliakalgelenk – Ilium dorsal

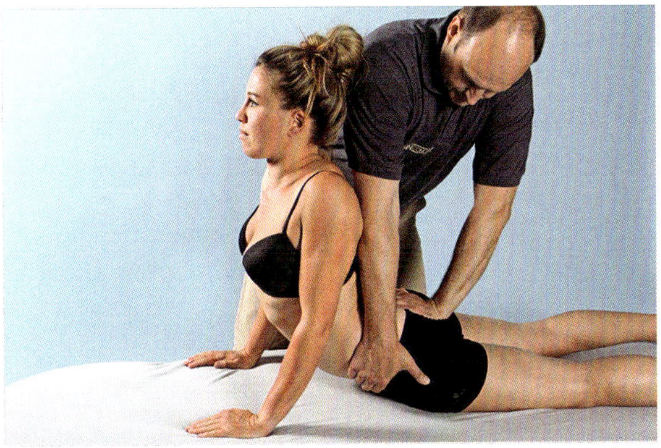

Abb. 5.126 ESTE – MWM Sakroiliakalgelenk – Ilium dorsal, Extension

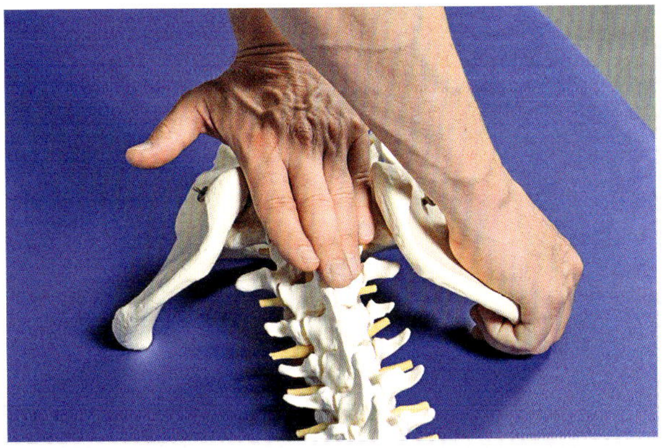

Abb. 5.127 Skelett – MWM Sakroiliakalgelenk – Ilium dorsal

5

5.4.3 MWM Sakroiliakalgelenk (SIG): Ilium dorsal – Stand

► **Indikation.** Unilaterale Schmerzen und/oder Bewegungseinschränkung bei Gewichtsverlagerung auf das rechte Bein in Schrittstellung (hier: Schmerzen rechts).

► **ASTE**
- Patientin: Schrittstellung, eine Hand an der Behandlungsbank oder an einem anderen stabilen Gegenstand,
- Therapeut: Stand hinter der Patientin.

► **Kontaktposition.** Die rechte Hand des Therapeuten liegt ventral an der rechten Spina iliaca anterior superior der Patientin. Die linke Hand fixiert das Sakrum flächig auf der rechten Seite.

► **Mobilisation.** Die Mobilisation erfolgt durch einen Zug der rechten Hand am Ilium nach dorso-medial (Dorsalgleiten des Iliums) bei gleichzeitiger Fixation des Sakrums mit der linken Hand. Während der Therapeut den Zug hält, führt die Patientin eine schmerzfreie Gewichtsverlagerung auf das rechte Bein durch. In der ersten Behandlung werden 3 Serien × 10 Wdh. durchgeführt.

► **Praxistipps**
- Falls sich die Bewegung nicht schmerzfrei durchführen lässt, kann die Schubrichtung leicht anguliert werden. Auch die Veränderung der Dosierung (Stärke des Schubs) kann einen Einfluss auf eine erfolgreiche Behandlung haben.
- Vor der passiven Mobilisation steht die Patientin primär auf seinem nicht betroffenen Bein.

► **Varianten.** Die Mobilisation kann bei allen schmerzauslösenden Bewegungen ausgeführt werden, z. B. LWS-Bewegungen, Hüftbewegungen oder Gehen.

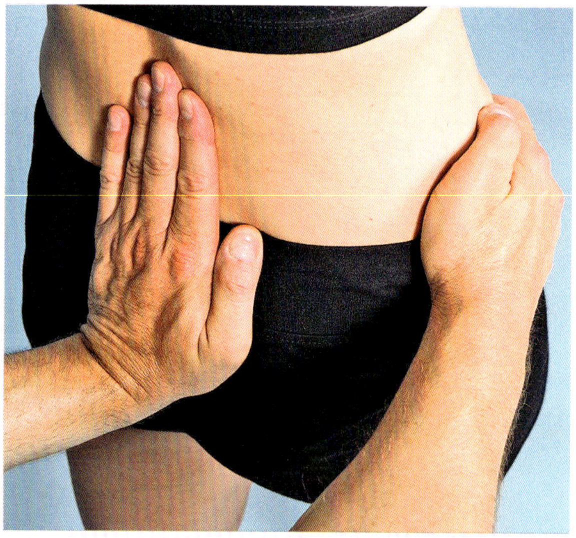

Abb. 5.128 ESTE – MWM Sakroiliakalgelenk – Ilium dorsal, Detailaufnahme

5.4.4 MWM Sakroiliakalgelenk (SIG): Ilium ventral – Stand

▶ **Indikation.** Unilaterale Schmerzen und/oder Bewegungseinschränkung bei LWS-Flexion (hier: Schmerzen rechts).

▶ **ASTE**
- Patientin: Stand, eine Hand an der Behandlungsbank oder an einem anderen stabilen Gegenstand,
- Therapeut: Stand hinter der Patientin.

▶ **Kontaktposition.** Die rechte Hand des Therapeuten liegt von oben am rechten Beckenkamm der Patientin, die linke Hand von oben am linken Beckenkamm.

▶ **Mobilisation.** Die Mobilisation erfolgt durch ein Gegendrehen der Hände des Therapeuten. Die rechte Hand rotiert das rechte Ilium nach ventro-lateral, die linke Hand rotiert des linke Ilium nach dorso-medial als indirekte Fixation. Während der Therapeut diese Mobilisation hält, führt die Patientin eine schmerzfreie Flexion des Oberkörpers durch. In der ersten Behandlung werden 3 Serien × 10 Wdh. durchgeführt.

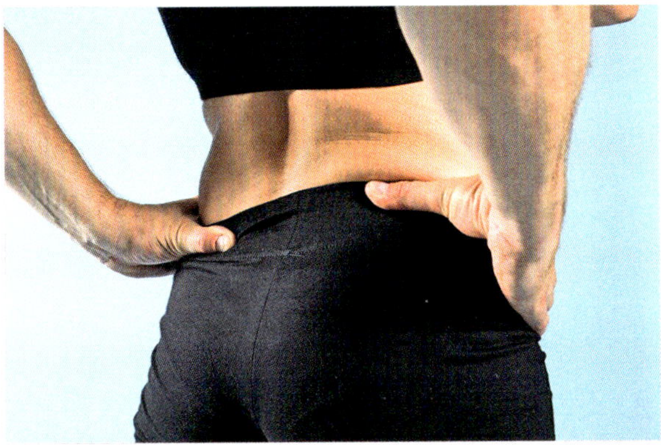

Abb. 5.129 ESTE – MWM Sakroiliakalgelenk – Ilium ventral, Detailaufnahme

▶ **Praxistipps**
- Falls sich die Bewegung nicht schmerzfrei durchführen lässt, kann die Schubrichtung an beiden Händen leicht anguliert werden. Auch die Veränderung der Dosierung (Stärke des Schubs) kann einen Einfluss auf eine erfolgreiche Behandlung haben.
- Vor der passiven Mobilisation steht die Patientin primär auf ihrem nicht betroffenen Bein.

▶ **Varianten.** Die Mobilisation kann bei allen schmerzauslösenden Bewegungen ausgeführt werden, z. B. LWS-Bewegungen, Hüftbewegungen, Gewichtsverlagerungen oder Gehen.

5.4.5 Self-MWM Sakroiliakalgelenk (SIG): Ilium ventral

► **Indikation.** Unilaterale Schmerzen und/oder Bewegungseinschränkung bei LWS-Flexion (hier: Schmerzen rechts).

► **ASTE.** Patientin: Stand.

► **Kontaktposition.** Die rechte Hand der Patientin liegt von oben am rechten Beckenkamm, die linke Hand von oben am linken Beckenkamm (beide Daumen zeigen nach hinten).

► **Mobilisation.** Die Mobilisation erfolgt durch ein Gegendrehen der Hände der Patientin. Die rechte Hand rotiert das rechte Ilium nach ventro-lateral, die linke Hand rotiert des linke Ilium nach dorso-medial als indirekte Fixation. Während die Patientin diese Mobilisation hält, führt sie eine schmerzfreie Flexion des Oberkörpers durch. Die Wiederholungszahl ist abhängig vom Stand der Therapie und wird vom Therapeuten festgelegt.

► **Praxistipps**

- Falls sich die Bewegung nicht schmerzfrei durchführen lässt, kann die Schubrichtung an beiden Händen leicht anguliert werden.
- Auch die Veränderung der Dosierung (Stärke des Schubes) kann einen Einfluss auf eine erfolgreiche Behandlung haben.

► **Varianten**

- Die Mobilisation kann bei allen schmerzauslösenden Bewegungen ausgeführt werden, z. B. LWS-Bewegungen, Hüftbewegungen, Gewichtsverlagerungen oder Gehen.
- Diese Self-MWM kann bei gleicher Handhaltung auch mit einer Iliumrotation nach dorsal durchgeführt werden.
- Alternativ kann ein 3,75 cm breiter Tapestreifen von der Spina iliaca posterior superior entlang des Beckenkamms bei gleichzeitiger Mobilisation des Iliums nach ventral durch den Therapeuten angelegt werden (siehe ► Abb. 5.131). Dieses Tape ist auch zur Mobilisation des Iliums nach dorsal anwendbar, dabei beginnt das Tape an der Spina iliaca anterior superior.

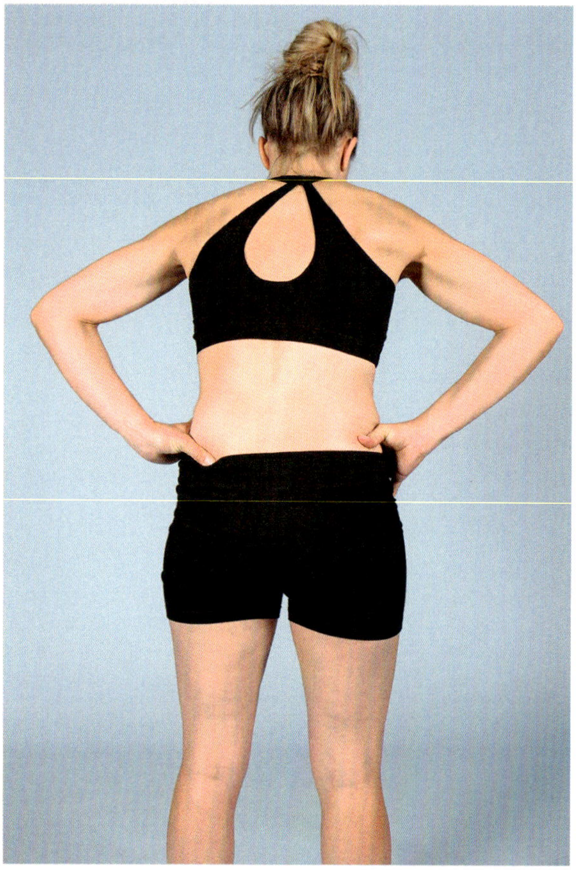

Abb. 5.130 Heimprogramm – Self-MWM Sakroiliakalgelenk Ilium ventral, Flexion

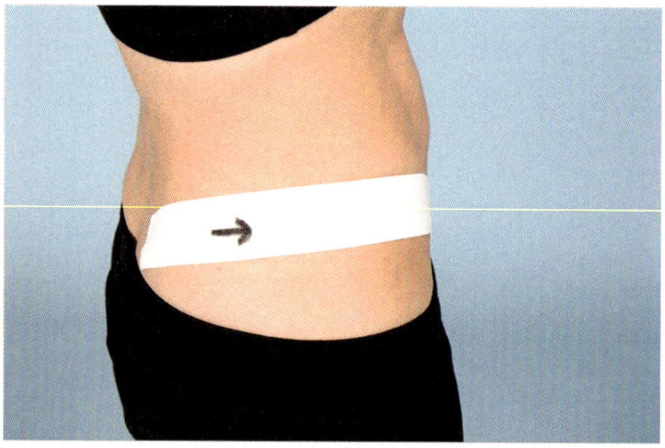

Abb. 5.131 Heimprogramm – Tape Sakroiliakalgelenk – Ilium ventral, Anlage

5.4.6 MWM Sakroiliakalgelenk (SIG): Ilium Kompression

▶ **Indikation.** Unilaterale Schmerzen und/oder Bewegungseinschränkung bei Gewichtsverlagerung nach links (hier: Schmerzen links), Schmerz und Dysfunktion bei aktiver Beinhebung in RL.

▶ **ASTE**
- Patientin: Stand, eine Hand an der Behandlungsbank oder an einem anderen stabilen Gegenstand,
- Therapeut: Stand hinter der Patientin.

▶ **Kontaktposition.** Die rechte Hand des Therapeuten liegt flächig seitlich am rechten Ilium der Patientin, die linke Hand flächig seitlich am linken Ilium der Patientin. Die Ellenbogen des Therapeuten stehen sich gegenüber.

▶ **Mobilisation.** Die Kompression erfolgt durch einen bilateralen Schub beider Arme nach medial. Während der Therapeut die Kompression hält, führt die Patientin eine schmerzfreie Gewichtsverlagerung auf das linke Bein durch. In der ersten Behandlung werden 3 Serien × 10 Wdh. durchgeführt.

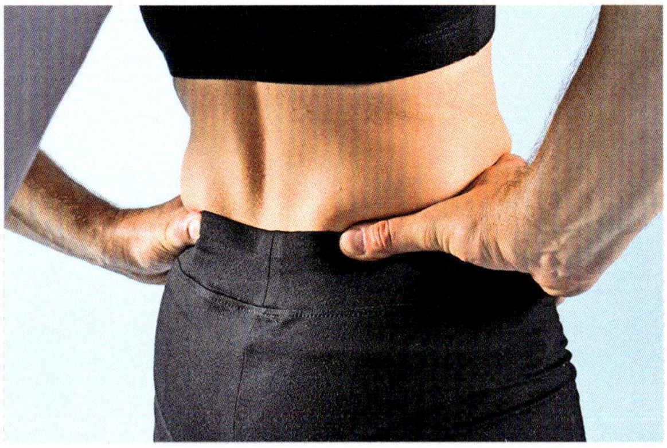

Abb. 5.132 ESTE – MWM Sakroiliakalgelenk – Ilium Kompression

▶ **Praxistipps**
- Falls sich die Bewegung nicht schmerzfrei durchführen lässt, kann die Schubrichtung an beiden Händen leicht anguliert werden, z. B. mehr in Richtung ventral bzw. dorsal. Auch die Veränderung der Dosierung (Stärke des Schubs) kann einen Einfluss auf eine erfolgreiche Behandlung haben.
- Vor der passiven Mobilisation steht die Patientin primär auf ihrem nicht betroffenen Bein.

▶ **Varianten.** Die Mobilisation kann bei allen schmerzauslösenden Bewegungen ausgeführt werden, z. B. LWS-Bewegungen, Hüftbewegungen, Gewichtsverlagerungen oder Gehen.

5.4.7 Self-MWM Sakroiliakalgelenk (SIG): Ilium Kompression mit Gurt

► **Indikation.** Unilaterale Schmerzen und/oder Bewegungseinschränkung bei Gewichtsverlagerung nach links (hier: Schmerzen links), Schmerz und Dysfunktion beim aktiver Beinhebung.

► **ASTE.** Patientin: Stand.

► **Kontaktposition.** Die Patientin legt einen Behandlungsgurt oder Beckengurt zwischen Spina iliaca anterior superior und dem Trochanter major mit starkem Zug an.

► **Mobilisation.** Unter der Kompression des Gurtes macht die Patientin eine schmerzfreie Gewichtsverlagerung auf das linke Bein. Die Wiederholungszahl ist abhängig vom Stand der Therapie und wird vom Therapeuten festgelegt.

► **Praxistipps**

- Falls sich die Bewegung nicht schmerzfrei durchführen lässt, kann die Position des Gurtes innerhalb der oben vorgegebenen Referenzpunkte verändert werden. Auch die Veränderung der Dosierung (Stärke des Zuges am Gurt) kann einen Einfluss auf eine erfolgreiche Behandlung haben.
- Eine Anlage in Rückenlage erlaubt die Therapie von Schmerzen beim Aufstehen.

► **Varianten**

- Die Gurtanlage kann bei allen schmerzauslösenden Bewegungen ausgeführt werden, z. B. LWS-Bewegungen, Hüftbewegungen oder Gehen.
- Falls kein Gurt vorhanden ist, kann sich die Patientin selbst mit den Händen eine Kompression an beiden Beckenschaufeln nach medial geben.

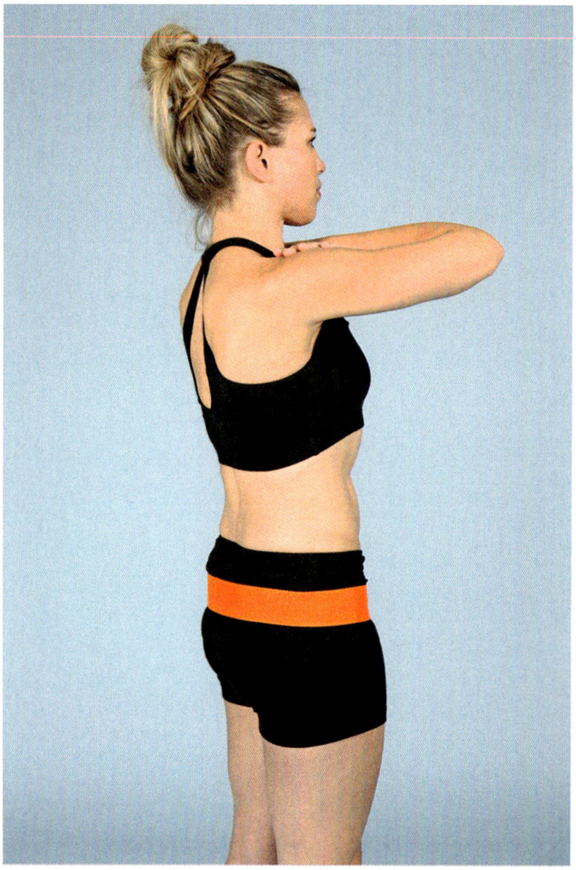

Abb. 5.133 Heimprogramm – Self-MWM Sakroiliakalgelenk – Ilium Kompression mit Gurt

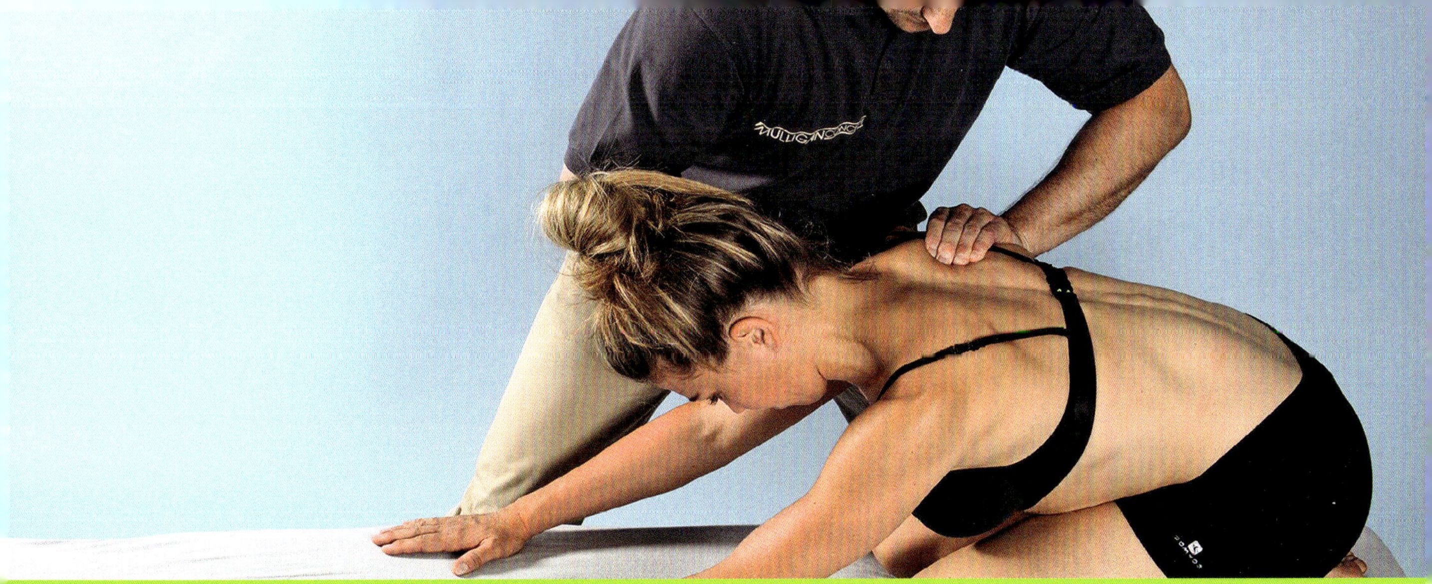

Hintergrund und Forschung

6 Mögliche Erklärungsmodelle und Potenzial des Mulligan-Konzepts 210

7 Das Mulligan-Konzept in Fort- und Weiterbildung 219

8 Mulligan International 223

9 Forschung und Evidenz 225

10 Problemlösung 228

6 Mögliche Erklärungsmodelle und Potenzial des Mulligan-Konzepts

▸ **Einführung.** Was gibt es Neues in der Manuellen Therapie? Die Rolle des Patienten scheint sich zu verändern. Aus „passiven Therapieempfängern" werden aktiv an der Therapie Beteiligte. Forscher fanden neue Wirkmechanismen: Können manualtherapeutische Techniken „fernwirken" bzw. können manuelle Techniken auch effektiv sein, wenn sie nicht direkt im betroffenen Segment/Gelenk eingesetzt werden? Aktuell ist auch die Frage, inwiefern manualtherapeutische Techniken die kortikale Repräsentation beeinflussen können und welche therapeutischen Konsequenzen sich daraus ergeben.

In der Manuellen Therapie zeichnet sich ein Paradigmenwechsel ab hin zu einem patienten-zentrierten Therapieansatz im bio-psycho-sozialen Rahmen. Kap. 6 beschreibt die potenziellen positiven Effekte der Methoden und Techniken des Mulligan-Konzepts u. a. auf neurophysiologischer Ebene, geht den mögliche Hypothesen zur Erklärung der klinischen Wirkung von MWMs und SNAGs nach und zeigt deren Potenzial im Rehabilitationsprozess auf.

6.1 Paradigmenwechsel in der Manuellen Therapie

In der Fachliteratur finden sich Hinweise, dass einige der bisher gültigen Paradigmen (also Muster oder grundlegende Denkmodelle) in der Manuellen Therapie aufgrund neuer wissenschaftlicher Erkenntnisse nicht mehr zeitgemäß sind und deshalb neue Erklärungs- und Denkansätze gefunden werden müssen (Robson 2006, Schmid 2008). Dies ist z. B. im Bereich Hands-on-Techniken (Waddell 2004) und der Wirkungsweise von Schmerzmechanismen der Fall (Widmer 2008). Die genauen Wirkmechanismen manueller Interventionen sind aber auch weiterhin nicht geklärt, scheinen aber komplex und multisystemisch reflektorischer Natur zu sein, wie ein aktuelles Review zeigt (Keter et al. 2025).

Man kommt aber immer weiter weg von biomechanischen Erklärungsversuchen hin zur Symptommodifikation als größtes Potential manueller Interventionen (Lehman 2018). Symptommodifikation bedeutet, dass der Therapeut versucht, mittels manueller Interventionen oder auch durch Instruktion und Motivation zu Verhaltensänderungen des Patienten, die bestehenden Symptome zu verändern. So kann der Patient sehen, dass seine Beschwerden zumindest kurzfristig zu beeinflussen sind. MWMs und SNAGs haben nachgewiesenermaßen dieses Potential der schnellen Symptomveränderung und eignen sich so hervorragend als differentialdiagnostisches Werkzeug zur Differenzierung von möglichen Schmerzmechanismen (mechanisch vs. entzündlich) und ursächlichen Körperregionen.

Der Begriff Manuelle Therapie wurde mittlerweile durch den Begriff Muskuloskelettale Therapie ersetzt, um die weitaus nicht nur passive Implikation von manueller Therapie darzustellen. Muskuloskelettale Therapie beinhaltet neben passiven Komponenten natürlich immer auch die notwendige Aktivität und Training des Patienten sowie die Aufklärung der Patienten im Sinne eines patienten-zentrierten Selbst-Managements in einem bio-psycho-sozialen Rahmen, die für eine mittel- und langfristige Wirksamkeit der therapeutischen Intervention notwendig sind (Hutting 2025, Rhon und Deyle 2021). In diesem Therapieansatz spielt der Physiotherapeut als „Coach" eine wichtige Rolle, aber eben nicht die wichtigste. Dafür ist eine gute Patienten-Therapeuten-Allianz notwendig, bei der der Therapeut die Lebensumstände der Patienten kennen und einbeziehen muss und für die Unabhängigkeit des Patienten von passiven Interventionen und (Personen) Therapeuten sorgen sollte (Lewis 2025). In diesem Kontext wird auch die Notwendigkeit einer suffizienten Sprache in der Therapie zunehmend wichtiger, vor allem in der Vermeidung von Nozebo-Wörtern und -erklärungen (Moseley und Butler 2017, Stewart und Loftus 2018).

All diese Faktoren, die zum Paradigmenwechsel in der Manuellen bzw. Muskuloskelettalen Therapie beitragen, werden seit vielen Jahren durch zahlreiche Veröffentlichungen untermauert. Leider dauert es oft sehr lange, bis wissenschaftlich untermauerte Erkenntnisse in die tägliche Praxis am Patienten umgesetzt werden (Contopoulos-Ioannidis et al. 2008).

Dieses Wissen sollte sich natürlich auch in der Art widerspiegeln, wie Manuelle bzw. Muskuloskelettale Therapie unterrichtet wird. Auch hier werden leider immer noch zu häufig biomechanische und biomedizinische Erklärungsmodelle vermittelt (Kerry et al. 2024).

6.1.1 Zunehmende Aktivität des Patienten

Der Großteil der vorhandenen Evidenz für passive Hands-on-Techniken erweist sich als wissenschaftlich sehr dünn (Robson 2006), und die ausschließlich passive Behandlung (z. B. Patient in Bauchlage als passiver Therapieempfänger) bestimmter Patienten mit chronischen Rückenschmerzen gilt sogar als kontraindiziert (Waddell 2004). Therapiemodelle weg vom reinen Hands-on-Ansatz und hin zur Aufklärung und Aktivität des Patienten erweisen sich als effektiv (Moseley 2002). Die Eigenverantwortung des Patienten wird so gefördert und gestärkt.

Da Mobilisations with Movement (MWMs) an Extremitätengelenken und Sustained Natural Apophyseal Glides (SNAGs) an den Facettengelenken der Wirbelsäule die Aktivität des Patienten erfordern, werden sie dem Anspruch „Weg vom rein passiven Behandeln" gerecht.

6.1.2 Methoden wirken auch nicht-segmental

In Bezug auf mögliche wirkende Schmerzmechanismen gibt es in der Literatur Hinweise darauf, dass eine passive Mobilisation einen *nicht-segmentalbezogenen* Einfluss auf die Hypoalgesie im zentralen Nervensystem (ZNS) hat (Schmid 2008). Es scheint also zur Senkung der Schmerzen nicht so wichtig zu sein, ob man genau das steife oder schmerzhafte Wirbelsäulensegment oder periphere Gelenk behandelt, sondern man kann einen hypoalgetischen Effekt auch durch die Behandlung der Nachbarsegmente oder -gelenke erhalten. Der positive Einfluss von manuellen Techniken auf Schmerzen wird mittlerweile nicht mehr den mechanischen Wirkungen, sondern dem Input auf das schmerzmodulierende System zugeschrieben (Schmid 2013). An der Halswirbelsäule konnte diese Wirkung in Facettengelenken nachgewiesen werden, die bis zu drei Segmente neben dem betroffenen Segment lagen (Schomacher 2010). Passive akzessorische (translatorische) Zusatzbewegungen (passive accessory intervertebral movements – PAIVMs) sind ein Bestandteil von MWMs und SNAGs in Form von

- parallelem Gleiten, Rotation oder Traktion an Extremitätengelenken,
- Gleiten parallel zur Gelenkebene der Facettengelenke oder
- Separation der Facettengelenke der Wirbelsäule.

Diese akzessorischen Zusatzbewegungen müssen vom Therapeuten schmerzfrei appliziert werden können, in der Regel am betroffenen Segment. Falls an dem von segmentaler Dysfunktion betroffenen Wirbelsäulensegment diese Zusatzbewegung trotz erfolgter Anpassung der Dosis und Schubrichtung nicht schmerzfrei angewandt werden kann, ist nach Brian Mulligan die passive Mobilisation auch in einem Nachbarsegment oder sogar auf der kontralateralen Seite möglich. Falls die Technik dort schmerzfrei ausgeführt und die aktive Bewegung des Patienten dadurch ebenfalls schmerzfrei verbessert werden kann, wird die Behandlung an diesem Segment durchgeführt, auch wenn dieses nicht die primäre Stelle der Dysfunktion zu sein scheint. Die oben besprochene nichtsegmentale Zuordnung der Hypoalgesie könnte erklären, warum SNAGs und die dadurch resultierende Schmerzsenkung und Funktionsverbesserung auch funktionieren, wenn Therapeuten sie in Nachbarsegmenten anwenden.

6.2 Wirkmechanismen von Mobilisation with Movement

Brian Mulligans Konzept der MWMs und SNAGs hat die traditionelle passive (physiologische und translatorische) manuelle Mobilisation durch die Integration aktiver Bewegungen des Patienten weiterentwickelt. Brian Mulligan ist der Erste, der diese Idee in den klaren medizinisch-professionellen Rahmen eines Konzepts integriert und sich schon früh um eine wissenschaftliche Untermauerung dieser Techniken bemüht hat. Doch warum wirkt diese Kombination von passiver Mobilisation durch den Therapeuten und gleichzeitiger Aktivität des Patienten bei den MWMs und SNAGs? Nachfolgend sind die potenziellen Wirkmechanismen beschrieben, die natürlich nicht exklusiv auf MWMs und SNAGs anzuwenden sind.

6.2.1 Positionsfehler und „physiologisches Gelenk" beeinflussen

Mulligan gibt als Erklärung für die Wirksamkeit von MWMs und SNAGs das Vorhandensein eines beispielsweise durch ein Trauma oder Fehlhaltungen verursachten Positionsfehlers (positional fault) im Gelenk an. Diese Fehlstellung der beiden Gelenkpartner hat nichts mit der chirotherapeutischen Hypothese eines luxierten oder subluxierten („ausgerenkten") Wirbels oder Gelenkes zu tun, sondern spielt sich eher im Mikrobereich ab, was einen röntgenologischen Beweis oft schwierig macht. Neben der gestörten Beweglichkeit im Gelenk können durch diesen Positionsfehler auch bewegungsabhängige Schmerzen verursacht werden, und das gelenkumgebende Gewebe wie Muskeln, Faszien, Kapselstrukturen und Nerven (in der Summe aller Strukturen auch als „physiologisches Gelenk" bezeichnet) kann negativ beeinflusst werden, was wiederum zu einer Störung der Gelenkmechanik führen kann. An einigen Gelenken wie dem Tibio-Fibulargelenk (Hubbard 2008, Hubbard 2006), am Daumensattelgelenk (Hsieh 2002) und am Radiuskopf (Malo-Urriés 2014) konnte ein Positionsfehler mit bildgebenden Verfahren nachgewiesen werden. MWMs und SNAGs sollen diesen Positionsfehler beheben und damit auch das beteiligte umliegende Gewebe mit dem Ziel einer schmerzfreien Funktionsverbesserung positiv beeinflussen. Soweit Brian Mulligans initialer Erklärungsansatz für seine Techniken. Als zeitgemäßes Weiterentwicklung dieser sehr mechanischen Sichtweise können neuere Veröffentlichen wie von Dalal et al. angesehen werden. In ihrer Veröffentlichung von 2023 beschreiben sie den „dynamischen positional fault" im Sinne einer sich während Bewegung verändernden Rotationsachse, welche im Kontrast zu einem statischen Positionsfehler steht. Bei der Ausführung von MWMs kann man sich dieser Hypothese einer sich bei Bewegung dynamisch verändernden Rotationsachse und deren positiver Beeinflussung während der aktiven Bewegung des Patienten als Erklärungsmodell bedienen. Neben diesem eher biomechanischen Erklärungsmodell scheinen aber während der Anwendung von MWMs und SNAGs auch positive Effekte auf anderen Ebenen abzulaufen, die die Wirksamkeit dieser Techniken ebenfalls erklären könnten.

6.2.2 Motorisches und sympathisches Nervensystem beeinflussen

(Vicenzino (2007)) geben in ihrer Arbeit einen Überblick zur vorhandenen Evidenz der möglichen Wirkungsweisen im Mulligan-Konzept. Die in der Literatur vorherrschende Erklärung für die klinisch zu beobachtende schnelle Schmerzsenkung durch MWMs scheint die mechanische Behebung des Positionsfehlers im betroffenen Gelenk zu sein. Studien, die sich mit der Erklärung der hypoalgetischen Wirkung der Mulligan-Techniken beschäftigen, liefern die Evidenz dafür, dass der schmerzsenkende Effekt der Techniken eher nicht-opoid ist und auf komplexen Ebenen wie denen des motorischen und sympathischen Nervensystems wirkt. Moulson (2006) haben gezeigt, dass SNAGs an der HWS von asymptomatischen Personen einen erregenden Effekt auf die sympathische Aktivität haben. Klinisch gesehen sind diese Erkenntnisse sehr relevant, da eine Erregung des sympathischen Nervensystems mit einer Schmerzsenkung einhergeht (Kingston 2014).

6.2.3 Angstvermeidungsverhalten und Chronifizierungen reduzieren

Es ist bekannt, dass die Entwicklung eines sogenannten Angstvermeidungsverhaltens (Fear-Avoidance Behaviour) bei Patienten mit Rückenschmerzen häufig ein psychosozialer Risikofaktor („yellow flag“) und der wesentliche kognitive Faktor für eine Chronifizierung akuter Schmerzen ist. Dieses Verhalten beinhaltet das Vermeiden von Bewegungen bis hin zu sozialem Rückzug und der Angst vor der Ausführung alltäglicher und beruflicher Aktivitäten (Hill 1998, Keller-Eberle 2008). Die Erkenntnisse über die Rolle des Angstvermeidungsverhaltens bei Patienten mit Rückenschmerzen können aber auch auf Patienten mit anderen Beschwerdebildern übertragen werden. Um einer Chronifizierung vorzubeugen, ist es für Therapeuten entscheidend, Patienten mit diesem Risikofaktor schon im akuten Stadium zu erkennen und adäquat zu behandeln. Bei nicht geeigneter Therapie kann ein sogenanntes maladaptives Verhalten entstehen bzw. erhalten bleiben, das heißt, Schmerz und Vermeidungsverhalten bleiben bestehen. Ziel der Therapie von Patienten, die den Risikofaktor Angstvermeidungsverhalten zeigen, muss es sein, ein adaptives Verhalten zu entwickeln sowie die Angst und das Vermeidungsverhalten zu verringern (Moog 2013).

Das Anwenden von MWMs und SNAGs im Akutstadium hat, falls indiziert, das klinische Potenzial der schnellen Schmerzsenkung, wodurch eine rasche stufenweise Belastungssteigerung des Patienten ermöglicht wird, die das Risiko einer Chronifizierung verringert und der Reha-Verlauf beschleunigt.

6.2.4 Kortikale Reorganisation fördern

Das zentrale Nervensystem und vor allem der primär sensorische und motorische Kortex sind bis ins hohe Alter sehr anpassungsfähig in Bezug auf Reize. Man spricht in diesem Zusammenhang auch von einer Neuroplastizität dieser Strukturen und Gehirnareale. Die Folgen von Verletzungen, Schmerzen und Nichtbenutzung eines Körperteils (beispielsweise in Folge eines Angstvermeidungsverhaltens) können dazu führen, dass die Organisation des Kortex stark verändert wird. Das heißt, bestimmte Gehirnareale oder dort repräsentierte Körperteile können weniger repräsentiert („geschrumpft“) oder vergrößert repräsentiert sein, oder die Grenzen verschiedener Areale können verwischen. Bei chronischen Patienten kann die Organisation des primär sensorischen Kortex (auch „S 1“ oder „Homunkulus“[1] genannt) verändert sein, was an sich schon Schmerzen verursachen kann (Wand 2011, Apkarian 2009). Diese Veränderungen sind mit modernen apparativen Untersuchungsmethoden wie beispielsweise der funktionellen Magnetresonanztomografie (fMRT) nachzuweisen.

Man weiß aber auch, dass die Neuroplastizität des Gehirns und des ZNS durch Therapie positiv zu beeinflussen ist. Wird beispielsweise erreicht, die normale Organisation (Repräsentation) im primär sensorischen Kortex durch das Wiederausführen bestimmter Bewegungen wiederherzustellen, so verschwindet der Schmerz gewöhnlich (Moseley 2006). Wird durch die Anwendung von MWMs und SNAGs frühzeitig eine Schmerzfreiheit im Therapieverlauf erreicht, kann durch die Normalisierung von vorher nicht oder vermindert ausgeführten Bewegungen die kortikale Organisation wiederhergestellt werden. Schmerzfreiheit und Funktionsverbesserung der MWMs und SNAGs haben so eine positive neurophysiologische Auswirkung auf kortikaler Ebene. Durch die schmerzfreie Wiedererlangung der Funktion erfolgt also eine positive Reorganisation des Kortex, das sogenannte „cortical mapping“ wird positiv beeinflusst. Rein passive Stimulation scheint für diese kortikale Reorganisation nicht ausreichend zu sein und ist somit nicht sinnvoll bei chronischen Patienten mit veränderter Organisation des Kortex (Jenkins 1990). MWMs und SNAGs scheinen also durch die Integration der Aktivität des Patienten ein großes Potenzial für die positive kortikale Reorganisation bei

[1] Man spricht von einem sensorischen und einem motorischen Homunkulus.

chronischen Schmerzpatienten zu haben. Jede schmerzfreie Bewegung hat aber auch auf psychischer Ebene einen hohen positiven Wert für den Patienten.

MWMs und SNAGs vereinen klassische passive manuelle Mobilisation und Aktivität des Patienten und nutzen dadurch das Potenzial beider Behandlungsformen. Moderne apparative Untersuchungsmethoden wie funktionelle MRTs liefern Informationen über Gehirnaktivitäten bei verschiedenen Aktivitäten des Menschen, Zusammenhängen und Bedingungen. In sogenannten „Brain mapping"-Studien wurde die unterschiedliche Aktivität durch das Darstellen des Blutflusses im Gehirn bei aktiven und passiven Bewegungen verglichen. Während die erste Studie auf diesem Gebiet noch relativ gleiche Aktivitäten bei aktiven und passiven Bewegungen zeigte Weiller (1996), liefern andere Untersuchungen Hinweise auf deutliche Unterschiede zwischen aktiven und passiven Fingerbewegungen (Mima 1999). Forschungsbedarf besteht dagegen für den Zusammenhang zwischen der Gehirnaktivität und MWMs bzw. SNAGs mittels fMRT-Studien. Sollte dabei eine vermehrte bzw. andere Aktivität im Gehirn (vor allem im primär sensorischen und motorischen Kortex) zu dokumentieren sein als bei rein aktiven und passiven Bewegungen, so könnte das weitere Hinweise auf zentrale Wirkungen der Mulligan-Techniken zusätzlich zu der eher mechanischen Hypothese des Positionsfehlers im Gelenk liefern. Vielleicht könnte dadurch auch die oft schnellere und länger anhaltende Wirkung von MWMs und SNAGs erklärt werden, die sich bisher nur auf klinische Beweise stützt.

Die von Mulligan geforderte Schmerzfreiheit während der Durchführung der Techniken und als therapeutisches Ziel nach ihrer Anwendung bringt neben den positiven mechanischen Effekten durch die Behebung des Positionsfehlers im Gelenk also scheinbar auch Vorteile auf neurophysiologischer Ebene. Eine früh erreichte Schmerzfreiheit durch die Therapie beschleunigt aber auch den Reha-Verlauf und dadurch die Genesung des Patienten, was wiederum die Motivation und Compliance des Patienten im weiteren Reha-Programm fördert (Vicenzino 2003). Es sei darauf hingewiesen, dass positive neurophysiologische Effekte natürlich nicht ausschließlich Mulligan-Techniken zuzuschreiben sind, sondern auf eine Vielzahl physiotherapeutischer Ansätze und Konzepte zutreffen.

6.2.5 Vor der Therapie informieren, Erwartungen und endogene Mechanismen wecken

Es gibt Hinweise darauf, dass die Erwartung des Patienten an die jeweilige Therapieform den schmerzsenkenden Erfolg einer Behandlung beeinflusst. Wird der Patient vor der Therapie darüber aufgeklärt, dass die folgende Technik einen schmerzsenkenden Effekt hat, so tritt eine Hypoalgesie eher auf als bei einer neutralen oder gar negativen Aussage über die schmerzsenkende Wirkung der eingesetzten Technik (Bialosky 2008).

Brian Mulligan erwartet in der täglichen Praxis mit MWMs und SNAGs mindestens „one miracle a day", also mindestens einen unerwarteten Therapieerfolg pro Tag, der durch klassische Manuelle Therapie oder andere Behandlungsformen nicht zu erreichen ist. Mulligan selbst ist natürlich als Entwickler dieser Techniken von deren Wirkung überzeugt. Er ist der Meinung, dass man den Patienten vor der Behandlung über das positive Potenzial dieser schmerzfreien Techniken aufklären sollte (bei bestimmten Patienten könnte das erreicht werden durch den Hinweis auf die vorhandene Evidenz in Form von Studien). Dadurch kann beim Patienten eine positive Erwartungshaltung geweckt werden, die, wie bereits beschrieben, eine vergrößerte hypoalgetische Wirkung hervorrufen kann. Neben der bewussten Nutzung des allgemeinen Plazeboeffekts könnten so die Erfolgsaussichten einer bestimmten Therapieform auf endogener Ebene beim Patienten verbessert werden. Diese endogenen Effekte beschränken sich natürlich nicht nur auf Techniken aus dem Mulligan-Konzept. Da MWMs und SNAGs aber nur dann indiziert sind, wenn sie schmerzfrei anzuwenden sind und eine sofortige Verbesserung der Symptomatik oder des funktionellen Problems erzielen, können Therapeuten die vorher mit den Patienten besprochene positive hypoalgesierende Wirkung der Mulligan-Techniken (verglichen mit anderen Maßnahmen) wahrscheinlich besser erreichen. Das setzt natürlich voraus, dass die Therapeuten die Indikation für MWMs und SNAGs bei jedem Patienten individuell richtig abschätzen. Bei primär entzündlichen Prozessen als Ursache der Beschwerden werden die Techniken nicht schmerzfrei anzuwenden sein, sodass Therapeuten an diesem Tag auf andere physiotherapeutische Interventionen zurückgreifen müssen.

6.2.6 Aktive und passive Mobilisationen kombinieren

Obwohl viele Erklärungsmodelle noch als hypothetisch anzusehen sind und die vorhandene Evidenz nur zu initialen Erklärungen der Wirkungsweisen von MWMs und SNAGs dient, zeigt sich doch klinisch gesehen das große Potenzial der Kombination aktiver und passiver Bewegung in der Therapie muskuloskeletaler Patienten. Das Mulligan-Konzept ist im Vergleich zu anderen Konzepten in der Manuellen Therapie ein junges Konzept, das sich aber seit Beginn stetig dafür einsetzt, die klinischen Beweise für die Wirksamkeit mittels qualitativ guter Studien zu untermauern. Interessanterweise zeigen sich MWMs und SNAGs in Studien mit asymptomatischen Probanden oder experimentell erzeugten Schmerzen als nicht wirksam, was den Schluss zulässt, dass zentrale Schmerzmechanismen zur erfolgreichen Anwendung der Techniken vorhanden sein müssen. Brian Mulligan betonte beispielsweise schon immer, dass SNAGs in der Lendenwirbelsäule bei asymptomatischen Personen nicht effektiv sind.

Durch die Aktivität ist der Patient in die Therapie integriert im Gegensatz zur Rolle des passiven Therapieempfängers bei rein passiver Mobilisation. Das soll aber nicht heißen, dass rein passive Mobilisation nicht mehr anwendbar ist. Liegt jedoch ein Aktivitätsproblem beim Patienten vor, z. B. aufgrund einer schmerzhaft eingeschränkten Elevation im Schultergelenk, so sollte die Therapie, wenn es der Patient und die Indikationen zulassen, auch aktive Komponenten enthalten. MWMs und SNAGs eignen sich dazu sehr gut, da sie den Patienten direkt im funktionellen Kontext seines Problems behandeln und diese Kombination nebenbei auch oft zeitlich effektiv ist. Kann der Patient während der Therapie sehen und spüren, dass er beispielsweise den Arm durch MWMs schmerzfrei heben kann und „lernt" er dadurch, den Arm schmerzfrei zu bewegen, so ist das von enormer funktioneller Bedeutung für den Patienten (Robson 2006).

Zusammenfassend bleibt festzustellen, dass MWMs und SNAGs durch ihre Wirkungsweisen auf verschiedenen Ebenen (▶ Abb. 6.1) viele der Anforderungen an ein modernes Therapiekonzept erfüllen, die beim geforderten Paradigmenwechsel in der Manuellen Therapie (siehe Kap. 6.1) beschrieben sind.

Die Wirkungsweisen von Squeeze, PRPs und NAGs/Reverse NAGs sind kaum untersucht. Bei der Squeeze-Technik nimmt Brian Mulligan an, dass man eine Verschiebung (Derangement) des Meniskus („Bulging") positiv beeinflussen kann. Bei den PRPs geht man davon aus, dass Mechanismen der „Gate control"-Theorie zur Erklärung der Wirkung dienen könnten. NAGs und Reverse NAGs wirken über passive oszillierende Bewegungen. Diese stimulieren spinale Reflexe und sympathikotone Erregung, welche die Schmerzmodulation beeinflussen (Kingston 2014).

Diese Erklärungsversuche entbehren aber noch weitgehend wissenschaftlicher Untermauerung und sind zu diesem Zeitpunkt rein hypothetisch anzusehen. Als weiterführende Literatur zu den Wirkmechanismen von Mobilisation with Movement sei auf Vicenzino (2011) verwiesen.

6.3 MWM im Rahmen der ICF

Die Weltgesundheitsorganisation WHO entwickelte seit 1980 verschiedene Klassifikationen. Ihr ursprüngliches Ziel war, ein einheitliches Ordnungssystem zur Codierung und Beurteilung von Krankheit und Gesundheit einzuführen. Angefangen mit der International Classification of Diseases (ICD) über die International Classification of Impairment, Disability and Handicap (ICIDH) gibt es seit 2001 die International Classification of Functioning, Disability and Health (ICF), in der zusätzlich zu den ersten Modellen auch die für eine umfassende Beschreibung der Gesundheit wichtigen biopsychosozialen Komponenten enthalten sind. Die ICF ist ein Konzept der funktionalen Gesundheit und spiegelt einen biopsychosozialen und somit umfassenden Ansatz der Gesundheit wider. Neben den Komponenten Körperstrukturen, Körperfunktionen und Aktivitäten beinhaltet die ICF auch den wichtigen Faktor der Teilhabe (Partizipation) des Menschen, also die soziale Einbindung des Individuums im Alltag. Auch die zur Gesundheitsbildung und -erhaltung wichtigen Faktoren Umwelt und personbezogene Faktoren des Individuums werden in der ICF berücksichtigt. Ein Mensch ist nach der ICF also funktional gesund, wenn in allen genannten Bereichen keine Beeinträchtigungen vorliegen (WHO 2014). Im klinischen Alltag kann die ICF zur Untersuchung und Einschätzung des funktionellen Status des Patienten, zur Bestimmung von Therapiezielen, zur Therapieplanung und -überwachung sowie zur Ergebnismessung in der Therapie genutzt werden (WHO 2014). Die verschiedenen biopsychosozialen Komponenten der ICF fasst ▶ Abb. 6.2 zusammen. Für eine ausführliche Beschreibung der ICF und der anderen Klassifikationen sei auf die entsprechende Fachliteratur verwiesen.

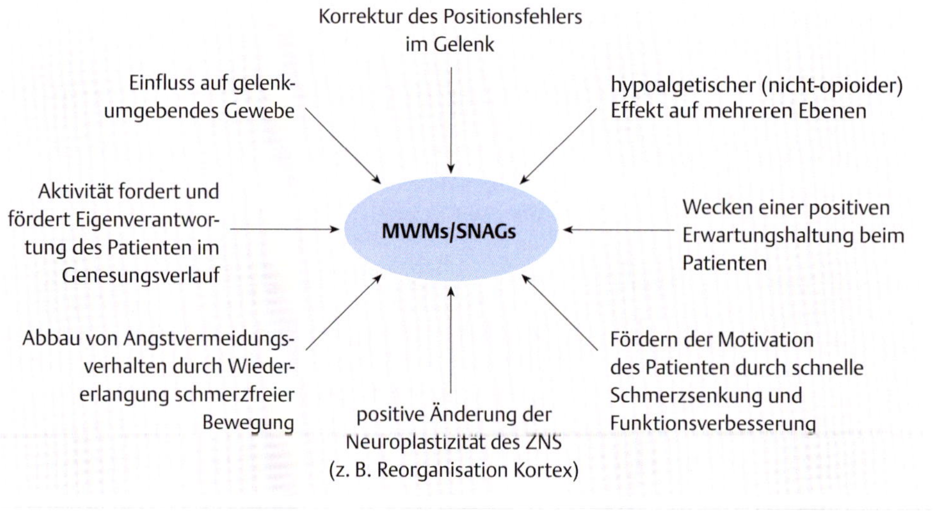

Abb. 6.1 Mögliche Wirkmechanismen von MWMs und SNAGs. (Beyerlein, Therapiekonzepte in der Physiotherapie Mulligan, Stuttgart: Thieme; 2009)

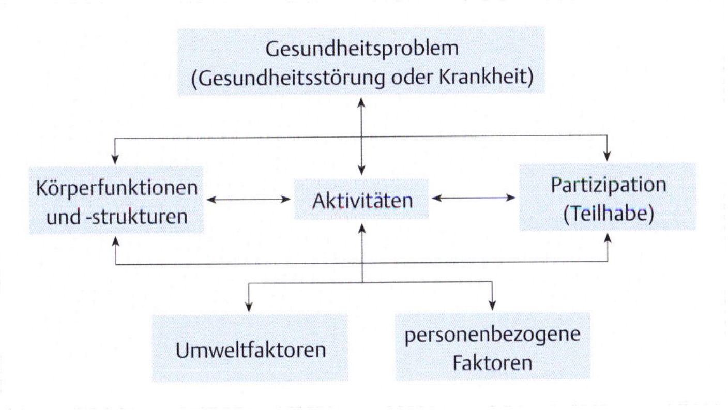

Abb. 6.2 Das biopsychosoziale Modell der Komponenten der ICF und ihre wechselseitigen Beziehungen (WHO 2005). (Beyerlein, Therapiekonzepte in der Physiotherapie Mulligan, Stuttgart: Thieme; 2009)

Tab. 6.1 Potenzielle Wirkmechanismen von MWMs und SNAGs im Kontext der ICF

ICF-Komponenten	Potenzielle direkte Wirkungsweisen MWMs/SNAGs
Körperfunktionen und -strukturen	• Korrektur des Positionsfehlers im Gelenk verbessert die anatomischen und physiologischen Verhältnisse der involvierten Strukturen • Positiver Einfluss auch auf gelenkumgebende Gewebe (z. B. Veränderung der muskulären Zugrichtung) • Positive Änderung der Neuroplastizität des ZNS • Funktionelle Aktivität des Patienten ist fester Bestandteil der Techniken und fördert Integration des Patienten in den Heilungsverlauf • Positive Erwartungshaltung des Patienten über die zu erwartenden Effekte der MWMs und SNAGs • Motivation des Patienten durch schnelle Erfolge bei Schmerzsenkung und Funktionsverbesserung
Aktivitäten	• Funktioneller und alltagsbezogener Ansatz der Techniken fördert den funktionellen Status des Patienten, z. B. das Üben in Positionen mit Belastung wie Sitzen oder Stehen • Fördern der Eigenverantwortung des Patienten mittels Heimprogramm
	Potenzielle indirekte Wirkungsweisen MWMs/SNAGs
Partizipation (Teilhabe)	• Angstvermeidungsverhalten reduziert durch Wiedererlangung schmerzfreier Funktion • Verbesserte Funktionalität erhöht die Integration in das soziale Umfeld des Patienten • Alltagsbezogene Aktivität fördert Transfer des Therapieergebnisses in das persönliche soziale Umfeld des Patienten durch Verbesserung von Aufgaben und Handlungen

Unter Kap. 6.2 wurde bereits beschrieben, dass die potenziellen Wirkmechanismen von MWMs und SNAGs auf verschiedenen Ebenen des Patienten ansetzen. Wie sich diese möglichen Wirkmechanismen der Mulligan-Techniken auf die Komponenten Körperfunktionen/-strukturen und Aktivitäten/Partizipation der ICF übertragen lassen, stellt ▶ Tab. 6.1dar. Zusammenfassend lässt sich feststellen, dass der aktive, funktionelle und schmerzfreie Ansatz von MWMs und SNAGs die genannten Komponenten der ICF direkt oder indirekt beeinflusst und somit weitestgehend die Vorgaben der ICF an ein biopsychosoziales Therapiemodell erfüllt. Dabei werden die Ebenen Körperfunktionen und -strukturen direkt und gezielt beeinflusst. Auch die Aktivitäten sind direkt in die Therapie integriert, da die Techniken nach Möglichkeit in den mit Schmerzen verbundenen Positionen ausgeführt werden, z. B. im Sitzen oder Stehen. Auf der Ebene der Partizipation finden zwar keine direkten therapeutischen Interventionen statt, da die Therapie nach dem Mulligan-Konzept jedoch z. B. das Angstvermeidungsverhalten reduziert, wird die Partizipation indirekt gefördert. Die Gefahr des sozialen Rückzugs verringert sich.

6.4 Rolle des Mulligan-Konzepts in der Prävention

Wie schon in Kapitel 2 erwähnt hat das Heimprogramm einen hohen Stellenwert im Mulligan-Konzept. Brian Mulligan betont, dass suffiziente Eigenübungen in Form von Self-MWMs, Self-SNAGs oder Self-PRPs das Ziel haben, die in der Therapie erreichten Verbesserungen in Funktion und/oder Schmerz zwischen den Behandlungssitzungen und darüber hinaus zu erhalten. Voraussetzung ist, dass der Patient die Grundprinzipien von Schmerzfreiheit während (Ausnahme PRPs, bei denen ein dosierter Schmerzreiz zur Therapie genutzt wird) und nach der Eigenübung sowie die sofortige Verbesserung der Funktion beachtet (Mulligan 2006). Nicht nur in Zeiten immer weiter zunehmender Einsparungen im Gesundheitswesen und dadurch bedingt sinkender Verordnungen für Physiotherapie, sondern auch in aktuellen Therapieempfehlungen nehmen Eigenübungen im Patientenmanagement einen entscheidenden Platz ein. Wie schon unter Kap. 6.1 beschrieben, ist eine rein auf passive Maßnahmen abgestimmte Therapie vor allem bei chronischen Patienten und den dabei auftretenden zentralen Phänomenen nicht ausreichend. Neben der Einbeziehung biopsychosozialer Aspekte in den Prozess des Clinical Reasoning, neurobiologischen Erklärungen zum Mechanismus des Problems sowie der Vermittlung von Coping-Strategien haben suffiziente Eigenübungen das Potenzial, einen Rollenwechsel zu bewirken. Aus dem Therapieempfänger wird ein Handelnder (Akteur), der seine Problematik selbst beeinflussen kann und Verantwortung für seine Gesundheit übernimmt. Der Patient ist in das Management seines Problems integriert, seine Selbstwirksamkeit nimmt zu, einem möglichen Angstvermeidungsverhalten (siehe Kap. 6.2) wird entgegengewirkt (Robson 2006).

Indikationen, die ein Heimprogramm nötig machen, sind

- die bereits beschriebene Erhaltung der durch die Therapie erreichten Verbesserung,
- das Vermeiden von Rezidiven,
- das Vorhandensein multipler Zeichen und Symptome,
- oder aber Patienten, bei denen Zeichen vorhanden sind, die noch nicht zu Symptomen geführt haben.

Sluijs (1993) haben in einer Studie die entscheidenden Punkte für eine gute Compliance des Patienten und die davon abhängige Effektivität von Eigenübungen beschrieben. Im Rahmen dieser Studie wurden Patienten befragt, welche Faktoren zu einer schlechten Compliance, also Nichtanwendung der Heimübungen führten. Die Patienten gaben an, dass sie oft keine Zeit und wenig Motivation für Übungen hätten oder das Programm zu lang bzw. kompliziert und nicht alltagstauglich sei. Auch das Auftreten von Schmerzen oder das Ausbleiben eines Therapieerfolges durch das Selbstprogramm führen oft zu einem Abbruch der Selbstbehandlung. Daraus folgerten die Autoren der Studie, dass ein *suffizientes Heimprogramm* folgende Faktoren beinhalten sollte:

- es muss kurz (wenige Übungen) sein,
- einfach und ohne große Hilfsmittel durchzuführen sein und
- Symptome oder Zeichen positiv beeinflussen können.

Weitere Faktoren sind:

- Der Patient kann den Sinn der Selbstbehandlung nachvollziehen.
- Die Maßnahmen müssen logisch in den Therapieverlauf eingepasst werden.

Bei Beachtung dieser Faktoren kann die Compliance des Patienten positiv beeinflusst werden. Smith (2005) zeigten in einer Studie mit älteren Krankenhauspatienten (65–95 Jahre), dass eine einmalige Instruktion eines einfachen Heimprogramms (3 Übungen zur Kräftigung der unteren Extremität) nicht ausreicht, d. h., die Übungen wurden einige Tage später nicht mehr korrekt ausgeführt und zwar unabhängig davon, ob die Patienten zusätzlich zur Instruktion ein Merkblatt mit der Übungsbeschreibung bekamen.

Die Selbstbehandlung im Mulligan-Konzept beinhaltet diese Faktoren und schafft dadurch die Voraussetzungen für eine gute Compliance und Adhärenz des Patienten (Mulligan 2010, Mulligan 2006):

- Das Heimprogramm richtet sich nach den Grundprinzipien des Mulligan-Konzepts: Schmerzfreiheit (Ausnahme: PRPs), sofortige Verbesserung der Symptome oder Zeichen und Funktionalität der Übungen.
- Die Selbstbehandlung wird nur aus den in der Therapie erfolgreich eingesetzten Techniken abgeleitet, womit die positive Wirkung im Sinne einer Änderung von Schmerzen oder Funktionsstörungen des Heimprogramms gewährleistet werden soll.
- Der Patient kann weitestgehend alle Heimübungen durch den Einsatz der eigenen Hände ohne oder mit einfachen Hilfsmitteln (Handtuch, Koffergurt, Gürtel oder Tape) durchführen. Die Übungen sind dadurch einfach in den Alltag zu integrieren.
- Die Übungen sind kurz, wobei sich die Wiederholungs- und Serienzahl nach dem Stand der Therapie und der jeweils angewandten Dosis richtet (z. B. 3 × 10 Wiederholungen einer Bewegung wie Knie-Flexion), was ebenfalls die Praktikabilität im Alltag sicherstellt.
- Eine genaue Erklärung der hypothetischen Funktionsstörung (z. B. positional fault) als mögliche Ursache der Beschwerden sowie der mechanischen Wirkung des Heimprogramms, beides wenn möglich mit Hilfe von anatomischen Modellen, soll den Patienten über den Sinn der einzelnen Übungen aufklären und dadurch aktiv in den Therapieverlauf einbeziehen.
- Die Instruktion der Heimübungen erfolgt nicht erst in der letzten Therapiesitzung, sondern sobald sich eine Behandlungstechnik in der Praxis als erfolgreich erwiesen hat und eine latente (verzögerte negative) Reaktion ausbleibt. Im Laufe der folgenden Therapiesitzungen werden die Übungen wiederholt und gegebenenfalls korrigiert.

6.5 MWM und SNAG im Vergleich zu anderen Techniken

Erste Studien zum Vergleich von SNAGs und passiven manuellen Behandlungsstrategien zeigen einen Vorteil zugunsten von Brian Mulligans Techniken bei der Verbesserung der HWS-Beweglichkeit bei Patienten mit zervikogenem Schwindel (Reid 2014 b). Bei anderen Parametern zeigte sich kein signifikanter Unterschied bei diesen Patienten oder Nackenschmerzen (Reid 2014 a, Pérez 2014). Es zeigt sich aber, dass SNAGs und passive Mobilisationen ähnliche Wirkungen wie Manipulationen mit Impuls haben (Pérez 2014, Moulson 2006). Daher scheint der Einsatz der vieldiskutierten (rotatorischen) HWS-Manipulationen in der Therapie von Nackenschmerzen nicht notwendig. Bei Untersuchungen zum Vergleich einzelner Techniken innerhalb der Manuellen Therapie ist das korrekte Ausführen der Techniken unabdingbar. Dies ist leider nicht immer gewährleistet und könnte das Ergebnis dieser Studien beeinflussen (Pérez 2014).

Ob vergleichende Studien innerhalb der Manuellen Therapie und Physiotherapie sinnvoll sind, kann diskutiert werden. Vor allem zum jetzigen Zeitpunkt, wenn es darum geht, die Physiotherapie im Gesundheitswesen gegenüber anderen medizinischen Disziplinen gut zu platzieren oder gar behaupten zu müssen.

Zusammenfassung ✓

In der Manuellen Therapie vollzieht sich ein Paradigmenwechsel: Techniken können nicht nur segmental wirken, sondern auch segmentübergreifend; Patienten sollen nicht nur rein passiv behandelt werden, sondern aktiv beteiligt sein.

Potenziale des Mulligan-Konzepts sind: die schnelle Schmerzsenkung durch das Beheben des Positionsfehlers, das positive Beeinflussen der gelenkumgebenden Strukturen und des sympathischen Nervensystems (Wirkung der MWMs, SNAGs). Die Schmerzsenkung beugt dem Angstvermeidungsverhalten, Chronifizierungen und sozialer Isolation vor oder reduziert diese. Frühzeitig eingesetzt verhindert die Schmerzreduzierung den „Umbau" kortikaler Repräsentationen oder fördert bei Patienten mit chronischen Schmerzen die kortikale Reorganisation. Die zügige Schmerzreduzierung beschleunigt den Reha-Verlauf. Vorabinformationen über die Wirksamkeit der Techniken wecken die Erwartungshaltung und regen die Selbstheilungskräfte an. Aufgrund der Kombination der aktiven und passiven Mobilisation ist der Patient aktiv an der Therapie beteiligt, steigt seine Selbstwirksamkeit, können therapeutische Fortschritte gefestigt werden. Die teilweise bereits nachgewiesenen positiven Effekte des Heimprogramms (Self-MWMs, Self-SNAGs) des Mulligan-Konzepts zielen in die gleiche Richtung.

Das Konzept spiegelt den Paradigmenwechsels in der Manuellen Therapie wider. Es bezieht ein modernes Verständnis von Krankheit und Gesundheit, insbesondere das der ICF, mit ein.

Literatur

Apkarian AV, Baliki MN, Geha PY. Towards a theory of chronic pain. Progress in Neurobiology. 2009; 87 (2): 81–97

Bialosky J, Bishop M, Robinson M, Barabas J, George S. The influence of expectation on spinal manipulation induced hypoalgesia: An experimental study in normal subjects. BMC Musculoskeletal Disorders. 2008; 9:19

Contopoulos-Ioannidis D, Alexiou G, Gouvias T, Ioannidis J. Life Cycle of Translational Research for Medical Interventions. Science. 2008; 321: 1298–1299

Dalal L, Heerings J, Massarelli E. Rethinking Mulligan: Concepts Based on the Current Available Literature. JOSPT Blog 2023, September 5

Hill P. Fear-avoidance theories. In: Gifford L, Hrsg. Topical issues in pain. Bd. 1. Falmouth: CNS Press; 1998

Hsieh C. Mulligan's mobilization with movement for the thumb: a single case report using magnetic resonance imaging to evaluate the positional fault hypothesis. Manual Therapy. 2002; 7 (1): 44–49

Hubbard T, Hertel J. Anterior positional fault of the fibula after sub-acute lateral ankle sprains. Manual Therapy. 2008; 13 (1): 63–67

Hubbard T, Hertel J, Sherbondy P. Fibular position in individuals with self-reported chronic ankle instability. Journal of Orthopaedic and Sports Physical Therapy. 2006; 36 (1): 3–9

Hutting N. From passive care to self-management support: A new era in manual and musculoskeletal physiotherapy (Editorial). Musculoskeletal Science and Practice. 2025; 78: 1–4

Jenkins W, Merzenich M, Ochs M, Allard T, Guic-Robles E. Functional reorganization of primary somatosensory cortex in adult owl monkeys after behaviourally controlled tactile stimulation. Journal of Neurophysiology. 1990; 63 (1): 82–104

Keller-Eberle C. Auswirkungen von Angstvermeidungsverhalten bei Rückenschmerzpatienten. Manuelle Therapie. 2008; 12 (2): 103–112

Kerry R, Young K, Evans D, Lee E, Georgopoulos V, Meakins A, McCarthy C, Cook C, Ridehalgh C, Vogel S, Banton A, Bergström C, Mazzieri A, Mourad F, Hutting N. A modern way to teach and practice manual Therapy. Chiropractic & Manual Therapies. 2024; 32: 17

Keter D, Bialosky J, Brochetti K, Courtney C, Funabashi M, Karas S, Learman S, Cook C. The mechanisms of manual therapy: A living review of systematic, narrative, and scoping reviews. PLoS ONE. 2025; 20 (3)

Kingston L, Claydon L, Tumilty S. The effects of spinal mobilizations on the sympathetic nervous system: A systematic review. Manual Therapy. 2014; 19 (4): 281–287

Lehman G. The Role and Value of Symptom-Modification Approaches in Musculoskeletal Practice. Journal of Orthopaedic and Sports Physical Therapy. 2018; 48 (6): 430-435

Lewis J. Treating musculoskeletal conditions with a bit of exercise and manual therapy: are you kidding me? It´s time for us to evolve again. Journal of Manual and Manipulative Therapy. 2025; 33 (3): 167–172

Malo-Urriés M, Hidalgo-García C, Bueno-Gracia E, Estébanez-de-Miguel E, Lucha-López O, Tricás-Moreno J. Clinical and ultrasonic evidence of a proximal positional fault of the radius. A case report. Manual Therapy. 2014; 19 (3): 264–269

Mima T, Sadato N, Yazawa S, Hanakawa T, Fukuyama H, Yonekura Y, Shibasaki H. Brain structures related to active and passive finger movements in man. Brain. 1999; 122 (10): 1989–1997

Moog M. Yellow Flags – und dann? Manuelle Therapie. 2013; 17 (4): 168–172

Moulson A, Watson T. A preliminary investigation into the relationship between cervical SNAGs and sympathetic nervous system activity in the upper limbs of an asymptomatic population. Manual Therapy. 2006; 11 (3): 214–224

Moseley L. Combined physiotherapy and education is efficacious for chronic low back pain. A randomised controlled trial. Australian Journal of Physiotherapy. 2002; 48: 297–302

Moseley L. Making Sense of "S 1 mania"' Are things really that simple? In: Gifford L, Hrsg. Topical issues in pain. Bd. 5. Falmouth: CNS Press; 2006

Moseley L, Butler, D. Explain Pain Supercharged. Adelaide: Noigroup Publications; 2017

Mulligan B. Manual Therapy: "NAGs", "SNAGs", MWMs" etc. 7. Auflage. Wellington: Plane View Services; 2019

Mulligan B. Self Treatments for Back, Neck and Limbs. 2., überarbeitete Auflage. Wellington: Plane View Services; 2006

Pérez H, Perez J, Martinez A, La Touche R, Lerma-Lara S, Gonzalez N, Perez H, Bishop M, Fernández-Camero J. Is one better than another?: A randomized clinical trial of manual therapy for patients with chronic neck pain. Manual Therapy. 2014; 19 (3): 215–221

Reid S, Rivett D, Katekar M, Callister R. Comparison of Mulligan sustained natural apophyseal glides and Maitland mobilizations for treatment of cervicogenic dizziness: A randomized controlled trial. Physical Therapy. 2014 a; 94 (4): 466–476

Reid S, Callister R, Katekar M, Rivett D. Effects of cervical spine manual therapy on range of motion, head repositioning, and balance in participants with cervicogenic dizziness: A randomized controlled trial. Arch Phys Med Rehabil 2014 b; 95(9): 1603–1612

6

Robson S, Gifford L. Manual Therapy in the 21st Century. In: Gifford L, Hrsg. Topical issues in pain. Bd. 5. Falmouth: CNS Press; 2006

Rhon D, Deyle G. Manual Therapy: Always a Passive Treatment? Journal of Orthopaedic and Sports Physical Therapy. 2021; 51 (10): 474-477

Schmid A. Wie beeinflusst Manuelle Therapie den Schmerz? Manuelle Therapie. 2013; 17 (4): 162–167

Schmid A, Brunner F, Wright T, Bachmann L. Paradigm shift in manual therapy? Evidence for a central nervous system component in the response to passive cervical joint mobilisation. Manual Therapy. 2008; 13 (5): 387–396

Schomacher J. (2010). Wirkung einer schmerzlindernden analgetischen Mobilisationstechnik bei Anwendung auf symptomatische oder asymptomatische HWS-Segmente bei Patienten mit Nackenschmerzen – Randomisierte, kontrollierte Studie. Manuelle Therapie. 14 (2): 60–67

Sluijs E, Kok G, van der Zee J. Correlates of Exercise Compliance in Physical Therapy. Physical Therapy. 1993; 73 (11): 171–182

Smith J, Lewis J, Prichard D. Physiotherapy exercise programmes: Are instructional exercise sheets effective? Physiotherapy Theory and Practice. 2005; 21 (2): 93–102

Stewart M. Loftus S. Sticks and Stones: The Impact of Language in Musculoskeletal Rehabilitation. 2018: Journal of Orthopaedic and Sports Physical Therapy. 2018; 48 (7): 519–522

Vicenzino B, Hing W, Rivett D, Hall T. Mobilisation with movement – The art and the science. Edinburgh: Churchill Livingstone; 2011

Vicenzino B, Paungmali A, Teys P. Mulligan's mobilization-with-movement, positional faults and pain relief: Current concepts from a critical review of literature. Manual Therapy. 2007; 12 (2): 98–108

Vicenzino B. Lateral epicondylalgia: a musculoskeletal physiotherapy perspective. Manual Therapy. 2003; 8 (2): 66–79

Wand B, Parkitny L, O'Connell N, Luomajoki H, McAuley J, Thacker M, Moseley L. Cortical changes in chronic low back pain: Current state of the art and implications for clinical practice. Manual Therapy. 2011; 16 (1): 15–20

Waddell G. The Back Pain Revolution. 2. Aufl. Edinburgh: Churchill Livingstone; 2004

Weiller C, Jüptner M, Fellows S, Rijntjes M, Leonhardt G, Kiebel S, Müller S, Diener C, Thilmann A. Brain Representation of Active and Passive Movements. Neuroimage. 1996; 4 (2): 105–110

WHO. WHO-Klassifikationen. www.who.int/classifications; abgerufen am 18.07.2014

Widmer C. Diskussion der Neuromatrix-Theorie des Schmerzes. Manuelle Therapie. 2008; 12 (4): 161–168

7 Das Mulligan-Konzept in Fort- und Weiterbildung

7.1 Qualitätssicherung in der physiotherapeutischen Fort- und Weiterbildung

Qualitätssicherung wird allgemein definiert als alle Maßnahmen, die sicherstellen sollen, dass ein Produkt oder eine Dienstleistung ein festgelegtes Qualitätsniveau erreicht bzw. einhält (Wikipedia 2014). Im Bereich der physiotherapeutischen Fort- und Weiterbildung ist das Qualitätsniveau trotz der 2007 in Deutschland eingeführten Fortbildungspflicht nicht klar definiert. Grundsätzlich unterscheidet man zwischen physiotherapeutischer Weiterbildung und Fortbildung. Als Weiterbildung werden Kurse mit längerfristiger Dauer angesehen, die bestimmte Anforderungen an die Teilnehmer, die Kursinhalte und die Dauer stellen. Weiterbildungen schließen in der Regel mit einer Kenntnisprüfung ab und führen zu einer bestimmten Abrechnungsposition. Im Bereich der Fortbildungen sind die Anforderungen weniger strukturiert.

Mulligan ist per Definition eine physiotherapeutische Fortbildung, die zwar mit einer Prüfung (CMP, siehe 7.2.3) abgeschlossen werden kann, aber nicht zu einer Abrechnungsposition führt. Physiotherapeuten, Ärzte und Masseure können teilnehmen. Bereits absolvierte manualtherapeutische Kurse können hilfreich sein für die Teilnahme an einem Mulligan-Kurs, sind jedoch keine Voraussetzung für Physiotherapeuten und Ärzte. Masseure benötigen einen Nachweis über mind. 120 Unterrichtseinheiten Weiterbildung in Manueller Therapie.

7.1.1 Stiftung Warentest prüfte physiotherapeutische Fortbildungen

Die Stiftung Warentest führte bereits 2003 eine vom Bundesministerium für Bildung und Forschung und dem Europäischen Sozialfond geförderte Untersuchung zur Qualität physiotherapeutischer Fortbildungen durch. Es fand sich ein Gesamtangebot von 5800 Lehrgängen im physiotherapeutischen Bereich, wobei auf das Fachgebiet Manuelle Therapie immerhin 600 Kurse entfielen. Bei der genaueren Beurteilung von 8 Kursseminaren wurden große qualitative Schwankungen festgestellt. Die didaktische und fachliche Kompetenz der Referenten sowie die Struktur und das bereitgestellte Informationsmaterial wurden mehrfach bemängelt. Anhand dieser unabhängigen Untersuchung zeigte sich der unbedingte Handlungsbedarf in der Qualitätssicherung physiotherapeutischer Fortbildungen bereits im Jahr 2003, also vor über zehn Jahren. Leider hat sich die unübersichtliche und unstrukturierte Situation im deutschen Fort- und Weiterbildungsmarkt seither scheinbar nicht verändert (Stiftung Warentest 2014).

7.1.2 Fortbildungspflicht

Die Krankenkassen und Heilmittelverbände führten 2007 eine Fortbildungspflicht für Inhaber physiotherapeutischer Praxen und therapeutische Leiter ein. Die geforderten 60 Punkte innerhalb von 4 Jahren (1 Fortbildungspunkt entspricht einer Unterrichtseinheit von 45 Minuten) kann als erster Versuch der Etablierung einer verbindlichen Qualitätssicherung im Bereich der physiotherapeutischen Fort- und Weiterbildung gesehen werden. Die Vergabe von Fortbildungspunkten richtet sich nach den therapeutischen Inhalten des Heilmittelkatalogs (Heilmittelkatalog 2024) und beschränkt die Vergabe dadurch auf eher klassische physiotherapeutische Themen im Gegensatz zu alternativen Ansätzen. Des Weiteren muss ein Kurscurriculum vorliegen, und es werden bestimmte fachliche Anforderungen an die Referenten gestellt, wie beispielsweise eine Berufsausbildung in Physiotherapie oder einem benachbarten Fachgebiet und eine mindestens zweijährige therapeutische Berufserfahrung in Vollzeit. Weiterhin müssen die Referenten die Aktualität ihrer Kursinhalte in Form einer aussagekräftigen Literaturliste, wobei das nicht genauer definiert ist, und eine mindestens einjährige Erfahrung im Fachgebiet nachweisen. Die Einhaltung dieser Standards könnte bei Kursen, für die Fortbildungspunkte vergeben werden, die nötige Sicherung der Qualität zur Folge haben. Die aktuelle Praxis zeigt, dass zur Kontrolle nur vereinzelt Stichproben durchgeführt werden und bei einer derartigen Überprüfung der Standards eine Qualitätssicherung fraglich ist. Auch die Vergabe der Fortbildungspunkte richtet sich primär nicht nach evidenzbasierten Themen, was im Sinne der Autoren läge.

7.2 Qualitätssicherung im Mulligan-Konzept

Der nach einer Fortbildung guter Qualität suchende Physiotherapeut muss trotz der Einführung von Qualitätsmerkmalen seine Auswahl auf einem schwer überschaubaren Fortbildungsmarkt treffen, auf dem generell gesehen keine einheitlichen Qualitätsstandards gelten. Im Mulligan-Konzept erfolgt die Sicherung der Qualität der angebotenen Kurse und der unterrichtenden Instruktoren durch interne Standards, die weit über den in Deutschland geltenden Vorgaben liegen, z. B. der IFOMPT-Standard in Manueller Therapie der Instruktoren (mindestens 5 Jahre Erfahrung im Fachgebiet und mehrere Assistenzen als Prüfungsvorbereitung bei verschiedenen internationalen Instruktoren). Die einzelnen Ebenen der internen Qualitätssicherung umfassen die Struktur der Ausbildung, die fachliche Qualifikation der Instruktoren und die Mulligan-spezifische Qualität der ausgebildeten Therapeuten. Viele Anbieter von Mulligan-Kursen führen eine Evaluation in Form von Fragebögen durch. Da die Vergabe von Fortbildungspunkten u.a. an die Kursevaluationen mittels Teilnehmer-Fragebogen gebunden ist, gehört die Evaluation quasi zum Standard. Mit diesem Instrument können die Kursteilnehmer aktiv den Prozess der Qualitätssicherung beeinflussen.

7.2.1 Ausbildungsstandards im Mulligan-Konzept

Im Mulligan-Konzept gibt es ein international einheitliches Kurscurriculum, das sechs Tage umfasst und einen Katalog von Standardtechniken beinhaltet. Diese Standardtechniken werden weltweit in Mulligan-Kursen unterrichtet. Die Instruktoren der einzelnen Länder haben die Möglichkeit, diese sechs Tage nach den regionalen Bedürfnissen des Fortbildungsmarktes auf einzelne Kurse zu verteilen. In Deutschland wird das Mulligan-Konzept in zwei mal drei Tagen (Modul 1 – obere Extremität/HWS und Modul 2 – untere Extremität/LWS/BWS) mit je 20 Stunden (27 Unterrichtseinheiten) vermittelt. Die Aufteilung der Kurse in Praxis und Theorie beträgt ungefähr 70 zu 30 %. Weitere Informationen zum Curriculum der Mulligan Concept Teacher Association (MCTA) siehe Kap. 12 oder unter www.mulligan-concept.de und www.bmulligan.com.

7.2.2 Standards der Mulligan-Instruktoren

Die MCTA hat in ihren Statuten festgelegt, welche Voraussetzungen die Referenten erfüllen müssen. So muss jeder Mulligan-Instruktor eine Ausbildung in Manueller Therapie nach IFOMPT-Richtlinien (International Federation of Orthopaedic Manipulative Physical Therapists) oder auf einem vergleichbaren Level absolviert haben. Die Ausbildung auf IFOMPT-Niveau stellt den weltweit höchsten Standard in Manueller Therapie im physiotherapeutischen Bereich dar. So haben beispielsweise alle drei deutschen Mulligan-Instruktoren Teile ihrer Ausbildung in Manueller Therapie auf dem IFOMPT-Level an australischen Universitäten (z.T. auf Master-Niveau) absolviert. Ein Instruktor hat zusätzlich im Fachgebiet Physiotherapie promoviert. Neben der Grundausbildung in Manueller Therapie muss ein Mulligan-Instruktor vor der Lehrprüfung mindestens fünf Jahre Berufserfahrung in der Behandlung von Patienten mit muskuloskeletalen Beschwerden und eine mehrjährige Assistenzzeit im Mulligan-Konzept bei verschiedenen Instruktoren nachweisen. Im Rahmen einer umfangreichen Instruktorenprüfung wird neben der Lehrfähigkeit der Techniken und dem Gesamtverständnis für das Denkmodell von Brian Mulligan auch die Kompetenz des angehenden Instruktors im Clinical-Reasoning-Prozess geprüft. Diese Voraussetzungen sollen eine möglichst hohe fachliche Kompetenz der Mulligan-Instruktoren gewährleisten.

Viele MCTA-Instruktoren sind in der Forschung oder als Herausgeber renommierter Fachzeitschriften, Fachbücher oder als Verfasser von Fachartikeln tätig und bleiben so neben der Instruktorentätigkeit und der praktischen Arbeit mit Patienten auch auf weiteren Ebenen am Puls der Zeit der Manuellen Therapie. Jährliche Treffen der MCTA-Instruktoren auf nationaler und internationaler Ebene sowie gemeinsam durchgeführte Prüfungen von Therapeuten oder angehenden Instruktoren dienen sowohl dem fachlichen und praktischen Austausch als auch zum Abgleich eines Konsenses im Mulligan-Konzept.

7.2.3 Therapeutenstandards im Mulligan-Konzept

Da die Qualität der im Mulligan-Konzept ausgebildeten Therapeuten direkten Einfluss auf den Patienten und die Behandlung seiner Beschwerden hat, nimmt die Sicherung der Therapeutenqualität ebenfalls einen hohen Stellenwert ein. Der Instruktor erhält während des Grund- und Aufbaukurses im Rahmen von Technikdemonstrationen durch die Teilnehmer einen Einblick in deren Kenntnisstand. Diese Art der Evaluation dient aber nur eingeschränkt zur Kontrolle der praktischen Qualität der Kursteilnehmer, da keine Standardisierung stattfindet. Aus diesem Grund haben Absolventen der gesamten Kursserie (Modul 1 und 2 bzw. bisher Grund- und Aufbaukurs) die Möglichkeit, eine Prüfung zum *„Certified Mulligan Practitioner (CMP)“* abzulegen. Bei der CMP-Prüfung, die unabhängig von Modul 1 und 2 stattfindet, geht es weniger um die Vergabe eines Titels als vielmehr um das Erreichen eines Qualitätsstandards der Therapeuten. Die Vorbereitung auf eine Prüfung und deren Absolvierung dient neben der Lernzielkontrolle der Therapeuten vor allem zur Reflexion der Techniken durch den Teilnehmer auf einem höheren Level (im Vergleich zur einfachen Teilnahme an den Kursen). Die CMP-Prüfung ist international standardisiert und wurde zuerst in den USA im Jahre 2005 durchgeführt. In Deutschland findet die Prüfung regelmäßig seit 2006 statt.

Neben der Prüfung zum „Certified Mulligan Practitioner“ haben Kursabsolventen die Möglichkeit, an einem eintägigen *Refreshertag* teilzunehmen. Bei diesem Wiederholungstag können sowohl Fragen aus der Praxis der Teilnehmer besprochen als auch die Kerntechniken des Konzepts praktisch unter Supervision eines Instruktors geübt und verfeinert werden.

7.3 Weiterentwicklung des Mulligan-Konzepts

Mercer (1996) wiesen bereits Mitte der 1990er-Jahre darauf hin, dass physiotherapeutische Therapiemodelle und -konzepte in der Lage sein müssen, sich mit dem wachsenden klinischen und basiswissenschaftlichen Wissen weiterzuentwickeln. Diese Aussage ist in der heutigen Zeit aktueller denn je, da im Zuge der immer mehr geforderten Umsetzung eines evidenzbasierten Anspruchs in der Physiotherapie bisher gültige Therapiemodelle den Ergebnissen von Effektivitätsstudien und modernen Untersuchungsmöglichkeiten biomechanischer Vorgänge standhalten müssen. Auch die Publikation dieser Buchreihe über Therapiekonzepte trägt dazu bei, dass die Vertreter der einzelnen Konzepte „ihre" theoretischen Therapiemodelle reflektieren und hinterfragen. Nur wenn ständig neue wissenschaftliche Erkenntnisse mit dem Denkmodell eines Konzepts abgeglichen sowie im Curriculum und Unterricht umgesetzt werden, kann das Konzept in Zukunft wissenschaftlich und klinisch „up to date" bleiben. Aber auch sich verändernde Anforderungen an die Therapie müssen in die Weiterentwicklung und Anpassung einbezogen werden. Dazu gehört beispielsweise das Berücksichtigen des demografischen Wandels: Auch innerhalb der Manuellen Therapie nimmt der Anteil älterer Patienten mit veränderten Beschwerdebildern und funktionellen Bedürfnissen kontinuierlich zu. Mulligan-Therapeuten können darauf reagieren: z. B. mit im Sitzen ausführbaren HWS-Techniken für ältere Patienten, die aufgrund einer starken Nackenkyphose nicht in Rückenlage behandelt werden können. Auch die Therapie von Patienten mit zervikogenem Schwindel, der u. a. durch degenerative Veränderungen auftreten kann, ist auf Ältere ausgerichtet.

7.3.1 Implementierung des Curriculums

Eine weitere Möglichkeit, das Mulligan-Konzept weiterzuentwickeln, ist die geplante Implementierung des Curriculums in die Postgraduierten-Ausbildungen der Manuellen Therapie auf IFOMPT-Standard oder in die Masterstudiengänge an Fachhochschulen und Universitäten. In australischen und neuseeländischen Studiengängen wird dies bereits erfolgreich praktiziert. Dadurch erhöht sich die Bekanntheit der Techniken bei wissenschaftlich tätigen Physiotherapeuten, die in eigenen Forschungsprojekten (z. B. Abschlussarbeiten) die Wirksamkeit von MWMs und SNAGs weiter untersuchen könnten.

7.3.2 Aufnahme in Leitlinien

Ein mittel- bis langfristiges Ziel muss darin bestehen, dass Methoden und Techniken des Mulligan-Konzeptes in die Leitlinien zur Therapie bestimmter Krankheitsbilder bzw. Patienten mit bestimmten Beschwerden aufgenommen werden. In Frage kommen z. B. die laterale Epikondylopathie, das Inversionstrauma des Sprunggelenks, zervikogener Kopfschmerz und Schwindel, da bei diesen Krankheitsbildern die Evidenz der Mulligan-Techniken am stärksten ist. Neben der Etablierung des Konzeptes ist die Aufnahmen in eine Leitlinie auch ein Anreiz zur kontinuierlichen Weiterentwicklung, da nur evidenzbasierte bzw. nur die effektivsten Methoden und Techniken in Leitlinien berücksichtigt werden.

7.3.3 Kontinuierliches Weiterentwickeln der Techniken

Zur Entwicklung neuer, auf den Prinzipien des Mulligan-Konzepts basierender Techniken oder Variationen von bereits bekannten Techniken trägt auch der regelmäßige Austausch der Mulligan-Instruktoren bei. In Form von Newslettern innerhalb des Instruktorenteams und bei jährlich stattfindenden internationalen Treffen stellen die Instruktoren neue, von ihnen in der Praxis entwickelte Therapiemöglichkeiten auf der Basis des Konzepts ihren Lehrkollegen und Brian Mulligan vor. Nach Vorstellung und Beurteilung erfolgt dann eine Besprechung, ob diese neuen Techniken ins Curriculum aufgenommen werden. So haben in den letzten Jahren einige Techniken, die von MCTA-Instruktoren entwickelt wurden, Einzug in das Curriculum gefunden. Aber auch Brian Mulligan selbst entwickelt weiterhin neue Techniken und erweitert so auch heute noch sein eigenes Konzept. Ein Beispiel sind die MWMs zur Repositionierung der Skapula, die es erst seit ein paar Jahren gibt. Sie entstanden aus der täglichen Praxis heraus, da Brian Mulligan bei einigen Schulterpatienten dadurch noch bessere Ergebnisse im Vergleich zu den bekannten Techniken erzielte (Mulligan 2021, Hing 2014).

Aber auch die Kreativität jedes klinisch tätigen Therapeuten kann dazu beitragen, die Techniken bei ihrer Anwendung und Anpassung an verschiedene Patienten mit unterschiedlichen Bedürfnissen weiterzuentwickeln, beispielsweise durch die Anwendung von Techniken bei bisher nicht vorgesehenen Indikationen. Voraussetzung für die Risikominimierung ist, dass die in Kap. 2 beschriebenen Prinzipien eingehalten werden.

7

Zusammenfassung

Die Summe dieser Aktivitäten lässt erwarten, dass das Mulligan-Konzept auch in Zukunft sehr dynamisch bleibt anstatt starr und dogmatisch. Die Absolventen der Kurse erhalten so eine moderne Therapiemöglichkeit für die Behandlung von Patienten mit muskuloskeletalen Beschwerden, die den Anforderungen eines kritischen und evidenzbasierten Konzepts innerhalb der Physiotherapie und Manuellen Therapie standhält.

Literatur

Wikipedia. http://de.wikipedia.org/wiki/Qualitätssicherung

Stiftung Warentest. www.test.de/Fortbildung-im-nichtaerztlichen-Gesundheitsbereich-Kostenpflichtiges-Lotteriespiel-1129643–2129643/ (letzter Zugriff: 14.07.2014)

Heilmittelkatalog Physikalische Therapie 2024. Ludwigsburg: IntelliMed Verlag; 2024

Mercer S, Jull G. Morphology of the cervical intervertebral disc: implications for McKenzie's model of the disc derangement syndrome. Manual Therapy. 1996; 2:76–81

Mulligan B. Manual Therapy: NAGs, SNAGs, MWMs. 7. Auflage. Invercargill: Plane View Services; 2021

Hing W, Hall T, Rivett D, Vicenzino B, Mulligan B. The Mulligan Concept of Manual Therapy – textbook of techniques. Edinburgh: Churchill Livingstone; 2014

8 Mulligan International

Seit der Gründung der Mulligan Concept Teacher Association) sind über 30 Jahre vergangen. Anfänglich war es Brian Mulligan selbst, der seine Techniken weltweit Physiotherapeuten in verschiedenen Ländern vorstellte. Die MCTA ist eine internationale Organisation, die sich aus einer Gruppe von akkreditierten Lehrern zusammensetzt, die sich für Brian Mulligans Lehre begeistert und seine Ideen weiterentwickelt haben. Sie wurde 1995 in Stevenage, England, von Mulligan und einer Gruppe ausgewählter Physiotherapeuten gegründet, zu der auch Carole Stolz aus Deutschland zählte. Heute besteht die MCTA aus mehr als 50 Mitgliedern aus über 30 Nationen (Stand Oktober 2025).

Ziel und Aufgabe der MCTA ist es, einerseits die Lehre und Ausbildung im Mulligan-Konzept zu vergrößern bzw. weiterzuentwickeln und andererseits Forschungsaktivitäten und Forschungsprojekte finanziell zu unterstützen (siehe Kap. 9). Alle zwei Jahre findet ein internationales MCTA-Treffen statt, bei dem ein kollegialer Austausch von Ideen und neuen Entwicklungen unter den Mitgliedern stattfindet (▶ Abb. 8.1). Alternierend dazu findet auf europäischer Ebene ein regionales Treffen statt, auf dem auch die deutschen Instruktoren der MCTA vertreten sind.

Die Organisation der MCTA besteht satzungsgemäß aus einem Präsidenten (Brian Mulligan), einem Vorsitzenden (Jillian McDowell), dem Sekretär (Jim Millard) sowie dem Schatzmeister (Johannes Bessler). Außerdem gibt es in jeder der insgesamt sieben Regionen einen Regionalmanager, der die regionalen Geschäfte und die Kommunikation innerhalb dieser Region leitet. Die Regionalmanager sind Teil des Vorstandes und unterstützen die vorher erwähnten Personen bei der Leitung der operativen Geschäfte der MCTA. Alle Vorstandsmitglieder und Regional Manager werden von den Mitgliedern auf den internationalen Treffen gewählt. Die Aufgabe innerhalb der MCTA ist ehrenamtlich und unbefristet. Die MCTA finanziert sich über die jährlich erhobenen Mitgliedsbeiträge und die weltweit abgehaltenen Kurse aller Mitglieder.

Wie wird man Mitglied der MCTA? Ausschlaggebend ist sicherlich, dass es in der jeweiligen Region Bedarf an einem weiteren Lehrer gibt. Demzufolge kommt der Einschätzung des jeweiligen Regional Managers eine große Bedeutung zu. Derzeit stellt eine postgraduierte Weiterqualifizierung innerhalb der Manuellen Therapie, die den Anforderungen der IFOMPT (International Federation of Orthopaedic Manipulative Physical Therapists) entspricht, z. B. Master in Manueller Therapie bzw. äquivalent, einen Minimalstandard dar. Darüber hinaus verfügen die Mitglieder über mindestens 5 Jahre klinische Erfahrung und haben das jeweilige Curriculum innerhalb ihres Landes im Mulligan-Konzept durchlaufen. Dazu gehört ebenfalls die Absolvierung des sogenannten Certified-Mulligan-Practitioner-Examens (CMP-Examen), welches beispielsweise seit 2006 in Deutschland möglich ist (siehe dazu auch Kap. 7 und das Curriculum in Kap. 12). Jedes neue Mitglied benötigt außerdem mindestens zwei Empfehlungsschreiben bereits akkreditierter Lehrer. Es wird empfohlen, bei verschiedenen MCTA-Instruktoren zu hospitieren und anschließend im Rahmen einer Assis-

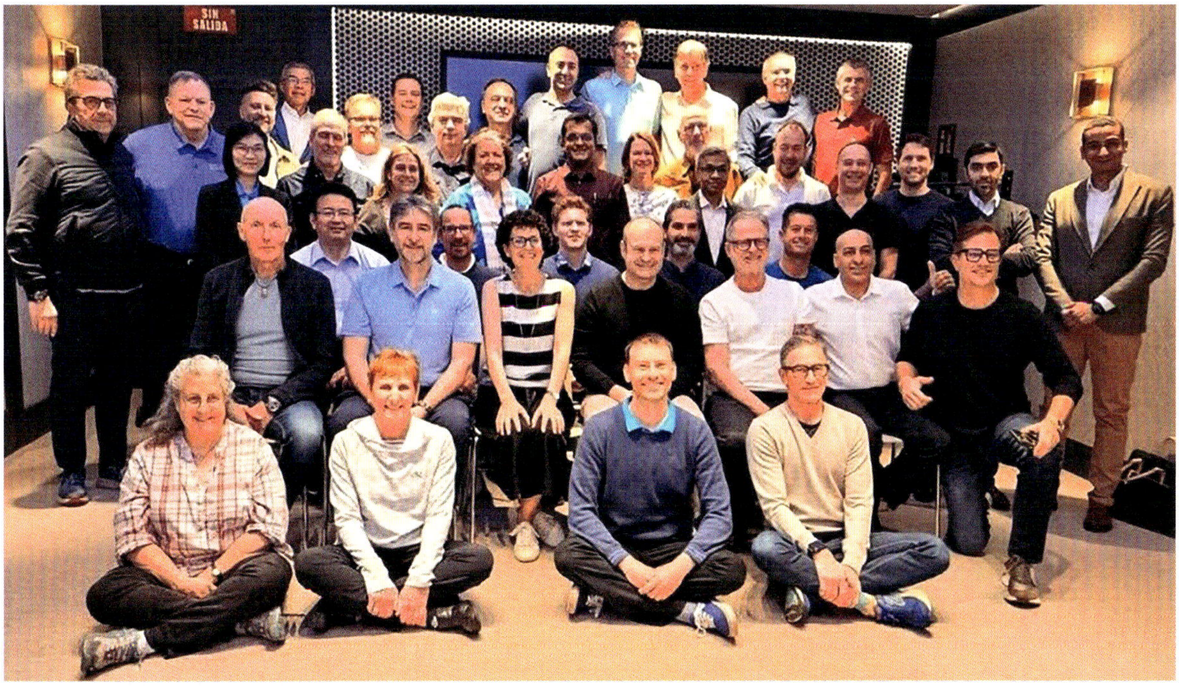

Abb. 8.1 MCTA-Treffen 2025 in Madrid, Spanien. (Quelle: © MCTA International)

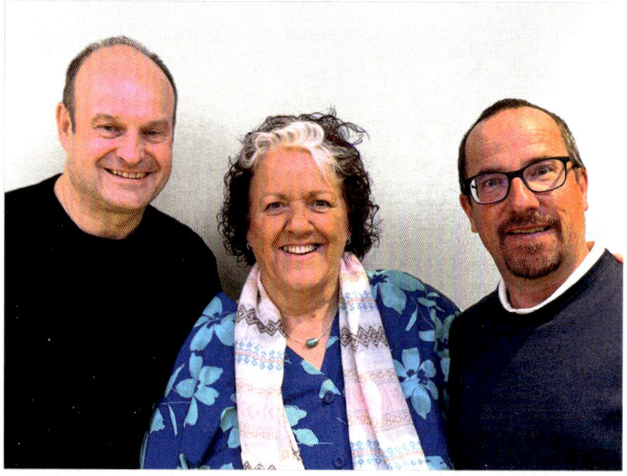

Abb. 8.2 MCTA Deutschland (von links): Johannes Bessler, Carole Stolz, Dr. Claus Beyerlein.

tenz einzelne bzw. mehrere Kursinhalte selbstständig zu lehren. Vor einer Akkreditierung werden die zukünftigen Lehrer einer internationalen Prüfung (Kurssprache Englisch) unterzogen, die meist vor einem internationalen Lehrertreffen stattfindet.

Wie bereits erwähnt, gibt es innerhalb der MCTA 7 Regionen, die von eigenen Regional Managers geleitet werden. Diese Regionen sind Kanada, USA, Südamerika, Europa, Afrika, Westasien und Australien/Neuseeland/Asien. In der Regel organisieren die jeweiligen Mitglieder eines Landes ihre Kurse selbst. Sie orientieren sich aber an einem strukturiertem und einheitlichem Curriculum und werden dabei von den Regional Managers begleitet. Das Mulligan-Konzept und die „Mobilisation with Movement“ sind ein eingetragenes Warenzeichen. Mulligan-Kurse dürfen deshalb nur von akkreditierten Lehrern angeboten werden. In Deutschland werden Mulligan-Kurse in der Regel über Fortbildungszentren oder als interne Kurse in Kliniken, ambulanten Rehazentren und größeren Praxen angeboten. Weitere Informationen zum Kursverlauf finden sich im Curriculum in Kap. 12.

► **Forschungsfonds/Förderung des wissenschaftlichen Nachwuchses.** Anfang der 1980er-Jahre hat Brian Mulligan seine Methode „Mobilisation with Movement“ erstmals dokumentiert, zunächst über kurze Videosequenzen und einfache Fallbeschreibungen über die Patienten in seiner Praxis in Wellington. Vor ca. drei Jahrzehnten haben Forschungsarbeiten zum Mulligan-Konzept rasant zugenommen und umfassen jetzt auch randomisierte Studien und systematische Literaturarbeiten. Sie werden von Wissenschaftlern und Klinikern, aber auch beispielsweise von Master-Studenten in anerkannten Fachzeitschriften weltweit publiziert. Diesen Trend hat die MCTA erkannt und fördert seither Forschungsprojekte und die Verbreitung von Ergebnissen, die im engen Zusammenhang mit dem Mulligan-Konzept stehen. Der Wissenschaftsausschuss der MCTA (MCTA Research Committee) unterstützt potenzielle Forscher mit finanziellen Mitteln, die die Wirksamkeit von Techniken oder bestimmter Verfahren im Mulligan-Konzept untersuchen. Wie bereits erwähnt, fließt ein Teil der Kurseinnahmen in diesen Forschungsfonds (Mulligan Research Fund) ein. Die MCTA und jeder einzelne Kursteilnehmer leisten hierdurch einen Beitrag zur evidenzbasierten Weiterentwicklung des Konzepts. Langfristig ergibt sich dadurch ein Anstieg der Zahl von qualitativ hochwertigen Studien, die die Wirkmechanismen innerhalb des Mulligan-Konzepts bestätigen oder dazu beitragen, dass nicht mehr aktuelle Denkmodelle angepasst bzw. verworfen werden müssen.

Physiotherapeuten, die finanzielle Unterstützung durch die MCTA erhalten wollen, können sich direkt an das Research Committee wenden. Die Forschungsprojekte werden begutachtet, bevor eine Entscheidung zur finanziellen Förderung getroffen wird. Weitere Informationen erhalten Bewerber unter der Homepage www.bmulligan.com.

Auch in Zukunft wird die MCTA daran arbeiten, das Mulligan-Konzept international weiterzuverbreiten, indem sie Kurse für Studenten und Physiotherapeuten anbietet. Durch die Absolvierung des CMP-Programms (siehe Kap. 7) ist eine hohe Anzahl an kompetenten Klinikern gewährleistet. Entscheidend für die Expansion des Mulligan-Konzepts ist die Ausbildung neuer Instruktoren in Regionen, wo sie benötigt werden. Die MCTA unterstützt Brian Mulligans Vision, die Methode „Mobilisation with Movement“ zu einem elementaren Bestandteil der physiotherapeutischen Ausbildung, aber insbesondere einer manualtherapeutischen Fort- und Weiterbildung zu machen.

Zusammenfassung

Die MCTA, in der mehr als 50 Lehrer aus über 30 Nationen organisiert sind, spiegelt die internationale Bedeutung des Mulligan-Konzepts wider. Hauptziel der MCTA ist die weltweite Verbreitung des Konzepts, die Weiterqualifizierung von klinischen Praktikern (CMP-Programm) und die Förderung der evidenzbasierten manuellen Therapie nach dem Mulligan-Konzept. Die MCTA verwendet einen Teil der Kurseinnahmen für die Finanzierung von Forschungsprojekten, die durch die Mitglieder des Wissenschaftsausschusses unterstützt und begleitet werden. Alle auf nationaler und internationaler Ebene durchgeführten Aktivitäten dienen somit dem Wohl des Patienten.

MULLIGAN™
Manual Therapy Concept

Abb. 8.3

9 Forschung und Evidenz

Die Weiterentwicklung des Mulligan-Konzeptes zeigt sich auch in der Studienlandschaft. So hat sich beispielsweise die Evidenz im Mulligan-Konzept von Patientenbeschreibungen über Einzelfallstudien hin zu randomisierten kontrollierten Studien mit teilweise großer Probandenzahl entwickelt. Grundlage für die in den Studien durchgeführte Therapie war immer das von Brian Mulligan verfasste Buch „Manual Therapy – NAGs, SNAGs, MWMs“ (2021), welches bereits in der 7. Auflage erschienen ist.

Zur Beurteilung der Evidenz einer Studie benutzen Wissenschaftler beispielsweise die Cochrane-Klassifikation (www.cochrane.de). Anhand von Validitätskriterien ordnen die Wissenschaftler die Studien hierarchisch ein (▶ Tab. 9.1).

Tab. 9.1 Cochrane-Klassifikation (Cochrane Collaboration 2009)

Level	Evidenz
1	RCT mit bedeutsamem klinischem und statistischem Effekt
2	RCT ohne bedeutsamen klinischen, aber mit statistischem Effekt
Level mit geringerer Evidenz	
3	Kontrollierte Studie (Vergleichsgruppe zeitlich parallel zur Experiment-Gruppe) ohne randomisierte Zuordnung
4	Kontrollierte Studie (Vergleichsgruppe ist eine [willkürlich ausgewählte] Gruppe aus der Vergangenheit: historische Kontrollgruppe
5	Einzelfallstudien/Fallserienanalysen

Was ist Cochrane?

Cochrane Collaboration: Die internationale Organisation wurde 1992 gegründet und nach dem britischen Arzt und Epidemiologen Archie Cochrane benannt. Cochrane ist der Begründer der evidenzbasierten Medizin (evidence based medicine). Die Cochrane Collaboration (CC) beschäftigt ca. 2000 Wissenschaftler, die systematisch Informationen aus Effektivitätsstudien sammeln und in einer Literaturübersicht die Effektivität der unterschiedlichen Leistungen im Gesundheitswesen zusammenfassen. Die Cochrane-Datenbanken bieten wahrscheinlich die wertvollsten Übersichten zum jeweiligen Wissensstand im Gesundheitswesen. Das Deutsche Cochrane Zentrum hat seinen Sitz in Freiburg: www.cochrane.de.
Cochrane-Klassifikation: Anhand von Validitätskriterien ordnen die Wissenschaftler die Studien hierarchisch ein (▶ Tab. 9.1). Dabei geht es darum, welche Studientypen eher valide Ergebnisse liefern, weil systematische Fehler (Bias) besser vermieden werden – und welche nicht. Grundlage für die Bewertung der wissenschaftlichen Beweiskraft (Evidenz) einer Studie ist die Cochrane-Klassifikation: www.cochrane.org/consumers/sysrev.htm.

Es gibt verschiedene Evidenz-Klassifikationen mit unterschiedlichen Einteilungen. Die in diesem Kapitel verwendete wird von Cochrane-Gutachtern genutzt, um Studien für Literaturübersichten zu bewerten. Daher sind randomisierte kontrollierte Studien (RCT) Level I zugeordnet. In anderen Einteilungen sind dagegen Übersichtsarbeiten Level I zugeordnet, da ihre Evidenz höher ist als die einer einzelnen randomisierten Studie (siehe ▶ Tab. 9.1).

Neben Studien zur Biomechanik und zur Neurophysiologie sind vor allem klinische Studien für Physiotherapeuten interessant, die die Effektivität des Mulligan-Konzeptes in der Praxis bestätigen.

Ob eine Studie qualitativ gut ist bzw. ob der Leser den Ergebnissen der Studie vertrauen kann, lässt sich mit Hilfe der PEDro-Skala bewerten. „PEDro“ steht für *Physiotherapy Evidence Database*. Die Datenbank wird am Centre for Evidence-Based Physiotherapy mit Sitz in Sydney geführt, die es schon seit über 25 Jahren gibt. Sie bietet derzeit an die 70 000 Veröffentlichungen zur Effektivität physiotherapeutischer Interventionen. Neben systematischen Literaturstudien enthält sie Effektivitätsstudien und Leitlinien. Anhand einer validierten Skala (PEDro-Score) können die Nutzer die methodologische Qualität der aufgeführten Studien erkennen. Der maximal erreichbare Höchstwert einer Studie liegt bei 10 Punkten, da der Punkt für die Verblindung des Therapeuten, zumindest bei Studien mit manuellen Interventionen, nie erreicht werden kann. Physiotherapeutische Studien ≥ 6 Punkte gelten als Studien mit „guter“ Qualität (siehe auch unter www.pedro.org.au und ▶ Tab. 9.2).

▶ Tab. 9.3 „Mulligan meets PEDro“ zeigt den PEDro-Score von Studien innerhalb des Mulligan-Konzeptes. Es sind Studien mit einem Score von mindestens 7/10 (gute bis sehr gute Qualität) inkludiert.

Exemplarisch werden zwei Mulligan-Studien mit hohem PEDro-Score kurz vorgestellt, die als Meilensteine der Mulligan-Forschung angesehen werden können. Reid et al. (2008) untersuchten die Wirksamkeit von SNAGs bei Patienten mit zervikogenem Schwindel. Dabei wurden 34 Patienten zufällig auf zwei Gruppen verteilt. Die Versuchsgruppe (n = 17) erhielt 4–6 Behandlungen mit SNAGs an der oberen Halswirbelsäule. Die Plazebo-Kontrollgruppe (n = 17) erhielt eine Behandlung mit ausgeschaltetem Laser. Die Outcome-Messungen fanden nach der Behandlung sowie 6 und 12 Wochen danach statt. Die beurteilten Kriterien waren:

Schwere des Schwindels, Bewegungseinschränkung, Schwindelfrequenz, Intensität der zervikalen Schmerzen und allgemeine Auswirkungen. Ergebnis: Patienten der Versuchsgruppe (Behandlung: SNAG C 1/C 2) hatten einen unmittelbaren und statistisch anhaltenden Effekt in Bezug auf die Verringerung des Schwindels sowie der zervikalen Schmerzen und eine Reduktion der Bewegungseinschränkung der HWS aufgrund der zervikalen Dysfunktion. PEDro-Skala: 9/10.

Tab. 9.2 PEDro-Skala (Kool 2004)

Kriterien	Beschreibungen
1	Die Zulassungskriterien der Probanden sind deutlich beschrieben (keine Berücksichtigung im Gesamtwert).
2	Die Patienten sind durch eine anerkannte Randomisierungsmethode den Behandlungsgruppen zugewiesen worden. Nicht anerkannte Methoden sind die Randomisierung nach Geburtsdatum, Patientennummer oder alternative Zuweisung.
3	Die Randomisierung erfolgte durch eine unabhängige Person oder mit versiegelten Umschlägen (concealed).
4	Die Gruppen waren vor der Behandlung vergleichbar. Berichtet wird mindestens ein prognostisches Merkmal, das den Schweregrad der Erkrankung beschreibt, und eine primäre Ergebnisvariable.
5	Die Patienten waren verblindet.
6	Die Physiotherapeuten waren verblindet.
7	Die Ergebnismessung waren verblindet. Wenn Ergebnisse bei den Patienten mit einem Fragebogen erfasst wurden, gilt die Messung als verblindet, wenn die Patienten für die Behandlung verblindet waren.
8	Ausfallquote (dropouts and lost to follow-up) in allen Gruppen unter 15 %.
9	Intention-to-treat-Analyse (Alle zu Beginn der Studie randomisierten Patienten werden am Studienende unter der ihnen anfangs zugeteilten Therapie ausgewertet, auch wenn nach der Randomisierung die Therapie abgebrochen oder die Therapiegruppe gewechselt wurde.)
10	Statistische Analyse zwischen den beiden Gruppen. (Dabei ist entscheidend, ob zwischen beiden Gruppen ein wichtiger Unterschied bezüglich der Veränderung vorliegt. Fehlerhaft ist dagegen die Beschreibung, dass die Kontrollgruppe nicht signifikante Veränderung zeigte und die Fortschritte bei der Versuchsgruppe signifikant waren, wobei die beiden Gruppen im Vorher-nachher-Vergleich analysiert werden.)
11	Mittelwert und Streuung oder Median und Inter-Quartil-Range, bei kategoriellen Variablen die Personenanzahl für jede Kategorie in allen Gruppen

Tab. 9.3 „Mulligan meets PEDro“

Studie	PEDro-Score
Alkhawajah und Alshami 2019	9/10
Baeske et al. 2024	9/10
Bhagat et al. 2024	9/10
Bhagat et al. 2020	9/10
Pérez et al. 2014	9/10
Reid und Rivett et al. 2014	9/10
Reid und Callister et al. 2014	9/10
Reid et al. 2008	9/10
Satpute et al. 2024	9/10
Abu El et al. 2024	8/10
Beselga et al. 2016	8/10
Bisset et al. 2006	8/10
Buaran et al. 2021	8/10
Coombes et al. 2013	8/10

Tab. 9.3 Fortsetzung

Studie	PEDro-Score
Cruz-Diaz et al. 2015	8/10
Delgado-Gil et al. 2015	8/10
Danazumi et al. 2024	8/10
Elabd et al. 2024	8/10
Gogate et al. 2021	8/10
Hall et al. 2007	8/10
Hidalgo et al. 2015	8/10
Hussein et al. 2021	8/10
Izaola-Azkona et al. 2021	8/10
Lopez-Lopez et al. 2015	8/10
Nazir und Rathore 2024	8/10
Neelapala et al. 2016	8/10
Nunes et al. 2020	8/10
Paungmali et al. 2003	8/10
Reid et al. 2020	8/10
Reid et al. 2015	8/10
Sai und Kumar 2015	8/10
Satpute et al. 2019	8/10
Satpute et al. 2015	8/10
Shelke et al. 2023	8/10
Tomruk et al. 2020	8/10
Abd El-Azeim und Grase 2023	7/10
Alves et al. 2018	7/10
Buyukturan et al. 2018	7/10
Copurgensli et al. 2017	7/10
Danazumi et al. 2021	7/10
Guimaraes et al. 2016	7/10
Halil 2018	7/10
Hall et al. 2018	7/10
Hidalgo et al. 2018	7/10
Jin et al. 2023	7/10
Kaya Mutlu et al. 2018	7/10
Khalil et al. 2022	7/10
Kim und Cho 2024	7/10
Lohana et al. 2021	7/10
Lirio Romero et al. 2015	7/10
Nambi et al. 2022	7/10
Mutlu et al. 2018	7/10
Nguyen et al. 2021	7/10
Park et al. 2019	7/10
Paungmali et al. 2004	7/10
Rehman und Riaz 2021	7/10
Reid et al. 2014	7/10
Reyhan et al. 2020	7/10
Rezkallah und Abdullah 2018	7/10
Schäfer et al. 2005	7/10
Singh und Malik 2022	7/10
Srivastava et al. 2018	7/10
Vicenzino et al. 2006	7/10
Yang et al. 2007	7/10

Ziel der Studie von Bisset et al. (2006) war es, die Effektivität einer Mobilisation with Movement und von Heimübungen mit einer Kortikosteroidinjektion und einer Wartekontrollgruppe bei Patienten mit Epicodylopathie lateralis („Tennisellenbogen") zu vergleichen. 198 Patienten im Alter von 18–65 Jahren mit der Diagnose „Tennisellenbogen" nahmen an der Studie teil. Die Interventionen bestanden entweder aus 8 physiotherapeutischen Sitzungen (mit MWM und Heimübungen für den betroffenen Ellenbogen) oder einer 1- bis 2-maligen kortikosteroiden Injektion bzw. Abwarten. Hauptparameter der Untersuchung waren: allgemeine Verbesserung, Greifkraft und Einschätzung des Schweregrades durch einen Untersucher. Die Outcome-Messungen fanden zu Beginn, nach 6 Wochen und nach einem Jahr statt. Ergebnis: Die Kombination von Mobilisation mit Bewegung (MWM) und Heimübungen ist einer Warte-Kontroll-Gruppe in den ersten 6 Wochen und Kortikosteroidinjektionen nach 6 Wochen überlegen. Mittel- und langfristig sind MWMs eine gute Alternative zur Injektion. Injektionen bieten nur kurzfristig signifikante Vorteile, nach 6 Wochen kehren sich die Ergebnisse mit einer hohen Rezidivrate um. PEDro-Skala: 8/10.

Auf der internationalen Mulligan-Homepage www.bmulligan.com finden Sie eine regelmäßig aktualisierte Übersicht.

9.1 Studien

In den letzten Jahren ist die Anzahl der Publikationen mit Bezug zum Mulligan-Konzept bzw. zur Mobilisation mit Bewegung („Mobilisation with Movement", MWM) kontinuierlich gestiegen.

Nach einer Literatursuche im Jahr 2024 beläuft sich die Gesamtzahl der Publikationen auf mittlerweile über 450 Referenzen, mit direktem Bezug zum Mulligan-Konzept (Stand Ende 2024).

Über folgenden Link der internationalen Homepage www.bmulligan.com kommen Sie direkt zur aktuellen Referenzliste: https://bmulligan.com/wp-content/uploads/2020/07/MULLIGAN-CONCEPT-REFERENCE-LIST-2024-FINAL-VERSION.pdf.

Die Referenzliste ist in folgende Kategorien unterteilt:

- nach Studientyp (Literaturstudien, randomisiert kontrollierte Studien, Fallstudien, etc.)
- nach Körperregion
- nach Name des Erstautors
- nach Jahr der Publikation

Nach Anklicken der jeweiligen Studie kommen Sie entweder direkt auf die Zusammenfassung der Studie (Abstrakt), beziehungsweise auf die Originalstudie im Volltext.

▸ Der Vollständigkeit halber werden nachfolgend Veröffentlichungen in deutscher Sprache (alphabetisch) aufgeführt, die im direkten Zusammenhang mit dem Mulligan-Konzept stehen

Bessler J, Beyerlein C. Inversionstrauma. Sportphysio. 2021; 9: 142–146

Bessler J, Beyerlein C. Mobilisation mit Bewegung – Das Mulligan-Konzept im Bereich der LWS. Physiopraxis. 2015; 13 (1): 26–30

Bessler J, Beyerlein C. Bewegt behandelt. VPT-Magazin. 2016.; 2 (1): 14–15

Bessler J. Bedeutung des Konzepts in Gesundheitsförderung, Prävention und Rehabilitation. In: Beyerlein C (Ed.): Mulligan – Therapiekonzepte in der Physiotherapie. Stuttgart: Thieme; 2009

Bessler J. Fall für Vier: Handgelenkverletzung – Mulligan. Physiopraxis. 2010; 8 (3): 34–35

Bessler J. Starker Griff – Hands-On: Mobilisation bei lateralem Ellenbogenschmerz. Physiopraxis. 2013; 11 (4): 43–45

Bessler J, Beyerlein C. Der sichere Weg zur Diagnose – Untersuchung und Therapie des Iliosakralgelenks. Physiopraxis. 2006; 4 (6): 20–24

Bessler J, Beyerlein C. Standfeste Therapie – Mobilisation des Fußes unter Belastung. Physiopraxis. 2009; 7 (6): 30–33

Beyerlein C. Fall für Vier: Kopfschmerz – Mulligan. Physiopraxis. 2009; 7 (3): 29–30

Beyerlein C. Mulligan. In: Aigner B, Klose C.: Physiotherapietechniken von A-Z. Stuttgart: Thieme; 2017

Beyerlein C. Mulligan-Konzept. In: Kloster C: Handbuch Physiotherapie. 2. Aufl. Berlin: KVM-Der Medizinverlag; 2023

Beyerlein C. Geschichte der spinalen Manipulation von Hippokrates bis heute. Krankengymnastik – Zeitschrift für Physiotherapeuten, 2002; 54 (11): 1780–1784

Beyerlein C. Handarbeit – Hands-On: Mobilisation des Handgelenks. Physiopraxis. 2013; 11 (11–12): 46–49

Beyerlein C (Ed.). Mulligan – Therapiekonzepte in der Physiotherapie. Stuttgart: Thieme; 2009

Beyerlein C. Das Mulligan-Konzept. pt _ Zeitschrift für Physiotherapeuten. 2007; 59 (11): 1140–1142

Beyerlein, C. Das Mulligan-Konzept – ein Theoriemodell innerhalb der Manuellen Therapie. Physiotherapie. 2006; 24 (5): 29–31

Beyerlein C. Zurechtgerückt – Hands-On: Fibula-Mobilisation nach Supinationstrauma. Physiopraxis. 2012; 10 (1): 41–43

Beyerlein C, Bessler J. „Mobilisation with Movement": ein evidenzbasiertes Theoriemodell innerhalb der Manuellen Therapie (Poster). 3. Physiokongress. Aachen 2006

Beyerlein C, Hall T, Hansson U, Odemark M, Sainsbury D. Effektivität der Mulligan-Straight-Leg-Raise-Traktionstechnik auf die Beweglichkeit bei Patienten mit Rückenschmerzen. Manuelle Therapie. 2002; 6 (2): 61–68

Halil D. Manuelle Therapie nach Mulligan zur Verbesserung der Knieflexion bei Patienten nach Knietotalendoprothese: Randomisierte kontrollierte Studie. Manuelle Therapie. 2018; 22 (1): 34-43

Koller, F. Fortbildungsführer Mulligan-Konzept. Aktive und passive Mobilisation kombiniert. Physiopraxis. 2005; 1 (3): 36–38

Schäfer A, Hall T, Hardt L, Wallin L. Unmittelbare Effekte Mulligans Bent-leg-raise-Technik in einer Population mit Kreuzschmerzen. Manuelle Therapie. 2005; 9 (4): 180–185

Schöttker-Königer T. Das Mulligan-Konzept – MWMs. Manuelle Therapie. 1998; 2 (2): 88–92

Schöttker-Königer T. Mobilisations with Movement – Ein neuer Ansatz in der Behandlung nach Supinationstraumen des oberen Sprunggelenkes. Krankengymnastik. 1997; 49 (3): 386–394

Schwarz J. Bewegender Entertainer – Ein Tag mit Brian Mulligan (Interview). Physiopraxis. 2010; 8 (11–12): 30–33

Seipel F. Fall für Vier: PHS – Mulligan. Physiopraxis. 2008; 6 (7–8): 23–24

Stolz C. Mulligan. In: Ebelt-Paprotny G, Preis R (Ed.): Leitfaden Physiotherapie. München: Urban und Fischer; 2008

Supp G. Überzeugend, unterhaltsam, hilfreich: A day with Brian Mulligan. Manuelle Therapie. 2010; 14 (5): 225–226

10 Problemlösung

Tab. 10.1 „Checkliste" Problemlösung

Problem	Mögliche Ursache	Abhilfe
Zusatzbewegung (z. B. Gleiten) ändert die Symptomatik des Patienten nicht.	Die Kraft (Intensität) der Zusatzbewegung ist nicht ausreichend.	• Steigerung der manuellen Kraft (Intensität). Merke: Der Therapeut sollte so wenig Kraft wie möglich verwenden, um ein positives Ergebnis zu erzielen! • Änderung der Therapeutenposition, um evtl. das eigene Körpergewicht besser einsetzen zu können • Benutzung eines Therapiegurtes
	Gleiten ist nicht gehalten.	• Gleiten über den gesamten Bewegungsweg halten (auch beim Zurückgehen zur Ruhestellung/Nullstellung!) • Änderung der Therapeutenposition, um evtl. das eigene Körpergewicht besser einsetzen zu können • Benutzung eines Therapiegurtes
	Gleitrichtung ist fehlerhaft.	• Überprüfung der Hauptgleitrichtung/Zusatzbewegung • „Angulation" der bestehenden Gleitrichtung durch leichte Veränderung des Winkels oder der Richtung bzw. durch Hinzufügen einer Rotationskomponente
	Griff/Kontakt ist fehlerhaft.	• Leichte Veränderung der Kontaktposition der Hände. Merke: so nah am Gelenkspalt wie möglich! • Überprüfung des ausgewählten Gelenks bzw. an der Wirbelsäule der ausgewählten Segmenthöhe • Überprüfung der Ursache, ggf. Auswahl einer MWM an der Wirbelsäule (z. B. SMWAM) bei Symptomen in peripheren Gelenken
	Kein Überdruck wurde appliziert.	• Verwendung von Überdruck, vor allem, wenn der Schmerz/die Symptomatik endgradig auftritt
Die Schmerzen/Symptome verschlimmern sich während der Anwendung.	Kontaktposition ist schmerzhaft.	• Aktuelle Technik nicht weiter anwenden • Kontaktposition verändern, ggf. Polster (Schwamm) verwenden • Kraft an der Kontaktposition reduzieren und beobachten, ob sich dadurch Schmerzen/Symptome verändern
	Kontaktposition ist nicht schmerzhaft, aber während der Zusatzbewegung verschlimmern sich die Schmerzen/Symptome.	• Änderung der Gleitrichtung, leichte „Angulation", Hinzufügen einer weiteren Zusatzbewegung (z. B. Rotation) • Technik abbrechen, wenn nach 3–4 Versuchen nicht erfolgreich!
Unmittelbar nach der Anwendung der Technik kommt es zu einer Verbesserung der Schmerzen/Symptome. Innerhalb der nächsten 48 Stunden nach der Anwendung der Technik kommt es aber zu einer deutlichen Verschlechterung.	Der Patient reagierte gut auf die Behandlung und hat die volle Beweglichkeit zurückgewonnen. Er kann Bewegungen durchführen, die er lange Zeit nicht mehr machen konnte und die in diesem Moment zu einer Überlastung geführt haben könnten.	• Den Patienten informieren, dass es auch bei sofortigem Einsetzen der Verbesserung einige Zeit braucht, um alle Alltagsaktivitäten wieder vollständig durchführen zu können • Eine adäquate Steigerung der Alltagsaktivitäten festlegen, gemeinsam Zwischenziele definieren
	Der Umfang der Therapie war zu groß (Anzahl der Serien/Wiederholungen), vorausgesetzt, dass es während der Anwendung von MWMs zu keiner Verschlimmerung der Schmerzen/Symptome kam.	• Reduktion des Umfangs in der Therapie (Serien/Wiederholungen)
Sie führen die Zusatzbewegung in jede Richtung aus, um herauszufinden, welche Richtung am besten funktioniert.	Aus klinischer Beobachtung lässt sich sagen: Je mehr erfolglose Gleitrichtungen Sie vor Anwendung einer MWM benutzen, umso weniger effektiv wird die eigentliche Technik sein. Es liegen dann wahrscheinlich keine primär mechanischen Ursachen für die Beschwerden vor, sofern die Technik korrekt ausgeführt wurde.	• Da es momentan keine wissenschaftlich basierte Evidenz für die „richtige" Gleitrichtung gibt, die Gleitrichtung als „erste Wahl" verwenden, die von Klinikern beschrieben wird (z. B. dorsolaterales Gleiten im glenohumeralen Gelenk bei eingeschränkter Flexion bzw. Abduktion des Armes), und diese klinische Evidenz/Erfahrung im Rahmen des Clinical-Reasoning-Prozesses einsetzen • Mulligan verwendet häufig zuerst ein Gleiten, welches 90° zur Bewegungsachse verläuft (z. B. bei Scharniergelenken medial bzw. lateral Gleiten) • Modifizierung einer nicht erfolgreichen Gleitrichtung nur 3–4 Mal

Tab. 10.1 Fortsetzung

Problem	Mögliche Ursache	Abhilfe
	Einige Gleitrichtungen (Mobilisationen) verschlimmern den Schmerz.	• Keine Durchführung der Technik, wenn die gewählte Richtung die Schmerzen/Symptome verschlimmert
Der Wiederbefund ist nach Durchführung einer MWM identisch zum Vorbefund und zeigt keine Verbesserung (obwohl es während der Durchführung einer MWM zu einer Verbesserung der „vergleichbaren Zeichen" kam).	Der Umfang der Therapie war zu gering bzw. nicht ausreichend (Anzahl der Serien/Wiederholungen).	• Steigerung des Umfangs (Anzahl der Serien/Wiederholungen) • Anwendung des Überdrucks, wenn eine schmerzfreie endgradige Bewegung erreicht wurde
Die Untersuchung des Patienten bei einem Folgetermin (48–72 Stunden später) zeigt, dass die Verbesserung nicht gehalten werden konnte.	Der Umfang der Therapie war zu gering bzw. nicht ausreichend (Anzahl der Serien/Wiederholungen).	• Steigerung des Umfangs (Anzahl der Serien/Wiederholungen) und noch wichtiger: Überprüfung, ob der Patient das Heimprogramm/die Selbstübungen häufig genug durchführt • Zusätzlich zum Heimprogramm (vorausgesetzt, es ist effektiv) Anlage eines Tapes
	Heimprogramm/Selbstbehandlung ist nicht effektiv.	• Überprüfung, ob der Patient während der Durchführung des Heimprogramms seine Schmerzen/Symptome selbst beeinflussen kann, wenn nicht, Heimprogramm modifizieren • Gelingt es nicht, die Schmerzen/Symptome zu beeinflussen, ggf. andere Techniken bzw. ein anderes Heimprogramm/Tape einsetzen • Tritt keine Veränderung ein, den Patienten öfter manuell behandeln oder einen anderen Behandlungsansatz wählen • Sicherstellen, dass der Patient die Bewegungen endgradig durchführt (und nach Möglichkeit mit Überdruck), falls schmerzfrei möglich
Ihr Patient hat gut auf die Behandlung reagiert und zeigt auch Verbesserungen in den folgenden Sitzungen. Allerdings erzielt der Patient keine vollständige (100 %ige) Verbesserung.	Das Problem des Patienten ist sehr komplex und multiregional.	• Erneute Evaluation des Untersuchungsbefundes und ggf. Therapie eines anderen Körperabschnitts, an dem der Patient vielleicht ebenfalls mit MWMs therapiert werden kann
	Die offensichtlichen Beschwerden des Patienten konnten mit MWMs beeinflusst werden. Allerdings liegen vielleicht zusätzlich unterschwellige Prozesse und Pathologien vor, die für die jetzt noch bestehenden Symptome verantwortlich sind	• Erneute Evaluation des Untersuchungsbefundes in Bezug auf unterschwellige Prozesse und Pathologien, ob durch Änderung der Therapiestrategie (Übungen, Medikation, Elektrotherapie etc.) eine vollständige Lösung der Problematik erzielt werden kann

Obwohl die Techniken und Prinzipien des Mulligan-Konzepts auf den ersten Blick einfach erscheinen, erfordern sie im klinischen Alltag häufig eine „Feinjustierung". Ist die angewandte Technik nicht auf Anhieb schmerzfrei (bzw. ohne andere Symptome) durchführbar oder zeigt sich im Wiederbefund keine Veränderung der Symptomatik, ist ggf. eine Anpassung/Veränderung der Technik notwendig. Dies gilt insbesondere dann, wenn man die „Mobilisation with Movement" zum ersten Mal anwendet. Vielleicht muss der behandelnde Physiotherapeut die Griffhaltung ändern oder die Technik mit weniger Kraft anwenden. Um eine Methode mit Erfolg anzuwenden, braucht es Zeit und Übung. Ein erfahrener Therapeut unterscheidet sich von einem Berufsanfänger in zweierlei Hinsicht: Er hängt die Technik nicht sofort an den Nagel, wenn sie nicht gleich funktioniert, sondern versucht es mit einer Variante bzw. Veränderung, und er erkennt rasch, wann eine verwendete Technik kontraindiziert ist. Die Erfahrung mit „Mobilisation with Movement"-Techniken hat gezeigt: Je präziser die Technik und Brian Mulligans Idee durchgeführt und umgesetzt werden, umso großer ist der Erfolg mit der Behandlungsmethode.

In der obigen ▶ Tab. 10.1 sind Probleme aufgeführt, die häufig bei der Anwendung von MWMs auftreten. Dazu sind mögliche Ursachen aufgeführt, warum es zu diesen Problemen gekommen sein könnte und welche Lösungsansätze vorgeschlagen werden. Die Liste ist nicht vollständig, soll dem Leser aber dabei helfen, gewisse Strategien anzuwenden, um die aufgetretenen Probleme selbstständig zu beheben.

10

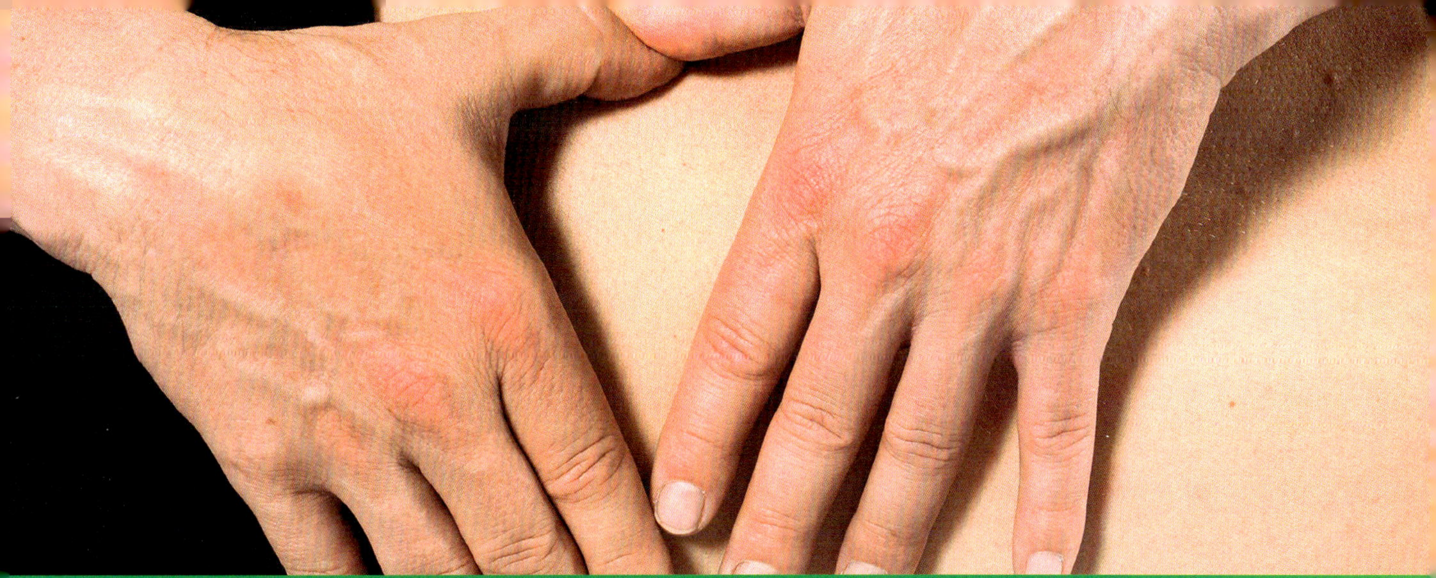

Anhang

11 Glossar 232

12 Curriculum Mulligan-Konzept 234

13 MCTA-Instruktoren D/A/CH 235

14 Internetadressen/Facebook 236

11 Glossar

Anatomisches Gelenk
Wird gebildet aus den beiden knöchernen Gelenkpartnern und dem dazugehörigen Knorpelgewebe → physiologisches Gelenk.

ASTE
Ausgangsstellung

Behandlungsebene
Gedachte Linie senkrecht zur Längsachse des konkaven Gelenkpartners, wobei anatomische Variationen beachtet werden müssen.

BLR (Bent Leg Raise)
Mobilisationstechnik bei eingeschränktem SLR (Straight Leg Raise) und ausstrahlenden Beschwerden bis zum Gesäßbereich/Oberschenkel.

Certified Mulligan Practitioner (CMP)
Theoretisches und praktisches Examen als Abschluss des Mulligan-Konzeptes, das nach Absolvierung des Grund- und Aufbaukurses abgelegt werden kann.

Clinical Reasoning
Prozess der klinischen Beweisführung in Befund und Therapie. Bei diesem analysierenden Denkprozess werden klinische Hypothesen aufgestellt und während des Befundes und in der Therapie auf ihre Gültigkeit überprüft.

CROCKS
Akronym, gebildet aus den Anfangsbuchstaben für die im Mulligan-Konzept wichtigen englischsprachigen Begriffe: Contraindications (Kontraindikationen), Repetitions (Wiederholungen), Overpressure (Überdruck), Communication/Cooperation (Kommunikation mit dem Patienten / Mitarbeit des Patienten), Knowledge (Wissen des Therapeuten) und Sustain / common Sense (Gehaltene Mobilisation / weiterer Sinn der Therapie). Weitere mögliche wichtige Begriffe mit „S“: Slow (der Patient darf die aktive Bewegung nicht zu schnell ausführen, da sonst die passive Zusatzbewegung verloren gehen könnte), Self-Treatment (Eigenbehandlung), Skills (die Techniken erfordern gewissen manuelle Fähigkeiten/Übung) und Subtle changes (oft sind minimale Änderungen der Gleitrichtung oder Dosis zur erfolgreichen Anwendung notwendig). Diese Punkte sollten zur korrekten und erfolgreichen Anwendung der Techniken beachtet werden.

ESTE
Endstellung

Evidence Based Medicine (EBM)
In der Physiotherapie auch als Evidence Based Practice (EBP) angewandt. Bedeutet sinngemäß die Integration von auf Ergebnissen wissenschaftlicher Untersuchungen beruhender Techniken in die tägliche Praxis von Diagnostik und Therapie, soweit Evidenz vorhanden und anwendbar.

Gate
Technik, die auch Two-Leg-Rotation genannt wird. Mulligan verwendet diese Mobilisationstechnik bei eingeschränktem SLR und Rückenschmerzen, ohne ausstrahlende Beschwerden ins Bein.

International Federation of Orthopaedic Manipulative Physical Therapists (IFOMPT)
Physiotherapeutischer Weltverband der Manualtherapeuten und Untergruppe des WCPT (World Confederation for Physical Therapy).

Irritierbarkeit
Reizbarkeit/Reaktion des Patienten auf schmerzauslösende Reize im Alltag, Untersuchung oder Therapie. Bei einem akuten Patienten findet man in der Regel eine höhere Irritierbarkeit der Symptome als bei einem chronischen Patienten. Die Irritierbarkeit des Patienten bestimmt die Dosis/Intensität von Befund und Therapie.

Konvex-Konkav-Regel
Theoretisches, biomechanisches Modell zum Verhältnis von Knochen- und Gleitbewegungen in einem Gelenk. Wissenschaftlich nicht eindeutig zu bestätigen, klinisch teilweise nicht relevant bzw. stimmig und deshalb kontrovers diskutiert.

MCTA (Mulligan Concept Teacher Association)
Internationale Vereinigung der Mulligan-Instruktoren.

MTSLR (Mulligan Traction Straight Leg Raise)
Mobilisationstechnik bei eingeschränktem SLR und ausstrahlenden Beschwerden bis zum Knie.

MWM (Mobilisation with Movement)
Manualtherapeutisches Konzept nach Mulligan, dessen zentrale Methode die MWM ist und die als Mobilisationstechnik an ***peripheren Gelenken*** angewendet wird. MWM bedeutet, dass die passive translatorische Mobilisation mit aktiver physiologischer Bewegung kombiniert wird zur Behandlung von bewegungsabhängigen Schmerzen und/oder Bewegungseinschränkungen.

NAG/Reverse NAG (Natural Apophyseal Glides)
Passive, oszillierende Mobilisationstechniken für die HWS und obere BWS. Anwendbar bei Schmerzen und/oder Bewegungseinschränkungen in diesem Bereich. Die entgegengesetzte Gleitrichtung eines NAG nennt sich Reverse NAG.

Orthopädische Manuelle Therapie (OMT)
Bezeichnet den von der IFOMPT festgesetzten internationalen Standard in Manueller Therapie und stellt den höchsten Ausbildungsstandard in Manueller Therapie dar. Die OMT-Ausbildung wird gegenwärtig in Deutschland von vier physiotherapeutischen Organisationen durchgeführt (AGMT, DGOMT, DFOMT und DVMT).

Physiologische Bewegung
Anguläre Gelenkbewegung, z. B. Flexion/Extension. Diese kann aktiv vom Patienten und passiv vom Therapeuten ausgeführt werden.

Physiologisches Gelenk
Alle Strukturen des (anatomischen) Gelenkes einschließlich aller gelenkumgebenen Strukturen → anatomisches Gelenk.

PILL
Akronym, gebildet aus den Anfangsbuchstaben wichtiger Prinzipien im Mulligan-Konzept (in englischer Sprache). Zur korrekter Anwendung der Techniken sollten folgende Eigenschaften erfüllt sein: Pain free (Schmerzfreiheit), Instant change/improvement (sofortige Veränderung/Verbesserung der Beschwerden) und Long Lasting (langanhaltende Verbesserung).

Positional Fault
Positionsfehler im Gelenk, bei dem es zu einem unphysiologischen Verhältnis der Gelenkstrukturen zueinander kommt, z. B. durch ein Trauma. Mulligan geht davon aus, dass die Korrektur eines Positionsfehlers eine der möglichen Wirkungsweisen von MWMs und SNAGs darstellt.

Positional SNAGs
s. Transversal SNAGs.

PRP (Pain Release Phenomenon)
„Schmerzlösendes Phänomen"; Behandlungstechnik zur Therapie chronischer muskuloskeletaler Beschwerden, bei der eine Schmerzsenkung durch den Einsatz eines dosierten und tolerierbaren Schmerzreizes erreicht werden soll.

Red Flags
Englische Bezeichnung für (manual)therapeutische Kontraindikationen. Bereits in der Anamnese wird nach Hinweisen auf schwerwiegende Pathologien geachtet und direkt gefragt. Bei Vorhandensein solcher Hinweise sind mechanische manuelle Techniken kontraindiziert und die Beschwerden des Patienten müssen differenzialdiagnostisch abgeklärt werden.

Reverse NAG
s. NAG.

Self-MWM/Self-SNAG
Techniken zur Selbstbehandlung von peripheren Gelenken (Self-MWMs) und der Facettengelenke der Wirbelsäule (Self-SNAGs)

SMWAM (Spinal Mobilisation with Arm Movement)
Mobilisationstechnik an der Wirbelsäule (HWS/BWS) bei gleichzeitiger aktiver Armbewegung, indiziert bei eingeschränkter und/oder schmerzhafter Armhebung und Dysfunktion in der Wirbelsäule und neurogenen Beschwerden der oberen Extremität.

SMWLM (Spinal Mobilisation with Leg Movement)
Mobilisationstechnik an der Wirbelsäule bei gleichzeitiger aktiver Beinbewegung, indiziert bei eingeschränktem SLR und ausstrahlenden Beschwerden bis zum Unterschenkel/Fuß.

SNAG (Sustained Natural Apophyseal Glide)
Gehaltenes, natürliches/physiologisches Facettengleiten; Mobilisationstechnik an den Facettengelenken der ***Wirbelsäule***, bei der passive translatorische Mobilisation (Gleiten) mit aktiver physiologischer Bewegung kombiniert wird zur Behandlung von bewegungsabhängigen Schmerzen und/oder Bewegungseinschränkungen.

Squeeze (engl. Drücken)
Behandlungstechnik für das Kniegelenk, indiziert bei Einklemmungs-/Blockierungsgefühl.

Translatorische Bewegung
Passive Zusatzbewegung/akzessorische Bewegung im Gelenk, z. B. Gleiten. Kann in der Regel nur passiv ausgeführt werden.

Transversal/Positional SNAGs
Synonyme Begriffe für eine Behandlungstechnik an der unteren HWS und oberen BWS, bei der eine passive Separation der Facettengelenke mit aktiver Bewegung der HWS eingesetzt wird.

Two-Leg-Rotation
s. Gate.

Überdruck
Passiver, schmerzfreier Überdruck am Ende der aktiven Bewegung und wenn möglich durch den Patienten ausgeführt mit dem Ziel, ein endgradiges physiologisches Bewegungsausmaß zu erreichen.

Yellow Flags
Englische Bezeichnung für psychosoziale Faktoren oder Verhaltensmuster bzw. Denkweisen des Patienten, welche die Chronifizierung begünstigen können. Diese werden durch spezielle Fragen oder Fragebögen in der Anamnese bestimmt.

12 Curriculum Mulligan-Konzept

Tab. 12.1 Mulligan-Konzept: Kurssystem in Deutschland, Österreich und der Schweiz

	Modul 1	Modul 2	Modul 3	
			Refreshertag	CMP-Prüfung
Dauer	3 Tage: 20 Stunden 27 Unterrichtseinheiten	3 Tage: 20 Stunden 27 Unterrichtseinheiten	1 Tag: 7 Stunden 9 Unterrichtseinheiten	1 Tag: Theorie: 60–90 Minuten Praxis: 30–45 Minuten
Voraussetzungen	Berufserlaubnis als Physiotherapeut, Arzt oder Masseur (Masseure mit Nachweis einer Weiterbildung über mind. 120 UE in Manueller Therapie)	Absolvierung eines MCTA-anerkannten Modul-1-Kurses	Absolvierung der MCTA-anerkannten Kurse Modul 1 und 2	Absolvierung der MCTA-anerkannten Kurse Modul 1 und 2
Inhalte	Einführung in das Mulligan-Konzept Prinzipien, Erklärungen, Kontraindikationen, EBM im Mulligan-Konzept MWMs Finger, Mittelhand, Handwurzel, Handgelenk, distales RUG, MWMs Ellenbogen, Olekranon, proximales RUG MWMs Schulter, Schultergürtel/Skapula NAGs/Reverse NAGs HWS und obere BWS SNAGs HWS Transversal/positional SNAGs SMWAMs Headache SNAGs C 1-SNAGs MWMs Kiefer Tapetechniken obere Extremität	Erfahrungsaustausch/Wiederholung der Techniken aus Modul 1 SNAGs BWS und LWS Techniken für Neuralstrukturen LWS (Gate, BLR, MTSLR, SMWLMs) MWMs Rippen und SIG MWMs Zehen, Mittelfuß, Fußwurzel, OSG, distale Fibula MWMs Hüfte MWMs Knie, Squeeze Tapetechniken untere Extremität Traktionstechniken PRPs (obere und untere Extremität) Ausblick CMP-Prüfung	Praktisches Üben der Techniken aus Modul 1 und 2 und prüfungsrelevanter Techniken Besprechung von praktischen Fallbeispielen der Teilnehmer	Demonstration von Techniken aus Modul 1 und 2 Theoriefragen zu Grundprinzipien, klinischer Anwendung und Technikausführung im Konzept

13 MCTA-Instruktoren D/A/CH

Johannes Bessler
PT, OMPT-AGMT, MCTA
Master of Manual Therapy (UWA)
Praxis physiobessler
Hospitalstr. 7
D-69115 Heidelberg
www.physiobessler.de
physiobessler@aol.com

Dr. Claus Beyerlein
PT, OMPT-DVMT, MCTA
Master of Manipulative Therapy (Curtin)
Dipl.-Sportwissenschaftler
physiotherapie beyerlein
Michel-Erhart-Weg 10
D-89081 Ulm
www.physiotherapie-beyerlein.de
info@physiotherapie-beyerlein.de

Carole Stolz
PT, OMPT, MCSP, SRP, MCTA
Grad. Dip. Physiotherapy,
Grad. Dip. Adv. Manip. Ther. (UniSA)
Am Heiligenwald 5
D-63776 Mömbris
c.stolz@mulligan-concept.de

14 Internetadressen/Mulligan-Online

- www.mulligan-concept.de (deutsche Homepage)
- www. facebook.com/mulliganconceptdeutschland
- www.bmulligan.com (internationale Homepage)
- www.facebook.com/mulliganconceptinternational
- Instagram: @mulliganconceptinternational

Sachverzeichnis

A

A.-vertebralis-Dysfunktion 142, 144, 146–147
Angstvermeidungsverhalten 212

B

Behandlungsrichtung 22
Bewegungseinschränkung
– Arm 59, 61, 63, 65–66, 69, 71–72, 74–75
– bei Hand- oder Unterarmbewegungen 43
– bei Handbewegungen 34, 39
– beim Gehen 119
– beim Greifen 32–33
– Bein 207–208
– BWS 126
– Ellenbogen 49–54
– Fuß 80, 82, 84–85
– große Zehe 77
– Handbewegungen 47–48
– Handgelenk 35, 37, 40, 42, 45
– Hüfte 115, 117, 119, 121, 123
– HWS 126, 148
– Interphalangealgelenk 30–31
– Kiefer 153, 155–156, 158
– Kniegelenk 98, 100–102, 104–105, 107–111
– LWS 170–171, 173–174, 176, 178, 180, 182, 184, 186, 188–189, 191, 202–203, 205–206
– Metatarsophalangealgelenk 76, 79
– Mittelfuß 81
– oberes Sprunggelenk 86–87, 90–92, 94–95, 97, 112
– rechtes Bein 204
– Schultergelenk 67
– Zehen 80
Biomechanik, Studien 225
Biopsychosoziales Modell 215
Blockierungsgefühl, Kniegelenk 114
Brain mapping 213
Brian Mulligan 16

C

Certified Mulligan Practitioner 18
– CMP-Prüfung 220
Chronifizierung 212
CMP, s. Certified Mulligan Practitioner 220
Cochrane Collaboration 225
Cochrane-Klassifikation 225
Compliance 27, 216
Cortical mapping 212
CROCKS 26
Cyriax, Dr. James 17

D

Dysfunktion
– bei aktiver Beinhebung 207–208
– BWS 164

E

Eigenübungen, s. Heimprogramm 26
eingeschränkte Extension
– BWS 159, 161
– HWS 136
eingeschränkte Flexion, HWS 134
eingeschränkte Mobilität
– Armbewegungen 167, 169
– HWS 167, 169
eingeschränkte Rotation
– BWS 162
– HWS 26, 137, 140
Einschränkung
– BWS 128
– HWS 128

F

Fear-Avoidance Behaviour, s. Angstvermeidungsverhalten 212
Forschungsarbeiten 16
Fortbildungspflicht 219

G

Gleiten, s. Mobilisation with Movement 17
Goldene Regel 27

H

Heimprogramm 22, 26
Hypoalgesie 211–213, 217

I

ICF, s. International Classification of Functioning, Disability and Health 214
International Classification of Functioning, Disability and Health 214
International Federation of Orthopaedic Manipulative Physical Therapists, IFOMPT-Richtlinien 220
Inversionstrauma 21

J

Jumpers knee 112

K

Kaltenborn, Freddy 17
Kontraindikation 26
Kopfschmerz 152
– zervikogener 130–133, 142, 144
Kortex
– Organisation des 212
– Reorganisation 212

L

Leistenschmerz 119, 121, 123

M

maladaptives Verhalten 212
Manuelle Therapie, Rolle des Patienten 210
McKenzie, Robin 16–17
MCTA 17
Metatarsalgie 80
Mitarbeit, Compliance 216
Mobilisation und Bewegung, s. Mobilisation with Movement 20
Mobilisation with Movement 16–17, 19–20
– Anpassung/Veränderung der Technik 229
– Basisprinzipien 22
– Behandlungsebene 20
– Fehlerquellen 21
– Kontraindikation 21
– Tennisellenbogen 227
MTSLR, s. Mulligan Traction Straight Leg Raise 26
Mulligan Concept Teacher Association 17, 223
– Curriculum 220
– Mitgliedschaft 223
Mulligan Research Fund 224
Mulligan Traction Straight Leg Raise 26
Mulligan, Brian 16–18
Mulligan-Instruktoren 221
Mulligan-Konzept
– Alleinstellungsmerkmale 19, 27
– Aufnahme in Leitlinien zur Therapie 221
– Ausbildung 220
– Diagnostik 24
– Dokumentation 25
– Evidenz 212, 225
– Forschung 224
– Heimprogramm 215
– Heimprogramm, Indikationen 216
– Implementierung in Studium und Postgraduierten-Ausbildung 221
– Instruktoren 219
– Patienten 19
– Potenziale 217
– Prinzipien 19, 21
– Qualitätssicherung 219
– Rolle des Patienten 214
– Studien 225
– Theorie 16
– Therapie 24
– Untersuchung 24
– Verbreitung 19
– Weiterentwicklung 221
– Wirkmechanismen 215
Mulligan-Techniken
– Gehirnaktivität 213
– Wirkungsweise 214
MWM, s. Mobilisation with Movement 16

N

Nackenschmerzen 126, 134, 136–137, 140, 148, 216
NAG, s. Natural Apophyseal Glide 25
Natural Apophyseal Glide 25
Neurophysiologie, Studien 225
Neuroplastizität 212
New Zealand Society of Physiotherapists 16
NZSP 16

O

obere HWS, Dysfunktion 152

P

Pain Release Phenomenon 25
PAIVMs, s. Passive akzessorische Zusatzbewegungen 211
Paris, Stanley 16–17
Passive akzessorische Zusatzbewegungen 211
PEDro-Skala, s. Physiotherapy Evidence Database 225
Physiotherapy Evidence Database, PEDro-Skala 225
PILL 27
Plazeboeffekt 213
Positionsfehler 16, 20, 211–212
Prone Knee Bend (PKB), eingeschränkter/schmerzhafter 200
PRP, s. Pain Release Phanomenon 25

R

Reversal Control 23
Rückenschmerzen 171, 173–174, 176, 178, 180, 182, 184, 186, 188–189, 191–196, 198, 200

S

s. Certified Mulligan Practitioner 18
Schmerzen
– Radiusköpfchen 48
– Achillessehne 113
– Arm 59, 61, 63, 65–66, 69, 71–72, 74–75, 149, 151
– bei Atmung 165

- beim Gehen 119, 123
- Bein 207–208
- BWS 128, 159, 161–162, 164
- Ellenbogen 49–54
- Ellenbogen beim Greifen 55, 57
- Ellenbogen chronisch 58
- Fuß 80, 82, 84–85
- Gesäß 194
- große Zehe 77
- Handgelenk 35, 37, 39–40, 42–43, 45
- Hüfte 115, 117, 119, 121, 123
- Hüfte, chronisch 125
- HWS 128, 149, 151, 167, 169
- Interphalangealgelenk 30–31
- Kiefer 153, 155–156, 158
- Kniegelenk 98, 100–102, 104–105, 107–111, 114
- Kniegelenkspalt 112
- laterales Handgelenk 34
- Leiste 164
- LWS 123, 170–171, 173–174, 176, 178, 180, 182, 184, 186, 188–189, 191, 202–203, 205–206
- Metatarsophalangealgelenk 76, 79
- Mittelfuß 81
- Mittelhand 32–33
- oberes Sprunggelenk 86–87, 90–92, 94–95, 97, 112
- Oberschenkel 164, 194, 196, 198, 200
- Radiusköpfchen 47
- rechtes Bein 204
- Rippen 165
- Schulter 149, 151
- Schultergelenk 67
- Wadenmuskulatur 113
- Zehen 80
- Zehengrundgelenk chronisch 78
- zervikothorakaler Übergang 128

Schmerzfreiheit, neurophysiologische Wirkung 213
Schmerzmechanismen 211
Schmerzsenkung, s. Hypoalgesie 217
Schwellung, oberes Sprunggelenk 112
Schwindel 142, 144, 146–147
SMWAM, s. Spinal Mobilisation with Arm Movement 25
SMWLM, s. Spinal Mobilisation with Leg Movement 25
SNAG, s. Sustained Natural Apophyseal Glide 25
Spinal Mobilisation with Arm Movement 25
Spinal Mobilisation with Leg Movement 25
Squeeze 114
Steifigkeit, zervikothorakaler Übergang 128
Straight Leg Raise (SLR), eingeschränkter/schmerzhafter 192–196, 198
Sustained Natural Apophyseal Glide 25
- zervikogener Schwindel 225

sympathisches Nervensystem 212

T

Tennisellenbogen 21

U

Überdruck 27
Übertherapieren 23
Umkehrtechnik, s. Reversal Control 23

V

Valgusstellung 113

W

Wiederbefundzeichen 24
Wiederholungen 27

Z

zentrales Nervensystem 212
zervikogener Schwindel 216

Videoliste

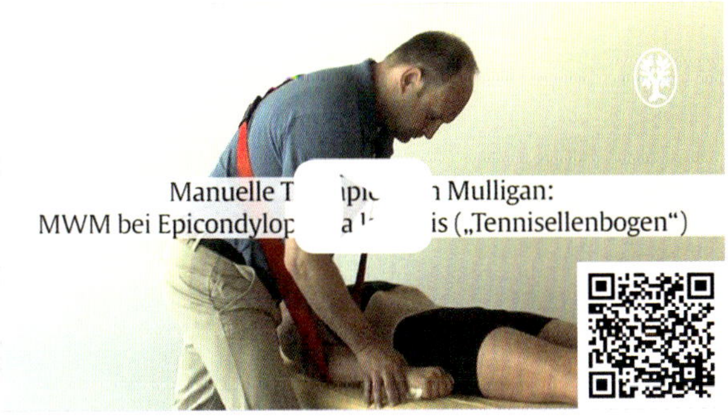

Video 3.1 MWM bei Epicondylopathia lateralis (Tennisellenbogen) Seite 55

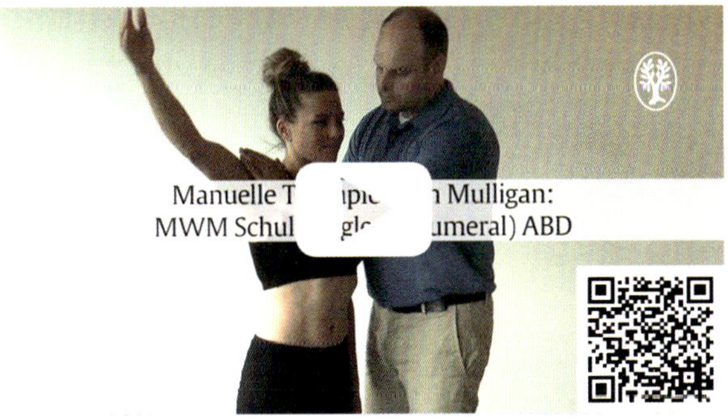

Video 3.2 MWM Schulter (gleno-humeral) ABD Seite 59

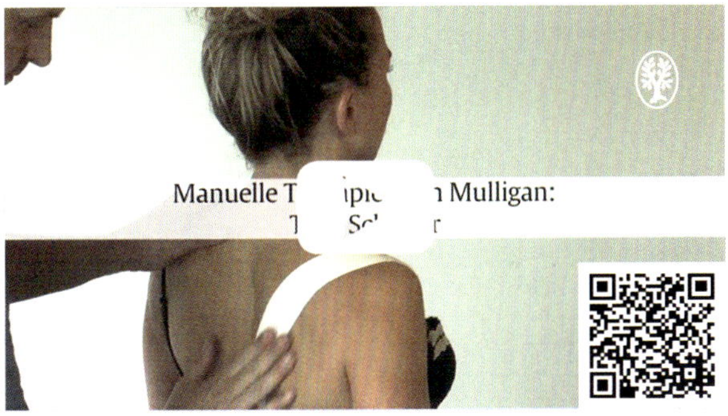

Video 3.3 Tape Schulter Seite 65

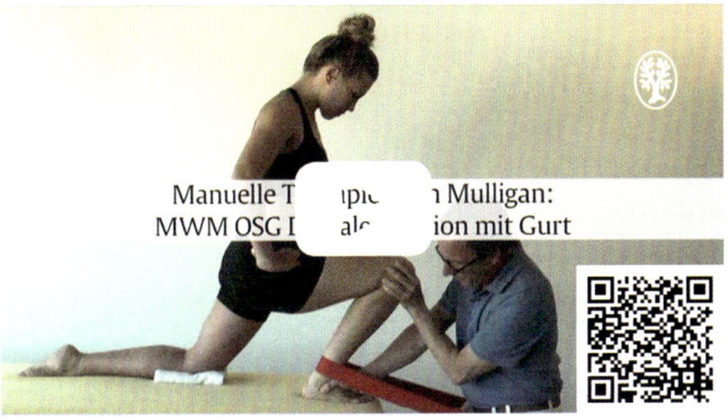

Video 4.1 MWM OSG Dorsalextension mit Gurt Seite 87

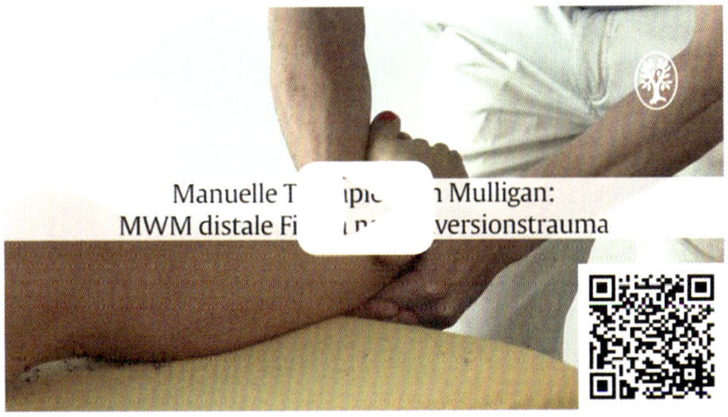

Video 4.2 MWM distale Fibula nach Inversionstraum Seite 92

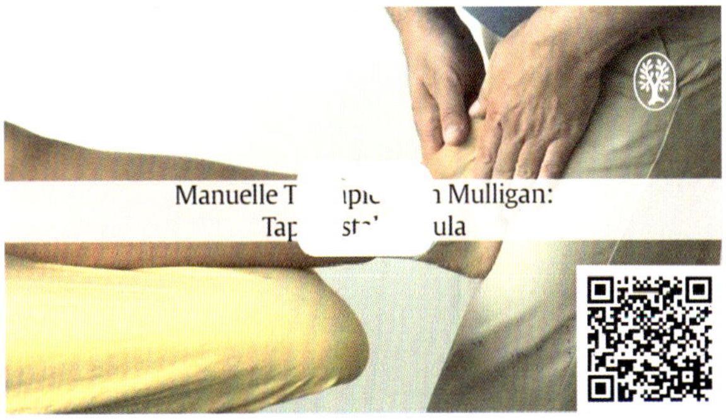

Video 4.3 Tape distale Fibula Seite 94

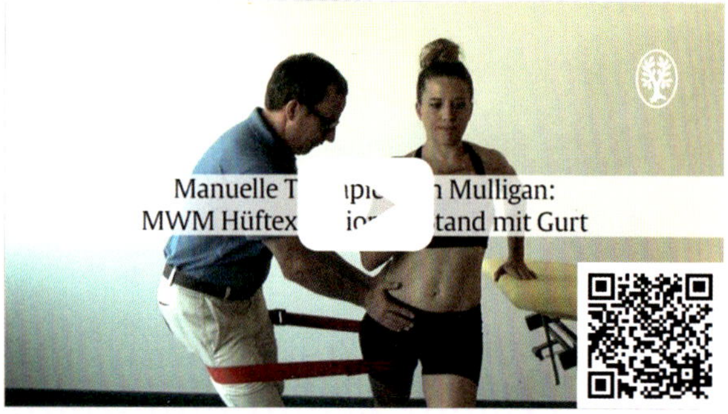

Video 4.4 MWM Hüftextension im Stand mit Gurt Seite 119

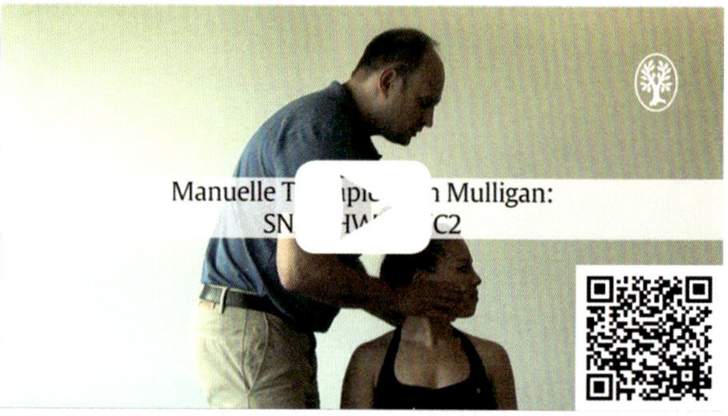

Video 5.1 SNAG HWS C 1/C 2 Seite 142

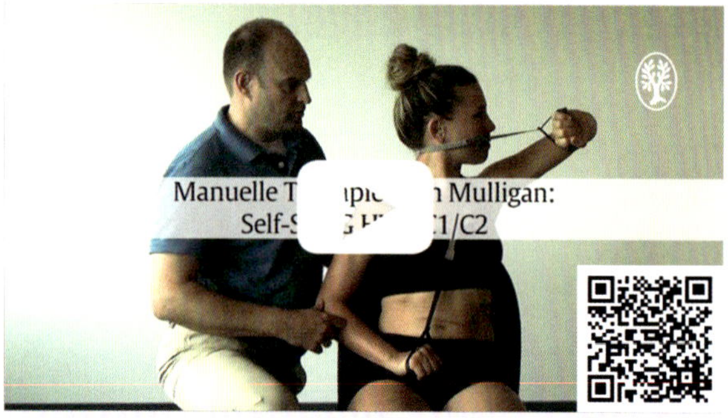

Video 5.2 Self-SNAG HWS C 1/C 2 Seite 144

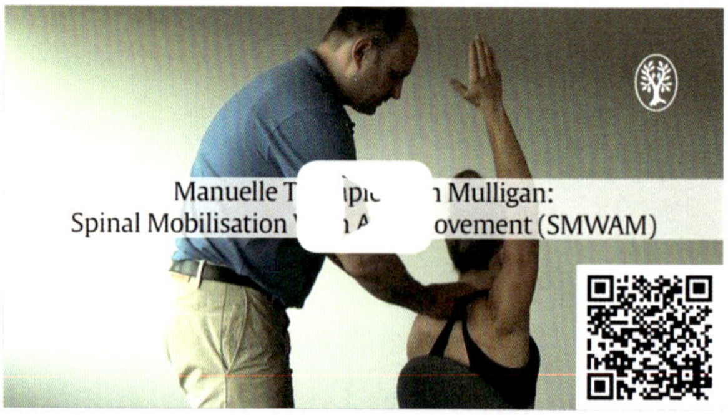

Video 5.3 Spinal Mobilisation With Arm Movement (SMWAM) Seite 149

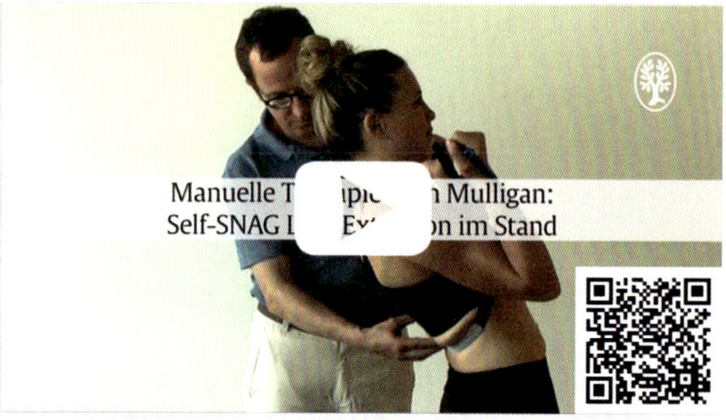

Video 5.4 Self-SNAG LWS Extension im Stand Seite 188

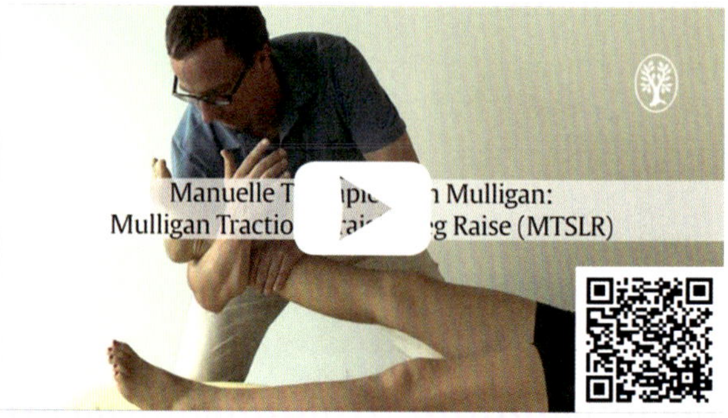

Video 5.5 Mulligan Traction Straight Leg Raise Seite 196